交叉融合学科汇聚特色教材

高等院校数字化融媒体特色教材

动物科学类创新人才培养系列教材

蚕丝纤维与
蚕丝蛋白生物材料

朱良均　杨明英　主　编

闵思佳　副主编

Silk Fibers and Silk Protein Biomaterials

U0332218

ZHEJIANG UNIVERSITY PRESS

浙江大学出版社

·杭州·

图书在版编目(CIP)数据

蚕丝纤维与蚕丝蛋白生物材料/朱良均，杨明英主编. —杭州:浙江大学出版社,2023.5
ISBN 978-7-308-23544-0

Ⅰ.①蚕… Ⅱ.①朱… ②杨… Ⅲ.①蚕丝—生物材料—研究 Ⅳ.①R318.08

中国国家版本馆 CIP 数据核字(2023)第 035218 号

蚕丝纤维与蚕丝蛋白生物材料

CANSI XIANWEI YU CANSI DANBAI SHENGWU CAILIAO

主　编　朱良均　杨明英
副主编　闵思佳

策划编辑	阮海潮(1020497465@qq.com)
责任编辑	阮海潮
责任校对	王元新
封面设计	续设计
出版发行	浙江大学出版社
	(杭州市天目山路 148 号　邮政编码 310007)
	(网址:http://www.zjupress.com)
排　版	杭州星云光电图文制作有限公司
印　刷	杭州杭新印务有限公司
开　本	889mm×1194mm　1/16
印　张	17.5
字　数	530 千
版 印 次	2023 年 5 月第 1 版　2023 年 5 月第 1 次印刷
书　号	ISBN 978-7-308-23544-0
定　价	100.00 元

版权所有　翻印必究　印装差错　负责调换

浙江大学出版社市场运营中心联系方式:0571—88925591;http://zjdxcbs.tmall.com

前　言

随着桑蚕茧丝绸产业的转型升级和应用领域的拓展,蚕丝研究与生命科学和材料科学研究及大健康产业的深度交叉融合,亟须编写能体现桑蚕茧丝绸加工产业链延伸、生物资源与生物医用材料交叉,充分展示蚕丝纤维与蚕丝蛋白生物材料基础理论和研究开发进展的系统性图书,这对于蚕丝与材料科学交叉的专业人才培养、促进桑蚕茧丝绸产业发展、生物资源高效利用和生物医用材料研发等具有重要意义。

我们根据多年来对蚕丝与生物材料相关教学科研的积累,结合国内外蚕丝纤维与蚕丝蛋白生物材料的研究成果等,从 2015 年以来,致力编撰了蚕丝纤维理化性能的基础知识与蚕丝蛋白生物材料研究应用两大部分内容,具体表现在:①重点解析蚕丝纤维的理化性状;②系统阐述、总结提练蚕丝蛋白生物材料的研究成果;③简要介绍蚕丝蛋白化妆护肤、保健食用功能等内容。

本书具有重要的理论意义和应用价值。为提高自学效果,在每章的开头以二维码的形式嵌入了教学课件。本书既可作为相关学科研究生和本科生的教学与科研参考书,也可为桑蚕茧丝绸产业和生物医用材料等领域从业人员提供参考。

本书由浙江大学生物资源与材料实验室的师生集体合作编写,朱良均教授负责全书统稿,帅亚俊、王捷和许宗溥三位博士生校核了各章正文及参考文献。第 1 章(绪论)由朱良均编写,第 2 章(蚕丝化学)由陈玉平、朱良均编写,第 3 章(蚕丝物理学)由谢启凡、朱良均编写,第 4 章(蚕丝蛋白加工工艺)由朱良均、杨明英、闵思佳编写,第 5 章(蚕丝蛋白骨组织工程材料)由帅亚俊、杨明英编写,第 6 章(蚕丝蛋白缓释材料)由胡豆豆、闵思佳编写,第 7 章(蚕丝蛋白膜材料)由许宗溥、朱良均编写,第 8 章(蚕丝蛋白凝胶材料)由张海萍、朱良均编写,第 9 章(蚕丝蛋白静电纺丝纳米纤维材料)由周官山、杨明英编写,第 10 章(蚕丝蛋白吸水材料)由邓连霞、胡佳琦、朱良均编写,第 11 章(蚕丝蛋白生物涂层材料)由胡泽云、朱良均编写,第 12 章(蚕丝蛋白抗菌与抗氧化材料)由王捷、杨明英编写,第 13 章(蚕丝蛋白化妆护肤材料)由胡彬慧、冯美林、闵思佳编写,第 14 章(蚕丝蛋白食用保健材料)由潘彩霞、杨梅、朱良均编写。

限于水平和时间,书中错误和不妥之处在所难免,竭诚欢迎读者批评指正。书中引用了很多文献资料,在此一并表示感谢。

编　者

2023 年 4 月

目　录

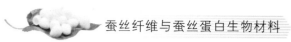

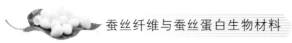

第1章 绪　　论

摘要：本章阐述了蚕丝纤维与蚕丝蛋白生物材料的研究意义、编写本书的必要性，简要介绍了近年来国内外蚕丝纤维研究情况、蚕丝蛋白生物医用材料研究的成果和进展，并展望了蚕丝蛋白生物材料的发展前景。

1.1　概　述

　　蚕丝纤维是重要的纺织工业原料，在纺织服饰领域一直占有重要地位。随着现代科技对蚕丝的深入研究，蚕丝纤维作为一种天然的蛋白质，在非服饰领域的应用也越来越广泛。我国是丝绸生产大国，在蚕茧、丝绸生产与加工环节，每年产生万余吨不能缫丝的下脚茧、制丝和丝织过程产生的废丝等废弃物。蚕茧丝废弃物的高值化利用既可变废为宝，增加蚕丝纤维的附加值，又能减少废物排放，有利于生态环境保护。蚕丝纤维的主要成分是蛋白质（包括丝素蛋白和丝胶蛋白）。作为性能优良的生物材料基材，蚕丝蛋白在织物防护、化妆品、保健食品、药物载体与生物医用材料等领域具有重要的基础研究与应用开发价值。

　　随着科技的进步，蚕丝蛋白结构得到了进一步的解析，其功能特性越来越多地被应用于生物高分子材料领域，特别是蚕丝蛋白生物材料的研究应用，被国内外学者高度关注，已经成为近年来的热点课题[1-6,9]。随着桑蚕茧丝绸产业的转型升级和应用领域的拓展，蚕丝研究与生命科学和材料科学研究深度交叉融合，亟须编写一本能体现桑蚕茧丝绸加工产业链延伸、生物资源与生物材料交叉，进而充分展示蚕丝纤维与蚕丝蛋白生物材料基础理论和研究开发进展的系统性图书，这对于蚕丝与材料科学交叉的专业人才培养，促进桑蚕茧丝绸产业发展、生物资源高效利用和生物材料研发等具有重要意义。

　　目前国内外还没有一本系统性介绍蚕丝纤维与蚕丝蛋白生物材料的专著。浙江大学生物资源与材料实验室多年来致力于蚕丝纤维的基础研究和蚕丝蛋白生物材料的应用研究，取得了一系列阶段性成果和基础性积累。为此，我们根据多年从事蚕丝纤维及蚕丝蛋白生物材料相关教学科研的实践，结合国内外蚕丝纤维与蚕丝蛋白生物材料的研究成果等，组织研究团队编写了本书。

1.2　研究进展

　　蚕丝化学：阐述了蚕丝的组成和结构，丝素蛋白的3种主要组分（H链、L链、P25蛋白）结构；丝胶蛋白的组分、相对分子质量和氨基酸组成，丝胶蛋白的溶解特性和层状结构，丝胶蛋白的分子结构与变性；丝素蛋白和丝胶蛋白的液态结构与机械变性等[7]。

　　蚕丝物理学：蚕丝纤维是一种机械性能优异的天然纤维，家蚕吐丝所营之茧具有多种力学性能。β-折叠结构对蚕丝纤维的刚度、强度和韧性的高低起到关键作用。在水环境中蚕丝纤维的性能发生改变，可以改良蚕丝纤维的机械性能。而蚕丝高分子的定向性和结晶性会影响蚕丝纤维的机械性能。蚕丝纤维经过溶剂、热、拉伸等处理后其高级结构发生变化，并解析了生丝（蚕丝加工产品）的机械性能[8]。

　　蚕丝蛋白加工工艺[9]：蚕丝蛋白加工包括丝胶蛋白、丝素蛋白的加工，其制备工艺日益成熟。丝胶蛋白采用沸水和高温高压工艺获得。沸水工艺获得的丝胶蛋白具有相对分子质量高等特点；高温高压

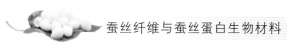

工艺制备的丝胶蛋白相对分子质量较小。丝素蛋白采用中性盐加工工艺,获得的丝素蛋白相对分子质量为 6 万~8 万,甚至更高。采用热水法加工制备丝胶蛋白肽,采用酸解、碱解等加工制备丝素蛋白肽。蚕茧丝废弃物加工制备蚕丝蛋白和氨基酸产品。蚕丝蛋白的质量标准,包括外观、氨基酸含量、微生物指标等。

蚕丝蛋白骨组织工程材料:阐述了蚕丝蛋白在骨组织工程领域的研究和应用,介绍了蚕丝蛋白多孔支架的制备方法、表面改性及应用,蚕丝蛋白的生物矿化及矿化蚕丝蛋白支架的研究,蚕丝蛋白支架在细胞相容性和动物骨缺损模型中的应用等。蚕丝蛋白已成为重要的骨组织修复材料之一,多种形态的蚕丝蛋白多孔支架与种子细胞、生长因子结合起来制备具有骨修复能力的复合支架,已用于不同骨组织及其衍生组织的修复及功能重建,包括纳米纤维、水凝胶、海绵、三维(3-dimensional,3D)打印支架以及骨钉等已经被应用于骨缺失、损伤的修复研究。其中,蚕丝蛋白多孔支架材料由于其三维、多孔的特点,使得骨组织细胞有足够的空间在材料表面或内部进行黏附、增殖和迁移,具有很好的骨传导性和骨诱导性,在骨组织工程领域有着重要的用途。

蚕丝蛋白缓释材料:蚕丝蛋白具有优异的生物相容性、降解性、溶胀性、温和的加工条件和高度的可调控性,使其成为优异的天然高分子药物载体材料。阐述了蚕丝蛋白运释载体的制备、药物加载到载体的方法和载药载体的给药途径等,构建了蚕丝蛋白运释体系。介绍了蚕丝蛋白微球的制备方法,阐述了药物分子从蚕丝蛋白载体释放的动力学过程并提出了扩散释药、溶胀释药和降解释药三种药物释放模型,探讨了蚕丝蛋白在药物靶向释放领域的最新进展。

蚕丝蛋白膜材料:介绍了丝胶蛋白膜和丝素蛋白膜的制备方法、改性处理、性能表征和应用,分析了丝胶膜状敷料和丝素膜状敷料的特性和创伤修复效果。近年研究显示,在创伤修复过程中,丝胶可以促进人皮肤成纤维细胞和角质细胞的黏附和生长,丝胶还能够通过促进胶原的形成来加快小鼠伤口的愈合。丝素蛋白形态易塑、透气保湿、安全无毒的特点更利于被制备成为皮肤创伤敷料。综述了近年来国内外丝素创伤敷料的制备与应用研究进展,比较了不同类型的丝素创伤敷料的特性和修复效果。

蚕丝蛋白凝胶材料:介绍了国内外对蚕丝蛋白凝胶的重要研究成果,从物理交联和化学交联方式,阐述了蚕丝蛋白凝胶的形成。丝胶蛋白凝胶形成的物理交联方式主要有自然交联法、冷冻胶凝法、诱导剂法和共混法等;化学交联方式常用的有戊二醛、京尼平、氯化铝等交联剂法或自由基接枝共聚法等。丝素蛋白凝胶形成的物理交联方式主要有自然交联法、超声诱导、有机溶剂或乙酸等小分子诱导、紫外照射聚合、共混、离子溶液和 3D 打印等方法;化学交联方式常用的有环氧化物交联剂法和接枝共聚法等。蚕丝蛋白凝胶具有持水保水性、生物降解性、生物相容性等优点,通过制备条件的优化及性能的改良,可应用于吸水材料和组织工程生物材料等领域。

蚕丝蛋白静电纺丝纳米纤维材料:用静电纺丝制成的丝素蛋白纳米纤维,具有比表面积大、空隙率高、生物相容性好等优点。介绍了静电纺丝制备原理、优势和影响纤维性能的主要工艺参数,详述了近年来国内外丝素蛋白纳米纤维的研究现状,根据溶剂、取向、同轴、核壳不同结构对丝素静电纺丝的分类,丝素蛋白与有机、无机物的复合纳米纤维的研究,以及丝素静电纺丝纳米纤维在组织工程领域(皮肤敷料、血管工程、骨组织工程以及神经修复)的应用,分析了丝素静电纺丝的局限性,并展望丝素蛋白纳米纤维的潜在应用前景。

蚕丝蛋白吸水材料:介绍了蚕丝蛋白吸水材料的制备及特性。利用蚕丝蛋白与传统高分子材料共混,合成了丝素基、丝胶基蚕丝蛋白复合高吸水材料。蚕丝蛋白复合吸水材料吸水性能优良,引入了可降解的蚕丝蛋白,使得复合吸水材料具有了优于传统高吸水材料的生物降解性。

蚕丝蛋白生物涂层材料:介绍了蚕丝蛋白在生物涂层材料上的应用,阐述了生物涂层材料的一般制备方法,包括丝蛋白溶液的制备、涂层性质的控制、添加剂的种类以及成型后加工。介绍了蚕丝蛋白涂层材料在生物医学及光电方面的应用。

蚕丝蛋白抗菌与抗氧化材料:阐述了蚕丝蛋白的抗菌机制、抗菌性能以及抗菌应用。丝胶蛋白的

降解产物丝胶肽,能与多种有机、无机或其他天然抗氧化剂复合成各种不同的形态,扩大了抗菌材料的应用范围。丝素蛋白的肽链结构能用不同类型的抗菌剂进行化学修饰,增强和拓宽了丝素蛋白/抗菌剂复合材料的抗菌功效。降解制备的丝素蛋白纳米颗粒具有抗菌性,而抗菌肽的加入则使丝素蛋白抗菌材料的应用更加广泛和高效。介绍了丝素蛋白和丝胶蛋白的抗氧化性能、抗氧化形式以及抗氧化机制。丝胶蛋白具有抑制脂质过氧化和酪氨酸酶活性的作用,丝素蛋白经酶解后形成的多肽也被证实具有抗氧化能力。

蚕丝蛋白化妆护肤材料:近年来,随着天然、绿色概念的深入,蚕丝蛋白在化妆品领域得到了广泛的研究应用。蚕丝蛋白作为化妆品材料,具有多重生物学功能。蚕丝蛋白具有良好的保湿性能,其功能与存在于人体皮肤角质层的天然保湿因子相类似。蚕丝蛋白中某些成分或其衍生物不仅能阻挡和吸收紫外线,还具有抗氧化功用,在美白防晒方面的功效突出。蚕丝蛋白的营养抗衰老功能为细胞提供充足的营养,促进细胞的增殖,减少皱纹,还能通过一系列反应抑制细胞的衰老和凋亡。蚕丝蛋白还具有表面活性剂、抗菌等功效。

蚕丝蛋白食用保健材料:蚕丝含有 8 种必需氨基酸。蚕丝降解物氨基酸和低聚肽都极易被人体吸收且具有很好的营养作用及保健功能。在国外,带有蚕丝成分的水果糖、巧克力、饼干、糕点等食物早有生产。现如今,含丝素的酸奶及乳制品、保健饮料、果冻等产品应运而生。国内外众多学者致力于蚕丝蛋白在抗癌药物、降脂药、降压药、降糖药等医药应用上的研究。从营养学和医学的角度来看,蚕丝蛋白中丰富的氨基酸及低聚肽对人体具有特殊的营养保健功能,可作为功能性保健医疗食品进行开发。

1.3 展 望

随着生物技术的日新月异,研究手段的不断进步,目前国内外对蚕丝纤维的基础研究和蚕丝蛋白生物材料的应用研究都越来越深入,并已取得了有价值的成果。蚕丝蛋白的诸多优良性能使得蚕丝蛋白生物材料应用前景广阔,这对拓展蚕丝资源利用新途径,促进蚕丝业循环经济发展等具有重要意义。

目前,蚕丝蛋白生物材料的很多应用研究还处在实验室阶段,要让其真正走向市场,还需要突破一些技术限制,加快产业化步伐。

(朱良均)

参考文献

[1] 朱良均. 蚕丝工程学[M]. 杭州:浙江大学出版社,2020.
[2] 帅亚俊,王捷,张青,等. 丝蛋白在生物材料领域的最新研究进展[J]. 蚕业科学,2017,43(6):889-897.
[3] 许宗溥,杨明英,潘彩霞,等. 丝素创伤敷料的制备与应用研究进展[J]. 蚕业科学,2015,41(2):376-380.
[4] 潘岳林,杨明英,张海萍,等. 丝素微球的制备方法研究进展[J]. 氨基酸和生物资源,2014,36(4):8-11.
[5] 邓连霞,张海萍,杨明英,等. 蚕丝蛋白生物高分子材料的应用研究新进展[J]. 蚕桑通报,2014,45(3):5-8.
[6] 施李杨,杨明英,Namita Mandal,等. 丝素蛋白生物材料在骨修复中的应用研究进展[J]. 蚕业科学,2013,39(4):812-819.
[7] 谢启凡,胡彬慧,杨明英,等. 家蚕茧及其茧丝和生丝的机械性能概述[J]. 蚕业科学,2015,41(6):1120-1126.
[8] 向仲怀. 蚕丝生物学[M]. 北京:中国林业出版社,2005:342-373.
[9] 黄自然,李树英. 蚕业资源综合利用[M]. 北京:中国农业出版社,2013:174-209.

第2章 蚕丝化学

摘要:蚕丝蛋白包括丝素蛋白和丝胶蛋白。本章主要介绍丝素蛋白、丝胶蛋白的组成和结构,丝素蛋白的3种主要组分(H链、L链、P25蛋白);丝胶蛋白的组分、相对分子质量和氨基酸组成,丝胶蛋白的溶解特性和层状结构,丝胶蛋白的分子结构与变性;蚕丝蛋白的液态结构,包括丝素蛋白和丝胶蛋白的液态结构与机械变性等。

2.1 概 述

蚕丝,一般由70%左右的丝素蛋白和25%左右的丝胶蛋白组成,另外5%左右为杂质。丝素蛋白由蚕体中的后部丝腺合成,丝胶蛋白由中部丝腺合成。丝素蛋白分泌到腺腔内向中部丝腺推进时,被丝胶蛋白分层包裹(图2-1),因此丝素蛋白构成了蚕丝的核心纤维,使蚕丝蛋白表现出优异的力学性能,而丝胶蛋白主要以涂层的形式存在,起黏结作用[1]。蚕丝中各种成分的含量,随蚕茧的品种和养蚕的饲料、地区、季节等条件的不同会在一定范围内变动。从养蚕的季节来说,一般春茧的丝胶蛋白比夏秋茧略多一些。在同一蚕茧中,蚕丝成分也会因茧层的层次不同而有差异,一般自外层往内层丝胶蛋白逐渐减少,丝素蛋白相应增多。

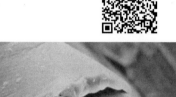

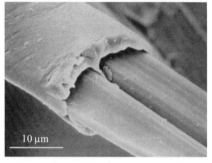

图2-1 桑蚕茧丝的SEM图像[1]

核心为两股丝素蛋白纤维,外层包覆的为丝胶蛋白(标尺:10 μm)

丝素纤维的断面平均面积约为80 μm²,断面形状近似于三角形,愈是茧的内层,断面愈细而扁平。把丝素纤维用碱液膨润后再用玻璃棒摩擦,分裂成平均直径约为1 μm的细纤维(fibril)(或称显微镜丝素元),由约50～100根细纤维经定向排列成丝素纤维。再把细纤维研碎,用电子显微镜观察,还能看到平均直径为10 nm的微纤维(microfibril)(或称电子显微镜丝素元)(图2-2)。细纤维是由微纤维组成的,在微纤维之间存在着微细的间隙,而微纤维则由更小的蛋白质分子的肽链构成[2]。

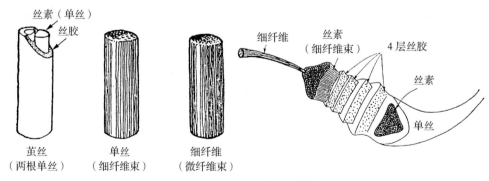

图2-2 茧丝的纤维结构[2]

丝素蛋白和丝胶蛋白均为由18种氨基酸残基构成的纤维性蛋白质,其并无明显的生物活性。蚕丝中除丝素、丝胶蛋白以外,还有一些其他物质,如蜡、碳水化合物、色素和无机成分等。蚕丝蛋白除含C、O、H和N等元素外(表2-1),还含有K、Ca、Si、Sr、P、Fe和Cu等多种元素[3](表2-2)。

表 2-1 蚕丝、丝素蛋白、丝胶蛋白的元素组成

元素	元素的质量分数/%		
	蚕丝	丝素蛋白	丝胶蛋白
C	46.35~47.55	48.00~49.10	44.32~46.29
H	5.97~6.47	6.40~6.51	5.72~6.42
O	27.67~29.60	26.0~27.9	30.35~32.50
N	18.38~18.65	17.35~18.89	16.44~18.30

表 2-2 蚕丝纤维(蛋白)中各种元素的质量比[3]

元素	元素质量比/(mg·kg⁻¹)			
	再生丝素蛋白	脱胶桑蚕丝	脱胶柞蚕丝-1	脱胶柞蚕丝-2
Si	93	320	160	203
P	419	449	456	786
S	1498	1282	968	934
Ca	3804	1990	5342	5083
Mn	6	3	177	6
Fe	107	17	23	28
Cu	17	1	5	2
Sr	14	3	11	10
Zn	228	11	30	11

2.2 丝素蛋白的氨基酸组成及其结构特性

2.2.1 丝素蛋白的氨基酸组成

丝素蛋白(silk fibroin,SF),即丝心蛋白,简称丝素,是由蚕的后部丝腺合成、分泌的蛋白质,是一种大相对分子质量的复合蛋白质。不同研究者及不同测定方法所得到的丝素蛋白相对分子质量差异较大。丝素蛋白的氨基酸分析过程是将取自绢丝腺(silk glands)或茧丝的丝素蛋白试料,用 6 mol/L HCl 溶液,在 110 ℃条件下水解 48 h,然后在真空装置中反复浓缩去除 HCl,再用 0.07 mol/L 柠檬酸钠(sodium citrate)(pH 2.20)稀释配制成 0.1%的试液,用氨基酸自动分析仪(SHIMADZU,LC-5A,Japan)测定,从而获得所组成各氨基酸的含量。其结果如表 2-3 所示,丝素蛋白中的甘氨酸(Gly 或 G)、丙氨酸(Ala 或 A)和丝氨酸(Ser 或 S)的含量较高,占总氨基酸组成的 85%左右[4]。

表 2-3 家蚕丝素蛋白和丝胶蛋白的氨基酸组成[4]

氨基酸	丝素蛋白中氨基酸的摩尔分数/%		丝胶蛋白中氨基酸的摩尔分数/%	
	绢丝腺	茧丝	绢丝腺	茧丝
甘氨酸(Gly)	46.53	41.81	12.27	13.75
丙氨酸(Ala)	30.04	27.03	4.33	4.90
缬氨酸*(Val)	2.10	3.04	2.92	2.02

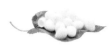

续表

氨基酸	丝素蛋白中氨基酸的摩尔分数/%		丝胶蛋白中氨基酸的摩尔分数/%	
	绢丝腺	茧丝	绢丝腺	茧丝
亮氨酸*(Leu)	0.36	0.32	1.32	0.80
异亮氨酸*(Ile)	0.29	0.31	1.01	0.91
苯丙氨酸*(Phe)	0.64	0.66	1.64	1.07
蛋氨酸*(Met)	0.25	0.70	0.97	0.87
色氨酸*(Trp)	0.54	0.60	0.80	0.50
脯氨酸(Pro)	0.20	0.34	1.60	1.40
酪氨酸(Tyr)	4.44	6.44	3.12	2.97
半胱氨酸(Cys)	0.35	0.30	0.20	0.20
丝氨酸(Ser)	8.69	12.45	32.62	33.31
苏氨酸*(Thr)	0.56	0.58	6.64	8.07
天冬氨酸(Asp)	1.00	1.23	18.55	19.62
谷氨酸(Glu)	1.33	1.29	4.83	3.25
组氨酸(His)	0.16	0.36	2.60	1.91
赖氨酸*(Lys)	0.26	0.71	1.16	0.87
精氨酸(Arg)	1.56	1.83	3.52	3.58

注:带*者为人体必需氨基酸。

根据蛋白质化学的研究以及基因 DNA 序列分析的结果,确定了丝素蛋白主要由三个亚单元即重链(H-chain)、轻链(L-chain)和糖蛋白 P25 组成。Shimura 等确定 H 链和 L 链以二硫键形成共价结合的 H 链-L 链亚单位[5]。起初,Couble 认为 P25 和 H 链形成共价结合[6]。后来,Tanaka 等根据 *p25* 基因的碱基序列推测出 P25 的氨基酸序列,在此基础上分别制备针对 P25、H 链、L 链的抗体,由抗原-抗体反应的检测否定了 P25 和 H 链之间的二硫键结合;还证实了 P25、H 链、L 链共同存在于后部丝腺组织蛋白质中,并且存在于腺腔内的丝素蛋白以及茧丝中。双向电泳分析表明,P25 和 H 链-L 链亚单位通过疏水键等非共价键作用结合[7]。

关于 H 链和 L 链之间的二硫键结合部位也已明确。在碱基水平上已知 L 链第 190 位 Cys 残基和 H 链的 C 末端区域结合,Tanaka 等[7]制备了针对 H 链 C 末端区域氨基酸序列中 29 个残基的抗体(anti-H29)。同时,制备了针对包含 L 链第 190 位 Cys 残基共 28 个残基的蛋白酶消化片段的抗体(anti-L28)。用逆向 FPLC 柱分离经赖氨基内肽酶消化丝素蛋白、再经抗体反应获得含 H 链-L 链结合部位的肽片段(与 anti-H29、anti-L28 都起抗体反应的组分)P7-2-NR。用 2-巯基乙醇切断该处二硫键,再用逆向 HPLC 柱溶出,出现 2 个峰。对两者做氨基酸分析后,证实一个是来自 L 链的肽,另一个与 H 链 C 末端区域的部分序列一致[7]。

2.2.1.1 重链(H-chain)

重链相对分子质量约为 35×10^4。*fib-H* 基因由 2 个外显子和 1 个内含子组成,位于家蚕第 25 连锁群,编码区全长 15792 nt,约为 5263 个氨基酸密码[8]。N 末端自 Met 起 151 个氨基酸残基为引导肽,富含疏水氨基酸;C 末端有 3 个 Cys 残基,倒 20 位的 Cys 残基与 L 链第 190 位的 Cys 残基形成分子间二硫键,倒 4 位 Cys 残基和最末一位 Cys 残基之间形成分子内二硫键,形成复合体 H-L,再与 Fhx/P25 连接,从而对丝物质的结构稳定性起到关键作用[9]。*fib-H* 基因中包含结晶性区域(crystalline region)和无定形区域(amorphous region,也叫非结晶性区域或非晶区域),结晶性区域的氨基酸组成与非结晶性区域的氨基酸组成有一定的差别。已知非结晶性区域包含几种多肽，它们的氨基酸组成也有差异（表 2-4）[10]。

表 2-4　丝素蛋白 H 链结晶性区域和非结晶性区域的氨基酸组成[10]

氨基酸	结晶性区域各种氨基酸摩尔分数/%	非结晶性区域各种氨基酸摩尔分数/%				
		平均值	S-Ⅰ	S-Ⅱ	S-Ⅲ	S-Ⅳ
甘氨酸(Gly)	46.8	46.7	47.6	45.3	47.9	37.8
丙氨酸(Ala)	35	26.4	30.2	30.2	26.5	10.7
丝氨酸(Ser)	15.3	7.11	14	2.91	1.72	9.5
酪氨酸(Tyr)	1.72	3.06	1.39	7.9	12.9	28
缬氨酸(Val)	0.39	8.59	0.73	5.5	6.24	0
天冬氨酸(Asp)	0.1	1.78	1.38	2.16	1.48	2.38
谷氨酸(Glu)	0.12	1.72	1.2	1.12	0.93	10.1
苏氨酸(Thr)	0.25	1.29	1.53	1.58	0.59	0.22
苯丙氨酸(Phe)	0.19	0.66	0.89	0.9	0.59	1.29
蛋氨酸(Met)	0	0.11	0.08	0.08	0	0
异亮氨酸(Ile)	0.06	0.52	0.42	0.46	0.47	0
亮氨酸(Leu)	0	0.29	0.3	1	0.36	0
脯氨酸(Pro)	0	0.49	0.26	0	0	0
精氨酸(Arg)	0	0.37	0	0.24	0.1	0
组氨酸(His)	0	0.15	0.04	0.04	0.24	0
赖氨酸(Lys)	0	0.37	0.28	0.89	0.17	0
占非结晶性区域的比例/%			32.3	4.4	46.4	16.9

除去 N 及 C 末端附近区段，H 链的主要部分是由结晶性区段 a 和非结晶性区段 b 交互排列构成的。a 区段是由 Gly·Ala·Gly·Ala·Gly·Ser 的单位肽高度重复构成的，b 区段是由 10 个氨基酸残基组成的单位肽 Gly·Ala·Gly·Tyr·Gly·Ala·Gly·Ala·Gly·Val 重复构成的；但是也曾发现这个单位肽的氨基酸残基中有缺失。由 a 区段和 b 区段构成的重复单位（RⅠ）进一步形成第二级重复排列的结构。一个 RⅠ 单位和下一个 RⅠ 单位的连接处（CⅠ）由 6 个氨基酸序列 Gly·Ser·Gly·Val·Gly·Ser 组成，这个序列全区域都有。这样高度重复的结构组成约含 350～500 个氨基酸残基的单位（RⅡ），进一步由叫作无定形部（CⅡ）的肽与另一个 RⅡ 连接，形成第三级重复结构（图 2-3）。CⅠ 的氨基酸残基数为 20～35 个，其氨基酸组成与重复结构部分大不相同，其特点是含有 Asn、Asp、Glu、Lys、Phe、Pro、Thr、Trp 等在其他部分不存在的氨基酸残基[5]。

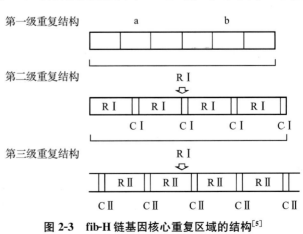

图 2-3　fib-H 链基因核心重复区域的结构[5]

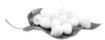

2.2.1.2　轻链(L-chain)

fib-L 链的相对分子质量约为 25800,其氨基酸组成与 fib-H 链显著不同(表 2-5),全长 262 个氨基酸,N 末端 18 个氨基酸残基为信号肽,在成熟过程中,信号肽在 Pro18、Ser19 残基之间被截断切除,生成 244 个氨基酸的丝素 L 链蛋白。L 链分子内亲水区域主要位于 N 末端,链中含有三个 Cys 残基,其中 2 个 Cys 形成分子内二硫键,第三个 Cys 残基位于 C 末端较亲水区域内,与丝素蛋白 H 链形成链间二硫键,用于组装丝素蛋白[11],分子内二硫键跨越了位于分子中心的疏水区[12,13]。

表 2-5　L 链与 P25 的氨基酸组成[12,13]

氨基酸	L 链的氨基酸摩尔分数/%[①]	P25 的氨基酸摩尔分数/%[②]	氨基酸	L 链的氨基酸摩尔分数/%[①]	P25 的氨基酸摩尔分数/%[②]
丙氨酸(Ala)	14.2	4.4	精氨酸(Arg)	4.5	5.9
天冬氨酸(Asp)[③]	14.8	6.9	酪氨酸(Tyr)	2.8	4.9
天冬酰胺(Asn)	—	6.4	脯氨酸(Pro)	3.2	5.9
丝氨酸(Ser)	9	6.4	苏氨酸(Thr)	3	5.9
甘氨酸(Gly)	9.2	4.4	苯丙氨酸(Phe)	2.7	7.4
谷氨酸(Glu)[③]	9.2	9.4	组氨酸(His)	2.3	4.4
谷氨酰胺(Gln)	—	3.4	赖氨酸(Lys)	1.2	3.4
异亮氨酸(Ile)	7.8	6.9	半胱氨酸(Cys)	1.4	3.9
缬氨酸(Val)	6.4	4.4	蛋氨酸(Met)	0.4	0.5
亮氨酸(Leu)	7.5	9.4	色氨酸(Trp)	—	1.5

①Yamaguchi et al.,1989[12];②Chevillard et al.,1986[13];③Asp 的数据为 Asp 和 Asn 两者合计;Glu 的数据为 Glu 和 Gln 两者合计。

2.2.1.3　P25 蛋白

Couble 等[6]发现家蚕后部丝腺和茧丝中含有一种相对分子质量约为 25719 的蛋白质,其氨基酸组成不同于 fib-H 链,也不同于 fib-L 链,名为 P25(表 2-5)。P25 蛋白又称纤维六聚素(fibro hexamerin),全长 220 个氨基酸,理论相对分子质量为 23500[14,15]。P25 是一种糖蛋白,N 末端 17 个氨基酸残基为信号肽,有 3 个潜在的 N-糖基化位点,分别位于 Asn53、Asn97 和 Asn117[12]。P25 在丝腺和茧层中存在相对分子质量分别为 27000 和 30000 两种形式,两种分子的区别在于甘露糖寡糖链的长度不同。P25 蛋白分子内存在二硫键使其结构更加紧凑,但二硫键的数目不详[16,17]。

2.2.2　丝素蛋白的聚集态结构(二级结构)

丝素蛋白的聚集态结构主要有结晶态和无定形态两种形式,结晶度为 50%～60%[18],无定形区的分子构象为无规卷曲。清水正德[19]首先证实了丝素蛋白 α 型和 β 型两种结晶形态的存在,Kratky[20]进一步指出 α 型的分子结构并非一般的 α-螺旋结构,这种 α 型和 β 型又称为 Silk Ⅰ和 Silk Ⅱ。Lots[21]提出 Silk Ⅰ的晶体结构模型,分子构象呈曲柄形,是介于 α-螺旋和 β-折叠之间的一种中间形态。通过改变温度、溶剂极性(如甲醇、乙醇、甲酸、二甲基甲酰胺等)、溶液 pH 和应力作用,可使丝素蛋白从 Silk Ⅰ向 Silk Ⅱ转变。

Asakura 等[22]通过固相 NMR 分析明确了 Silk Ⅰ和 Silk Ⅱ的空间结构,结果证实 Silk Ⅰ型是"重复的Ⅱ型 β-转角"结构,分子链相互反向平行排列,沿着分子链 6 个残基(-Gly-Ala-Gly-Ala-Gly-Ala-)产生一个由分子内氢键结合形成的"S"形曲折。Asakura 等[23]发现 Silk Ⅱ型趋向于非常不均一的结构,其中,反平行 β-片层结构占 73%,还有 27% 是扭曲的 β-转角结构。Asakura 等[24]还报道了在剩下的无定形区域中,一半是扭曲的 β-转角结构,另一半是扭曲的 β-片层结构,并认为丝素这种极不均一的结构特征赋予蚕丝纤维优良的物理性能。丝素轻链富含β-折叠和β-转角构象。丝素重链贯穿了结晶区和无定形区,结晶区的 Silk Ⅱ结构形成稳定的反平行 β-折叠结构,相邻肽链链段之间及分子间作用力大,使肽链排列整齐、结构紧密,是蚕丝纤维具有良好强度的结构基础。无定形区肽链排列不整齐,链段之间结合力较弱,使蚕丝纤维具有良好伸长度。

从更大的尺度如单纤维来看,蚕丝蛋白仍具有不同内涵的多层次结构。总体而言,蚕丝蛋白可以看作是由无数纳米级微纤维组成的芯纤维和"表皮"构成[25](图2-4)。

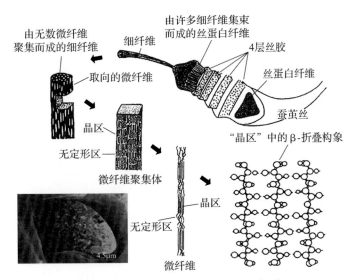

图2-4 蚕丝纤维的等级结构示意图[2,25]
左下角是桑蚕丝被环氧树脂包埋后的断面 SEM 图片

2.3 液态丝素蛋白的结构

蚕丝蛋白以水溶液的形态(液态丝:liquid silk fibroin)贮存于丝腺中,在中部丝腺呈透明凝胶状。吐丝器施加于液态蚕丝的机械作用导致天然的液态丝素蛋白是不可溶的。蚕吐丝的过程分为两步:第一步,当丝素蛋白溶液的水含量从蚕的后部腺体中的84%降到中部腺体的75%时,卷曲的无规线团逐渐变为伸展链结构,并且所需的剪切力也由于水分的减少而从 $2 \times 10^2 S^{-1}$ 降为 $1 \times 10^{-1} S^{-1}$。第二步是由在丝素蛋白流动中最窄的部分(即吐丝口)的挤压作用完成的。在这里有更大的剪切力,进一步进行解缠绕和向 β型构象的转变,并且使 β-折叠的排列更规整,促使其结晶,形成完整的丝纤维[26]。

蚕丝蛋白在自然状态下很难保持其固有状态,通常将丝腺内容物用水溶解后再进行研究,也有把蚕丝纤维溶解在溶剂中,然后通过透析制得丝素蛋白(再生丝素蛋白)进行研究,但不论采用哪一种处理,对于液态蚕丝蛋白的结构都会产生一定的影响。

2.3.1 液态丝素蛋白的液晶相

Magoshi 等采用偏振光观察到从家蚕前部腺体流出的液态丝素蛋白呈向列型液晶。把这种丝腺体在 20 ℃下放置 20 min,再切除前部腺体的一端,液态丝由于水分蒸发而使浓度升高,从而不会自动流出来。这种丝素蛋白溶液经偏振光的检测证明液晶沿着丝腺体取向。Magoshi 等还观察了其他野生蚕,如 *Antheraea perni*、*Atheraea yamamai* 和 *Dictyoploca Japonica* 等,都观察到了液晶态的存在[27]。李光宪等也用偏光显微镜观察蚕的中部腺体的丝素蛋白溶液,在正交偏振光下试样具有双折射现象,证明了液晶态的存在,而后段中取出的丝蛋白未观察到这一现象,说明前部腺体的高剪切力对液晶态的出现并非必不可少的。对后部腺体的观察并没有发现液晶态,作者也证明了向列型液晶是沿着吐丝方向排列的,而且双折射的强度从中部腺体到前部腺体逐渐增加。小角光散射的研究表明中部腺体的粒子尺寸分布很窄,而且是各向异性的,在垂直吐丝方向上的粒子尺寸小于平行于吐丝方向上的粒子尺寸。这意味着,粒子形状是棒状的而不是球形的。主要有两种棒状粒子,宽度均为 39.4 Å(1 Å $=10^{-10}$ m),长度分别为 60.2 Å 和 700 Å。液晶态在整体上决定着丝纤维中分子取向[28]。

李光宪等利用拉曼(Raman)光谱、圆二色谱(circular dichroism,CD)进一步对中部丝腺的中段丝蛋白试样进行了检测。Raman 光谱测试结果如图 2-5 所示,谱图中 Amide Ⅲ 区域中 1250 cm^{-1} 为无规线团构象,1270 cm^{-1}、1104 cm^{-1} 和 942 cm^{-1} 谱带为 α-螺旋构象,这与圆二色谱测试结果一致(图 2-6)。图 2-6 中,在 206 nm、218 nm 处存在两负峰,192 nm 为一正峰,这些均为 α-螺旋构象的特征谱带。在 α-螺旋构象中,由于分子内氢键作用,C=O 伸缩振动与螺旋轴方向平行。从图 2-5 可看到 1660 cm^{-1} 处 C=O 伸缩振动谱带强度存在明显的各向异性,其退偏度 ρ=0.29,反映螺旋构象的排列呈某种规整性。中部丝腺中段的丝蛋白大分子具有液晶有序态,这种有序态与丝蛋白分子链中无序线团和螺旋构象组成的高次结构有关[28]。

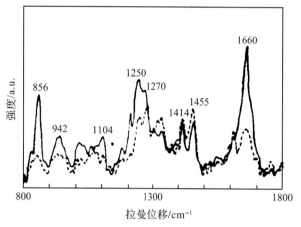

图 2-5　中部丝腺中段丝蛋白试样偏振 Raman 谱图[28]

……散射光偏振方向与入射光偏振方向垂直;
——散射光偏振方向与入射光偏振方向平行

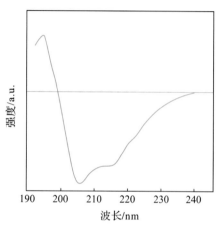

图 2-6　中部丝腺中段丝蛋白试样圆二色谱图[28]

家蚕中部丝腺内液态丝的丝素浓度约为 30%,并呈凝胶状态。当刺破细胞膜时,内容物就沿着丝腺纵向流出。从一般的化学纤维的纺丝机制来参照性地研究茧丝的形成机理,认为液态丝具有特定的溶液结构,而且有超越类似液晶纺丝的可能性。

2.3.2　再生丝素蛋白溶液的构象

丝素蛋白溶液是开发利用丝素蛋白的加工前体物。较高浓度的丝素蛋白溶液的构象特征与家蚕丝腺蛋白相似,因而溶液状态下丝素蛋白的构象特征是研究的热点。

李贵阳等采用圆二色谱研究了再生丝素蛋白溶液中蛋白质的折叠过程,认为此折叠过程具有成核依赖性,并提出了天然丝素蛋白形成丝纤维的可能机理,如图 2-7 所示。在成核过程中,丝腺体中无规卷曲蛋白首先转变为 β-折叠构象的小纤维,一旦规则有序的 β-折叠核形成,无规卷曲链段与增长着的 β-折叠聚集态核有更多接触点,形成含有更多氢键的丝纤维结构[29]。

另外,对再生丝素蛋白溶液的构象研究,多集中在有机溶剂、无机离子和 pH 值等对其的影响上。丝素蛋白在甲醇-水混合溶剂中的圆二色谱测定图谱如图 2-8 所示。在纯水中,丝素蛋白在 195 nm 附近出现负的圆二色谱带,这是无规线团的特征谱带。随着甲醇的加入,丝素蛋白的无规线团特征谱带逐渐减弱,当甲醇-水混合溶剂中甲醇的体积分数超过 30% 时,混合溶剂中 195 nm 附近的负圆二色谱带消失,同时在 198 nm 和 217 nm 附近分别出现正的和负的圆二色谱带,说明丝素蛋白发生了由无规线团到 β-折叠的构象变化[30]。

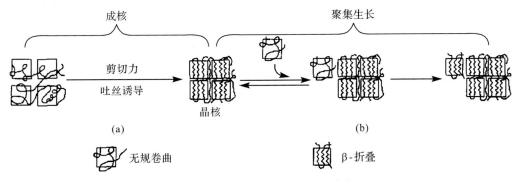

图 2-7　丝素蛋白成丝机理示意[29]

（a）成核过程；（b）聚集生长过程

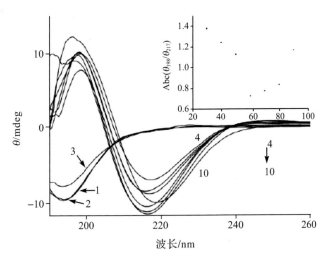

图 2-8　醇-水混合溶剂中丝素蛋白的圆二色谱分析[30]

c(SF)：0.1 g/L；φ(甲醇)/φ(水)：1：0，2：10，3：20，4：30，5：40，6：50，7：60，8：70，9：80，10：90

　　如图 2-9 所示，在水溶液中，丝素的酰胺 I 谱带（C═O 伸缩振动）出现在 1653 cm⁻¹ 处，酰胺 II 都在 1541 cm⁻¹ 处，N,N-二甲基甲酰胺（DMF）添加后酰胺 I 的主吸收峰出现在 β 构象特征吸收的 1628 cm⁻¹ 处，原 1653 cm⁻¹ 处成肩状吸收。酰胺 II 的主吸收峰也移至 β 构象特征吸收的 1531 cm⁻¹ 处。丝素蛋白结构转为以 β 构象为主。这些现象表明丝素结构发生无规卷曲→β 型（反向平行）的转化[31]。

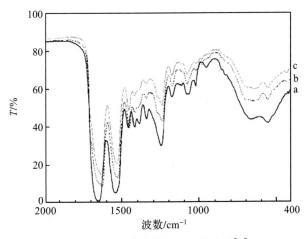

图 2-9　丝素蛋白的红外吸收光谱[31]

（a）未添加有机溶剂；（b）1 mL 丝素蛋白溶液中添加 0.1 mL DMF；（c）1 mL 丝素蛋白溶液中添加 0.2 mL DMF

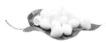

综合分析图 2-8 与图 2-9，β 构象的特征是旋光色散曲线的谷波长在 229～230 nm 范围内，峰波长接近 205 nm，而圆偏光二色性负谱带波长在 217 nm 处，正谱带波长在 198 nm 处。从旋光色散的 Moffitt-Yang 图获得的 b_0 值，一般是把 β 交联(cross-β)的 b_0 规定为 0，由于分子的会合，b_0 表现出较大的正值。根据酰胺 I 谱带的分析，丝素蛋白的最大 β 化度估计为 50%。这个估计值与 X 射线衍射方法测得的丝素纤维的最大结晶度是一致的。表 2-6 是 100% β 构象的 $[m']$ 的推定值，该值与聚赖氨酸 β 构象的值非常一致。据此表明除 α-螺旋外，对 β 构象也可进行定性和定量分析。在表 2-6 中，每种混合溶剂下的第一列是实验值，第二列是对 100% β 构象的推定值。a_0 和 b_0 是在 360～600 nm 波长范围内和 Moffitt 数值相当为依据的。

表 2-6　混合溶剂(V/V)中丝素蛋白 β 构象的 Cotton 效应

	1:1 二氧杂环己烷-水		1:1 甲醇-水		93:7 甲醇-水	
	50% β	100% β	46% β	100% β	52% β	100% β
$[m']_{229} \times 10^{-3}$	−3.5	−6	−2.8	−5	−1.7	−3
$[m']_{205} \times 10^{-3}$	9	20	9.9	24	15	27
$[m']_{190} \times 10^{-3}$	—	—	−6.8	−17	−6.7	−16
$R_{218} \times 10^{40}$	−5	−10	−5.8	−13	−4.9	−9
$R_{197} \times 10^{40}$	—	—	8.9	22	17.2	33
a_0	−260	—	非线性的		−40	—
b_0	90	—			30	—

利用溴化锂溶解的再生丝素的相对分子质量，根据光散射法可得大约为 2.9×10^5。该值与 Kratky 等调查的未经处理的自然液态丝素(天然丝素：native silk fibroin)的最小相对分子质量是一致的。另外，利用铜乙二胺形成的再生丝素的相对分子质量为 1×10^5 左右，这又与根据氨基酸(包含碱性残基的组氨酸、赖氨酸和精氨酸)分析的各个最低限度，即分别以 2，3，5 个氨基酸计算的相对分子质量 8.4×10^4 相接近，据此认为丝素分子可能是由 3 个(乃至 4 个)亚基所构成。

2.3.3　液态丝素蛋白与再生丝素蛋白溶液的流变行为

接下来进一步研究丝素蛋白水溶液的液晶现象。图 2-10 显示了溶液的零剪切黏度与质量分数的变化规律，从图中可以看出，随着丝素蛋白水溶液质量分数的升高，溶液的零剪切黏度逐渐增大，并在溶液质量分数为 35% 时达到最大值，而当溶液质量分数升高至 40% 时，零剪切黏度反而下降。这一现象和溶致性液晶溶液的零剪切黏度与质量分数的变化规律非常相似，这就说明溶液中形成了有序的液晶结构[32]。

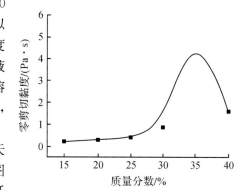

图 2-10　丝素蛋白水溶液的质量分数与零剪切黏度的关系[32]

为进一步研究液态丝素蛋白的流变性能，Holland 等对天然桑蚕丝腺中的丝素蛋白原液的流变行为进行了探究，如图 2-11 所示，桑蚕丝腺原液呈现出了典型的假塑性行为，即在较低的剪切速率下，表现出了近似牛顿流体的状态，具有零剪切黏度；在稍高的剪切速率下可观察到满足幂法则的适度剪切变稀。丝素蛋白原液在剪切力的作用下极易发生分子链的重排取向，进而诱导晶体结构的形成。这种分子链的取向缠结(与氢键网络的破坏和重建有关)甚至在稀释后的腺体溶液中都能观察到，这也被认为是天然纺丝过程能获得高强高韧纤维的重要原因[33]。

与丝腺中的丝素蛋白原液流变行为相比,再生丝素蛋白水溶液的流变行为受质量分数、储存时间和 pH 值等多种因素的影响,流变数据的一致性不高,重复性更差。总的来说,再生丝素蛋白水溶液与丝腺原液的流变行为存在极大的差异,再生丝素蛋白水溶液在很宽的剪切力的作用下均可表现出牛顿区行为,甚至在较高的剪切场中,黏度与剪切速率无关而维持一相对稳定的数值(图 2-12)。通过再生丝素蛋白离子液体溶液的流变学研究表明,两者在流变行为上的差异应该与再生丝素蛋白在水溶液中的聚集态有关[34]。

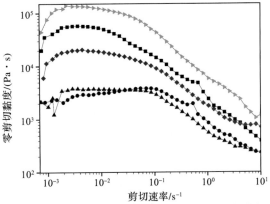

图 2-11　来自 5 条桑蚕丝腺体的丝蛋白原液的黏度与剪切速率之间的关系

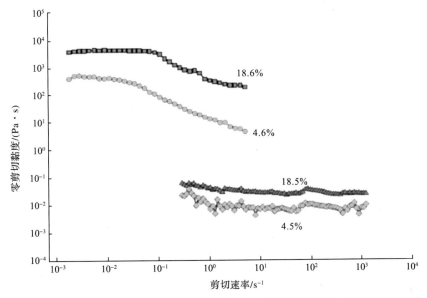

图 2-12　不同质量分数的天然桑蚕丝素蛋白原液和再生桑蚕丝素蛋白水溶液流变行为比较

2.3.4　液态丝素蛋白与再生丝素蛋白溶液的聚集态结构

丝腺中液态丝素蛋白和一般水溶液中的丝素蛋白主要以无规线团的构象存在,但是在一定外界条件下(如温度、溶剂、金属离子和剪切力等)很容易发生无规线团/螺旋向 β-折叠的构象转变。目前普遍认为丝素蛋白的构象主要有 3 种:Silk Ⅰ、Silk Ⅱ、Silk Ⅲ。

Silk Ⅰ 最早发现于空气中干燥的丝腺体中,但是由于其不稳定,极容易发生构象转变,因此对其的研究较少。早期提出的曲柄轴模型、松散四螺旋模型以及根据 poly(L-Ala-Gly)的构象能量计算得到的模型都不能够令人满意。目前,普遍认为 Silk Ⅰ 是一种重复的类Ⅱ型 β-转角结构(图 2-13)[35]。

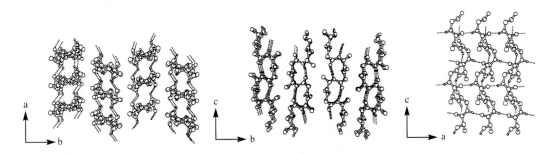

图 2-13　类Ⅱ型 β-转角模型中 Silk Ⅰ 结构的分子排布[35]

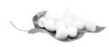

对于 Silk Ⅱ 的构象已经比较明确,通常认为是以氢键连接的方向平行 β-折叠结构为主,其又可以具体分为平行 β-折叠和反平行 β-折叠(图 2-14)[36]。在丝素的反平行 β-折叠结构模型中,甘氨酸残基的氢原子和氢原子之间或丙氨酸残基的甲基和甲基(或丝氨酸残基的羟基)之间面对面的片间距,分别为 3.5×10^{-10} m 或 5.7×10^{-10} m。$a=9.40\times10^{-10}$ m(氢键方向),$b=6.97\times10^{-10}$ m(纤维轴方向),$c=9.2\times10^{-10}$ m(片间距方向),$(3.5+5.7)\times10^{-10}$ m 的长方体晶胞。甘氨酸、丙氨酸以及丝氨酸以外的残基,因其侧链较长,使得片间距侧扩张,达到 $(8\sim9)\times10^{-10}$ m,最终纳入光栅中的紊乱部位。根据这种模式可以恰如其分地解释 X 射线衍射细部的结构,无须特别考虑到大量存在于长侧链残基中的非晶部分。

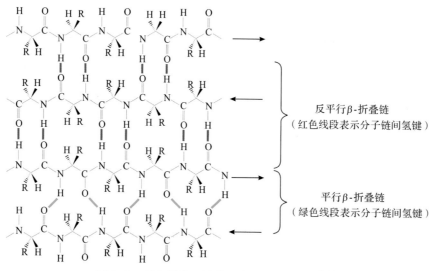

反平行β-折叠链
(红色线段表示分子链间氢键)

平行β-折叠链
(绿色线段表示分子链间氢键)

图 2-14　蛋白质分子链的 β-折叠构象示意图[36]

另外,在丝素蛋白纳米微纤维所形成的凝胶中,还发现了 cross-β 构象的松弛折叠结构(图 2-15)。该模型的结构特点在于多重折叠的松弛折叠结构,由于分子内氢键作用而稳定化,这种氢键是通过水分子的介入而建立的。由于聚合物质量分数的增加,其中的水分子数减少,分子长度缩短。如果 3 条链的排列与类似骨胶原结构的聚甘氨酸Ⅱ型相似,那么与分子链相垂直并向外突出的氢键就较易与水

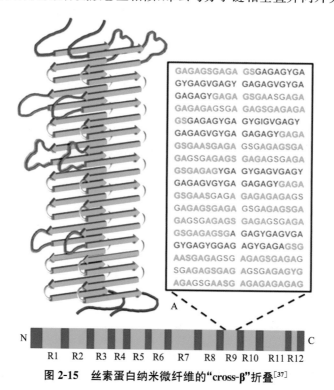

图 2-15　丝素蛋白纳米微纤维的"cross-β"折叠[37]

分子结合,丝素因结合了大量的水而成为凝胶状[37]。

此外,还有一种结晶态 Silk Ⅲ,是在丝素蛋白溶液与空气界面之间形成的丝素蛋白膜中发现的,呈三角形结构(三螺旋链构造)。

2.3.5　影响临界剪切速率的因素

2.3.5.1　丝素溶液浓度

众所周知,当丝素蛋白在水中形成均匀的稀溶液时,一般无偏光现象;而当溶液达到一定浓度并经过足够的剪切作用后,丝素蛋白分子会发生取向排列及结构变化,使原本均匀的各向同性溶液呈现出各向异性,此时在偏光显微镜下便可以观察到偏光现象。万军军探究了高浓度丝素蛋白溶液的临界剪切速率,如图 2-16 所示,随着溶液中丝素蛋白浓度的增加,溶液的表观黏度也越来越大。但不同浓度的溶液出现剪切增稠所对应的临界剪切速率有所不同。由图 2-17 进一步可看出,随着再生丝素蛋白水溶液浓度的增加,发生剪切增稠的临界剪切速率减小,且两者在小于 30% 的某丝素蛋白水溶液浓度范围内似乎有较好的线性关系。由此可见,在丝素蛋白分子发生构象变化过程中,不仅应力会起到重要的作用,浓度的影响同样不能忽略,且两者的作用大小似乎在一定实验条件范围内还存在关联性[38]。

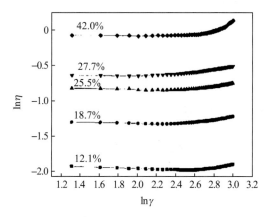

图 2-16　不同浓度(质量分数)再生丝素蛋白水溶液的流动曲线[温度(25±0.5)℃][38]

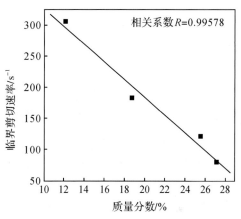

图 2-17　再生丝素蛋白水溶液浓度与发生剪切增稠的临界剪切速率的关系[38]

另外,万军军还对较低浓度丝素蛋白水溶液的流变行为进行探究。从图 2-18 可以明显看出,浓度为 4.3% 的再生丝素蛋白水溶液的流动曲线呈剪切变稀现象,而当浓度上升至 4.9% 以上时,再生丝素蛋白水溶液的流动曲线开始出现剪切增稠现象,且与上述浓溶液的规律一样,再生丝素蛋白水溶液浓度越小,发生剪切增稠的临界剪切速率越大。当浓度低到一定值(如 4.3%)后,再生丝素蛋白分子之间间距较大,也就说明在一定的剪切速率范围内不容易发生相互作用而导致结构变化,因而不出现剪切增稠现象。

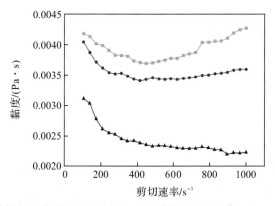

图 2-18　各种较低浓度的再生丝素蛋白水溶液的流动曲线[温度(25±0.5)℃][38]

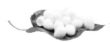

2.3.5.2 金属离子

Viney 等用 ICP-MAS 技术分析了蜘蛛丝在不同吐丝速率情况下金属离子的含量,发现慢速吐丝和快速吐丝中丝蛋白的构象没什么变化,而后一过程中金属离子(如 Ca^{2+})的含量下降许多。根据这一实验结果,他推测金属离子(如 Ca^{2+})的存在有利于 β-折叠构象的形成。Viney 等利用透射电镜发现在 β-折叠晶体中广泛存在着 Ca^{2+} [39]。Magoshi 等在对蚕丝形成过程中腺体不同部位离子浓度的测量时发现随着无规卷曲构象向 β-折叠构象转变,Ca^{2+} 浓度增加而 K^+ 几乎不变[27]。这些研究基本认为金属离子的存在可能有利于蚕丝 β-折叠的形成。

金媛等探究了在 pH=4.8 时 Ca^{2+} 含量(mmol/g)对再生丝素蛋白溶液临界剪切速率(r_c)的影响。从图 2-19 可以看出,随着溶液中 Ca^{2+} 含量的增加,r_c 呈下降的趋势,说明 Ca^{2+} 的添加也有利于丝素蛋白分子进行有序排列。这可能是由于 Ca^{2+} 可与丝素蛋白分子形成配合物,这种结构在进一步的剪切外力作用下更易于使丝素蛋白分子发生有序排列,产生各向异性[40]。

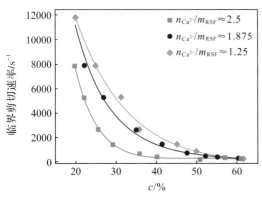

图 2-19　Ca^{2+} 浓度含量对再生丝素蛋白水溶液临界剪切速率的影响[40]

2.3.5.3 pH 值

蚕在纺丝过程中,其体内纺丝液的 pH 值不断变化(沿吐丝方向 pH 值由 6.0 逐渐降至 4.8),而通常制得的高浓度纯再生丝素蛋白水溶液的 pH 值一般呈现中性或弱碱性。为了能更好地了解剪切在纺丝过程中所起的作用,进一步调节再生丝素蛋白水溶液的 pH 值。由于仅调节溶液的 pH 值无法获得稳定的高浓度再生丝素蛋白水溶液,故同时添加了 Ca^{2+} 使溶液体系中 $n(Ca^{2+})/m(丝素)$ 为 2.5 mmol/g。图 2-20 为不同 pH 值的再生丝素蛋白水溶液浓度与 r_c 的关系,几种溶液出现偏光现象的 r_c 均随丝素蛋白浓度的升高而减小。图 2-20 中(a)、(b)和(c)曲线为固定溶液中 Ca^{2+} 浓度、调整 pH 值得到的相应结果,与纯再生丝素蛋白溶液(d)相比,调节了 pH 值和钙离子浓度后 r_c 明显下降,并且随着 pH 值的降低,一定浓度丝素蛋白水溶液的 r_c 呈递减的趋势,由此说明酸性条件更有利于丝素蛋白分子进行有序排列[41]。这可能是由于当 pH 值为中性或弱碱性时,丝素蛋白水溶液中无规卷曲链内的氢键网络能稳定存在,故需较大的剪切作用才能使丝素蛋白分子发生结构转变;当 pH 值降低,酸性增强,其无规卷曲结构也变得不稳定[41]。因此,只需外界施加较小的剪切作用,丝素蛋白分子无规卷曲构象便易被破坏,并沿剪切方向形成新的有序结构。这种变化趋势与熟蚕丝腺中丝素蛋白沿吐丝方向所处环境及其状态相当吻合,由此表明 pH 值的调节是蚕控制其丝素蛋白状态的一种相当重要的手段。

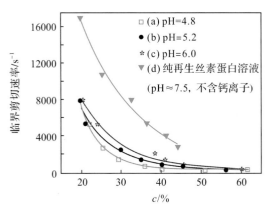

图 2-20　pH 值对再生丝素蛋白水溶液临界剪切速率的影响[41]

2.3.5.4 机械变性的机理

液态丝素蛋白的机械变性可借助胶体粒子的冲撞结合的形成和离散进行解释,即对于在垂直方向距离略有差异的丝素分子,因速率梯度而互相接近形成冲撞结合。这种结合不久再度分离,但随着剪切速率的提高增大了结合生成的机会,每个分子的结合点数也增加,当黏性抵抗力大于分子结合力时,部分解离而使几条分子链靠近,由于分子间氢键构成了 β 型结晶核,进而形成三维结构。由于临界剪切速率的继续提高而促使 β 型结晶核的成长进一步形成了纤维结构。因此,分子间结合的形成是由于钙离子的螯合作用等。

由于在多肽的螺旋-卷曲转化区域，α-螺旋的解旋必要的剪切速率为 $4 \times 10^4 \, \mathrm{s}^{-1}$，丝素纤维化临界剪切速率与此比较，其速率要低 2 位数以上，但若按饭塚等[42]所述的丝素模型来看，水分子之间的氢键较易解开。如果形成了以 β 型结晶核为纽结的三维网络结构，那么在低的剪切速率下，也有可能使核进一步生长而形成纤维结构。

2.4 丝胶蛋白的氨基酸组成及其结构特性

同样作为蚕丝蛋白的一部分，与丝素蛋白不同，丝胶蛋白（silk sericin，SS，简称丝胶）是一种水溶性球蛋白。因丝胶性状与动物胶相似，而且氨基酸残基以丝氨酸（serine）为主而得名。因丝胶包裹在丝素外层起到保护和胶黏作用（黏合细纤维成单丝，黏合单丝成茧丝，黏合茧丝成茧层，抱合茧丝成生丝），其分布和性质可直接反映蚕茧和茧丝的性质，所以丝胶的处理也是制丝工业中的技术关键点。例如，为了合理解决缫丝中的解舒问题，就必须研究茧层丝胶的膨润溶解性、丝胶的等电点和丝胶的变性等。正确地掌握和利用丝胶的结构与特性，是制丝和蚕丝加工的关键环节。但是，人们目前对丝胶结构和性质的认识还不够充分，尚待今后的科学研究和生产发展来充实。

2.4.1 丝胶的组分

中部丝腺不同部位分泌的丝胶，从组织化学角度分析，本质是不相同的。小原[43]通过偏光显微镜对用有机染料、碘、金属染色的茧丝做了二色性观察，发现茧丝丝胶并不作半径方向的均相分布，而是由微细结构不同的几层构成的。对液态丝胶、风干丝胶切片和茧丝丝胶的研究，都证实丝胶存在着由不同质的若干组分形成的各不相同的层状结构。另外，风干丝胶切片被碱溶解的显微观察还证实在膨润的丝胶断面存在着同心圆状的结构，并能看到与丝素邻接的部分有极难溶解的丝胶层。

基于缫丝工艺的过程，对于丝胶的成分研究多数是通过热水溶解处理进行的，即用热水溶取茧层丝胶，再将溶于水中的蛋白质分级沉淀，往往得到 2 成分论、3 成分论或多成分论。中村曾以速率论来研究茧层丝胶的溶解过程，他认为丝胶的溶解在不连续的过程中进行，具有多级性，开始的 40 min 内溶解速率较快，后又转慢；在 3 h 内经过热水处理溶解的丝胶，存在着 2 个组分[44]。

关于丝胶的组成，有"AB 丝胶论"，金子英雄采用盐析方法分离丝胶，获得易溶性的 B 与难溶性的 A 两种丝胶[45]；同时期 Mosher 采用等电点法也分离出与上述类似的两种丝胶，即 B 为难溶性与 A 为易溶性的两种丝胶[46]，茧层的外层 A 丝胶较多而易溶，内层 B 丝胶较多而难溶。

清水正德提出控制不同的时间，将茧层加水煮沸，分离出 3 种溶解性不同的丝胶，最易溶解的是丝胶 I，溶解速率居中的是丝胶 II，最难溶解的是丝胶 III。这 3 种丝胶在丝素外围呈层状分布，丝胶 III 最靠近丝素，结晶性部分呈切线方向排列，然后是丝胶 II 和丝胶 I，溶解性最强的丝胶 I 在最外层[19]。

小松计一在清水正德工作的基础上，提出茧丝中存在 4 种丝胶（分别为丝胶 I、II、III、IV）的理论[47]。小松计一采用紫外吸收光谱仪测定热水溶解丝胶的过程，绘制溶解量随时间的增加而变化的丝胶溶解曲线（图 2-21），曲线上存在 3 个转折点及 4 段直线，每段直线反映一种丝胶的溶解量与溶解时间成正比，4 段直线显示存在 4 种丝胶。

虽然由于试验材料（用蚕丝腺内的蛋白质或茧层作材料）或溶解液（用热水或碱液）的不同，溶解曲线的形状有所不同，但一般仍然具有 3 个转折，按丝胶 I、II、III、IV 的顺序溶解速率逐渐降低。在热水中易溶的丝胶 I，以不规则卷曲状作为主

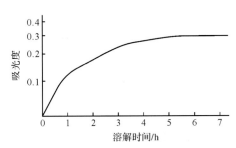

图 2-21　热水中茧丝丝胶的溶解曲线[47]

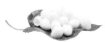

要的分子形态,结晶性也差,而随着溶解的减少,β构象增加,结晶度也增加。小松计一认为,这四种丝胶在蚕的丝腺中已经存在。

图 2-22 为茧丝中丝胶的层状分布示意图,丝胶Ⅰ在茧丝的最外层,丝胶Ⅳ最靠近丝素的内层。通过试验得到各种丝胶含量的比为:丝胶Ⅰ:丝胶Ⅱ:丝胶(Ⅲ+Ⅳ)=4:4:2,其中丝胶Ⅳ含量最少,仅占丝胶总量的 3% 左右,用不同的试验材料及不同的溶解液进行试验时所得的比基本一致。

涉川明朗从组织学的角度将丝胶区分为 3 种,分别称为内、中、外层丝胶[48]。Gamo(蒲生卓磨)将中部丝腺切成 5 个部分,从各部分抽提蛋白质,采用凝胶电泳方法,分离出相对分子质量不同($8\times10^4\sim3\times10^5$)的5 种多肽。从基因表达的角度来看,目前已有 5 种丝胶基因被克隆和部分测序,共分离到由这 5 种丝胶基因转录的 9 种 mRNA,因此丝胶可能含有 9 种多肽[49,50]。

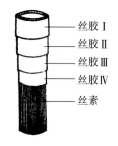

图 2-22　丝胶的层状结构[47]

此外,还有丝胶单一组分论,认为丝胶是单一蛋白质,经过湿润-干燥处理后,分子的聚集状态发生了变化,提高了结晶度,所以造成热分解温度向高温一侧转移,丝胶在其凝固过程中伴随着从易溶型向难溶型的转变,丝胶的水溶性就变小。

相对于上述多种丝胶论的见解,朱良均等采用热水溶解丝胶再通过电泳方法,提出了丝胶在茧层茧丝中存在混合结构,如图 2-23 所示[51]。

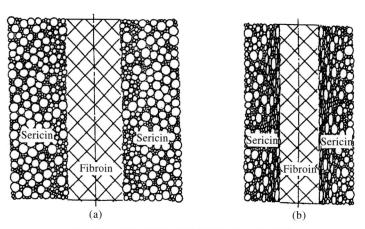

图 2-23　丝腺丝胶和茧丝丝胶的结构模型[51]
(a)丝腺丝胶;(b)茧丝丝胶

由图 2-23 可知,家蚕丝腺内丝胶蛋白的横断面为一同心圆的层状结构(a),茧丝上的丝胶蛋白由于在吐丝牵引过程中被相互拉伸挤压、混杂嵌合或分子链被切断而随机分布于丝素纤维表面,其横断面为大小不同分子的混合结构(b),并且在取向性、结晶性上呈内高外低的差异。而热水溶出茧丝丝胶蛋白的层状结构是由丝胶蛋白被降解所致。

综上所述,丝胶分易溶性和难溶性两类,至于其种类组分多少、分布层数多少,因检测仪器设备与分析方法的不同而存在差异。人们对于丝胶的认识,处在一个不断完善和深化的过程中,还有待进一步研究。

而 Mosher 法(等电点法)与金子法(盐析法)是两种代表性分级沉淀法,小松计一对通过 Mosher 法、金子法所得到的易溶性、难溶性丝胶的氨基酸组成作了比较(表 2-7),结果表明无论是易溶性还是难溶性丝胶,Mosher 法或金子法得到的氨基酸成分差异较小[47]。除氨基酸组成外,小松计一还对易溶性、难溶性丝胶的性质做了进一步的比较(表 2-8),以相对分子质量为特征进行比较时,多项指标差异明显,而以化学结构为特征区别时,所有的性质之间不存在差异[52]。塚田也证实了 Mosher 法测得的茧层丝胶 A、B 只存在黏度差异,其相对分子质量分布上的差异超过了因分子形态、结晶构造的不同所产生的差异。因此可以认为,分级沉淀法得到的组分主要是相对分子质量不同的丝胶[53]。

表 2-7　Mosher 法和金子法制备的易溶和难溶的丝胶的氨基酸组成[47]

氨基酸	Mosher 法测得的氨基酸摩尔分数/%		金子法测得的氨基酸摩尔分数/%	
	丝胶 A（易溶）	丝胶 B（难溶）	丝胶 B（易溶）	丝胶 A（难溶）
甘氨酸	15.31	15.61	15.01	14.46
丙氨酸	4.83	5.67	4.23	3.53
缬氨酸	2.74	2.81	3.17	2.35
亮氨酸	0.89	1.61	1.01	1.05
异亮氨酸	0.79	0.96	0.71	0.75
脯氨酸	0.72	0.68	0.70	0.69
苯丙氨酸	0.49	0.75	0.80	1.13
色氨酸①	—	—	—	—
半胱氨酸	0.10	0.17	0.20	0.13
蛋氨酸	0.05	0.07	0.09	0.08
丝氨酸	35.24	32.70	33.56	35.32
苏氨酸	9.09	8.56	10.28	8.33
酪氨酸	3.13	3.02	3.58	2.60
天冬氨酸	14.81	14.25	15.83	15.97
谷氨酸	3.78	4.92	3.84	6.13
精氨酸	3.22	3.27	3.23	3.03
组氨酸	1.13	1.06	1.34	1.26
赖氨酸	3.65	3.82	2.43	3.19
回收氨基酸②	105.28	103.81	104.61	105.01
羟基氨基酸	47.46	44.28	47.42	46.25
酸性氨基酸	18.56	19.17	19.67	22.10
碱性氨基酸	8.00	8.1	8.00	7.48
带有极性侧链的氨基酸(A_p)	74.05	71.60	75.09	75.83
带有非极性侧链的氨基酸(A_n)	25.97	29.34	25.96	24.17
比例(A_p/A_n)	2.84	2.44	2.85	3.14

注:①未测定;②为每 100 g 样品测得的氨基酸总量(g)表示。

表 2-8　Mosher 法丝胶 A 与 B 性质的比较[52]

性质	丝胶 A	丝胶 B
溶解性	易	难
热分解温度	258 ℃	270 ℃
相对黏度	1.26	1.34

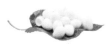

续表

性质	丝胶 A	丝胶 B
对碘化银溶胶的保护作用	A>B	
沉淀剂凝结	A<B	
解冻丝胶蛋白的溶解性	溶	不溶
水中的膨胀力	A>B	
	丝胶蛋白 A 与 B 的分级	
等电点法	不能分级	
硫酸钠盐析	不能分级	
旋光色散	相似	
等电点	4.1	4.3
缓冲作用	相似	
酶解最适 pH(丝胶蛋白酶)	7.2	7.8
蛋白酶	8.0	8.0
X 射线衍射图	图形相似	
红外吸收光谱	图形相似	

对于丝胶的相对分子质量,不同学者的测定结果不一,范围为 $1.6\times10^2\sim3.09\times10^5$,大致可分成 10^4 及 10^5 数量级两类。由此推论,中部丝腺分泌出的相对分子质量为 10^5 的丝胶是由若干个 10^4 数量级的粒子或"亚单位(subunit)"结合而成的。林胜哉根据光散射和沉降-扩散分析认为,1 个难溶丝胶分子是由 3 个易溶丝胶分子在旋转椭圆体的长轴方向结合成的[54]。小松计一在凝胶电泳中发现,短时间煮沸或添加十二烷基硫酸钠(SDS),丝胶的相对分子质量减少至原来的 1/3,因此也认为存在着"亚单位"[47]。

井上柳梧等曾提出茧丝丝胶上存在着具有不同热水溶解性的组分[55]。在此之后,清水正德用热水处理茧丝丝胶,控制不同的煮沸时间将茧层分离出 3 种溶解性不同的丝胶[19]。在最初 10 min 内有40%的丝胶溶解,把这种易溶的丝胶称为丝胶Ⅰ;煮沸 2~6 h 后再溶解 40%~50%的比较难溶的丝胶,称为丝胶Ⅱ;最后 10%~20%最难溶解的部分,即须经 5~6 h 后才能溶解,称为丝胶Ⅲ。从 X 射线衍射实验得知,丝胶Ⅰ是非结晶物质,丝胶Ⅱ和丝胶Ⅲ是结晶物质,并认为丝胶Ⅱ和丝胶Ⅲ具有不同的晶体结构。此外显示,丝胶Ⅲ中有较多的蜡质。这三种丝胶在丝素外围呈层状分布,丝胶Ⅲ最靠近丝素,然后是丝胶Ⅱ,丝胶Ⅰ在最外层,并由此提出了茧丝微细结构模式[19]。

Gamo 通过聚丙烯酰胺凝胶电泳分析,提出液态丝胶的分泌部位和所对应的 5 种丝胶蛋白组分(S-1,S-2,S-3,S-4,S-5),以及这些组分的相对分子质量(表 2-9)[49]。

表 2-9 中部丝腺不同部位分泌的丝胶蛋白多肽与组织学上观察的组分之间的对应关系[49]

中部丝腺	丝胶蛋白多肽	组织学观察组分
后区	S-4	S1-丝胶
中区	S-1	S1-丝胶
中区至前区	S-3	S3-丝胶
前区	S-2,S-5	—

小松计一分别以茧层、人工拉伸绢丝(取出中部丝腺的绢丝液,洗净附着的体液,在冰水中浸数分

钟后,急剧拉伸至 10 倍长左右)和风干绢丝液上剥离的丝胶为试料,测定在热水或 0.2 mol/L 硼酸缓冲溶液中的溶解曲线,并按丝胶溶解特性的不同,以溶解速率(或丝胶蛋白酶的分解速率)为序,将丝胶分成Ⅰ、Ⅱ、Ⅲ、Ⅳ,其含量比例为Ⅰ∶Ⅱ∶Ⅲ∶Ⅳ＝41.0∶38.6∶17.6∶3.1(表 2-10)[52]。

表 2-10　不同材料和溶液所制备的丝胶蛋白 4 种组分的比例[52]

材料	溶液	丝胶蛋白 4 种组分的比例/%			
		Ⅰ	Ⅱ	Ⅲ	Ⅳ
茧丝	热水	41.2	38.1	17.9	2.8
茧丝	0.2 mol/L 硼酸缓冲溶液(pH 9)	42.3	37.2	17.8	2.7
枫蚕丝	热水	39.9	39.7	17.1	3.3
枫蚕丝	0.2 mol/L 硼酸缓冲溶液(pH 9)	40.0	40.1	16.4	3.5
从空气干燥丝腺剥取的丝胶蛋白	热水	41.2	37.8	17.9	3.1
从空气干燥丝腺剥取的丝胶蛋白	0.2 mol/L 硼酸缓冲溶液(pH 9)	40.7	38.1	19.6	3.6
从空气干燥丝腺剥取的丝胶蛋白	750 酪氨酸单位/mL 蛋白水解酶溶液	41.5	39.2	16.6	3.7
平均		41.0	38.6	17.6	3.1

再对此种丝胶成分分类进行深入研究,把中部丝腺的绢丝液浸在 pH 11 的乙二胺溶液中,大部分丝胶、丝素溶解后,剩下白浊的袋状薄膜。虽然该薄膜的 X 射线衍射图上还重叠了没有除尽的茧丝蜡的衍射(4.2×10^{-10} m),但丝胶衍射已很明显呈现出来。

从除蜡后的薄膜的氨基酸组成可知,构成薄膜的主要蛋白质是小松计一划分的丝胶Ⅳ,与茧丝蜡一起覆盖在丝素的表面。这层薄膜量在茧层量大的蚕品种中数量多;接近吐丝时急剧增加,例如五龄每头蚕的薄膜量从第 6 日的 0.147 g,增加到第 8 日的 2.437 g,也可认为薄膜量和绢丝液的量成正比。如前述,丝胶Ⅳ和茧丝蜡构成的薄膜起到分离丝素、丝胶的作用和纤维化过程中的润滑作用。此推论现已为许多学者认可。另外,微量的丝胶残留在丝纤维上,能提高真丝织物的弹性和风格。因此,在精练时适当地残留部分丝胶,是提高丝纤维耐碱及其他性能的合理技术措施,这方面的研究还有待于深入。

2.4.2　丝胶的氨基酸组成及一、二级结构

桐村二郎(1962)以茧层丝胶、人工丝胶茧、裸蛹茧为材料,通过微生物定量法进行了氨基酸组成分析(表 2-11),发现丝胶氨基酸组成的特征是:以含羟基、酸性、碱性之类具有极性侧链的氨基酸较多,特别是如丝氨酸、苏氨酸等羟氨酸的含量近 40%。丝胶的氨基酸回收率较低,是由于丝胶层中丝蛋白质上含有较多的糖类、无机物以及不能完全去除的茧丝蜡质物[56]。

表 2-11　不同来源丝胶蛋白的氨基酸组成及其占蛋白质的质量分数(%)[56]

氨基酸	茧层丝胶	丝腺丝胶	丝胶茧
甘氨酸	8.8	8.4	8.
丙氨酸	4.0	4.0	4.4
亮氨酸	0.9	1.3	1.4
异亮氨酸	0.6	0.8	0.8
缬氨酸	3.1	3.1	3.0
精氨酸	4.2	5.0	5.0

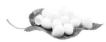

续表

氨基酸	茧层丝胶	丝腺丝胶	丝胶茧
组氨酸	1.4	2.0	1.6
赖氨酸	5.5	4.3	4.3
天冬氨酸	16.8.	16.8	16.8
谷氨酸	10.1	5.3	5.7
丝氨酸	30.1	33.6	29.4
苏氨酸	8.5	8.2	7.5
苯丙氨酸	0.6	0.7	0.7
酪氨酸	4.9	4.4	4.5
脯氨酸	0.5	0.4	0.7
蛋氨酸	0.1	0.1	0.1
色氨酸	0.5	0.4	0.6
半胱氨酸	0.3	0.3	0.3

热水溶解性不同的 4 种丝胶组分之间存在着明显的氨基酸组成上的差异,愈是溶解速率快的丝胶,含有极性侧链的氨基酸总量(A_p)与非极性侧链的氨基酸总量(A_n)之间的比例(A_p/A_n)也愈大。在 4 种丝胶组分中,虽然Ⅰ、Ⅱ、Ⅲ之间有明显差异,但并不显著;丝胶Ⅳ的 A_p 往往超过 A_n,可以说是丝胶的特异组分[52]。

蛋白质的水溶性与构成分子的氨基酸残基的种类与排列方式有着密切的关系。由于赖氨酸中存在 β-氨基,精氨酸中存在胍基,组氨酸中存在咪唑基,还有天冬氨酸、谷氨酸中存在 β-或 γ-羧基,能在晶体上增加晶格的能量,降低蛋白质溶解性,但在水溶液中,这些电荷基的存在会赋予水分子偶极之间牵引力,增加水溶性。肽结合或丝氨酸、苏氨酸、酪氨酸的羟基,不会产生电荷。极性的亲水性基团,虽没有像电荷基那样能赋予牵引力,但同样有增加水溶性的效果。在非极性侧链的疏水基上之所以有抑制水溶性的效果,是由于受到来自氨基酸侧链有关的疏水性的影响。因此,分级溶解的丝胶,越是容易溶解的组分 A_p/A_n 值较大,这是决定丝胶的 4 个组分具有热水溶解性差异的一个重要因素。

有关丝胶化学结构的研究,目前还处在从主要的氨基酸成分来推测合成的多肽结构或物性的试验阶段。此外,丝胶中还含近 1% 的碳水化合物,分离为 $N-D-$葡糖苷丝氨酰酪氨酸,由此推测丝胶中可能有糖蛋白。这些都有待进一步的研究阐明。

小松计一对分别用热水溶解的丝胶Ⅰ、Ⅱ、Ⅲ、Ⅳ的氨基酸组成作了分析,计算了各组分的 A_p/A_n,阐明了 A_p/A_n 与溶解性之间的关系(表 2-12)[47]。

表 2-12 茧丝热水溶解的丝胶组分中的氨基酸组成及其摩尔分数(%)

氨基酸	丝胶组分				
	丝胶Ⅰ	丝胶Ⅱ	丝胶Ⅲ	丝胶Ⅳ	丝胶总量②
甘氨酸	13.21	12.81	15.69	11.89	13.49
丙氨酸	4.68	6.69	6.68	9.3	5.97
缬氨酸	2.07	2.21	3.21	4.16	2.75
亮氨酸	0.68	0.96	1.27	6.26	1.14
异亮氨酸	0.59	0.57	0.85	3.5	0.72

续表

氨基酸	丝胶组分				
	丝胶Ⅰ	丝胶Ⅱ	丝胶Ⅲ	丝胶Ⅳ	丝胶总量②
脯氨酸	0.58	0.63	0.66	2.75	0.68
苯丙氨酸	0.45	0.44	0.5	2.83	0.53
色氨酸①	0.19	0.2	0.25	0.23	0.21
半胱氨酸	0.17	0.15	0.12	0	0.15
蛋氨酸	0.04	0.04	0.04	0.12	0.04
丝氨酸	34.03	36.64	28.15	12.4	33.43
苏氨酸	10.34	8.48	11.36	7.25	9.74
酪氨酸	2.53	2.43	3.15	2.45	2.61
天冬氨酸	16.94	16.95	16.13	12.64	16.71
谷氨酸	4.73	3.64	4.09	11.32	4.42
精氨酸	3.2	2.65	3.68	3.93	3.1
组氨酸	1.25	1.22	1.49	1.87	1.3
赖氨酸	3.28	3.29	2.64	7.11	3.3
回收氨基酸③	104.69	101	98.7	96.6	10.27
羟基氨基酸	46.9	47.54	42.66	22.1	45.78
酸性氨基酸	21.67	20.59	20.22	23.96	21.13
碱性氨基酸	7.73	7.16	7.81	12.91	7.7
含有极性侧链的氨基酸总量(A_p)	76.3	75.29	70.69	58.97	74.61
含有非极性侧链的氨基酸总量(A_n)	23.74	24.7	29.27	41.03	25.68
A_p/A_n	3.21	3.05	2.42	1.44	2.91

注:①对二甲基氨基乙醛酸加到用碱水解的产物中通过比色法测定;②表中丝胶的质量比为丝胶Ⅰ:Ⅱ:Ⅲ:Ⅳ=41.0:38.6:17.6:3.1;③以100 g样本测得的氨基酸总量(g)计算。

　　虽然对于丝胶蛋白的氨基酸组成了解较为全面,但对其氨基酸的排列即丝胶蛋白的一级结构却知之甚少,且无一致的定论,这里仅列出 Voegeli 等发表的丝胶一级结构(图 2-24)[57]。

SSTDASSNTDSNSNSAGSSTSGGRRTYGYSSNSRDGSV
SSTGSSSNTDSNSSNAGSSTSGGSSTYGYSSNSRDGSV
SSTGSSSNTDSNSNSVGSRRSGGSSSHEDSSKSRDENV
SSTGSSSNTDSNSNSVGSSTSGGRRTYGYSSNSRDGSV
SSTGSSSNTDSNSNSVGSSTSGGSSTYGYSSNSRDGSV
SSTGSSSNTDSNSNSAGSSTSGGSSTYGYSSNSHDGSV
SSTGSSSNTDSNS

图 2-24　丝胶蛋白的一级结构(推定)[57]

S:丝氨酸;T:苏氨酸;G:甘氨酸;N:天冬氨酸;Y:酪氨酸;R:精氨酸;V:缬氨酸

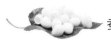

再对其空间折叠的多肽链即二级结构进行深入研究，已得到较为全面的解析结果。圆二色性和旋光色散(ORD)法已确定丝胶水溶液存在着部分β-折叠结构，小松计一对用热水溶解的茧层丝胶SⅠ、SⅡ、SⅢ和SⅣ分别测定其圆二色性和红外分光光谱(图2-25、图2-26)，已证实了上述结果，但没有发现α-螺旋结构的存在[52]。Tsukada等根据丝胶水溶液的圆二色曲线用计算机进行解析，得到如表2-13所示的结果[58]。

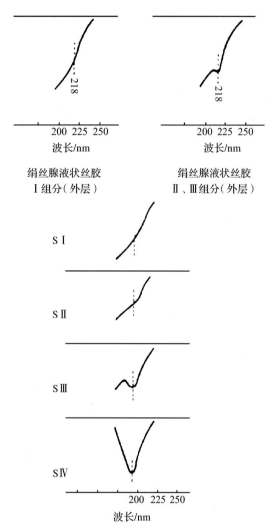

图2-25　熟蚕丝腺液态丝中分离的丝胶蛋白和用热水从茧丝中溶解的丝胶蛋白的圆二色性光谱[52]

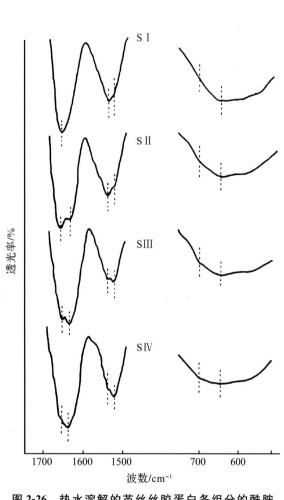

图2-26　热水溶解的茧丝丝胶蛋白各组分的酰胺Ⅰ、Ⅱ和Ⅴ的红外吸收光谱图[52]

表2-13　热水抽提不同时间的丝胶分子构象的估算比例[以摩尔分数(%)表示][58]

	丝胶来源			
	Nd-S丝胶		家蚕丝胶	
抽提时间/min	5	45	5	45
α-螺旋	0.5	2.2	1.9	10.0
β-结构	35.6	35.3	34.6	23.2
无规卷曲	63.9	62.5	62.5	66.8

尽管不能肯定上述估算值的可信程度，但也不能否认丝胶存在α-螺旋结构的可能性。

丝胶存在着晶体结构已是共识。小松计一(1975)对丝胶Ⅰ、Ⅱ、Ⅲ、Ⅳ进行X射线衍射分析,发现溶解速率越慢的丝胶,干涉环越明显。测定丝胶的结晶度、相对密度和含水率等[48],由表2-14可知,溶解速率越快,结晶度越低。

表 2-14　热水溶出丝胶不同组分的比较[47]

	丝胶Ⅰ	丝胶Ⅱ	丝胶Ⅲ	丝胶Ⅳ	全丝胶
比例/%	41.0	38.6	17.6	3.1	100
溶解速率系数	5.33	1.76	0.70	0.22	—
含水率/%	16.7	16.2	15.7	14.5	16.3
相对密度	1.400	1.403	1.408	1.412	1.407
结晶度/%	3.0	18.2	32.5	37.6	15.06

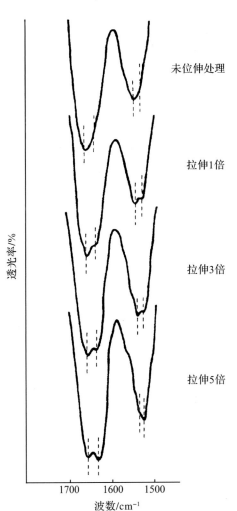

图 2-27　拉伸丝胶膜的红外吸收光谱[47]

　　用拉伸丝胶膜作试料也得到同样的结果,从红外吸收光谱(图2-27)可知,分子链沿拉伸方向定向。从X射线衍射图计算,纤维周期为$(6.84\pm0.02)\times10^{-10}$ m(丝素Ⅱ,即β-结构的纤维周期为6.97×10^{-10} m)。从红外吸收光谱中的酰胺Ⅰ(1630 cm^{-1})和酰胺Ⅱ(1525 cm^{-1})看,丝胶的结晶结构属于β-结构。此外,红外吸收光谱表明还残存着无规卷曲。并且,试料在热水中浸渍很容易收缩而成为无定向性,因此可以说,拉伸丝胶的纤维结构呈缺陷很大的不稳定高级结构。

　　当丝胶水溶液缓慢干燥时或加50%的甲醇制膜时,会形成Cross-β结构。如果正如清水正德提出的最接近丝素的丝胶的微晶粒的主轴与纤维成垂直定向[19],那么丝胶中形成Cross-β结构的可能性极大。因此,可以把丝胶中的分子链也看成为Cross-β结构,其结构模型如图2-28所示[52]。

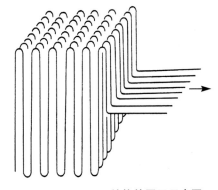

图 2-28　Cross-β-结构的展开示意图

　　由表2-14可知,丝胶的结晶度很低,平均只有15.06%,这是因为丝胶分子链中侧链大小不一的多种氨基酸残基不规则地排列,在分子和分子之间随机地形成氢键、静电结合及疏水结合等。因此可以认为丝胶分子的主链呈非晶"线团"状。设想液状丝胶的结构是把容易结晶的部分包在难以结晶的部分里面,由于干燥就形成了包含无取向结晶部分的空间结构。当液状绢丝拉伸时,由于水分的存在,"线团"在某种程度上被拉伸,但结晶部分包在里面,因此定向是不完全的,这时是否形成Cross-β结构就取决于拉伸的倍率、速率及水合作用的程度。由于这种定向结

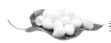

构来自主要呈非晶的"线团"结构,存在着很大的内应力,因此在热水处理下,微晶的定向很容易消失。另外也可以认为,丝胶分子链中容易结晶的氨基酸残基的排列长度要比丝素短,如湿润时的人工拉伸丝胶丝的高级结构可以理解为短结晶部分随机地分布在分子链中,分子链与分子链互相结合形成三维网络结构。这时的人工拉伸丝胶丝具有很高的伸度和橡胶弹性等力学性质。

2.4.3 丝胶的变性及影响因素

如果把蛋白质的变性(denaturation)定义为分子构象(空间结构)的变化,那么丝胶的变性可以看作是从无规卷曲(结晶度低)向β-折叠(结晶度提高)转变的现象。

丝胶从无规卷曲向β-结构转变需要水分,而是否发生β转变则取决于通过含水率30%～80%区域的干燥时间长短。刚吐出的丝其丝胶呈非晶状态,含水率与吐丝管中的绢丝液相似,约为70%。因此,吐丝后的干燥过程(上蔟环境)决定了非晶丝胶向β-结构转变的程度,片冈纮三证实了这一点。而在常温、50%相对湿度下,基本上不会发生非晶向β-结构的转变,这进一步解释了营茧中高温多湿环境造成解舒恶化的现象[59]。

茧丝因丝胶的作用相互胶黏构成茧层,茧丝相互间形成了胶着点和胶着面。而茧丝从茧层上解离时,茧丝之间因丝胶胶着力的影响而产生抵抗力。与抵抗力相当的外力用剥离抵抗表示。因此,剥离抵抗的大小就反映了丝胶胶着力的强弱。适温适湿营茧的解舒率高,茧丝剥离抵抗小;高温多湿营茧的茧丝解离难,剥离抵抗大,蚕茧的解舒率低(表2-15)[60]。

表2-15 不同上蔟环境的蚕茧解舒率和茧丝剥离抵抗[60]

环境条件	解舒率/%	茧丝剥离抵抗/(N·mm⁻²)
高温多湿(30℃,90%)	38.02	8.62～10.88
适温适湿(23℃,65%)	87.72	2.65～3.82

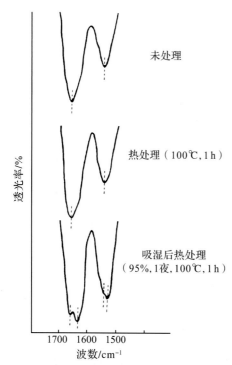

图2-29 反复吸湿、放湿与在干燥或潮湿条件下加热处理丝胶蛋白的酰胺Ⅰ和Ⅱ红外光谱的变化[47]

在高温多湿环境中,熟蚕吐丝营茧时,由于水分散发难,较长时间处于多湿环境中,丝胶极易发生胶凝作用,丝胶分子因氢键的结合而转化为β-折叠。结果,丝胶的强度、胶着力相对增加,茧丝剥离抵抗强,茧丝难于离解,蚕茧解舒就变劣。相反,熟蚕在适温适湿的环境中上蔟,丝胶中的水分散发快,丝胶不发生胶凝作用,保持无规卷曲的分子结构,干燥固化而被覆于茧丝表面,因此,丝胶的胶着力弱,茧丝剥离抵抗弱,蚕茧解舒就好[60,61]。由此可知,要使茧丝剥离抵抗弱,蚕茧解舒率高,其关键就是控制丝胶不发生胶凝作用,也就是说,造成相对优良的营茧环境是丝胶分子不发生由无规卷曲向β-折叠转化的有效途径。此外,也可从丝胶凝胶的热可逆性质来减弱胶着力而提高蚕茧解舒率。

另外,在蚕茧贮存过程中,反复的吸放湿会造成蚕茧解舒恶化,贮存时间长的陈茧,随时间的延长其解舒会变差,这是由于丝胶分子出现无规卷曲向β-折叠结构的不可逆性转变。如图2-29所示,由于反复的吸放湿(吸湿过程中发生β转变),使β-折叠部分累积增加,不断提高了丝胶的结晶度,导致丝胶的膨润、溶解性下降[47]。

如果把丝胶的聚集结构转变也考虑在内,则丝胶结构的转变可用图 2-30 所示模式表示。

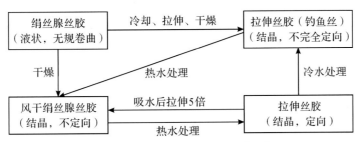

图 2-30　丝胶聚集结构的转变[47,52]

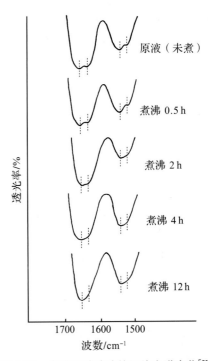

图 2-31　煮沸丝胶溶液的红外光谱变化[52]

值得注意的是,图 2-30 中丝胶的结晶是极有限的,即使按小松计一的丝胶Ⅳ,结晶度也只有 37.6％。此外,液状绢丝腺丝胶,在不发生 β 转变的条件下干燥(快速风干),也可以得到风干非晶丝胶;但非晶丝胶置于高湿环境中(相对湿度大于 65％),也同样要发生 β-结构的转变。

煮沸丝胶水溶液时最显著的变化是从难溶性向易溶性转变,其特征是特性黏度$[\eta]$,即相对分子质量下降。表 2-16 是煮沸丝胶水溶液时特性黏度的变化。由表可知,在煮沸初期,相对分子质量下降很快,小松计一认为,这时可理解为"亚单位"的分离。但是煮沸 2 h 以上,从红外吸收光谱(图 2-31)上可以看到 β-结构开始被破坏,丝胶回收率开始降低等现象发生,因此可以认为是丝胶发生了部分水解,这时的变化已不属于变性,而是发生化学变化的变质。这从丝胶水溶液煮沸 1~3 h 发生的氨气迅速增加也可得到证明。但是从表 2-16 的结果,随着煮沸时间延长,相对分子质量不断下降的机理还有待于进一步的探讨。

表 2-16　煮沸丝胶水溶液的变化[47]

煮沸时间/h	0	0.5	1	2
特性黏度$[\eta]$	3.2	1.8	1.4	0.9
相对分子质量	102400	32400	19600	8100

注:$[\eta]=\lim\limits_{c\to 0}(\eta_{sp}/c)$。

影响蛋白质变性的因素很多,这些因素当然也会引起丝胶变性,但在制丝生产中,以温度和湿度的影响最大,其他如射线、超声波、机械振荡、酸、碱、重金属离子和某些有机溶剂的作用等都会引起丝胶变性。

加热促进变性,是由于增加了丝胶分子相互撞击的动能,易于拆开肽链(或链段)之间的氢键,从而改变丝胶原来的空间结构。至于加热促进变性的速率和程度则取决于加热的温度及时间,温度愈高,加热时间愈长,变性作用也愈强烈。由于各种蛋白质肽链盘曲程度不同,因此在同样的外界因素作用下,它们发生的变性程度也不相同。大多数蛋白质在 55~60 ℃开始变性,而丝胶蛋白则在 60~90 ℃的干燥状态下尚无显著的变性作用,但有水分存在时,便会大大促进变性。

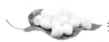

湿热之所以容易使丝胶变性,是因为存在水分子时,极性的水分子受热后,分子的热运动动能增大,它很易进入肽链(或链段)间的空隙,破坏其中的结合力(特别是氢键),使肽链变得松散、伸展,如下面所示(虚线表示氢键):

$$\text{肽链}\cdots\text{N—C}\cdots \quad + n\text{H}_2\text{O} \longrightarrow \quad \cdots\text{N—C}\cdots\text{肽链} \quad + \quad \text{H—O—H—O—H}$$

而当水分受热蒸发,肽链因自身的热运动使链(或链段)间的氢键重新结合,但此时氢键结合的情况就可能与原来不一致了,从而形成一种新的空间结构,即发生了变性。当然,如果茧层丝胶原来已吸收水分,加热使水分子逸出时,同样也会引起变性。

由此可见,丝胶经过反复的吸湿、散湿处理,或在吸收水分后经高温处理,都易使丝胶变性,降低其水溶性。

由于在烘茧过程中丝胶总会发生一定程度的变性,所以就很容易理解鲜茧解舒优于干茧解舒的原因了。也有学者认为,由于蛹体的水会促进茧内层的丝胶变性,所以茧内层的难溶性丝胶一般比外层多。总之,从蚕吐丝营茧开始,茧层丝胶受环境因素的作用,始终在不断变性。我们应该控制丝胶变性,以利蚕茧的解舒。在制丝生产的全过程中,应注意以下几方面:

(1)在结茧时应防止蔟中高温多湿。蔟中环境要通风换气,尽量做到蚕上蔟12～24 h后(即安定吐丝后)开门窗,或楼上上蔟,以降低蔟室的相对湿度。在高温多湿条件下,不仅丝胶发生胶凝,促进变性,而且此时结的蚕茧,丝素定向排列程度差。因此,茧层茧丝之间的胶着力大,而茧丝的湿强力小,致使蚕茧的解舒恶化。上蔟管理是提高蚕茧解舒的关键环节。

(2)在烘茧的头冲阶段,因鲜茧含水多,为使水分蒸发,要求温度适当高些(在不损伤茧丝质的范围内),相对湿度则要低些,即应充分排湿和换入较多的干燥空气,以减少丝胶变性。在二冲阶段,茧层含水已少,烘茧时如高温急干,也易使丝胶变性,影响茧丝质,故二冲温度应低些,相对湿度则略大一些,以缓和干热对茧质的影响。

(3)贮茧场所应保持干燥,以防止丝胶变性及蚕茧霉烂变质。可利用自然通风或以生石灰、木炭、硅胶等干燥剂作吸湿用,有条件的可架空茧袋堆四周,并用吸湿机抽湿,保持湿度平衡。

但在实际生产中,要使茧丝丝胶不发生变性是困难的。有时候,丝胶适当变性反而有利于制丝生产,如在烘茧中,丝胶适当发生变性,能够增加茧层的煮茧抵抗,对生产有利,这也是烘茧的目的之一。由此可见,丝胶的适当变性尚可利用,但超过了限度,煮茧抵抗过大,就会使蚕茧的解舒恶化。

在科学实验中,对丝胶蛋白应采取以下措施,以防止溶液中的丝胶发生变性:

(1)降低温度。在接近0 ℃时可以完全防止溶液中的丝胶变性,还可避免空气中侵入的微生物在其中繁殖而使丝胶迅速破坏。

(2)提高浓度或黏度。这可抑制丝胶肽链在溶液中的活动,这样需要更多的能量,才能使丝胶分子通过相互碰撞而引起变性。因此,增加丝胶溶液的浓度或黏度,可以减弱丝胶变性的程度。

(3)加入抑制剂。如糖、脂肪酸的碱性盐、刚果红染料等吸附在丝胶颗粒上,使丝胶成为一个巨大的可溶复合体的中心,能保护被包围的丝胶分子不致变性。

(4)尽可能排除会引起变性的各种物理因素(如射线、超声波、机械振荡等)和化学因素(强酸、强碱、重金属盐等)。

2.4.4　丝胶的膨润溶解及应用

丝素、丝胶接触水分等液体时,会自动吸收水分等液体而发生膨胀变软,这个过程称为膨润

(swelling)。膨润不是水分向丝胶内部扩散的简单过程,它和多孔性物质的吸水不同,后者不发生体积增大的现象。虽然丝素和丝胶都能吸水膨润,但它们的最后结果是不同的,丝胶最重要的性质是能在热水中膨润溶解,而丝素在水中就只能膨润而不能溶解,这是因为膨润分为无限膨润和有限膨润两种。茧层丝胶吸收水分后,继续在水中逐渐膨润,这种膨润是连续不断的、无限度的。吸收大量水分后,丝胶就会分散到水中,形成高分子溶液(或称亲水溶胶),称为无限膨润。与此相反,丝素在水中的膨润有一定的限度,最后不会形成高分子溶液,称为有限膨润。有限膨润和无限膨润不是绝对的,可随条件而变化。例如,丝胶在冷水中只发生有限膨润,在热水中可发生无限膨润而溶解。丝素在水中一般只发生有限膨润,但当水中溶有特殊盐类时,也可发生无限膨润而溶解。

这就是生产上能够利用水进行煮茧、缫丝的依据。如前所述,蚕茧丝胶中具有亲水的极性侧基的氨基酸多达 80%,正是因为丝胶中含有大量的亲水氨基酸残基(—OH、—COOH、—NH$_2$、=NH 等),丝胶才具有水溶性。与丝素相比,丝胶分子的排列较疏松,分子间相互作用的力较小,因而水分子较易渗入丝胶并使其溶解。丝胶的溶解性也随其分子本身结构的变化而改变,如亲水基团分布于丝胶分子表面时,则容易溶解,当分子表面亲水基团的数目相对减少时,其溶解性就降低。

与低分子物质不同,高分子物质的溶解都要经过膨润(或称溶胀,在制丝工艺中也常称为膨化)。膨润和溶解有着必然的联系,即膨润是溶解的前提,溶解是无限膨润的结果。根据胶体化学对高分子物质溶解过程的认识,茧层丝胶在水中的整个溶解过程可分为两个阶段。

(1)丝胶分子表面的亲水基团和水分子发生水化作用(hydration),丝胶的吸水量由丝胶表面亲水基团的多少决定。水化作用是放热的,这一阶段丝胶分子间的一部分氢键断裂,便发生有限膨润。

(2)升高温度,膨润继续进行,由于水分子热运动动能增加,大量水分子进入茧层丝胶中,并继续破坏丝胶分子间的氢键,直至氢键被全部破坏,丝胶分子就分散到水中而形成均匀的丝胶溶液。这样,通过无限膨润最后达到了溶解。

丝胶作为一种高分子物质,它的膨润和溶解性能与制丝生产关系密切。缫丝时,为了使茧丝顺序离解,就需要使茧丝上的丝胶膨润和适量地溶解。如丝胶膨润溶解不够,茧煮得过生,茧丝从茧层剥离(抽丝)就难,缫丝时落绪多,丝量损失大,蚕茧出丝率降低;如丝胶溶解过度,茧煮得过熟,则丝胶流失多,也影响丝的产量,易造成缫丝故障。煮茧过生或过熟,都可能使生丝抱合较差,影响生丝的强度和伸度等机械性能。一般膨润过程不全都是可逆的,把液体除掉以后,物质的性质很少能恢复到原来状态。故茧丝外围的丝胶一经膨润后,再进行干燥固化,水溶性就会降低。在蚕茧收烘环节,如鲜茧处理不当,会发生蒸热,使茧的解舒变差,其原因就在于此。所以,煮茧工艺上使丝胶膨润溶解适当,茧的解舒好,这对于制丝工程的顺利进行和生丝品质的提高都是非常重要的。以上说明只是对纯水而言的,实际生产中,制丝用水含有一定数量的杂质,使丝胶的膨润溶解过程变得更加复杂。

如前所述,丝胶的组成比较复杂,易发生变性,当丝胶的氨基酸组成和空间结构不同时,其性质会发生一定的变化,溶解性就会有差异。其根本原因在于不同丝胶组分其分子表面亲水基团与疏水基团的比率不同,水化作用的程度也就不同。这是丝胶膨润溶解的内在影响因素。影响丝胶膨润溶解的外在因素主要有:

(1)溶剂:丝胶膨润对溶剂是有选择性的。凡能与丝胶发生溶剂化作用的溶剂都能使丝胶膨润,例如丝胶在水中能膨润,而在苯中就不能膨润。

(2)温度:温度是影响膨润的主要因素之一。温度升高,增加丝胶分子的热运动动能,丝胶快速进入无限膨润,最后丝胶溶解。所以茧层丝胶在水中的溶解量随温度的升高而增加,同一温度下丝胶的溶解量则随时间的延长而增加。

(3)pH 值:pH 值对丝胶的膨润溶解影响很大。在丝胶的等电点时,膨润和溶解程度最小,蚕茧的解舒最差。不论 pH 值向增大或减小的方向离开等电点,都会使丝胶的膨润溶解性增加,因为此时丝胶所带的同性电荷增多,同时水化作用也增强。

(4)电解质:电解质中的酸和碱主要是通过 pH 值影响丝胶膨润的。盐类起主要作用的是负离

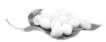

子,不同的负离子可以分别起到促进或抑制丝胶膨润的作用。对膨润影响大小的顺序为 $SCN^- > I^- > Br^- > NO_3^- > Cl^- > CH_3COO^- > C_4H_4O_6^{2-}$（酒石酸根）$> C_6H_6O_7^{2-}$（柠檬酸根）$> SO_4^{2-}$。其中 Cl^- 以前的负离子促进膨润,Cl^- 以后的负离子抑制膨润,如图 2-32 所示[62]。

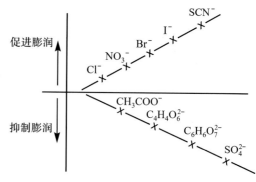

图 2-32　各种负离子对膨润的影响[62]

由于上述一些离子在一定的浓度范围内对丝胶的膨润溶解有促进作用,所以制丝生产上采用纯水并不一定是最好的。近海地区的河水,由于含有少量的 NaCl,对丝胶的溶解就具有促进作用,但不能超过一定的浓度范围,超过了会产生不利的影响。与 Cl^- 相比,SO_4^{2-} 一般表现为抑制丝胶的膨润溶解,故在制丝用水的水质标准中,SO_4^{2-} 允许含量比 Cl^- 小。

虽然盐类中对膨润溶解起主要影响的是负离子,但如果水中存在 Al、Cu、Fe、Mn、Pb 等金属离子时,茧丝表面吸附这些金属离子后,也会使丝胶的膨润溶解性显著下降。

此外,如果水中已经溶解一部分丝胶,那么随着丝胶溶液浓度的逐渐增大(生产上称为煮茧汤浓),丝胶继续溶解时,它在溶液中的扩散速率将逐渐降低,溶解速率减慢,在生产中应根据实际情况(煮茧汤清或浓)加以调节处理。

2.4.5　丝胶的膨润溶解特性对制丝工艺的影响

缫丝时,为了能使茧丝顺序离解,就必须做到使茧丝间的胶着力小于茧丝的湿强力,为了减弱茧丝间的胶着力,就必须采取措施使茧层丝胶适当地膨润溶解。因此,首先必须使丝胶和溶剂——水相接触,为丝胶的膨润溶解创造条件。为了使蚕茧煮熟均匀,还应使内外层茧丝的丝胶都充分地与水接触,充分渗透。只有渗透适当才能使茧的内外层煮熟均匀。

在煮茧中,温度和时间是影响煮熟作用的主要因素,提高煮茧温度,能促使丝胶膨润溶解,煮茧常用温度为 98~100 ℃。同时,温度还应与时间相配合,温度低时,煮茧时间虽长,茧层丝胶溶解量仍然较少;温度高时,即使煮茧时间短,丝胶溶解量也会显著增加。因此,煮茧温度和时间必须根据原料茧解舒优劣和煮茧方法来确定,应在茧丝顺序离解的前提下,减少丝胶溶失率。一般煮茧时茧层丝胶的溶失率为 3%~5%。

茧层及蛹体的成分,在煮茧缫丝过程中受水与热的作用会发生溶解而游离出来,称为浸出。茧层浸出的成分主要是丝胶、少量的色素和无机成分。蛹体中浸出的主要有蛋白质、脂肪、游离脂肪酸和无机成分(磷酸盐)等。这些浸出物往往呈酸性,俗称蛹酸。随着循环煮茧量增加,煮茧汤内的丝胶和各种浸出物含量也逐渐增多,会延缓茧层丝胶继续溶解的速率,从而影响煮熟作用。由于汤色浓而浑浊,影响丝色。相反,如煮汤淡而清,会促进丝胶溶解,丝重量减少,多耗用水和蒸汽。因此,为了保持丝胶适当的膨润溶解,生产优质生丝,煮茧时必须不断加注冷水,以控制一定的煮茧汤浓度。煮茧汤浓度可用总酸度计测。

煮茧过程中蛹酸浸出而使煮茧汤总酸度增加。煮茧汤的总酸度愈大,汤中的丝胶和其他成分的溶解量也愈多。衡量煮茧汤的浓淡,只测定 pH 值不行,因茧层溶解的丝胶和蛹体浸出的磷酸盐等均有缓冲作用,即使蛹酸浸出,pH 值也不会有显著变化,反映不出煮茧汤中溶解物的多少。生产上一般采用肉眼观察,以呈淡茶色为适当,这是因为在煮茧时,蚕茧中有色物质随着丝胶同时溶出,故煮茧汤的颜色也能基本上反映丝胶浓度。

煮熟茧的保护十分重要,煮熟茧放置时间长时,桶汤温度降低,会发生胶凝作用,使桶汤 pH 值下降,造成丝胶凝结固化,影响解舒。由于浸出的蛹酸接触茧内层多,导致茧内层落绪发生较多。因此,在生产过程中,煮熟茧的放置时间一般不超过 15 min,做到"热茧热缫"。

2.5 展 望

　　蚕丝蛋白是一种重要的天然蛋白质资源,也是目前我国可以掌控的可以再生的、具有战略价值的生物资源之一。经过多年来的研究,丝素蛋白和丝胶蛋白的结构及功能特性,已为人类了解和开发应用,但尚有很多未知数。研究蚕丝蛋白的化学性能,应用于蚕茧丝绸生产和生物医用材料领域,具有不可估量的潜力。

(陈玉平、朱良均)

参考文献

[1] Shao Z Z,Vollrath F. Materials:Surprising strength of silkworm silk[J]. Nature,2002,418(6899):741-741.

[2] 小松計一. セリシンの化学と構造[M]//シルクサイエンス研究会. シルクの科学. 東京:朝倉書店,1994:92-104.

[3] Liu Y C,Yu T Y,Yao H Y,et al. PIXE analysis of silk[J]. J Appl Polym Sci,1997,66(2):405-408.

[4] 朱良均,姚菊明,李幼禄. 蚕丝蛋白的氨基酸组成及其对人体的生理功能[J]. 中国蚕业,1997(1):42-44.

[5] Shimura K,Kikuchi A,Katagata Y,et al. The occurrence of small component proteins in the cocoon fibroin of *Bombyx mori*[J]. J Ser Sci Japan,1982,51(1):20-26.

[6] Couble P,Chevillard M,Moine A,et al. Structure organization of the P25 gene of *Bombyx mori* and comparative analysis of its' flanking DNA with that of the fibroin gene[J]. Nuc Aci Res,1985,13(5):1801-1814.

[7] Tanaka K,Mori K,Mizuno S. Immunological identification of the major disulfide-linked light component of silk fibroin[J]. J Biochem,1993,14(1):1-4.

[8] 向仲怀. 蚕丝生物学[M]. 北京:中国林业出版社,2005:323-341.

[9] Zurovec M,Kodrik D,Yang C,et al. The P25 component of Ga-lleria silk[J]. Mol Genet Gen,1998,257(3):264-270.

[10] Shimura K,志村見弼,秦俭. 丝蛋白的合成[J]. 蚕学通讯,1987,7(1):10-25.

[11] Tanaka K,Inoue S,Mizuno S. Hydrophobic interaction of P25,containing Asn-linked oligosaccharide chains,with the H-L complex of silk fibroin produced by *Bombyx mori*[J]. Insect Biochem Mol Biol,1999,29(3):269-276.

[12] Yamaguchi K,Kikuchi Y,Takagi T,et al. Primary structure of the silk fibroin light chain determined by cDNA sequencing and peptide analysis[J]. J Mol Biol,1989,5(210):127-139.

[13] Chevillard M. Structure fine du gène de la protéine de la soie P25,chez Bombyx mori:analyse comparée de sa séquence nucléotidique avec celle des gènes codant pour la fibro? ne et la séricine[J]. Bibliogr,1986,61(1):53-60.

[14] Chevillard M,Couble P,Prudhomme J C. Complete nucleotide sequence of the gene encoding the Bombyx mori silk protein P25 and predicted amino acid sequence of the protein[J]. Nucleic Acids Res,1986,14(15):6341-6342.

[15] Chevillard M,Deleage G,Couble P. Amino acid sequence and putative conformational characteristics of the 25 kD silk protein of *Bombyx mori*[J]. Sericologia,1986,26(4):435-449.

[16] Inoue S,Tanaka K,Arisaka F,et al. Silk fibroin of bombyx mori is secreted,assembling a high molecular mass elementary unit consisting of H-chain,L-chain,and p25,with a 6:6:1 molar ratio[J]. Biol Chem,2000,275(51):40517-40528.

[17] Inoue S,Tanaka K,Tanaka H,et al. Assembly of the silk fibroin elementary unit in endoplasmic reticulum and a role of L-chain for protection of alpha1,2-mannose residues in N-linked oligosaccharide chains of fibrohexamerin/P25[J]. Eur J Biochem,2004,271(2):356-366.

[18] Nirmala X,Mita K,Vanisree V,et al. Identification of four small molecular mass proteins in the silk of Bombyx mori[J]. Insect Mole Biol,2001,10(5):437-445.

[19] 清水正德. 家蚕セリシンのX線的研究[J]. 蚕糸試験場報告,1941,10(7):441-474.

[20] Kratky O,Schauenstein E. X-ray and U. -V. spectrographic investigation of fibrous and globular modification of silk fibroin[J]. Discuss Faraday Soc,1951,11:171-178.

[21] Lots B,Keith H D. Crystal structure of poly(l-ala-gly)ii-model for silk I[J]. J Mol Biol,1971,61(1):195-215.

[22] Asakura T,Ashida J,Yamane T,et al. Crystal structure of soybean proglycinin A1aB1b homotrimer[J]. J Mol

Biol,2001,306(2):291-305.

[23] Asakura T，Yamane T，Nakazawa Y. et al. Structure of Bombyx mori silk fibroin before spinning in solid state studied with wide angle x-ray scattering and ^{13}C cross-polarization/magic angle spinning NMR[J]. Biopolymers，2001,58(5):521-525.

[24] Asakura T，Yao J M. ^{13}C CP/MAS NMR study on structural heterogeneity in Bombyx mori silk fiber and their generation by stretching[J]. Protein Sci,2002,11(11):2706-2713.

[25] 邵正中. 蚕丝、蜘蛛丝及其丝蛋白[M]. 北京:化学工业出版社,2015.

[26] 马林,何维仁,黄爱民,等. 丝素蛋白在甲醇-水混合溶剂中构象变化的光谱学研究[J]. 光谱学与光谱分析,2010,30(11):3047-3051.

[27] Magoshi J，Magoshi Y，Nakamura S. Mechanism of fiber formation of silkworm[J]. ACS Sym Ser,1994,544:292-310.

[28] Li G X，Yu T Y. Investigation of the liquid-crystal state in silk fibroin[J]. Makromol Chem Rapid Commun,1989,10(8):387-389.

[29] 李贵阳. 丝素蛋白构象转变机理及其分子结构的研究[D]. 上海:复旦大学,2001.

[30] 马林,何维仁,黄爱民,等. 丝素蛋白在甲醇-水混合溶剂中构象变化的光谱学研究[J]. 光谱学与光谱分析,2010,30(11):3047-3051.

[31] 闵思佳,寺本彰,阿部康次. 有机溶剂对丝素蛋白质溶液的影响[J]. 浙江农业大学学报,1996,22(4):399-403.

[32] 刘娜. 高浓度再生丝素蛋白水溶液结构与性质的研究[D]. 上海:东华大学,2005.

[33] Holland C，Terry D P，Porter D，et al. Comparing the rheology of native spider and silkworm spinning dope[J]. Nat Mater,2006,5(11):870-874.

[34] Holland C，Terry A E，Porter D，et al. Natural and unnatural silks[J]. Polymer,2007,48(12):3388-3392.

[35] Asakura T，Ashida J，Yamane T，et al. A repeated β-turn structure in Poly (Ala-Gly) as a model for silk I of *Bombyx mori* silk fibroin studied with two-dimensional spin-diffusion Nmr under off magic angle spinning and rotational echo double resonance[J]. J Mol Biol,2001,306(2):291-305.

[36] Asakura T，Kuzuhara A，Tabeta R，et al. Conformational characterization of *Bombyx mori* silk fibroin in the solid state by high-frequency carbon-13 cross polarization-magic angle spinning NMR，X-ray diffraction，and infrared spectroscopy[J]. Macromolecules,1985,18(10):1841-1845.

[37] Hubin E，Deroo S，Schierle G K，et al. Two distinct Beta-sheet structures in Italian-mutant amyloid-beta fibrils: a potential link to different clinical phenotypes[J]. Cellu Molec Life Sci Cmls,2015,72(24):4899-4913.

[38] 万军军. 以丝素蛋白质为模型研究蜘蛛丝仿生纺丝技术[D]. 上海:东华大学,2004.

[39] Viney C. Silk fibres: origins, nature and consequenees of strueture[M]. Pergamon/Elsevier Science: Oxford,2000:293-333.

[40] 金媛,张耀鹏,杭怡春,等. 不同剪切速率下高浓度再生丝素蛋白水溶液性质与结构的研究[J]. 材料导报,2011,25(22):43-46.

[41] Xie X，Zhou P，Deng F，et al. Influence of pH value on the conformation transition off silk fibroin[J]. Chem J Chine Uni,2004,25(5):961-965.

[42] 飯塚英策. シルクフィブロインの機械的変性[J]. 繊維学会誌,1963,19(11):911-926.

[43] 小原亀太郎. 絹糸微細構造の研究Ⅳ:セリシンの複屈折について[J]. 理研彙報,1933,12(4):393-400.

[44] 中村勉,竹内寿二. 沸騰水中における繭糸セリシンの溶解速度について[J]. 繊維学会誌,1962,18(12):1082-1086.

[45] 金子英雄. 家蚕繭層水溶液の行動の研究(V):セリシン粒子の拡散性[J]. 農芸化学,1931,7(12):1104-1109.

[46] Mosher H H. Some fleeting glimpses of certain properties of sericin[J]. Am Dyes Rept'r,1932,21:341-345.

[47] 小松計一. セリシンの溶解特性ならびに構造特性に関する研究[J]. 蚕糸試験場報告,1975.26(3):135-256.

[48] 渋川明朗. 家蚕絹糸腺内の絹糸物質に関する研究[J]. 蚕糸試験場報告,1959,15(7):383-401.

[49] Gamo T，Inokuchi T，Laufer H. Polypeptides of fibroin and sericin secreted from the different sections of the silk gland in *Bombyx mori*[J]. Insect Biochem,1977,7(3):285-295.

[50] 蒲生卓磨. 絹糸タンパク質における変異とその遺伝的支配[M]//北條舒正. 続絹糸の構造. 上田:信州大学繊維学部,1980:53-70.

［51］朱良均,平林潔,荒井三雄.絹糸腺内セリシンと繭層セリシンの性状の比較［J］.日本蚕糸学雑誌,1995,64(3)：
209-213.

［52］小松計一.セリシンの化学と構造［M］//北條舒正.続絹糸の構造.上田：信州大学繊維学部,1980；379-416.

［53］塚田益裕.モシャ―法により分画した繭層セリシンの構造特性について［J］.日本蚕糸学雑誌,1979,48(4)：
301-306.

［54］林勝哉,小田純子.絹繊維の構造およびその崩壊について.(第 9 報)セリシンαの拡散恒数,分子量および分子型
［J］.農芸化学,1956,30(12)：751-753.

［55］井上柳梧,岩岡末彦,倉原茂.2 種のセリシンのに就きて［J］.農学会報,1924,259：329-334.

［56］桐村二郎.微生物定量法による絹糸蛋白質のアミノ酸組成および化学構造に関する研究［J］.蚕糸試験場報告,
1962,17(4)：447-552.

［57］Voegeli R，Meier J，Blust R. Sericin silk protein：unique structure and properties［J］.Cosmetics Toiletries,1993,
108(12)：101-108.

［58］Tsukada M，Komoto T，Kawai T. Conformation of Liquid Silk Sericin［J］.Polymer,1979,11(6)：503-505.

［59］片冈紘三.絹セリシンの無定形―β 転移［J］.高分子論文集,1977.34(1)：1-6.

［60］Zhu L J，Yao J M，Hirabayashi K. Relationship between the adhesive property of sericin protein and cocoon reel-
ability［J］.J Seric Sci Jpn,1998,67(2)：129-133.

［61］朱良均.セリシンのゲル化と接着性に関する研究［D］.東京：東京農工大学,1995.

［62］苏州丝绸工学院,浙江丝绸工学院.制丝化学［M］.2 版.北京：中国纺织出版社：1990：112-114.

第3章 蚕丝物理学

摘要： 本章主要阐述了蚕丝纤维的物理性能。首先描述了家蚕吐丝机理，然后对蚕茧机械性能进行解析，发现蚕茧具有多层力学性能。蚕丝是一种机械性能优异的天然纤维，其中最重要的结构是β-折叠。由高度保守的聚-(甘氨酸-丙氨酸)和聚-丙氨酸重复序列组成的反平行β-折叠纳米晶体，对蚕丝的刚度、强度和韧性的高低起到关键作用。β-折叠纳米结构在水环境中性能发生改变。可以通过其他方式改良蚕丝的机械性能，蚕丝高分子的定向性和结晶性会影响机械性能。蚕丝具有收缩特性，高级结构会因为环境的变化而改变：溶剂处理后的结构变化、热处理后的结构变化、拉伸后的结构变化等。最后，对生丝的机械性能进行了解析。

3.1 吐丝机理

3.1.1 家蚕吐丝机理

蚕在经历了4次蜕皮后，到了五龄末期丝腺内部充满了液状的丝物质——蚕丝蛋白，通过机械作用引起蚕丝蛋白变性，使得液状蚕丝蛋白变成不溶于水的纤维状态，最终形成蚕丝。首先，后部丝腺分泌的丝素液体，经过丝腺本身的收缩作用，使得丝素分子经过中部丝腺、前部丝腺推向共通管及榨丝区，由原来排列散乱的不规则分子，经过逐渐脱水而变为规则排列，使丝素分子间的侧链互相牵引而结晶化。这时候受到机械的牵引作用就可纤维化形成蚕丝。当蚕在吐丝时，其前半身抬起，头部左右摆动，即是一种牵引作用，有助于蚕丝的纤维化。

熟蚕上蔟后，选择营茧的适当位置后即先吐丝在蔟具上固定一点，然后头部左右摆动牵引，将丝联结起来，构成一个网架，待排空消化管内尿液及蚕粪，固定好位置后就连续不断地吐丝形成茧网。茧网上的丝很松乱，在最外面称茧衣（又称茧绵）。由于茧衣丝纤维细而脆，丝胶含量最多，易溶性大，排列不规则，故不能缲丝。茧衣结成后，蚕头部向背方仰起，左右摆动，开始有规则地以"S"形排列形式进行吐丝。经连续不断的吐丝，绢丝腺腔逐渐变小，丝圈逐渐由"S"形改为"8"形，并随时移动位置，从而逐渐形成一个个丝片。由于丝胶的黏着性而将丝片黏附重叠成厚厚的茧层，构成蚕茧的主体。吐丝接近终了时，蚕体显著缩小，头部的摆动逐渐缓慢，振幅缩小，"8"形丝圈的排列也失去均匀性，且蚕体呈间歇移动。丝缕重叠成比较紊乱、松软、有明显间隔的薄层，这是茧的最内层，称为蛹衣。通常蛹衣和蛹体合称蛹衬。由于蛹衬丝纤维过细，排列失去匀整，缲丝时一般主动揾除。蚕吐丝到此时完成结茧行为。图3-1为熟蚕吐丝结茧示意图[1]。图3-2为熟蚕吐丝轨迹图[2]。

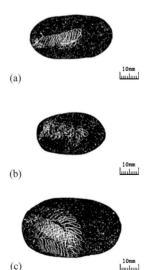

(a)

(b)

(c)

图3-2 熟蚕吐丝轨迹

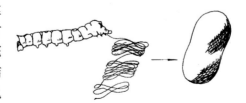

图3-1 熟蚕吐丝结茧示意

蚕茧多为椭圆形,但因蚕品种不同而形状有异,影响茧形形成的主要因素是蚕吐丝结茧的姿势和蚕茧逐渐扩大的方式。如图 3-3 所示,中国种的蚕茧呈圆形,杂交种呈椭圆形,日本种呈扁长带束腰的椭圆形,每一个点代表熟蚕向外部推动茧层所停留的位置,点的密度即蚕茧扩大的方式,与蚕茧的形状直接相关[3]。

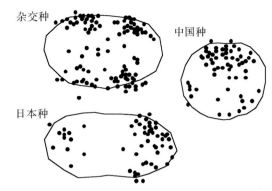

图 3-3　三种蚕茧的不同扩大方式

3.1.2　蚕茧机械性能

蚕茧在横向和纵向的拉伸性能上表现各异,分别对长 30 mm、宽 3.5～5.0 mm 的纵向茧层和横向茧层进行准静态力学拉伸试验,由试验结果可知茧层纵向拥有更高的弹性模量和更大的拉伸强度,横向则具有更高的拉伸长度[4]。这种差异与蚕茧在横向和纵向上不同的自然曲率存在联系[5]。Chen 等[6,7]发现大部分昆虫茧的形状符合 Zhu[8]提出的开孔泡沫模型(open-cell foam model),并在此基础上通过建模的方式,揭示了蚕茧的弹性模量由蚕丝纤维的密度所决定。材料的刚度常用弹性模量来衡量,蚕茧刚度的降低,就是承重的蚕丝纤维之间丝胶黏合连接性能逐渐降低的过程。蚕丝纤维间的黏合连接性能对茧层的"应力—应变"特征起到主导作用,而茧层断裂的发生则是由蚕丝纤维间黏合连接性能的渗透压减少或者丝胶的黏结强度降低所引起[9]。

蚕茧具有多层结构,厚度为 0.5 mm 的茧层可被平均分为 4 层,按照从外到内的顺序编号为 1、2、3、4(图 3-4)。如表 3-1 所示,从最外层到最内层,茧层的弹性模量和强度等机械性能参数不断增加。这是一种最适的功能梯度变化,即最外面的茧层最先遭遇外界不利因素;延展性好的外茧层承担了大部分外力导致的形变,而高拉伸应力发生在最内层,强度和弹性模量高的内茧层保证拉伸应力的变化不会影响蚕蛹的安全。如图 3-4 所示,家蚕的外茧层与内茧层在形态上有明显区分,外层的蚕丝纤维较粗,相互间黏结的连接点少,孔隙度很大;内层蚕丝纤维较细且排布密实,有更多的连接点,同时孔隙度很小[4,5]。通过傅立叶变换红外光谱(Fourier transform infrared spectroscopy,FTIR)测定发现蚕茧内层的丝胶含量少于外层[5]。以上结果表明,家蚕茧具有多层结构,外茧层和内茧层机械性能的区别,决定了蚕茧性能是由各茧层叠加后得到的[10]。

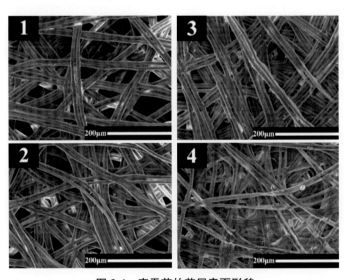

图 3-4　家蚕茧的茧层表面形貌

1～4 为家蚕茧从外向内的各个茧层

研究家蚕茧的机械性能,不能忽略蚕茧的一个特殊结构——蛹衬。蛹衬即蚕茧最内的一层,大概占整个蚕茧总质量的 5.0%～5.5%,对蛹体有特殊的防护功能。赵红平等[11]发现蛹衬的蚕丝纤维排

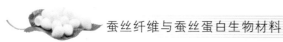

列最为密集，与外茧层相比，孔隙率非常低，因此蛹衬无论是静态的还是动态的机械性能均优于蚕茧其他茧层的平均机械性能(表3-1)。蛹衬的这种特性，进一步提高了蚕茧抵抗外力和防御生物入侵蛹体的能力。观察发现，家蚕在结茧时被外界打断，仍会在短暂的休整之后重新结茧。视打断次数的不同(打断1次、2次、3次)，家蚕会结出2个、3个或4个薄蚕茧。虽然外部干扰会导致蚕茧总重量的减少，但是每打断一次结茧，家蚕却能够结出机械性能逐渐增强的薄蚕茧，这是家蚕在自然进化过程中形成的特性[12]。

表3-1 家蚕茧、茧层、蛹衬的机械性能参数[4,11]

蚕茧力学测试的类型		拉伸强度/MPa	弹性模量/MPa
蚕茧	横向	20.1	337
	纵向	17.8	170
茧层	第1层	10.1	134
	第2层	18.3	269
	第3层	25.6	272
	第4层	28.6	413
蛹衬	横向	50.3	1135
	45°方向	61.7	1648
	纵向	45.8	1003

3.2 蚕丝机械性能

3.2.1 蚕丝机械性能概述

蚕丝具有高强度、良好的弹性和柔韧性，是一种机械性能优异的天然纤维。从表3-2可见，蚕丝的拉伸强度为650~750 MPa，高于棉花(287~597 MPa)、椰子壳(175 MPa)等天然纤维；弹性模量为16 GPa，约为蜘蛛丝(30 GPa)的1/2；断裂伸长率接近20%，远远高于合成纤维，是除了蜘蛛丝之外延展性最好的纤维。蚕丝在力学测试中都表现出相似的"力—位移"特点，但由于家蚕品种之间的差异以及同品种内的个体差异，使得蚕丝拥有差异显著的直径和横截面积，导致"应力—应变"曲线再现性不如"力—位移"曲线。

表3-2 部分天然纤维与合成纤维机械性能的比较[18-21]

纤维种类	纤维密度/(kg·cm⁻³)	拉伸强度/MPa	弹性模量/GPa	断裂伸长率/%
蚕丝	1.3~1.8	650~750	16	18~20
蜘蛛丝	1.3	1100	30	28~30
棉花	1.5~1.6	287~597	5.5~12.5	7.0~8.0
椰子壳	1.2	175	4.0~6.0	10.0
亚麻	1.5	345~1035	50	2.7~3.2
无碱玻璃	2.7	1200	73	2.5
碳纤维	1.8	4000	131	2.8
凯夫拉49	1.44	3600~4100	131	2.8

只有通过热化学作用去除丝胶的粘连,才能将蚕丝顺利缫制成生丝。脱胶通常需要把蚕茧浸没在热水中 30 min,在缫丝时还会添加助剂等以利于丝胶的脱除。Pérez-Rigueiro 等[13,14]发现,与家蚕直接吐出的蚕丝相比较,脱胶处理后缫制的蚕丝强度与刚度更高,韧性更佳。蚕丝在不同环境中(水、丙酮、乙醇和异丙醇)的机械性能也存在差异[15](表 3-3)。浸泡在水中的蚕丝会因为氢键的减弱而导致机械性能降低;而浸泡在丙酮、乙醇和异丙醇溶液中的蚕丝的刚度增强。这是因为水会破坏蚕丝中最初存在于非晶相中的氢键,而其他几种溶剂消除了水的这种副作用,同时帮助新的氢键在蚕丝中形成非晶相。Tsukada 等[16]研究了蚕丝纤维的纤度粗细对其性能的影响,发现纤度越细其拉伸强度和断裂能量越高,而断裂伸长率的长短与纤度无关。赵红平等[17]使用 Weibull 累积分布函数在家蚕品种间、品种内不同个体和个体不同茧层 3 个层面上,对蚕丝机械性能进行解析,发现蚕丝的直径和机械性能参数无论是在品种内不同个体,还是个体水平不同茧层上,都存在明显差异。但是这种差异非但不是劣势,反而对于构建机械性能良好的蚕茧起到了重要作用,同时数据分析结果显示纤度越细的蚕丝,其机械性能越好。

表 3-3　蚕丝在不同的环境中测试得到的机械性能[13]

测试环境	溶剂中弹性模量/空气中弹性模量,$E_{solvent}/E_{air}$	溶剂中拉伸强度/空气中拉伸强度,$\sigma_{solvent}/\sigma_{air}$	断裂应变
水	0.27 ± 0.02	0.79 ± 0.03	0.27 ± 0.03
乙醇	1.21 ± 0.04	1.20 ± 0.04	0.066 ± 0.004
空气	1.0	1.0	0.17 ± 0.02

蚕丝是由丝胶包覆着的 2 根丝素纤维组成的,这 2 根丝素纤维还可以继续细分成细纤维和微细纤维。对蚕丝的机械性能起主导作用的是丝素纤维,而丝胶对机械性能的贡献一般被认为可以忽略[18]。对单根丝素纤维的机械性能进行测试发现,弹性模量(16 ± 1) GPa 和屈服强度(230 ± 10) MPa 高于脱胶后的蚕丝[18]。同时,2 根丝素纤维被认为在抵抗拉力的过程中起到同等的作用,即独立地呈现同样的机械性能。

3.2.2　β-折叠纳米晶体与机械性能的关系

近 10 年来,蚕丝机械性能方面的研究有了重要进展,但是如何批量生产丝产品和仿生丝材料仍然是一个难题。这是因为蚕丝独一无二的特征只有通过纳米分子尺度上可调控的功能结构大分子自组装才能得到。

关于蚕丝和蜘蛛丝的最新研究发现,纳米尺度下由高度保守的聚-(甘氨酸-丙氨酸)和聚-丙氨酸重复序列组成的反平行 β-折叠晶体(图 3-5)[22],对丝的机械性能起到关键作用。β-折叠纳米晶体通过氢键组装而成[23,24],尺寸在几纳米左右,大约占丝体积的 10%~15%,而在无序延长结构中 β-折叠体积比可达 50%。当丝纤维开始延伸时,β-折叠纳米晶体通过形成负载连锁区加强了延伸部分并导向大分子链,这与 β-折叠在其他蛋白质中起到的机械作用一致。因此,β-折叠纳米晶体提供了长多肽链之间的内

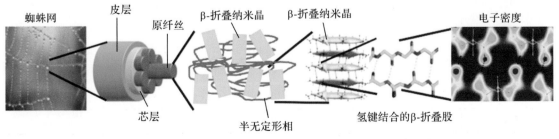

图 3-5　蜘蛛丝结构示意图(从左到右顺序是从宏观到纳米尺度)

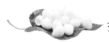

聚力,让无定形区域得以显著伸展。β-折叠纳米晶体的断裂最终发生在很大的变形或者受到很大的负荷下,其中典型的例子是个别β-折叠纳米晶体发生在受到横向负载的情况下。

当β-折叠纳米晶体的尺寸因为缓和卷取速率或金属浸润而减少时,蚕丝会展示出比钢材和其他工程材料更强的韧性和更大的极限强度[25-27]。特别有趣的是,氢键作为已知的较弱的化学键中的一个,却能够成为β-折叠的基础。为了能够检测出β-折叠纳米晶体在纳米尺度下尺寸大小对关键机械性能参数的影响,Keten 等[28]进行了两套计算实验,即弯曲(bending)和拉出(pull-out)模拟。通过创建一个模型系统来量化在水平载荷下β-折叠纳米晶体尺寸大小对侧向刚度的影响。在弯曲模拟中[图 3-6(a)],一个恒定的水平力被施加在纳米晶体的一端,而另一端保持固定,类似于悬臂梁与针尖加载。在拉出模拟中[图 3-6(b)],当中心链被拉出时,纳米晶体的最外端是被固定住的,以此来评估该系统在较大应力作用下的变形和断裂行为。

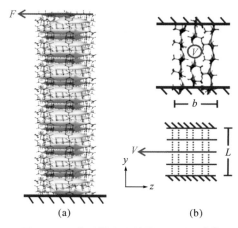

图 3-6　两套计算实验的模拟示意图[28]

图 3-7 是弯曲试验的模拟图,恒定力侧向水平施加在β-折叠纳米晶体的尖端。将 $F=375$ pN,$F=215$ pN,$F=135$ pN 和 $F=100$ pN 的力分别施加在尺寸为 $L=1.87$ nm,$L=3.31$ nm,$L=5.18$ nm 和 $L=7.04$ nm 的纳米晶体上,以获得不同情况下合理的位移。

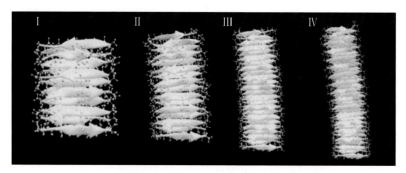

图 3-7　弯曲试验中不同尺寸 β-折叠纳米晶体示意图

适用于生物纤维和纳米结构的传统 Euler-Bernoulli 梁理论并不适用于β-折叠纳米晶体。仿真结果显示,传统的理论忽略了剪切在变形中的贡献。剪切贡献比率 s 与β-折叠纳米晶体尺寸 L 在变形中的相关性由公式(3-1)给出。

$$s=\frac{3D_{B}}{L^{2}D_{T}}=\frac{Eh^{2}}{4GL^{2}}\sim\frac{h^{2}}{L^{2}} \tag{3-1}$$

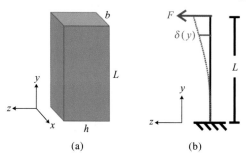

图 3-8　β-折叠纳米晶体坐标定义

(a)参数 b 和 h 分别描述β-折叠纳米晶体的数量和链长度,L 是在 y 方向上的大小;(b)标示出了弯曲研究的几何形状,并限定了位移变量

式中 D_{B},D_{T} 分别表示弯曲刚度和剪切刚度,$D_{B}=EI$,$D_{T}=GA_{s}$,E 和 G 分别代表弹性和剪切模量,A_{s} 是截面积。假设横截面是矩形的(图 3-8),则转动惯量 $I=bh^{3}/12$ 和 $A_{s}=bh$,其中 b 是基底的长度(β-折叠的数量),h 是横截面的高度(β-折叠链的长度)。由式(3-1)可见,横截面高度 h 与β-折叠纳米晶体尺寸 L 的比例是决定剪切贡献比率 s 的关键因素。

弯曲模拟中,剪切贡献比率 s 和尺寸 L 的关系在图 3-9 中给出。随着纳米晶体尺寸变小,负载中剪切力占主导($s>1$),而对于较大的β-折叠纳米晶体来说,变形由纯弯曲(pure bending)主导($s<1$)。纳米晶体中的应力分布变化会显著影响力在氢键个体上加载的方式。当 $s<1$ 时,氢键被拉伸(即在成键的方向拉伸);相反的,当 $s>1$ 时,氢键被剪切(即在成键的正交方向拉伸)。上文中提到的最小系统($L=1.87$ nm),剪切贡献为弯曲的两倍;而对于最大系统($L=7.04$ nm),剪切贡献小于总变形的 10%。由此可以定义一个临界剪切贡献比率 $s^*=1$,临界剪切过渡长度 $L^*\approx 2.5$ nm。以上结果证明:弯曲变形在大的 β-折叠纳米晶体变形中占主导地位,剪切变形在小的 β-折叠纳米晶体变形中占主导地位。

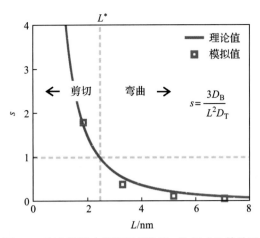

图 3-9　弯曲模拟中剪切贡献比率 s 和尺寸 L 的关系

　　由于已知氢键性能在非均匀拉伸中明显弱于均匀剪切[29],因此拥有一个变化范围很大的能力去承受变形。进行拉出试验[图 3-6(b)]来模拟 β-折叠纳米晶体的断裂机制,主要检测了随着尺寸 L 的改变,β-折叠纳米晶体极限强度、弹性能量储存(弹性)和能量耗散(韧性)的变化量。从图 3-10(a)和(b)可以推断,当尺寸减小到约低于 3 nm 时,初始刚度和极限强度(最大峰值)达到系统最大值。值得注意的是,在图 3-10(c)中,当尺寸减小到约低于 3 nm 时,韧性也达到最大值。此结果与前文的临界剪切过渡长度 $L^*\approx 2.5$ nm 非常相似,所以证实了拉出模拟中 β-折叠纳米晶体链的分布变化对氢键抵抗机械载荷引起的改变有显著影响,从而影响了断裂机制。

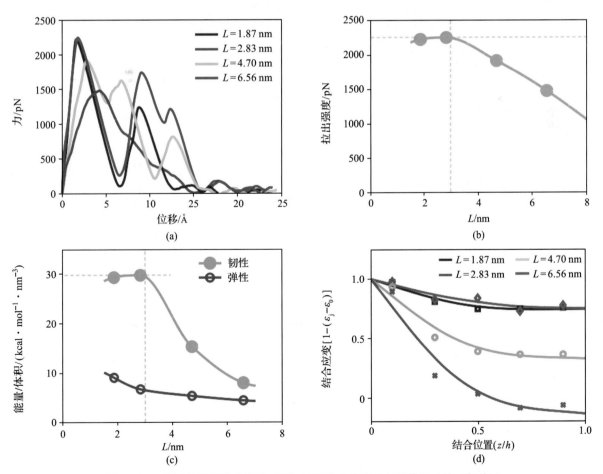

图 3-10　β-折叠纳米晶体中强度、韧性、弹性和应变分布与晶体尺寸的函数关系

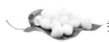
从力—位移曲线和分子轨迹分析中发现,导致这种行为的分子机制是显而易见的。在较小的系统里,分子间作用牢固,初始破裂是伴随着黏滑(stick-slip),即链的滑动和氢键的重组。图 3-10(a)中力顶峰之间的距离验证了氢键在相邻氢键环内发生断裂和重组,即侧链取向保留且位移约为 0.75 nm,或者是通过旋转和重组相反的侧链取向且位移约为 0.38 nm。类似地,系统的弹性被定义为第一次断裂前线性状态所储存的弹性能量。在图 3-10(c)中,系统弹性随着尺寸的变小而增大。在图 3-10(d)中,氢键的应变分布沿着断裂前的拉出链排列。随着纳米晶体的尺寸减小到低于 3 nm,应变分布渐增至均匀,接近一个几乎恒定的值。应变以恒定水平贯穿在较小的纳米晶体,最终会导致同质间的剪切断裂,这与图 3-11(a)中的观察一致。相反地,较大的纳米晶体中应变集中出现在负载点附近;裂纹状缺陷(crack-like flaw)的形成,甚至会因为很小的负载而引起灾难性断裂,如图 3-11(b)所示。该模型的一个重要参数是单个 β-链的长度,由参数 h 表示[图 3-6(b)]。链的长度 h 与 β-链中氨基酸的数量成正比,即 $h=NL_0$(其中 L_0 是沿一个 β-链 C_α 的距离,N 表示一个 β-链中氨基酸的数量)。上文的公式 $s \approx h^2/L^2$ 中,剪切贡献比率 s 预测了较长的 β-链组成更高的纳米晶体,从而导致了在一定的尺寸 L 下的更大剪切贡献比率。这个比例关系意味着调整 β-链的长度可能会得到刚度更高、强度更高、弹性更好的结构。该模型预测,对于给定的纳米晶体长度 L,一个最小的链长度 h 可以得到期望的较高水平的 s。

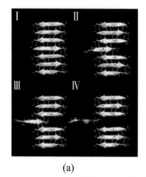 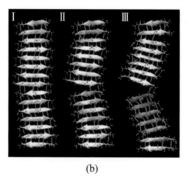

(a)   (b)

图 3-11 拉出模拟中的两种断裂机制

3.2.3 β-折叠纳米晶体在水环境中的机械性能变化

丝素是由 β-折叠纳米晶体和无定形区域组成的。丝素的机械性能主要源自上述构块之间的相互作用。如图 3-12 所示,纳米晶体是疏水性的,嵌入无定形区域内,无定形区是亲水性的,能够保持水分。纳米晶体主要是由甘氨酸(Gly)和丙氨酸(Ala)的多肽链构成,与相邻的链通过牢固的氢键进行反向平行排列以形成 β-折叠。该稳固的链间相互作用力对丝素的强度有很大贡献,其中无定形区很大程度上是无序的,在丝素中起到软基质的作用。

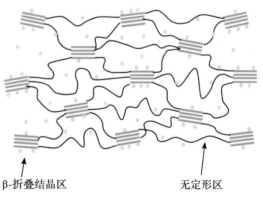

β-折叠结晶区   无定形区

图 3-12 β-折叠纳米晶体嵌入无定形区域中,水分子由蓝点表示

为了探索丝素的机械性能和结构之间的关系,分别在几种不同的实验条件下进行研究。其中一个例子指出,随着卷取速率的增加,在多肽链网络中的 β-折叠纳米晶体尺寸减小,最终得到了机械性能增加的蚕丝[26,30]。这与 3.2.2 中的结果一致。例如,在 1 mm/s 的缫丝卷取速率下,得到的纳米晶体尺寸为宽 3.5 nm,长 7.3 nm,厚 2.4 nm;在 100 mm/s 的缫丝卷取速率下,得到的纳米晶体尺寸减小为宽 2.7 nm,长 6.4 nm,厚 2.1 nm。这说明卷取速率确实会影响纳米晶体的尺寸。除了缫丝卷取速率,蚕丝的力学特性也会受到负面因素的影响,比如湿度[31]。

当对蚕丝纤维进行拉伸载荷时,断裂的发生是由最弱的断裂强度所决定的。一个很重要的问题是,什么样的断裂过程会破坏蚕丝纤维的强度。另一个重要的问题是水分子是如何影响丝纤维的结构和断裂强度的。Cheng 等[32]通过系统实验和建模重点分析了水分对结晶区机械性能的影响,使用分子动力学模拟了蚕丝纳米晶体在单位含水量环境不同水化条件下,水分子对丝素蛋白结构和强度的影响。

氢键的形成和强度决定了 β-折叠纳米晶体的稳定性和断裂强度。Cheng 等[32]的模拟观察了氢键在真空和水中的不同行为。图 3-13(a)和(b)分别是在真空和水中处于平衡结构的代表性表层(surface layer,SL)氢键。通过跟踪 N—O 距离和视觉分子动力学(visual molecular dynamics,VMD)追踪氢键。基于上述技术,可以得到真空中表层(SL)有 22 个氢键,水中有 8 个氢键。表层(SL)上两个相邻的 β-折叠链与水分子的相互作用也示于图 3-13(c)。为了能够定量 β-折叠链结构的稳定性[33,34],Cheng 分别计算了氢键在表层(SL)和中间层(middle layer,ML)的寿命,同样是在真空和水环境中。在每个系统中进行长达 50 ns 分子动力学模拟,得以计算出氢键的寿命,表层(SL)和中间层(ML)氢键在水中的寿命比在真空中短。例如,真空中表层(SL)的氢键寿命为 212.52 ps,但在水中降低到 43.36 ps。因此,比起在真空中,水中 β-链氢键的数量和强度都减少了。

除了上述水环境(100%),10% 和 50% 含水量的系统也被用于比较。这两个系统中氢键的活化能反映实际氢键强度的动力学过程[33]。较高的氢键活化能对应于较高的键强度。一个代表性表层(SL)氢键 N—O 在图 3-13(a)中加亮显示。氢键能量是通过计算首次平均穿越时间 τ_{mfp} 获得的[35]。水中氢键能量是 1.02 kcal/mol,而在真空中增加到 2.86 kcal/mol。氢键能量在含水量为 50% 和 10% 的系统中分别是 2.21 kcal/mol 和 2.58 kcal/mol,即水化率越高,氢键键能越低。

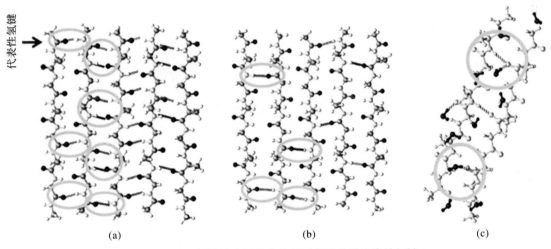

图 3-13 β-折叠纳米晶体中处于平衡结构的代表性氢键

为了证明水分子削弱了 β-折叠纳米晶体的机械性能和稳定性,拉出测试(见 3.2.2)被用于目标肽链,表层中间链(surface layer-middle chain,SLMC)被选取为测定物。对于任一系统,我们定义 UTF 为当 β-折叠链从纳米晶体单元中拉出时的断裂力峰值。从图 3-14 中得到,真空中的 UTF 比在水中高得多。一个类似的 UTF 变化趋势也在观察不同的位置链上被观察到。

特异性相互作用能,被定义为目标 β-链和其余结晶区之间的相互作用能量除以肽链的长度。特异性相互作用能计算是基于纳米晶体的平衡结构,并包括两个静电相互作用能量与范德华能量。在表 3-4 中,对于每一个代表性的系统,真空中的特异性相互作

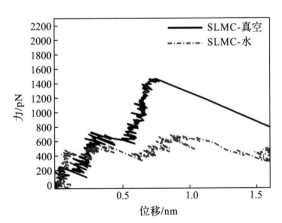

图 3-14 从真空和水溶剂环境中拉出得到的 β-折叠纳米晶体表层中间链(SLMC)力—位移曲线

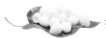

能都比水中强,由此可以确认该β-折叠结构在真空中更稳定。

表3-4 不同链的特异性相互作用能

目标链	每单位长度相互作用能/(kJ·mol⁻¹·nm⁻¹)	
	水中	真空中
表层(SL)	−367.55	−417.74
中间层(ML)	−543.98	−582.94
表层中间链(SLMC)	−231.56	−244.50
表层角落链(SLCC)	−92.47	−125.32
中间层中间链(MLMC)	−275.43	−283.26

因为几乎所有的蚕丝纤维测试都是在水环境中进行的[36],所以拉出模拟也在水环境中进行,以确定控制蚕丝中的β-折叠结晶破坏强度的关键过程。图3-15中共展示了5种不同拉出模拟的快照:(a)表层(SL),(b)中间层(ML),(c)表层中间链(SLMC),(d)中间层中间链(middle layer-middle chain,MLMC),(e)表层角落链(surface layer-corner chain,SLCC)。

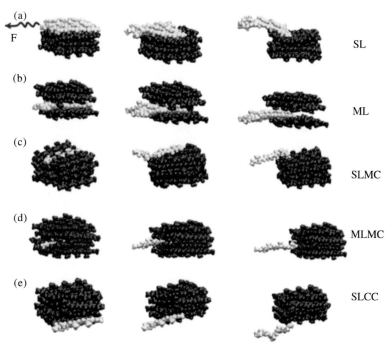

图3-15 从纳米晶体单元不同位置处拉出的β-链代表性快照

被拉出的链显示为黄色,其余显示为紫色

在拉出一层β-链的情况下,ML和SL的力—位移曲线如图3-16所示,ML的拉出UTF是2550.03 pN。UTF之后,拉出层和它相邻两层之间的连接被破坏,从而导致纳米晶体的最终破坏。力—位移曲线中的突然急剧减少说明中间层具有天然的脆性。在SL的拉出情形中,力—位移曲线的第一个峰值对应于初始破裂(图3-16),随后随着肽链的滑动,链之间的键开始改变。图3-16中也给出了对应于第二个峰值的晶体结构图像。SL的UTF发生在第二个峰值,且比ML低很多,只有708.88 pN。为了定量分析在纳米晶体单元内不同层的机械性能,对目标层的β-链弹力也进行了拉出试验计算。该体系的弹性被定义为氢键在UTF破裂前的能量储存。根据此定义,SL的弹性是(19.04±1.31)kJ/(mol·nm³),ML的弹性是(16.75±1.36)kJ/(mol·nm³)。

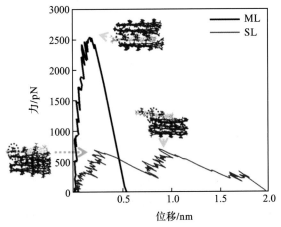

图 3-16　ML 和 SL 的拉出模拟力—位移曲线
目标层肽链残基显示为蓝色和黄色,其余则显示为紫色

从纳米晶体三个不同位置拉出单一链的拉出模拟力—位移曲线见图 3-17。MLMC 的拉出 UTF 值是 1613.52 pN,这是三种情况中最高的。SLMC 的拉出 UTF 值次之,为 691.90 pN;而 SLCC 的拉出 UTF 值最小,只有 557.11 pN。从表 3-4 中也可以看到,MLMC 在水环境中和其他部分产生的特异性相互作用能是最强的,达到 2275.43kJ/(mol·nm³)。图 3-17 中也给出了拉出 SLCC 时的图像。

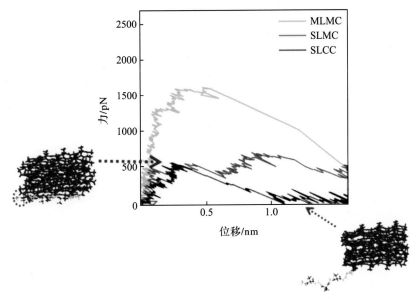

图 3-17　从纳米晶体三个不同位置拉出单一链的拉出模拟力—位移曲线
β-链残基显示为蓝色和黄色,其余则显示为紫色

综上所述,水分子对氢键的形成和纳米晶体强度起到削弱作用,因此在水中 β-折叠纳米晶体的稳定性会降低。不同的水化条件对蚕丝的机械性能影响不同,这一结果对蚕丝机械性能的改进提供了潜在可能,例如通过控制吐丝结茧的湿度或通过给蚕喂饲适合功能性分子基团,以期控制蚕丝的水合程度。把丝素蛋白作为一个整体,无定形区在有拉伸加载时被第一时间解开,而无定形区通过表面或者内部链接到结晶区,负载接着会被传递到 β-折叠结晶区[37]。此后,拉伸断裂最有可能发生在纳米晶体表面,外层的 β-链断裂强度比内部低。基于之前的结构和能量分析可以得出结论,当蚕丝纤维承受拉伸载荷时,基于角落链的断裂强度最低,所以蚕丝纤维的断裂会最先出现在丝素蛋白角落链处。

3.2.4　机械性能改进

蚕丝具有优良的机械性能,但是作为天然纤维其强度和刚度等机械性能仍不及人工合成纤维。采用基因工程技术改进蚕丝的机械性能,或者通过改变家蚕的吐丝行为来增强蚕丝的机械性能成为研究的热点。

蜘蛛丝的机械性能优于家蚕等泌丝昆虫的蚕丝。蜘蛛丝纤维的强度高达 1.1 GPa,接近高强度工程钢的强度(1.3 GPa),但蜘蛛丝的纤维密度(1.3 kg/cm³)明显低于高强度工程钢(7.8 kg/cm³),所以基于质量比来说,蜘蛛丝是迄今发现的强度最高的材料[38],十字圆蛛的丝甚至拥有高达 39% 的延展性[39]。但是,蜘蛛不能同家蚕一样进行大规模人工饲养,而且产丝量不高,使得蜘蛛丝的收集非常困难。因此,通过转蜘蛛丝蛋白基因来改进家蚕丝的机械性能成为一个热点课题。Teulé 等[40] 使用 piggyBac 载体构建转蜘蛛丝蛋白基因的家蚕,得到可控的含有稳定蜘蛛丝蛋白序列的复合丝纤维,这种转基因丝纤维的机械性能相比于上代亲本家蚕生产的蚕丝得到了显著改善,其中一种 6-GFP 转基因丝纤维的韧性高达 167.2 MJ/m³,甚至高于蜘蛛牵引丝的韧性(138.7 MJ/m³)。Lin 等[41] 通过大肠杆菌来大量生产重组蜘蛛丝蛋白,用这种重组蛋白纺成的丝纤维韧性高于普通的蜘蛛丝。此方法也适用于合成其他同样拥有大量串联重复结构域的丝蛋白,比如家蚕蚕丝。

除了通过基因工程改变蚕丝的机械性能之外,改变纺丝条件同样可以有效提高蚕丝机械性能。邵正中等[42] 的研究发现,可以通过人工控制家蚕的吐丝轨迹和吐丝速率,获得机械性能优良的蚕丝。例如,家蚕在较快的吐丝速率下,能够生产强度高但断裂伸长值低的纤维;反之,家蚕在较慢的速率下吐丝,虽然生产蚕丝的纤维强度较低,但是断裂伸长值更大。

3.3　蚕丝高分子物理学

对于家蚕吐丝的纤维化现象,石川博[43] 作了如下解释,认为在蚕开始吐丝时,在前部丝腺 β 化了的液态丝,从共通管附近,在形成网状凝固体的同时前移至榨丝区。在吐丝口牵引力的作用下,使通过压丝区的网状凝固体受到较强的切变力,在瞬间完成纤维化,从吐丝口引出,互相粘连形成茧层。由于抱合分子集束作用的定向(orientation,取向)效果和束缚紧张下的结晶化,因而结晶不太生长,但可以形成许多不具有 X 射线定向效果的微结晶。例如,吐丝速率和蚕丝纤维双折射(birefringence)数据见表 3-5。熟蚕通过调节吐丝量以保持蚕丝的定向性。家蚕以 1 cm/s 的速率牵引蚕丝时的平均张力为 3.23 cN/dtex,依前部丝腺末端的凝固丝和刚吐出蚕丝的断面比所求得的拉伸比是 1.9～2.3 倍,说明凝固纤维化条件的自由度是非常小的。

表 3-5　吐丝速率和蚕丝纤维双折射的关系

茧层别	纤度/dtex	吐丝速率/(cm·s⁻¹)	双折射率
外层	3.44	0.6	0.0517
中层	3.89	1.0～1.2	0.0514
内层	2.78	0.5～0.6	0.0517

3.3.1　蚕丝的定向性(取向性)

蚕丝是以微结晶和非结晶链分子轴沿着纤维轴方向同轴定向的,但并非完全平行排列,而是以一定分布形式排列的,用定向度(degree of orientation)来表示其定向程度。简便的方法是采用 X 射线的平行度,即以 $f_x = \pi = \frac{90 - H/2}{90} \times 100$ 来表示 X 射线的定向度,式中,f_x 为平行度,π 为定向度,H 为半高宽度；在光学上以理想纤维的双折射 $n_\gamma-n_\alpha$ 和实测双折射 $n_{/\!/}-n_\perp/n_\gamma-n_\alpha$ 来表示光学的定向度。

石川博[43]测定水解残留物的双折射，以结晶区的双折射 $n_\gamma-n_\alpha=0.068$ 作为理想纤维的双折射。但是，以含有非晶区的纤维完全定向时的值来评价实际拉伸时的定向性更为合适，因此采用下述方法来推定理想纤维的双折射。

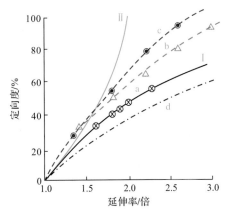

图 3-18　伸度与丝的定向度

a. 无定向丝；b. 在水中膨润的丝（膨润率 2.33）；c. 在水中膨润的丝（膨润率 2.64）；d. 经 90％醋酸处理的液态丝；Ⅰ. Kratky 第Ⅰ变形机制；Ⅱ. Kratky 第Ⅱ变形机制

考虑到 $f_X=n_{/\!/}-n_\perp/(n_\gamma-n_\alpha)_X$，因此把 $(n_\gamma-n_\alpha)_X$ 作为从 X 射线的定向度求得的理想定向状态的双折射。按上述方式求得理想纤维的双折射 $(n_\gamma-n_\alpha)_X=0.0625$。根据双折射率补正法，换算成标准状态时的双折射为 0.055，以此来评价风干试料的定向度，而通过吐丝速率试验实测得到的双折射为 0.063。

因牵引凝固丝素的拉伸作用引起定向性的变化情况如图 3-18 所示。由图 3-18 可明显看出，牵引凝固丝素由于边牵引边流动而产生凝固，因而定向效果不明显。与此相反，经自然流动而凝固的丝素，具有明显的定向效果。因在空气中拉伸，符合 Kratky 的第Ⅰ变形机制，若改变膨润度拉伸，则膨润度越大，越接近于 Kratky 的第Ⅱ变形机制。Kratky 第Ⅰ变形机制，是指游离微结晶结构的变形机制；第Ⅱ变形机制是指网状微结晶结构的变形机制。根据上述结果推论，家蚕的吐丝机制类似于膨润了的网状结构凝固体的拉伸。

3.3.2　蚕丝的结晶性

测定蚕丝纤维结晶度（crystallinity，结晶性）的方法，一般有 Hermans 法和樱田-温品法。Hermans 法是利用纤维的 X 射线干涉强度曲线，沿反射角 2θ，用盖革计数器测定，从而分离出结晶区的反射和非晶区的散射，再根据各自的面积比求出结晶度。从无定向试样的散射曲线，除去空气等的散射，再把散射曲线的谷与谷用平滑的曲线连接，以此作为非晶区曲线。一般来说，在结晶区存在着从若干散射区到无定形区连续而有序的不同区域。因此，具有若干散射的结晶区的反射强度减小，其减小的部分是包含在漫散射曲线之中的，即不完全结晶的反射是作为非晶进行观测的。

樱田-温品法是以定向试样散射曲线的最小值，分离作为非晶性散射曲线。因此，是把定向部分作为总结晶区处理。此外，也有利用结晶区和非晶区在稀酸中水解的反应速率显著不同的特点，溶解除去非晶质，根据残留量来推定丝素结晶区量的方法。

为了查明由上述 3 种方法所得到的结晶区大小具有何种关系，比较探讨了家蚕丝素和野蚕丝素的情况。首先，分析水解的结果（图 3-19）。由图 3-19 可明显看出，最初迅速分解的部分主要是非晶区，其次分解的是准结晶区的中间区，最后缓慢分解的是结晶区部分。图 3-19 还显示

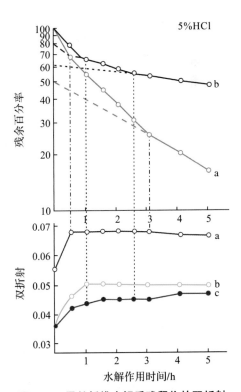

图 3-19　蚕丝纤维水解后残留物的双折射

a. 家蚕（*Bombyx mori*）；b. 天蚕（*Antheraea yamamai*）；c. 柞蚕（*Antheraea pernyi*）

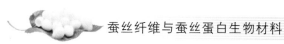

了与各阶段相对应的残留物双折射的最高值是根据除去了非晶部分的结晶双折射$(n_\gamma-n_\alpha)_{cr}$而推定的，以此作为求得光学定向度的一个基准值。用 X 射线法测定的定向度（平行度），是从显示最大干扰强度 A3 干扰点的半幅值采用前述的方法算出。其结果如表 3-6 所示。

表 3-6 总结晶度和定向度之间的关系

样品		水解后总结晶度/%	定向度/%	
			光学法	X 射线法
家蚕丝纤维		83	81(85)	88
天蚕丝纤维		75	72	78
柞蚕丝纤维		76	77	78
凝固丝（拉伸倍率）	1 倍	15	2～3	—
	5 倍	44	44(46)	57
	10 倍	64	62(65)	70
	15 倍	72	71(75)	84

由表 3-6 可明显看出，由水解法得到的全结晶区量（准结晶区量＋结晶区量），与用光学法测得的定向度和用 X 射线法测得的定向度之间存在高度相关。

为了查明用水解法测得的结晶区量与用 X 射线法测得的结晶度之间的关系，用 Hermans 法和樱田-温品法调查水解残留物的结晶度，结果如表 3-7 所示。

表 3-7 水解残留物的结晶度

残留率/%	结晶度/%		
	Hermans 法	樱田-温品法	水解法
100	22.5	42	50
89	25.7	50	—
41	29	54	—
25	29	53	100

由表 3-7 可见，用水解法除去了非晶质的结晶区，用 Hermans 法测定表明尚残存 2/3 非晶形部分，而用樱田-温品法测定表明尚残存 1/2 非晶形部分。这种非晶形部分具有极高的定向性，与结晶部分一样，对于水解有相同的抵抗性。

为了确认这一点，对于凝固丝的结晶度进行了比较（表 3-8）。由表 3-8 可明显看出，不同的定向效果对水解都具有很大的抵抗力，即在丝素非晶区，形成高横向次序区，对于水解具有很强的抵抗性。

表 3-8 拉伸倍率与凝固丝结晶度的关系

拉伸倍率	水解法的总结晶度(a)/%	水解法的结晶度(b)/%	$a-b$	X 射线法的结晶度/%
1 倍	15.00	5.7	9.3	14
5 倍	44.0	16.0	28	16
10 倍	64.0	34.0	30	18
15 倍	72.0	37.0	35	19

表 3-9 为采用前述 3 种方法测得的结晶度。由此可知，樱田-温品法和 Harmans 法之差 Δ_1，水解法的总结晶区量和结晶区量之差，即所谓准结晶区量 Δ_2，两者在因定向效果而产生的结晶度上所得结果非常一致。

表 3-9　蚕丝纤维的结晶度

结晶度＼样品	Herman's 法(a)/%	樱田-温品法(b)/%	$(a-b)(\Delta_1)$/%	水解法(c)/%	总结晶度(d)/%	$(d-c)(\Delta_2)$/%
家蚕	22.5	42	19.5	50	83	33
天蚕	23	36	13	62	75	13
柞蚕	25.5	36	10.5	60	70	10

推论这种中间区的生成，是由于从压丝部牵引出蚕丝时的切变定向效果而结晶化了的产物。因分子呈紧张状态，使微结晶不太生长，在纤维轴方向定向的无数大小不同的微结晶作为接合点的网状结构。因此，中间区对于蚕丝的机械性质、热性质等有很大的影响。

结晶性的好坏是从蚕丝的实用性（适中的强伸度、高的杨氏模量等优良的物理性质）来评价的。用 Hermans 法测出的结晶度只能是一种表观的评价。用樱田-温品法对结晶性进行评价更为合适。水解法对结晶性的评价，与樱田-温品法具有一定的比例关系，这是一种能进一步评价定向优劣的实用性好的方法。

3.3.3　结晶性、定向性和蚕丝的机械性能的关系

如前所述，结晶性、定向性的巧妙组合是产生蚕丝优雅特性的原因之一。

3.3.3.1　盐缩丝的结晶性

家蚕丝素经中性盐类处理表现出明显的膨润、收缩，这一现象就是人们所熟知的盐缩（salt shrinkied)，已在生产上加以利用。随着丝的收缩和定向性降低，其结晶度也降低。表 3-10 表示因收缩产生的结晶性、定向性、二色性的变化状况。图 3-20 是盐缩丝的强伸度曲线。

表 3-10　家蚕丝纤维收缩率、结晶性、定向性、二色性之间的关系

收缩率/%	结晶性/%	定向性/%	二色性/%
—	23	85	68
10	—	73	20
55	20	56.5	7
70	19	47	5.3
90	18	20	5

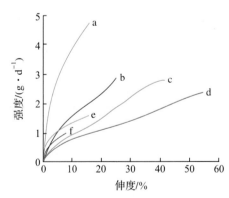

图 3-20　在氯化钙溶液中收缩的家蚕丝纤维的强伸度曲线

收缩率：a. 0；b. 13；c. 55；d. 67；e. 80；f. 90

具有定向效果的结晶区（准结晶区），因大幅度膨润容易崩溃，由于酪氨酸作用而大幅度收缩。通过二色性（dichroism）求得的非晶部分定向度，在收缩初期显著降低。这与精练（degumming，脱胶）处理一样。强伸度曲线与收缩率相对应，强度减小，伸度增大，这表明结构变化和物理性质变化是一致的。由于收缩率在 80% 以上和定向性极度降低的试样分子聚集力增大和二次转移点高，所以丝纤维脆弱。在湿润状态下，只要聚集力不减弱，微结晶就不能转动。

其次,利用热分析法,对具有定向效果的结晶区的融解性做了探讨,结果与前述的膨润收缩相类似。图 3-21 是水解残留物的丝素差示扫描量热法(differential scanning calorimetry,DSC)曲线,图 3-22 是定长状态下盐缩丝素 DSC 曲线。

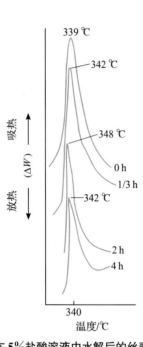

图 3-21　在 5% 盐酸溶液中水解后的丝素 DSC 曲线

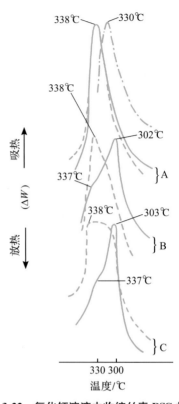

图 3-22　氯化钙溶液中收缩丝素 DSC 曲线

水解残留物在 340~350 ℃ 附近的结晶区,可以得到高的融解分解点;定长状态下盐缩的丝素,可以得到由于定向效果的高融解分解点。与此相反,在非定长状态下的盐缩丝素,在 300 ℃ 附近可以得到等方向性 β 型构象丝素的融解分解点和具有定向效果残留物的肩状 DSC 曲线。上述现象表明,由于吐丝纤维化形成的具有定向效果的结晶区,经有强烈膨润作用的中性盐类处理,容易崩溃而回复到等方向性的结晶状态。

3.3.3.2　蚕丝定向效果和强伸度曲线

强伸度曲线可以说是蚕丝纤维机械性质的代表指标,可以根据强伸度曲线的形状来推定它的结晶性和定向性,而且往往把蚕丝作为一种具有优良结晶性的纤维来与化学纤维、合成纤维进行比较。但就丝纤维本身而言,家蚕丝和野蚕丝的强伸度曲线有很大的不同,而天蚕、柞蚕丝曲线形状则类似于尼龙。家蚕丝经收缩处理后,也能同样获得天蚕、柞蚕丝具有的曲线特性。野蚕丝经机械性的可塑变形,也能够获得家蚕丝的曲线特性。但因存在着本质性的内部结构差异,两者不可能完全一致。

图 3-23 是家蚕丝和野蚕丝的强伸度曲线。从图 3-23 可看出,家蚕丝和野蚕丝的强伸度曲线有着显著的差异,即家蚕丝的曲线平滑,而野蚕丝的曲线就有明显的起伏,而且在湿润状态时起伏更明显,并具有强度增大的特点。造成这种差异的原因,就在于定向性差异。换言之,家蚕丝比野蚕丝定向性

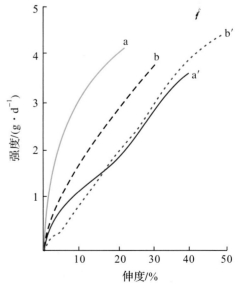

图 3-23　蚕丝的强伸度曲线

a. 家蚕丝干样;b. 家蚕丝湿样;a′. 柞蚕丝干样;b′. 柞蚕丝湿样

要优良,但结晶性从樱田-温品法的测定结果来看以野蚕丝为好。表 3-11 是家蚕丝和天蚕丝机械性质的比较,其差别与定向性有关。

表 3-11　蚕丝的机械性质

	杨氏模量/(kg·mm⁻²)	干燥空气中		水中		打结强度比例	
		强度/(cN·dtex⁻¹)	伸度/%	强度/(cN·dtex⁻¹)	伸度/%	相对强度/%	相对伸度/%
家蚕	1300	48.95	18.0	43.5	32	74	51
天蚕	477	43.51	35	47.32	50	89	85

这种强伸度与定向度的关系,在丝纤维伸长过程中定向度得到了提高。例如,湿润的野蚕丝的强伸度曲线,由于膨润作用减弱了分子之间的力,分子就容易定向,在伸长过程中定向度提高,在理想状态下切断时,就会达到最高的定向度。因此,若把伸长过程中的定向状态固定,就可以获得高强度、高定向的丝。

此外,为了进一步明确结晶性、定向性和机械性质的关系,把通过自然流动和通过拉伸凝固的蚕丝,分别测定了代表结晶性、定向性的机械性质中的密度、双折射和杨氏模量,其结果如图 3-24 所示,可明显看出蚕丝的微细结构与机械性质之间具有非常高的相关性。

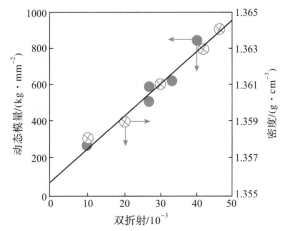

图 3-24　定向家蚕丝的杨氏模量、密度和双折射

3.4　蚕丝高级结构的变化[44]

一般蚕丝纤维的强力为 4.3～5.1 cN/dtex、伸度为 20%、杨氏模量为 1000 kg/mm²、比重为 1.37、含水率为 10%。蚕丝在这些性能上形成了与其他纤维不同的风格,但只要这些性能之一发生变化,就会影响其他性能,如强力增加就会导致伸度减小、杨氏模量增大、比重增加以及含水率降低。

3.4.1　蚕丝的收缩特性

3.4.1.1　蚕丝的收缩

生丝在不同浓度的溴化锂溶液中,因温度变化而发生不同的变化。溴化锂浓度在 6 mol/L 以下,几乎不发生变化。当溴化锂浓度超过 6 mol/L,液温为 40 ℃时,丝纤维就开始收缩。当溴化锂浓度为 7.5 mol/L 时,丝纤维大致收缩 75%,液温在 49 ℃左右时,达到平衡。当溴化锂浓度为 8 mol/L 时,丝纤维收缩,随着温度的上升又会伸长,但当溴化锂浓度上升至 8.8 mol/L 时,丝纤维伸长,当液温高达 75 ℃时,丝纤维就切断。

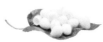

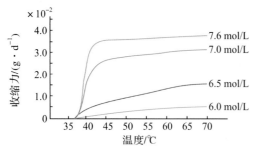

图 3-25　溴化锂溶液中蚕丝的收缩力与温度的关系

平林潔[44]将纤度 23.3 dtex 100 回的生丝置于不同浓度溴化锂溶液中,对其收缩力的变化做了测定,结果如图 3-25 所示。由图 3-25 可见,随着收缩率的增加,收缩力的比例逐渐增加,浓度到达 7.6 mol/L 时,显示出平衡收缩力。在任何浓度下开始收缩的温度约为 37 ℃,收缩力的表现倾向与收缩率的产生倾向是一致的。

从上述实验结果可知,7.5 mol/L 溴化锂溶液是平衡收缩力的浓度。如把溴化锂溶液换成纯水,则在数秒钟内出现应力缓和与收缩力消失的情况。若再浸于溴化锂溶液中,则又会产生收缩力。如此反复循环操作均会出现这种现象。这是因为 β-结构的氢键因溴化锂的作用而被切断,丝素分子产生了收缩力;若再浸入水中,则溴化锂溶液会被排出丝纤维之外,氢键再度形成而使应力消失。

3.4.1.2　蚕丝收缩与结构变化

图 3-26 是蚕丝在收缩时的结构变化的 X 射线衍射曲线。把生丝浸在各种不同浓度的溴化锂溶液中,待收缩后,通过水洗、干燥,再测定其 X 射线衍射强度。从图 3-26 可见,当溴化锂浓度达到 8.6 mol/L 时,会出现 α 型特有的干涉点(7.25 Å),即因溴化锂作用产生丝收缩,产生了与丝的形成过程相反的程序,从 β 型向 α 型转化。

对于酰胺 I 的吸收,丝素膜为 1660 cm^{-1},而经乙醇处理后的吸收却出现在 1635 cm^{-1},1650 cm^{-1},和 1660 cm^{-1} 三处,而这三处的峰分别归属于分子构象的 β 型、α 型与无规卷曲。

进一步用乙醇处理丝素膜,研究溴化锂对其结构的影响,结果发现,若添加 4.3 mol/L 的溴化锂·D$_2$O 溶液,则酰胺 II 的吸收立即消失,但在酰胺 I 中,仅仅失去了 β 型的吸收,而只留有 α 型和无规卷曲型的吸收。但是添加 8.6 mol/L 的溴化锂·D$_2$O 溶液,酰胺 I 的吸收,在刚一添加后 α、β 型就迅速消失,而只存在无规卷曲。

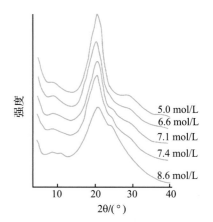

图 3-26　室温下用不同浓度的溴化锂溶液处理后蚕丝 X 射线衍射强度

红外吸收光谱表明,溴化锂溶液的作用首先是破坏丝的 β 型结构,转而使之形成无规卷曲。但在低浓度下,能观察到 α 型的吸收现象,但 β 型结构是不稳定的。因为酰胺 I 的吸收属于—CO—NH—的伸缩振动,所以溴化锂的作用首先是破坏保持 β 型的氢键,继而又破坏保持 α 型的氢键,起到了促使结构向无规卷曲转化的作用。

3.4.2　有机溶剂处理与蚕丝的结构变化

3.4.2.1　蚕丝在有机溶剂中的收缩

表 3-12 是蚕丝经有机溶剂处理后的结果。从表 3-12 中可以明显看出,脱胶蚕丝收缩力越大的溶剂其水溶性越好。水溶性好的溶剂与蚕丝中氢键的亲和性较强,而收缩力又与氢键有着密切的关系。

表 3-12　脱胶蚕丝在各种溶剂中的收缩力和溶剂的水溶性

溶剂	收缩力/(cN·dtex^{-1})	水溶性	溶剂	收缩力/(cN·dtex^{-1})	水溶性
乙醇	3.18	◎	乙醚	1.44	○
单乙醇胺	2.82	◎	二氯甲烷	1.15	○
二甲基甲酰胺	2.43	◎	异丙叉丙酮	0.90	○

续表

溶剂	收缩力/(cN·dtex⁻¹)	水溶性	溶剂	收缩力/(cN·dtex⁻¹)	水溶性
正丁醇	2.30	○	甲醇	1.00	◎
正丙醇	1.29	◎	甲苯	0.67	×
丙酮	2.14	◎	四氯乙烷	0.39	△
乙氧杂环己烷	2.14	◎	邻二甲苯	0.09	×
三甲基醚	2.13	○	四氯化碳	0.10	△
四氢呋喃	2.03	◎	水	0.10	—
甲氧基乙醇	1.82	◎	正己烷	0.02	×
乙腈	1.78	◎	硝基苯	0.01	△
二甲基亚砜	1.60	○	三氯乙烯	0.07	△
乙烯基乙二醇	1.53	◎	四氯乙烯	0	△

◎:好,○:较好,△:差,×:不溶。

图 3-27 是蚕丝溶解度参数以及各种溶剂溶解度参数在收缩力上的反映。若把蚕丝浸渍在接近蚕丝溶解度参数的有机溶剂中,则溶剂分子先进入蚕丝的微细空隙,与保持分子链的水分子结合,使氢键断裂。随着进入微细空隙的溶剂的增多,氢键的断裂也进一步增加,这就破坏了相互联结的分子链的网络结构。这种网络结构一旦脱离,具有黏弹性体性能的丝素分子由于弹性的恢复就急剧收缩而产生了收缩力。

破坏网络结构的力,因溶剂的种类而异,产生各种不同的与溶解力相应的收缩力,达到一定的平衡收缩力状态。以后,由于缓慢的黏性流动的影响,若增强溶解力将有更多的溶剂进入微细空隙,从而切断牢固的网络结构。

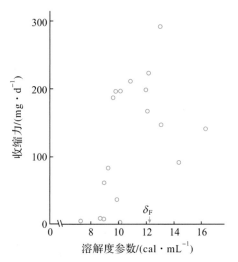

图 3-27 脱胶蚕丝的收缩力与溶解度参数的关系

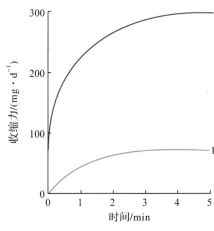

图 3-28 乙醇中蚕丝的收缩力

a.普通蚕丝;b.锡增重蚕丝

3.4.2.2 锡增重丝的收缩力

锡增重蚕丝的收缩力,如图 3-28 所示,比不处理的蚕丝要减小 30%,收缩力的发生动态曲线也要平缓一些。究其原因是蚕丝经锡增重处理,氯化二锡成为锡酸凝胶($SnO·H_2O$)不进入结晶区,而沉淀在非晶区和微细空隙中。因此通过锡增重的处理,在蚕丝中产生收缩力与蚕丝的非晶性部分有关。而收缩力之所以不会是 0,而是保持在 30%,是因为锡酸凝胶不能完全充填非晶区,也不能和蚕丝进行化学结合,溶剂就渗入空隙而产生作用。

3.4.2.3　有机溶剂浸渍与蚕丝的结构变化

如上所述,产生收缩力的部位为非晶区。为了进一步证实这一点,对溶剂中的蚕丝分子折叠片层的间距变化做了调查,结果发现使用能引起收缩的溶剂处理蚕丝,与未处理的蚕丝相比,在面间距上没有变化,衍射强度曲线的测定峰(9.7 Å)相当于(001)面,表明溶剂不进入片层之间。进一步证实溶剂只进入非晶区,收缩力也产生于非晶区。

3.4.2.4　活化能的变化

按每分钟 3 ℃的速率升高,用差动传感记录蚕丝的收缩量。从所测得的数据中,以每分钟丝的收缩率(ΔS)与每分钟溶剂的温度上升率($\Delta t \approx 3$ ℃/min)的比值 $\ln \Delta S / \Delta t$ 作为纵坐标,以绝对温度的倒数作为横坐标,以气体常数乘回归直线的斜率作为活化能。

3.4.3　热与蚕丝结构变化[44]

热机械分析(thermal mechanical analysis,TMA)是测定某种物质在一定的升温速率中的膨胀收缩性质的一种方法。图 3-29 是典型的生丝 TMA 曲线。随着温度的升高,丝从 70 ℃附近开始收缩,约在 120 ℃时达到收缩平衡状态。温度在 200 ℃以上时,再度缓慢拉伸,恢复原来的长度。当温度进一步升高至 320 ℃时,又开始急剧收缩[图 3-29(a)]。但在溴化锂水溶液中已收缩了 70%的生丝的 TMA 曲线,在到达 220 ℃前,与未经上述处理的蚕丝没有差异,约从 290 ℃开始伸长,在 310 ℃时又转向收缩[图 3-29(b)]。一般地,60~120 ℃时的初期收缩约为 80 μm。生丝在 105 ℃干燥 2 h 收缩长度为 20~30 μm。由此推论收缩的主要原因是纤维中含有水分。

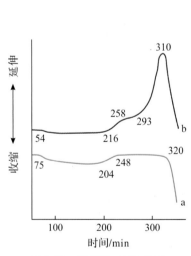

图 3-29　蚕丝的 TMA 曲线

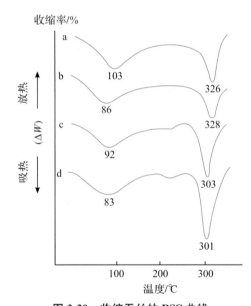

图 3-30　收缩蚕丝的 DSC 曲线

a.收缩率为 0;b.收缩率为 30%;c.收缩率为 50%;d.收缩率为 70%

进一步调查了生丝从初期的连续收缩,再转向 200 ℃以上时的拉伸,回复到原来的长度以及生丝显著伸长等相对应的内部结构发生何种变化的问题。首先从生丝的 tanδ(δ 为生丝动态弹性损耗角)的变化上来看,该值都是从 200 ℃开始增加的,这与其他合成纤维相比,该温度相当于主链分子开始运动的温度。从图 3-30 的 DSC 曲线可以明显看出,第 2 吸热反应活跃的温度也约从 200 ℃开始。在丝的 TMA 曲线上也表明了导致重量显著减轻的温度是在 200 ℃以上。这种热反应切断了相互联结链状分子的侧链,从而加速了分子运动,丝纤维因负荷而伸长。经过收缩处理后的生丝,其伸度进一步延长(收缩70%的生丝,约伸长700 μm),其原因可能是当收缩丝到达200 ℃以上时,收缩时再生分子链间的结合就被分离,结果引起分子运动而伸长,其伸长度是由负荷量而决定的,当达到与负荷量相平衡时,伸长就停止。在负荷量相等的条件下,参与伸长的非晶链较多的收缩丝其收缩比例也较大。

其次,关于在310 ℃时的再收缩问题。当温度在310 ℃以上时,X射线衍射图上就出现光晕,不显示纤维图形。由此可见,生丝的收缩是由于非晶化分子链熵弹性之故。产生这种收缩的起始温度相当于DSC或差热分析法(differential thermal analysis,DTA)曲线的吸热峰。

3.4.4　拉伸与蚕丝结构的变化

丝腺内凝固丝素的形态,从其易溶于水的现象上来看,一般认为是以疏水性基团为内侧,以亲水性基团为外侧的球状粒子,受到水分子的包围而结晶化。这已被X射线小角衍射研究结果所证实。

未拉伸的凝固丝素的X射线小角散射图的特征是相当于240 Å出现的衍射环(图3-31)。从柞蚕丝素分子容易在水中分散的现象上来看,具有疏水性基团的α-聚-L-丙氨酸分布在内侧,其他具有亲水性基团的氨基酸残基分布在外侧的球状粒子。在丝腺中,丝素分子作为膨润了的球状粒子,为水分子所包围,当它被送往前部丝腺时,丝素分子减少了螺旋度而趋往吐丝部,但分子不是定向的。上述推论已得到了实验结果的证实,即把蚕体放在生理盐水中解剖,若在两侧丝腺的共通部切断丝腺,则流出的丝素没有双折射现象,可以观察到定向(取向)现象的是在榨丝区的丝素。

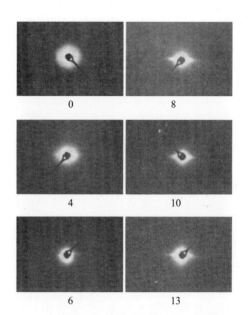

图3-31　各种拉伸比例的柞蚕丝的X射线小角散射图

在吐丝过程中,要排出丝纤维中含有的水分,这就形成了纤维内部大小不同的空隙。将液态丝制成各种不同拉伸比例的拉伸丝,用X射线小角散射法研究拉伸时是怎样形成空隙的。

表3-13　柞蚕丝中空隙直径分布

拉伸倍率/倍	空隙直径/Å	空隙率/%
4	62	20
	194	30
8	42	43
	128	25
	267	32
13	33	70
	130	21
	257	18

表3-13是Statton通过适合于纤维素纤维的Fankuchen法求得的空隙直径。由表3-13可知,随着拉伸倍率的增加,空隙直径变小的比例增大。在蚕丝的形成过程中,初期含有水分处于球状结构的丝素分子,由于水分的逸失产生空隙。这种内含水,在定向程度低的场合从内部向外部发散得较慢,但是如果加大拉伸倍率,水分逸出的速率加快,形成的原纤维也容易靠近,纤维越细则空隙越小。

假定空隙是圆柱状的,以此来估算它的轴比。沿着纤维轴的方向,在拉伸13倍时算得的轴比为2。由此可见,空隙并不是长形的。如从轴比角度考虑,如果空隙体积一定,拉伸所起的作用在于表面积最小的方向。根据电子显微镜下对黏胶人造丝轮胎帘布的空隙观察结果来看,在纤维横断面所见的空隙形态几乎呈椭圆形,长轴是在纤维方向,轴比为2~3,这与用小角X射线散射图像对蚕丝空隙的研究结果基本一致。

3.5 生丝机械性能

在工业生产中,纤度是表示蚕丝粗细程度的名称。纤度的单位是旦尼尔(Denier,d)或者特克斯(tex,t)。

长度是 9000 m,质量是 1 g 的丝纤维,定义其纤度为 1 旦尼尔(1 d)。

$$纤度(d) = \frac{9000}{1} \times \frac{丝量(g)}{丝长(m)}$$

长度是 1000 m,质量是 1 g 的丝纤维,定义其纤度为 1 特克斯(1 tex)。

$$纤度(tex) = \frac{1000}{1} \times \frac{丝量(g)}{丝长(m)}$$

旦尼尔与特克斯之间的关系是:1 d = 9 tex。

在长度一定的情况下,如果丝量越大,则丝纤维纤度越粗。

2013 年,世界生丝产量已经达到 13.3 万 t,其中中国的生丝产量就达到 10.8 万 t[45]。丝绸是用家蚕茧缫制的生丝加工而成的服饰面料,而生丝的机械性能与家蚕茧丝存在很大差异。家蚕茧丝中的丝胶主要起到增加丝纤维横截面积的作用,在抵抗拉伸变形过程中丝胶只能发挥很小的作用。但是,存在于生丝中的丝胶则不同,包覆着多根丝素纤维的丝胶外罩对生丝的机械性能有一定的贡献。当丝胶被脱胶完全去除后,生丝的"力—应变"曲线的初始梯度减少 21%,与此同时,最大断裂拉力也减少 20%[46]。如图 3-32 所示,通过 1 g/L 碳酸钠(Na$_2$CO$_3$)溶液脱胶处理后缫制的生丝,呈现出一种多层次的断裂。这是因为丝胶被完全去除之后,丝素纤维之间缺少了丝胶提供的黏合作用,生丝不再是一个完整的整体。图3-32

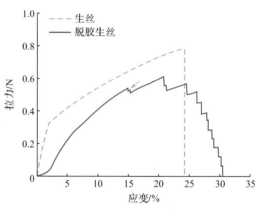

图 3-32 含一定量丝胶的生丝和脱胶生丝的"力—应变"曲线

中的箭头指示处,是一根由 7 根茧丝组成的生丝中的 1 根丝素纤维出现断裂的情况,由此造成了"力—应变"曲线的第一次下坠,而后其他的丝素纤维也纷纷在拉力作用下断裂,最终发生了 14 次断裂。所以,缫制时保留一定量丝胶的生丝,可以看作是一种由丝胶起基质作用,以多根丝素纤维作为增强材料的纤维复合材料。

3.6 展 望

随着对家蚕茧及其茧丝的微观结构和力学作用机理的深入研究,蚕茧及茧丝的机械性能将会在新型材料的研发中被更好地利用。Kaur 等[47]发现茧丝的 2 种主要成分丝胶和丝素纤维能够吸收大量的 A 类紫外线(ultraviolet-A)和 B 类紫外线(ultraviolet-B),而且蚕茧在吸收紫外线时也体现了效果多层性的规律,即越是外层丝胶含量越高,对紫外线的吸收效果越好,这与蚕茧不同茧层的机械性能也巧妙吻合。而且外层茧层高含量的丝胶还有助于丝素纤维抵抗环境中的光降解作用和氧化作用。因此,通过对蚕茧光保护机制的深入分析,再结合蚕茧分层的机械性能机制,可以设计开发出一种有机的光保护材料——兼具紫外线保护功能与优异的机械性能。同时,这也是用茧丝为原料研制可清除自由基的抗氧化剂的重要理论依据。

Tsukada 等[48]开发了由茧丝纤维束组成的串形电极材料,这种电极材料能承受 1000 cN 的拉力,而且能够在不使用外源添加剂的条件下(如电解质、膏体或溶液),直接从活体组织采集电信号并将它们传输到金属电缆中。在材料领域,基于茧丝优异机械性能开发的纤维增强材料也被广泛应用。例如,在强碱作用下将蚕丝蛋白纤维分解为微米级别(10~500 μm)的再生丝素纤维,把这种再生丝素纤维加入医用支架材料中可以用于骨修复[49],微纤维提高了支架材料的抗压强度(13 MPa),同时增加了支架材料的表面粗糙度和孔隙率,有利于骨髓间充质干细胞分化。将再生丝素纤维加入水凝胶材料中可以用于软骨组织修复[50],再生丝素微纤维改善了水凝胶材料强度低和易断裂的缺点,其中500 μm的丝素纤维共混水凝胶弹性模量达到最大(34.0±3.1)kPa,动态模量也是最大(357.2±45.7)kPa。再生丝素纤维加入壳聚糖的膜基质中作为创伤敷料用于皮肤再生[51],相比于纯壳聚糖膜,60%的壳聚糖/再生丝素微米纤维共混膜的机械性能得到显著提升,弹性模量达到(9.96±1.73)MPa,拉伸强度达到(3.21±0.77)MPa。

蚕茧作为一种天然的复合层次结构,随着机械性能和结构功能的进一步解析,将会加快类蚕茧结构的仿生设计,如通过模仿蚕茧的多层结构,制造出机械性能优异的复合材料建筑物等。丝蛋白β-折叠的排序、幼虫生长期的饲养环境条件和熟蚕的吐丝环境等都会影响到茧丝的结构和性能;另外,测试温度、茧丝纤维的直径、纤维的表面化学处理等也会影响家蚕茧丝的机械性能。目前,家蚕的吐丝机理和吐丝营茧的微观动态过程并没有完全被阐释清楚,今后对这些方面以及丝蛋白合成通路等的深入研究,将有助于全面提高茧丝的机械性能。

(谢启凡、朱良均)

参考文献

[1] 朱良均. セリシンのゲル化と接着性に関する研究[D]. 東京:東京農工大学,1995.

[2] 小松計一. セリシンの溶解性及びに構造特性に関する研究[J]. 日本蚕糸試験場報告,1975,26(3):135-256.

[3] Kiyosawa M, Ito E, Shirai K, et al. Cocoon spinning behavior in the silkworm, Bombyx mori: Comparison of three strains constructing different cocoons in shape[J]. Zool Sci,1999,16(2):215-223.

[4] Zhao H P, Feng X Q, Yu S W, et al. Mechanical properties of silkworm cocoons[J]. Polymer,2005,46(21):9192-9201.

[5] Chen F J, Porter D, Vollrath F. Silk cocoon (Bombyx mori): Multi-layer structure and mechanical properties[J]. Acta Biomater,2012,8(7):2620-2627.

[6] Chen F J, Porter D, Vollrath F. Silkworm cocoons inspire models for random fiber and particulate composites[J]. Phys Rev E,2010,82(4):041911.

[7] Chen F J, Porter D, Vollrath F. A nonwoven composite model based on silkworm cocoon (Bombyx mori)[J]. J Mater Sci Eng,2010,4(9):28-33.

[8] Zhu H X, Knott J F, Mills N J. Analysis of the elastic properties of open-cell foams with tetrakaidecahedral cells[J]. J Mech Phys Solids,1997,45(3):319-343.

[9] Chen F J, Porter D, Vollrath F. Structure and physical properties of silkworm cocoons[J]. J R Soc, Interface,2012,9(74):2299-2308.

[10] Chen F J, Porter D, Vollrath F. Morphology and structure of silkworm cocoons[J]. Mater Sci Eng C,2012,32(4):772-778.

[11] Zhao H P, Feng X Q, Cui W-Z, et al. Mechanical properties of silkworm cocoon pelades[J]. Eng Fract Mech,2007,74(12):1953-1962.

[12] Huang S Q, Zhao H P, Feng X Q, et al. Mechanical properties of cocoons constructed consecutively by a single silkworm caterpillar, Bombyx mori[J]. Acta Mech Sin,2008,24(2):151-160.

[13] Pérez-Rigueiro J, Elices M, Llorca J, et al. Tensile properties of silkworm silk obtained by forced silking[J]. J Appl Polym Sci,2001,82(8):1928-1935.

[14] Pérez-Rigueiro J, Elices M, Llorca J, et al. Effect of degumming on the tensile properties of silkworm (Bombyx mori) silk fiber[J]. J Appl Polym Sci,2002,84(7):1431-1437.

[15] Pérez-Rigueiro J, Viney C, Llorca J, et al. Mechanical properties of silkworm silk in liquid media[J]. Polymer,2000,41(23):8433-8439.

[16] Tsukada M, Obo M, Kato H, et al. Structure and dyeability of Bombyx mori silk fibers with different filament si-

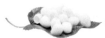
zes[J]. J Appl Polym Sci,1996,60(10):1619-1627.

[17] Zhao H P, Feng X Q, Shi H J. Variability in mechanical properties of Bombyx mori silk[J]. Mater Sci Eng C, 2007,27(4):675-683.

[18] Pérez-Rigueiro J, Viney C, Llorca J, et al. Mechanical properties of single-brin silkworm silk[J]. J Appl Polym Sci,2000,75(10):1270-1277.

[19] Ude A, Eshkoor R, Zulkifili R, et al. Bombyx mori silk fibre and its composite: A review of contemporary developments[J]. Materials Design,2014,57:298-305.

[20] Craven J, Cripps R, Viney C. Evaluating the silk/epoxy interface by means of the microbond test[J]. Composites Part A,,2000,31(7):653-660.

[21] Bledzki A, Gassan J. Composites reinforced with cellulose based fibres[J]. Prog Polym Sci,1999,24(2):221-274.

[22] Hayashi C Y, Shipley N H, Lewis R V. Hypotheses that correlate the sequence, structure, and mechanical properties of spider silk proteins[J]. Int J Biol Macromol,1999,24(2):271-275.

[23] Keten S, Buehler M J. Geometric confinement governs the rupture strength of H-bond assemblies at a critical length scale[J]. Nano Lett,2008,8(2):743-748.

[24] Keten S, Buehler M J. Asymptotic strength limit of hydrogen bond assemblies in proteins at vanishing pulling rates [J]. Phys Rev Lett,2008,100(19):198301.

[25] Termonia Y. Molecular modeling of spider silk elasticity[J]. Macromolecules,1994,27(25):7378-7381.

[26] Du N, Liu X Y, Narayanan J, et al. Design of superior spider silk: from nanostructure to mechanical properties [J]. Biophys J,2006,91(12):4528-4535.

[27] Lee S-M, Pippel E, Gösele U, et al. Greatly increased toughness of infiltrated spider silk[J]. Science,2009,324 (5926):488-492.

[28] Keten S, Xu Z P, Ihle B, et al. Nanoconfinement controls stiffness, strength and mechanical toughness of [beta]-sheet crystals in silk[J]. Nat Mater,2010,9(4):359-367.

[29] Brockwell D J, Paci E, Zinober R C, et al. Pulling geometry defines the mechanical resistance of a β-sheet protein [J]. Nat Struct Mol Biol,2003,10(9):731-737.

[30] Wu X, Liu X Y, Du N, et al. Unraveled mechanism in silk engineering: Fast reeling induced silk toughening[J]. Appl Phys Lett,2009,95(9): 093703.

[31] Plaza G R, Guinea G V, Pérez-Rigueiro J, et al. Thermo-hygro-mechanical behavior of spider dragline silk: Glassy and rubbery states[J]. J Polym Sci, Part B: Polym Phys,2006,44(6):994-999.

[32] Cheng Y, Koh L D, Li D C, et al. On the strength of β-sheet crystallites of Bombyx mori silk fibroin[J]. J R Soc, Interface,2014,11(96):20140305.

[33] Li D C, Ji B H, Hwang K, et al. Crucial roles of the subnanosecond local dynamics of the flap tips in the global conformational changes of HIV-1 protease[J]. J Phy Chem B,2010,114(8):3060-3069.

[34] Li D C, Ji B H, Hwang K, et al. Strength of hydrogen bond network takes crucial roles in the dissociation process of inhibitors from the HIV-1 protease binding pocket[J]. PloS one,2011,6(4): e19268.

[35] Sheu S Y, Yang D Y, Selzle H, et al. Energetics of hydrogen bonds in peptides[J]. PNAS,2003,100(22):12683-12687.

[36] Jin H J, Kaplan D L. Mechanism of silk processing in insects and spiders[J]. Nature,2003,424(6952):1057-1061.

[37] Nova A, Keten S, Pugno N M, et al. Molecular and nanostructural mechanisms of deformation, strength and toughness of spider silk fibrils[J]. Nano Lett,2010,10(7):2626-2634.

[38] Vollrath F, Knight D P. Liquid crystalline spinning of spider silk[J]. Nature,2001,410(6828):541-548.

[39] Köhler T, Vollrath F. Thread biomechanics in the two orb-weaving spiders Araneus diadematus (Araneae, Araneidae) and Uloborus walckenaerius (Araneae, Uloboridae)[J]. J Exp Zool,1995,271(1):1-17.

[40] Teulé F, Miao Y G, Sohn B H, et al. Silkworms transformed with chimeric silkworm/spider silk genes spin composite silk fibers with improved mechanical properties[J]. PNAS,2012,109(3):923-928.

[41] Lin Z, Deng Q Q, Liu X Y, et al. Engineered large spider eggcase silk protein for strong artificial fibers[J]. Adv. Mater,2013,25(8):1216-1220.

[42] Shao Z Z, Vollrath F. Surprising strength of silkworm silk[J]. Nature,2002,418(6899):741.

［43］石川博.絹の微細組織とその物性［M］//北條舒正.続絹糸の構造.上田:信州繊維大学,1980:209-224.

［44］平林潔.絹の変形と構造形成［M］//北條舒正.続絹糸の構造.上田:信州繊維大学,1980:225-242.

［45］农业部种植业管理司.新中国60年蚕桑生产情况资料汇编［M］.北京:中国农业出版社,2014.

［46］Jauzein V，Bunsell A．Bio-composite aspects of silk:The sericin sheath acting as a matrix［J］.J Mater Sci,2012,47(7):3082-3088.

［47］Kaur J，Rajkhowa R，Tsuzuki T，et al．Photoprotection by silk cocoons［J］.Biomacromolecules,2013,14(10):3660-3667.

［48］Tsukada S，Nakashima H，Torimitsu K．Conductive polymer combined silk fiber bundle for bioelectrical signal recording［J］.PloS one,2012,7(4):e33689.

［49］Mandal B B，Grinberg A，Gil E S，et al．High-strength silk protein scaffolds for bone repair［J］.PNAS,2012,109(20):7699-7704.

［50］Yodmuang S，Mcnamara S L，Nover A B，et al．Silk microfiber-reinforced silk hydrogel composites for functional cartilage tissue repair［J］.Acta biomater,2015,11(1):27-36.

［51］Xu Z P，Shi L Y，Yang M Y，et al．Fabrication of a novel blended membrane with chitosan and silk microfibers for wound healing:Characterization, in vitro and in vivo studies［J］.J Mater Chem B,2015,3(17):3634-3642.

第4章　蚕丝蛋白加工工艺

摘要：桑蚕茧丝资源丰富，蚕丝蛋白的制备工艺日益成熟。本章重点阐述桑蚕茧丝中丝胶和丝素的加工技术和制备工艺流程。丝胶采用沸水或高温高压加工制备工艺；采用沸水加工工艺获得的丝胶具有相对分子质量大等特点；采用高温高压法加工丝胶效率高，丝胶的相对分子质量较小。丝素采用中性盐法加工，获得纯丝素蛋白浓溶液或者粉末，相对分子质量为6万以上。采用热水法加工制备丝胶蛋白肽；采用酸解、碱解等加工制备丝素蛋白肽。本章分别介绍了蚕茧丝废弃物加工制备蚕丝蛋白、蚕丝氨基酸的工艺方法，并介绍了蚕丝蛋白的质量标准。

4.1　概　述

蚕丝可通过溶解、分离、纯化等加工处理后获得丝胶和丝素两种蛋白，用于加工制成溶液状、膜状、凝胶状、粉状、固状、网状和纤维状等多种形态功能材料，以拓宽蚕丝在食品、医疗、卫生、工业、农业等领域的新用途，促进了蚕丝产品的多元化发展。早期，日本对蚕丝蛋白在食品领域的应用研究较多，即作为食品添加剂制成蚕丝面条、蚕丝饼干、蚕丝糖果和蚕丝保健食品等。随后，发现将蚕丝蛋白用作保鲜剂，可有效延长水果蔬菜的保鲜期。另外，还开展了蚕丝蛋白隐形眼镜、人造血管、人造皮肤、固定酶、吸水材料等功能材料的研究。由于这些材料的功能性要求较高，因此尚未有产业化产品。相比之下，蚕丝蛋白在化妆品的应用较多，国内外市场上出现了大量蚕丝类化妆品和沐浴产品，如蚕丝洗面奶、蚕丝保湿乳液、蚕丝面膜、蚕丝蛋白洗发水等。

目前，国内加工生产的蚕丝混合氨基酸(丝精)、丝胶粉、丝肽粉、丝粉(丝素粉)等多种产品，其中90%以上用于出口，主要销往日本、韩国、美国、欧盟等国家。

蚕茧生产、制丝和丝织过程中会产生许多副产品，如茧衣、废丝、丝边角料等，如果丢弃，易造成极大的资源浪费和环境污染。如果能够将这些副产品通过理化处理，加工成各种新的功能性材料，拓展蚕丝用途，对促进蚕丝业的发展具有重要的意义。随着加工技术的不断成熟，蚕丝蛋白功能材料产品会被越来越多地开发出来，应用于生物医用材料等多个领域，造福于人类。桑蚕茧丝资源丰富，蚕丝蛋白的加工制备工艺日益成熟。本章重点讲述桑蚕茧丝中丝胶和丝素的加工制备工艺[1-5]。

4.2　丝胶蛋白加工工艺

由于丝胶蛋白易溶于热水中，而丝素蛋白只发生吸水膨润而不会溶解，因此可采用水煮法加工制备丝胶蛋白。水煮法具有操作简单、不受化学试剂污染和易纯化等特点，是一种绿色环保的丝胶加工制备方法。水煮法加工制备丝胶时，有两种工艺，一为沸水法，即将废蚕茧丝置于沸水中煮一定时间获得丝胶蛋白，该工艺获得的丝胶具有相对分子质量大等特点，但茧丝中丝胶加工制备的数量有限，仅能溶解丝胶总重的40%左右；二为高温高压法，即将废蚕茧丝置于100℃以上水浴条件下处理若干时间获得丝胶蛋白，该加工工艺具有效率高、丝胶蛋白基本上能全部溶解于水中等特点，但所得丝胶的相对分子质量较小。

4.2.1　沸水法制备丝胶蛋白

将家蚕茧去除蚕蛹及杂质后剪成碎片，取一定量的茧层碎片在(98±2)℃条件下热水处理30 min，浴比

（茧层与蒸馏水的重量比）为1∶30。然后，将样品倒入纱布袋中过滤，获得丝胶粗溶液与剩余的纤维状丝素。

4.2.2　高温高压法制备丝胶蛋白

将茧层碎片装入不锈钢容器中，并加入一定量的蒸馏水，浴比（茧层与蒸馏水的重量比）为1∶30，在高温高压（120 ℃，0.1 MPa）条件下处理30 min，然后将样品倒入纱布袋中过滤，获得丝胶蛋白粗溶液与剩余的纤维状丝素。

4.2.3　活性炭脱色、浓缩与加工

将活性炭加入以上制备的丝胶蛋白粗溶液中，进行脱色处理。然后，采用抽滤法除去活性炭等杂质，获得澄清的丝胶脱色溶液。将该丝胶蛋白溶液采用旋转蒸发器进行浓缩，得到丝胶蛋白浓溶液。该溶液可直接用于加工制备丝胶肽、膜、凝胶、微粒、再生纤维等功能性材料，或通过冷冻干燥等方法干燥制成丝胶粉末长期储存，用于加工制备多种用途功能性材料。

丝胶蛋白加工的工艺流程，如图4-1所示。

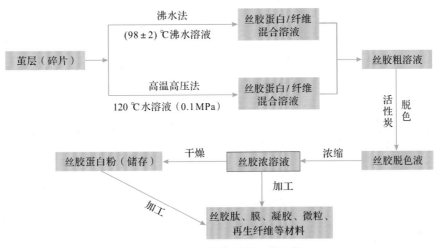

图4-1　丝胶蛋白的制备工艺流程

4.3　丝素蛋白加工工艺

在稀 Na_2CO_3 溶液中，丝胶蛋白可被完全溶解，而丝素纤维不被溶解破坏，利用在稀 Na_2CO_3 溶液中的反应，可以将蚕丝蛋白中的丝素纤维和丝胶蛋白进行完全分离，获得纯丝素纤维。丝素纤维在一定浓度的 $CaCl_2$ 溶液中可被迅速溶解，得到丝素蛋白与 $CaCl_2$ 的混合溶液，该溶液可通过透析法进行提纯，获得相对分子质量大的纯丝素溶液。加工工艺流程如图4-2所示。

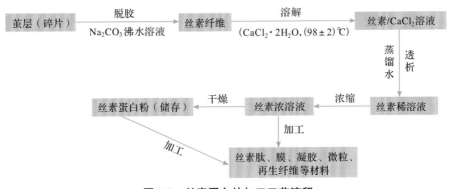

图4-2　丝素蛋白的加工工艺流程

4.3.1 脱胶

将质量分数为 0.5% 的 Na_2CO_3 水溶液煮沸后,加入茧层碎片沸煮 30 min,其间常用玻璃棒搅拌,然后小心倾去溶液,并用蒸馏水洗涤脱胶丝,拧干,获得一次脱胶丝。再以相同的方法进行第二次脱胶,脱完后仍用蒸馏水洗涤,拧干,获得二次脱胶丝(已完全脱除丝胶),即获得纯丝素纤维。最后,将脱胶丝(丝素纤维)放入烘箱中烘干待用。

4.3.2 丝素溶解

取纯丝素纤维加入煮沸的质量分数为 50% 的 $CaCl_2$ 溶液中,在 (98 ± 2)℃条件下处理数分钟,其间常用玻璃棒搅拌,使丝素纤维完全溶解,停止加热。最后,用纱布粗过滤,得到丝素/$CaCl_2$ 混合溶液。

4.3.3 丝素溶液的纯化(脱盐)

将溶解得到的丝素/$CaCl_2$ 混合溶液置于室温冷却,然后进行透析(如透析袋),用蒸馏水透析 72 h 左右以除去 $CaCl_2$ 等杂质。其间经常换水,直至经硝酸银溶液检验,透析水中无沉淀发生为止,取出透析后的丝素溶液用定性滤纸过滤,获得纯丝素蛋白稀溶液。

4.3.4 丝素溶液的浓缩与加工

将纯丝素蛋白稀溶液采用旋转蒸发器或透析袋悬挂除水法进行浓缩,获得纯丝素蛋白浓溶液,相对分子质量为 6 万以上。该溶液可直接用于加工制备丝素肽、膜、凝胶、微粒、再生纤维等功能性材料,或通过冷冻干燥等方法干燥制成丝素粉末长期储存,用于加工制备具有多种用途的功能性材料。

4.4 蚕丝蛋白肽加工工艺

4.4.1 丝胶蛋白肽加工

由于丝胶蛋白在热水、盐、酸、碱及酶等溶液中具有不稳定性,通过这些方法进行丝胶蛋白降解处理,可以获得不同相对分子质量分布的丝胶蛋白肽。热水降解法制备丝胶蛋白肽的加工工艺流程如图 4-3 所示。

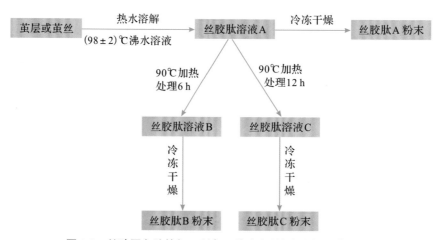

图 4-3 丝胶蛋白肽的加工制备工艺流程(热水降解法举例)

采用热水降解法制备丝胶蛋白肽时,丝胶肽的相对分子质量大小可通过调整热水处理温度、处理时间等进行调控,因此,应根据实际需求,设定相应的处理条件。

称取一定量的干净茧层碎片或废茧丝,放入 30 倍量(V/W)煮沸蒸馏水中,继续加热沸煮 30 min 溶解丝胶,然后将未溶丝纤维取出,用纱布过滤溶解液除杂,获得相对分子质量大的丝胶肽溶液(丝胶肽 A);将所得丝胶肽溶液 A 置于 90 ℃热水中水浴 6 h,获得 90 ℃热水水浴 6 h 丝胶肽溶液(丝胶肽 B);将所得丝胶肽溶液 A 置于 90 ℃热水中水浴 12 h,获得 90 ℃热水水浴 12 h 丝胶肽溶液(丝胶肽 C)。最后,将上述三种溶液置于 −20 ℃冰箱中预冻 3 h,于 −50 ℃冷冻干燥机中冷冻干燥 24 h 后研磨,获得三种具有不同相对分子质量的丝胶蛋白肽粉末。

采用 SDS-PAGE 电泳法测定分析丝胶的相对分子质量,具体方法为:浓缩胶浓度为 5%,分离胶浓度为 10%,电压为 150 V 左右,电泳时间为 1 h 左右,用 R-250 染色液(0.1%CBB、40%乙醇和 10%乙酸混合液)染色 2 h,用脱色液(40%乙醇、10%乙酸混合液)脱色至透明,在凝胶成像系统上进行拍照及图片处理。案例中三种丝胶肽的相对分子质量分布,丝胶肽 A 的相对分子质量较大,集中分布在 43000 以上,其中相对分子质量大于 212000 的丝胶肽含量也较多;丝胶肽 B 的相对分子质量主要分布在 56000~116000 范围内;丝胶肽 C 的相对分子质量主要分布在 56000~97000 范围内。不同相对分子质量的丝胶适用于不同的领域,如丝胶肽 A 的相对分子质量较大,适用于制备膜、凝胶和纤维等形态的功能材料,丝胶肽 B 和丝胶肽 C 适用于粉末、溶液等形态的功能材料。

4.4.2　丝素蛋白肽加工

丝素蛋白在热水中不溶解,但在酸、碱及酶等溶液中易发生降解,通过酸解、碱解或酶解等方法,可以获得不同相对分子质量分布的丝素蛋白肽。采用盐法制备的丝素蛋白肽的相对分子质量为 10000~60000,而采用酸法或碱法等制备的丝素蛋白肽的相对分子质量在 10000 以下,以数千或数百的形式存在。硫酸降解法制备丝素蛋白肽的加工工艺流程,如图 4-4 所示。

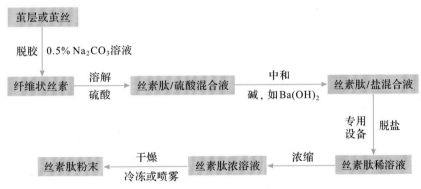

图 4-4　硫酸降解法制备丝素蛋白肽的加工工艺流程

采用硫酸降解法制备丝素蛋白肽时,丝素肽的相对分子质量大小可通过调整 H_2SO_4 浓度、处理时间等进行调控。具体工艺为:先称取一定量的干净茧层碎片或废茧丝,用质量分数为 0.5% 的 Na_2CO_3 脱胶,与 0.2~6.0 mol/L H_2SO_4 溶液按重量比 1:100~10:100 混合,在 60~80 ℃水浴中水解 2~48 h,得丝素肽 H_2SO_4 混合溶液;将上述溶液用 $Ba(OH)_2$ 等碱溶解中和至 pH 为 6.8~7.2,取上清液过滤,得丝素肽/盐混合溶液;再用脱盐设备进行脱盐,得纯丝素肽稀溶液;最后,将该溶液浓缩成丝素肽浓溶液,采用冷冻或喷雾干燥法制成丝素肽粉末。上述方法所制丝素肽的相对分子质量分布或为 4000 以下,或为 20000 以上,可根据实际需求,选择不同的加工工艺参数。

4.5　蚕茧丝废弃物加工工艺

缫丝工厂在制丝过程中产生的大量下脚料,如茧衣、屑丝、长吐、汤茧、蛹衬等,除了被用作绢纺原料、加工丝绵等外,还可简单地加工成蚕丝蛋白、蚕丝氨基酸等产品。

4.5.1 蚕茧丝废弃物加工蚕丝蛋白

4.5.1.1 硫酸处理制备蚕丝蛋白

将一定量蚕茧丝废弃物逐渐加入 800 mL 40%(体积比)H_2SO_4 溶液中,边加边搅拌,在 50 ℃下保持约 2 h,使蚕丝蛋白充分水解。水解后倒入冷水中,用 10 mol/L NaOH 溶液调整 pH 至 6.0,放置过夜,倾出上清液,用离心机分离除去沉淀。将上清液合并,再行抽滤,滤液加温至 80 ℃,保持 1 h,灭菌后,获得可溶性蚕丝蛋白溶液。

4.5.1.2 碱液处理制备蚕丝蛋白

取蚕茧丝废弃物 60 份,用 48 份乙二胺和 36 份 NaOH 的混合物处理后,溶解于 300 份水中,加水至总量为 600 份,搅拌。然后用 3 mol/L 乙酸溶液调节该溶液的 pH 为 6.5~7.0,得到的溶液滤去残渣,并通过纤维素 C-65 柱吸附,用水冲洗,透析 48 h,然后再次搅动除去树脂,余下的溶液加水 2640 份,并用 2160 份丁二醇处理,再用 2 mol/L NaOH 溶液和 0.3 mol/L 乙酸溶液将 pH 调整到 4.0~4.5,得到的溶液放置 24 h,最后在 70~75 ℃温度下加热 3 h,获得一种胶状蚕丝蛋白溶液。

4.5.1.3 溴化锂处理制备蚕丝蛋白

将蚕茧丝废弃物放入 10% Na_2CO_3 溶液中,在 95 ℃温度下,把 2%马赛皂水溶液加入上述溶液中,加热 90 min,所得的产物中加入 8 mol/L 的 LiBr,在 40 ℃下加热 2 h,将用 LiBr 处理后的丝粉放入透膜内,用流水透析,除去 Br^-,直至 Br^- 消失为止,获得白色蚕丝蛋白微晶。

4.5.1.4 盐酸处理制备蚕丝蛋白

将蚕茧丝废弃物用稀碱处理后,置于 1.2 mol/L HCl 溶液中,在 60~70 ℃温度下加热 24 h,然后搅拌 30 min,过滤沉淀,沉淀用 2 mol/L NaOH 溶液洗涤,并把 pH 调整到 6.5~7.5。再缓慢倾泻过滤,沉淀用碱液洗涤,经干燥后获得蚕丝蛋白粉。

4.5.2 蚕茧丝废弃物制备蚕丝氨基酸

蚕茧丝废弃物经过水解,可以分离获得几种含量较高的氨基酸。从丝胶中能得到大量的丝氨酸,可进一步制备医药工业的重要原料——环丝氨酸。

4.5.2.1 从丝素纤维中分离氨基酸

丝素中,甘氨酸、丙氨酸、酪氨酸和丝氨酸的含量较高,将丝素纤维水解后,通过脱色、过滤、纯化、洗脱、结晶等处理,达到分离。

(1)工艺流程

蚕茧丝废弃物制备丝氨酸、丙氨酸、甘氨酸的工艺流程如图 4-5 所示。

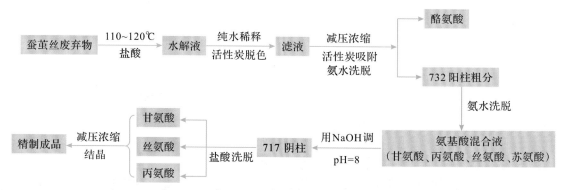

图 4-5　蚕茧丝废弃物制备丝氨酸、丙氨酸、甘氨酸的加工工艺流程

(2)加工步骤

①水解:例如,称取 12.5 kg 蚕茧丝废弃物(5 次,每次 2.5 kg),加入 6 mol/L 工业盐酸 7.5 L,用 5000 mL 或 10000 mL 的圆底烧瓶,加热沸腾后投料,用蛇形冷凝管冷却盐酸蒸汽。在 110~120 ℃下回流 22 h,充分水解。然后在水解液内加 1 倍体积的纯水,每升水解液中加入 30~40 g 粉状活性炭,60 ℃下搅拌 30 min,用涤纶布过滤除去杂质,得到棕色水解液约 150 L。脱色前的水解液呈黑色,这是由于色氨酸被破坏所致。

②炭柱脱色收集酪氨酸:用颗粒状活性炭(化学纯),上柱,控制上柱液流速为 300 mL/min,用 50 L 塑料桶收集脱色液,待分离其他氨基酸用。炭柱用纯水洗至中性,流速 250~300 mL/min,洗脱液用 50 L 塑料桶收集,获得酪氨酸溶液,经真空减压浓缩,抽滤得酪氨酸粗品。活性炭可经 6%~8% NaOH 溶液处理再生。

③732 型强酸性阳离子交换树脂柱(732 阳柱)粗分:脱色后的水解液呈透明状,可直接上 732 阳柱,流速为 300 mL/min。然后用纯水以 400~600 mL/min 的流速洗柱,至流出液呈中性。洗脱时,采用 0.1 mol/L 氨水作洗脱剂,流速控制在 250~300 mL/min,用 50 L 塑料桶编号收集。纸上层析鉴定,把甘氨酸、丙氨酸含量较大的分为一组,苏氨酸、丝氨酸含量较大的分为另一组,同时弃去其他混合氨基酸。732 阳柱可按常规再生,重复使用。

④氨基酸的纯化分离:经 732 阳柱分离出的甘氨酸+丙氨酸和苏氨酸+丝氨酸两组混合液,分别倒入缸内,用分析纯氢氧化钠调 pH 值至 8,然后上 717 强碱性阴离子交换树脂柱(717 阴柱)。上柱液浓度 4%~5%,流速以 250~300 mL/min 为宜。待流出液停止,用纯水以 400~600 mL/min 的流速洗柱至中性。洗脱时,将饱和的柱体与另一未上柱的 717 阴柱串联,用 0.2 mol/L 盐酸洗脱,流速 250~300 mL/min,编号收集至 pH 降到 3 为止。纸上层析鉴定结合茚三酮显色,将收集的洗脱液分别分成纯甘氨酸、丙氨酸、丝氨酸以及它们的相互重叠部分共四组。前三组经真空浓缩结晶得到粗品,后一组待下次继续上柱纯化分离。

⑤精制:纯甘氨酸、丙氨酸、丝氨酸结晶粗品用 20 倍量的 80~90 ℃高纯水水解,按照每升水解液加 15 g 三级活性炭的比例进一步脱色,趁热抽滤,水浴蒸发至出现晶体,室温冷却,加 3 倍 95% 乙醇,置冰箱中 12 h,抽滤得结晶氨基酸,再用少量乙醇洗涤二次抽滤,在 60~70 ℃下干燥,得白色结晶纯品。

4.5.2.2 丝胶中丝氨酸的制备工艺

丝氨酸可以从蚕茧丝废弃物的脱胶液中提取,也可从制丝废水中制取。

(1)工艺流程

丝胶中制取丝氨酸的工艺流程如图 4-6 所示。

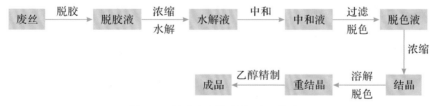

图 4-6 丝胶中制取丝氨酸工艺流程

(2)加工步骤

①脱胶:每 1 份干的废丝加 12 份水,然后加入纯碱使混合液内碱浓度达 3% 左右,配好后投入反应锅内,蒸汽加热,在压强为 1.0~1.4 kg/cm² 下保持 40 min。

②水解:脱胶液经浓缩迅速投入反应锅内,慢慢注入浓硫酸,硫酸用量为 0.8~0.9 kg/kg 干丝胶,边加边搅拌,升温至 105~120 ℃,保温 18 h,使完全水解。

③中和:放冷后的水解液,每千克添加 3 kg 氢氧化钡。先配成氢氧化钡的饱和溶液,在搅拌下,慢慢注入水解液内。中和结束后过滤,取上清液。

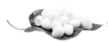

④脱色:中和后的上清液中,加入占其重量5%的活性炭,升温至60℃,保温搅拌1~1.5 h,用细滤袋自然过滤,滤液减压浓缩,得到粗晶体,用热水溶解,重新脱色一次,浓缩,重结晶,并用95%乙醇洗涤,以除去脂溶性物质。

⑤纯化:丝氨酸粗晶体用pH3.4柠檬酸缓冲液溶解,注入732阳柱中,加热至37.5℃。然后用0.1 mol/L盐酸洗脱,弃pH3.4组分,收集其他组分,减压浓缩后,获得纯丝氨酸。

4.6 蚕丝蛋白质量标准

蚕丝蛋白(丝素、丝胶)的质量要求,按照商务部行业标准《丝素与丝胶》(SB/T 10407—2007)执行[6,7]。

4.6.1 感官要求

丝素与丝胶的感官要求应符合表4-1的规定。

表4-1　丝素与丝胶的感官要求

项 目	要 求	项 目	要 求
色泽	浅白色或淡黄色	性状	粉末状固体,无外来杂质
味	具有蚕丝蛋白特有的气味,无其他异味		

4.6.2 理化指标

丝素与丝胶的理化指标应符合表4-2要求。

表4-2　丝素与丝胶的理化指标

项 目	丝素	丝胶	项 目	丝素	丝胶
总氮含量/% ≥	14.5	14	砷(以 As 计)/(mg·kg^{-1}) ≤	2	2
干燥失重/% ≤	5	5	铅(以 Pb 计)/(mg·kg^{-1}) ≤	10	10
灰分/% ≤	5	5	汞(以 Hg 计)/(mg·kg^{-1}) ≤	0.1	0.1
pH	5~7	5~7			

注:食品、化妆品及药品与医用材料。

4.6.3 氨基酸指标

丝素与丝胶的氨基酸指标应符合表4-3要求。

表4-3　丝素与丝胶的氨基酸指标

项 目	桑 蚕		柞 蚕	
	丝素	丝胶	丝素	丝胶
氨基酸含量/% ≥	90	87.5	90	87.5
甘氨酸+丙氨酸+丝氨酸/% ≥	76	—	70	—
丝氨酸+天冬氨酸/% ≥	—	42	—	31

4.6.4　微生物指标

丝素与丝胶的微生物指标应符合表 4-4 规定。

表 4-4　丝素与丝胶的微生物指标

项　目		丝素	丝胶	备　注
菌落总数/(cfu·g^{-1})	≤	300		食品、化妆品及药品与医用材料
大肠菌群/(MPN·100 g^{-1})	≤	30		
致病菌(沙门氏菌、志贺氏菌、葡萄球菌、溶血性链球菌)		不得检出		

4.7　展　望

蚕丝蛋白加工技术方法，一个重要条件是绿色环保。采用理化方法加工制备蚕丝蛋白，应做好废水处理，减少对环境的影响。采用理化加工技术与酶处理结合的方法，加工生产蚕丝蛋白及其产品，减少排放，有利于环境保护。

随着人类对蚕丝蛋白功能特性的不断了解，蚕丝蛋白的功能研究受到了国内外学者的高度关注，加工制备不同相对分子质量蚕丝蛋白及其产品已成了热点，而开发更高效、环保的加工技术是蚕丝蛋白研究的发展趋势。

（朱良均、杨明英、闵思佳）

参考文献

［1］黄自然,李树英.蚕业资源综合利用［M］.北京:中国农业出版社,2013,174-181.
［2］陶俊逸,邵骏骅,张海萍,等.蚕丝蛋白制备方法的研究［J］.蚕桑通报,2012,43(3):18-21.
［3］张海萍,周林巨,闵思佳,等.用热水解法制备不同分子质量丝胶粉的溶解性差异及其成因探讨［J］.蚕业科学,2008,34(3):477-481.
［4］朱正华,朱良均,陆旋.丝素蛋白粉制备工艺研究［J］.氨基酸和生物资源,2003,25(3):37-40.
［5］黄自然.蚕桑综合利用［M］.北京:中国农业出版社,1992.
［6］朱良均,李亮,唐顺明,等.丝素与丝胶:SB/T 10407—2007［S］.北京:中国标准出版社,2007.
［7］朱良均,闵思佳,张海萍,等.丝素、丝胶质量标准指标的研究［J］.蚕业科学,2005,31(3):311-315.

第5章　蚕丝蛋白骨组织工程材料

摘要：本章主要依据最新的研究报道,阐述蚕丝蛋白在骨组织工程领域的最新研究成果及应用进展:主要介绍蚕丝蛋白骨组织工程支架的加工制备方法,蚕丝蛋白复合支架的研究,支架表面改性技术,蚕丝蛋白的仿生矿化及矿化蚕丝蛋白支架的研究,蚕丝蛋白支架在动物骨缺损模型中的应用,并总结现有材料加工技术和方法上存在的不足,进一步展望蚕丝蛋白在骨组织工程支架材料领域的发展趋势,以期为研究蚕丝蛋白支架的临床应用提供必要的参考和借鉴。

5.1　概　述

5.1.1　骨组织工程概况

骨骼是人或动物体中一种极坚硬的器官,主要是由结缔组织组成的,其基本成分是胶原纤维、矿物盐和细胞,其功能是保护器官,同时担负着承重、造血、免疫调节、贮钙和代谢等功能,因此在维持机体正常生命活动中发挥着不可替代的作用。由于外伤、肿瘤、病理、生活环境、年龄和遗传等因素造成的骨损伤和骨缺损非常常见。一般来讲,骨组织出现的微小损伤可以通过机体的内源性再生过程得到合理修复。然而对于大段骨组织损伤来说,机体很难对其进行功能的修复,如不加以合理治疗,对人体的正常生命活动和身体健康都构成严重威胁。因此,如何对缺损骨组织进行修复及重建,恢复其正常形态和生理功能,是世界各国科学家和医生所面临的一个难题。

传统治疗骨损伤的方法包括自体骨移植、同种骨移植和异种骨移植等[1]。自体骨移植方法一般是从身体其他部位取出健康骨后再移植到损伤部位,具有成骨能力强、组织相容性好等优点,一直被认为是骨移植的金标准。然而该方法往往需要多次手术,增加创伤及手术时间,且存在来源有限,以牺牲健康组织为代价,取骨处存在一定的并发症等缺点。同种骨移植和异体骨移植有优越的组织学特点,不受形状与数量的限制,但存在免疫排斥反应,易发生细菌、病毒感染等问题(如 HIV 和肝炎病毒感染等)。随着骨组织工程学的出现和发展,模拟天然骨组织的生理构成及特点,应用生命科学和工程学的技术和原理来制备骨修复材料,为最终实现缺损骨组织的再生和修复提供了一种极具前景的治疗方法。

骨组织工程学是生物医学工程领域中的一个分支学科,融合了细胞生物学、材料学、生物化学、生物医学和高分子科学等学科[2]。骨组织工程学是在正确认识动物骨组织正常生理及病理两种状态下的组织差异关系,从而在体外设计、构建骨修复支架材料,同时体外培养种子细胞,然后将细胞/支架材料复合体植入骨组织缺损部位,从而达到在缺损部位修复和重建骨组织的目的[3]。该疗法改变了以损伤本体来修复创伤的传统治疗模式,解决了临床上骨组织移植体供给与需求之间严重不平衡的矛盾,提高了缺损骨组织的愈合效率,为最终实现真正意义上的骨组织修复和骨功能重建开辟了一条全新的道路,因此成为目前研究上治疗骨损伤非常有效的方法。与其他体内组织相比,骨骼具有相对单一的细胞成分和独立的功能关系,理论上对缺损骨组织的修复较其他器官更易,因此关于骨组织工程支架的研究进展较为迅速。近 30 年来,骨组织工程和再生医学研究领域取得了重要进展(图 5-1),在我国已有多款骨组织工程材料进入临床应用阶段。在最近的动物实验和临床试验中,以蚕丝蛋白为主要原料,通过骨组织工程技术治疗骨组织损伤也都获得较好的骨组织修复效果,后文将综合介绍关于蚕丝

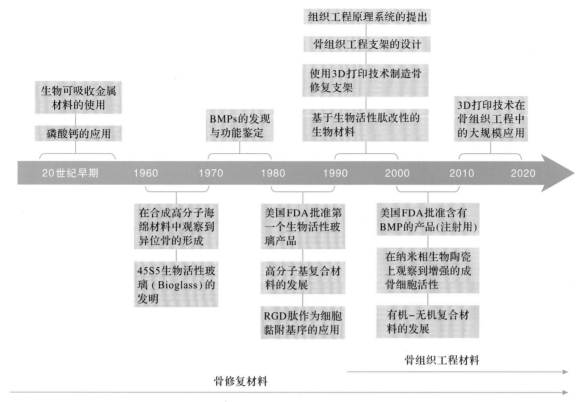

图 5-1　骨组织工程生物材料设计中主要里程碑的时间表[2]

BMPs:骨形态发生蛋白;FDA:美国食品药品监督管理局;RGD:精氨酸-甘氨酸-天冬氨酸三肽

蛋白骨组织工程支架的研究情况。

5.1.2　骨组织工程支架的研究内容

骨组织工程通过有效整合支架材料、种子细胞和信号因子,最终期望实现骨组织的体外工程化,用于缺损骨的再生与修复。因此,种子细胞应该具有快速增殖的特性,同时应具有一定的分化特性,从而实现骨组织功能的重建;信号因子则可以刺激细胞的增殖、分化或凋亡,调控细胞在支架材料上的细胞行为;而支架材料作为种子细胞和信号因子的载体,能够固定信号因子,还为细胞提供一种类似于体内的细胞外微环境,支持细胞的新陈代谢活动,并促进废弃物和营养物质的运输。在骨组织修复过程中,支架材料应能够逐渐在体内被降解吸收,预留出足够的空间为组织在体内再生和发育提供一个良好的生存空间,因此支架的降解速率在组织修复过程中起着至关重要的作用。如果支架材料降解速率过快,将无法为新生组织提供足够的机械支撑和保护作用;但若支架材料降解过慢,则导致支架出现"占位"效应,使细胞无空间生存,最终导致新生骨组织出现畸形生长或直接抑制骨组织的生长。

除了可控降解性,组织工程支架材料还应具备良好的生物相容性、低免疫源性、结构相容性、足够的机械力学性能等。支架材料的机械性能必须有合理的设计,既要有一定的强度,又要有一定的韧性,还要具有一定的抗压、抗张及抗扭曲能力。此外,通过模仿骨组织部位的细胞外基质(extracellular matrix,ECM)结构和组成成分构建出的支架材料在体外有利于种子细胞的生存和成骨分化,在体内能进一步引导缺损部位血管的再生和新生骨组织的发育,从而使受损的骨组织得到再生。一般理想的骨修复支架材料应具备以下几个主要特征:

(1)三维多孔网络结构:高孔隙率(>80%),相互连通的孔形态,具有较大的内表面积,应含有适合骨种子细胞生长的孔径(100~350 μm)[4,5]以及适合微小血管再生的孔径(300~500 μm)[6],从而有利于细胞的黏附和增殖、血管组织的生长以及营养物质的渗入和代谢产物的排出等功能的发挥;

(2)良好的生物相容性:即支架材料本身对人体组织没有不良影响,不致癌,不引起炎症反应;

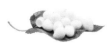

（3）具有良好的降解性能：其降解速率应能与新组织的生长速率保持动态平衡，降解产物不产生免疫反应，对机体无毒副作用；

（4）良好的表面活性：有利于细胞黏附、增殖以及负载生长因子等生物信号分子和诱导细胞的分化；

（5）具有可塑性：支架材料应能预先加工成与所修复组织相一致的三维形貌，从而保证其结构相容性；

（6）足够的力学性能：能在体内动态环境中保持一定的结构完整性，从而为新生组织提供良好的机械支撑，并为种子细胞提供合适的微应力环境刺激，促进种子细胞的成熟；

（7）易于消毒和保存，能够长期保存。

按照人工骨修复支架材料的来源，可分为以下几类：

（1）金属类材料，如不锈钢、钛合金等；

（2）生物陶瓷类材料，如羟基磷灰石（hydroxyapatite，HA）及磷酸三钙（tricalcium phosphate，TCP）等；

（3）合成高分子类材料，如聚乳酸、聚乙醇酸和聚己内酯等；

（4）天然高分子类材料，包括胶原、透明质酸、丝素蛋白、丝胶蛋白、壳聚糖、甲壳素等。

金属类材料临床应用最多，研究也很透彻，但金属类材料为不可降解型支架，植入体内后只能替代而不能修复骨组织。生物陶瓷类材料具有良好生物相容性，有一定的骨诱导性，但其脆性高、韧性差，且材料不易降解，植入体内后有潜在的毒副作用。合成高分子支架材料降解速率容易调控，力学性能和可加工性能较好，可工业化生产，但生物相容性较差，其降解后产物呈弱酸性，在体内易引起炎性反应。天然高分子支架材料有利于细胞的生长、分化，在体内能提供一个理想的、类似于 ECM 的结构，易于降解，但不同种类的天然高分子性质差异很大，大部分天然高分子支架材料机械性能较差[7]。因此如何设计和优化骨修复支架材料也是研究的热点。

5.1.3　蚕丝蛋白支架在骨组织工程中的应用

蚕丝蛋白是一类天然的生物高分子，因其具有良好的生物相容性、可降解性、优良的力学性能以及产量丰富等特点，在组织工程支架材料方面的应用被人们广泛关注，已经成为骨组织修复材料的重要来源之一。

不同种类的蚕丝蛋白其氨基酸组成变化较大，如家蚕丝素（silk fibroin，SF）中的甘氨酸、丙氨酸和丝氨酸约占总组成的 80% 以上；而家蚕丝胶（silk sericin，SS）中的氨基酸主要为丝氨酸、天冬氨酸和甘氨酸等[8]。近年来，多种形态的蚕丝蛋白多孔支架与种子细胞相结合，已用于不同骨组织及其衍生组织的修复与功能重建。目前各种形式的蚕丝蛋白生物材料，包括零维多孔微球、一维纳米纤维、二维骨修复膜、三维水凝胶、骨钉、3D 打印支架以及海绵支架等已经被广泛应用于对骨损伤的修复研究（图5-2）[9]。其中，蚕丝蛋白多孔支架材料由于其具有三维、多孔、易于表面修饰、与本体骨组织结构相似等特点而在骨组织工程领域有着重要的用途。

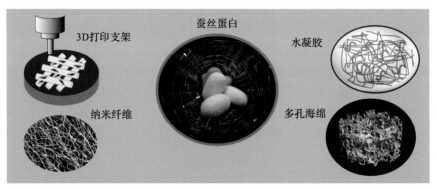

图5-2　蚕丝蛋白生物材料在骨组织工程中的应用[9]

蚕丝蛋白多孔支架材料具有如下优点：

(1)良好的生物相容性,很少引起细胞的毒性反应和机体体内强烈的免疫反应,无致瘤性;

(2)材料可塑性强,可加工成海绵、凝胶、3D打印支架等各种形式,不受供体来源限制;

(3)作为天然蛋白,侧链易于化学修饰,可把生长因子、蛋白酶等功能性物质接枝到丝蛋白链上;

(4)具有优良的力学强度,能与其他天然纤维和合成聚合物相媲美;

(5)可在体内降解,降解速率可控,降解后的空缺位点能够被新生的骨组织所取代,达到结构上的互补;

(6)降解产物对机体无害,还具有一定的营养作用,在外科手术的应用已有很长历史;

(7)来源广泛,丝蛋白水溶液提取方法简单;

(8)可通过转基因或基因重组技术,改变蚕丝蛋白材料的物理、化学和生物性能,使其具备更好的应用、开发基础。

5.2 蚕丝蛋白多孔支架材料

直接利用丝纤维为原料,通过编织、层叠等方法可以获得具有网状或者多孔结构的生物材料,但是这些材料结构稳定性较差,宏观形貌不易保持,且在体内降解速率较慢。为了进一步提高蚕丝蛋白生物材料的骨组织修复能力,解决这一问题的途径是将固态蚕丝纤维转变为蚕丝蛋白的有机/水溶液,再通过材料加工方法构建出形貌均匀、结构稳定的三维多孔支架,用于骨组织工程的研究。

多孔结构作为典型的生物结构,广泛存在于大自然环境中,如树木、骨头、珊瑚等[10]。在组织工程领域,与无孔的实体材料相比,多孔材料有着更小的密度、更大的比表面积等特性[11],可用于人工器官的构建、损伤修复和医疗保健等方面。多孔支架的孔隙结构,包括孔隙度、孔的连通性、孔径和孔的分布等,与细胞的生存、增殖和分泌骨基质密切相关[12,13]。正如前文所述,大于细胞尺寸的大孔为细胞的生存提供了较大的空间,有利于细胞向支架内部的迁移和浸润,避免细胞间发生"接触抑制"现象。小孔的大小虽然小于细胞,但有利于细胞获得足够的营养物质,进行气体交换,促进细胞与支架之间建立信号连接。因此,合理设计支架的孔径及分布,是骨修复材料的重要研究内容之一。

蚕丝蛋白多孔支架在骨组织工程的发展中扮演着举足轻重的作用,已成为组织工程支架的重要形式之一。因此对蚕丝蛋白支架本体结构、形态结构以及表面修饰的研究都具有重要意义。力学性能如何是蚕丝蛋白支架材料能否应用于临床的关键。诸如蚕丝蛋白相对分子质量、溶液浓度、致孔方法和后处理方式等因素都会影响蚕丝蛋白支架的机械性能。首先,较高的初始浓度和相对分子质量使得丝蛋白溶液的分子网络更紧凑和连贯,从而可获得高杨氏模量和硬度的支架;第二,不同的制备方法能够得到不同孔径及不同形貌的多孔结构,如果支架孔隙分布均匀,使得对机械应力分布更均匀,有利于其受力得到有效的耗散,从而增强支架的力学性能,反之,孔隙分布不均的支架材料其力学性能下降;第三,使用单元醇、多元醇或水蒸气的后处理方式可诱导支架中蚕丝蛋白的结晶化,宏观表现为支架力学性能的提升[14,15]。所以应根据临床需要,选用不同状态的蚕丝蛋白及采用合理的支架制备方法来构建蚕丝蛋白多孔支架。

5.2.1 蚕丝蛋白多孔支架的制备方法

蚕丝纤维是一种不溶于水的蛋白,所以应该将蚕丝纤维重新溶解在盐溶液或者有机溶剂中获得再生丝蛋白溶液,再加工成不同几何形态的多孔支架。蚕丝蛋白多孔支架的制备方法众多,用不同方法制备的蚕丝蛋白多孔支架的表面形貌、孔径和孔隙率会有所差异,力学性能差异也较大。不同制备方法都有各自的优点和局限性,这是制备支架过程中需要考虑的因素。下面介绍几种常用的制备蚕丝蛋白多孔支架的方法。

5.2.1.1 冷冻干燥法

冷冻干燥法是将蚕丝蛋白溶液体系在低温下冷冻,达到其溶液凝固点以下,然后置于真空环境中

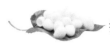

进行冷冻干燥,体系中的冰晶由于在真空环境中慢慢升华,使得丝蛋白周围的冰晶直接变为气态,继而产生孔洞,最终形成了宏观可见的多孔支架[16]。目前,通过冷冻干燥法制备蚕丝蛋白多孔支架的研究最多,从实验条件和方法上都有比较系统的研究。可以通过改变蚕丝蛋白溶液的浓度、降温速率及冷冻温度,来控制支架材料中孔的尺寸和形状、孔隙率、机械强度等性能。

为了进一步提高多孔支架的力学性能,杨明英等[17]使用一种简单而环保的方法制备高强度的蚕丝蛋白多孔支架。从 5 龄第 7 天的家蚕体内原位提取出高相对分子质量的 SF 溶液,利用冷冻干燥技术,将 SF 水溶液加工成多孔支架。力学测试表明,多孔支架具有很高的抗压强度和弹性模量,是一种在骨组织工程领域具有应用前景的多孔支架材料。构建多孔支架材料的另外一个重要挑战是模仿骨组织微环境中的 ECM 结构。为了实现这一目标,一些研究者从冷冻机理入手,通过改进冷冻干燥过程中的关键因素,如调节冷冻时的降温速率,从而获得具有特定片层结构的多孔支架,由此得到的支架在形态、结构和力学性能方面都与普通冷冻干燥法得到的蜂窝状多孔支架之间存在着较大差异[18]。

5.2.1.2　粒子致孔法

粒子致孔法是在蚕丝蛋白溶液中加入致孔剂粒子,将两者混合均匀、固化,再利用致孔剂与蚕丝蛋白材料溶解性不同的原理,置换出致孔剂粒子,最后干燥得到多孔支架材料的方法[19]。致孔剂颗粒研究最多的为 NaCl 颗粒,其他的还有糖颗粒和石蜡粒子等。通过改变致孔剂粒径、致孔剂质量、溶剂种类等条件可以调控支架的孔径、孔隙率,从而达到调整力学性能和生物学性能的目的[20]。

该方法的最大优点是可以得到孔径可控、孔高度相通的多孔结构。致孔剂粒子的总占比可以控制多孔支架的孔隙率,而支架孔径则主要由致孔剂粒子的大小决定。有研究者利用粒子致孔法,将 NaCl 颗粒加入 SF 溶液中制备多孔支架。该多孔支架具有高度均匀、连通的孔隙结构。通过对 NaCl 颗粒大小进行过筛分级,使制得的支架内孔结构分布更加均匀,孔径尺寸大小为 $470\sim940\ \mu m$,孔隙率大于 90%[21]。Makaya 等[22]曾采用粒径为 $300\sim500\ \mu m$ 的糖粒子作为致孔剂制备出连通性良好的多孔结构。Uebersax 等[23]以石蜡粒子作为致孔剂制备出孔径可控($300\sim400\ \mu m$、$200\sim300\ \mu m$、$100\sim200\ \mu m$ 等)的 SF 支架(图 5-3)。若致孔粒子的添加量保持一致,然后提高蚕丝蛋白溶液的浓度,会使蚕丝蛋白高分子链的堆砌更加紧密,使支架的孔隙率减小,孔壁增厚,从而增加支架的抗压强度和硬度,力学性能得到提高。而当保持蚕丝蛋白溶液浓度不变时,随着致孔粒子添加量的增多,支架的孔隙率变大,孔壁变薄,使抗压强度和压缩模量均减小,力学性能降低。致孔剂法也存在制备过程复杂、致孔剂易残留、支架力学强度不高、易脆等缺点。

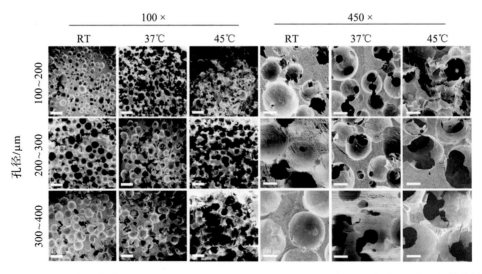

图 5-3　用不同孔径的石蜡致孔剂($100\sim200\ \mu m$,$200\sim300\ \mu m$,$300\sim400\ \mu m$)制备的 SF 支架扫描电镜图[23]

　　在室温(RT)、37 ℃ 或 45 ℃ 下熔融石蜡致孔剂来控制其互连性。标尺:原始放大 100 倍的标尺为 $400\ \mu m$,原始放大 450 倍的标尺为 $100\ \mu m$

5.2.1.3　气体发泡法

气体发泡法是一种利用物理或化学方式产生的气体使蚕丝蛋白材料形成多孔的方法。一般采用碳酸盐类化合物为化学发泡剂,如将蚕丝蛋白溶液/NaHCO₃ 颗粒混合物加入模具中,调节 pH 产生二氧化碳气体,最后干燥得到多孔支架。气体发泡法产生的支架具有较高的抗压强度和弹性模量,可以制备出孔径大于 $200~\mu m$ 的多孔,孔隙率为 $87\%\sim97\%$[20]。此外,相比其他方法,孔与孔之间具有更好的贯通性。

徐水等[24]采用 NaHCO₃ 气体发泡法制备 SF 多孔支架。制得的支架孔隙率较高且多孔分布均匀,支架孔径为 $50\sim200~\mu m$。支架经过甲醇浸泡后,SF 的疏水区相互聚集及规则排列,促进了 SF 多肽链的 β-折叠化,使支架在液态环境中具有良好的形态保持性。通过气体发泡法制得的支架孔隙率较高,但是也存在操作复杂、多孔分布不均的缺点。在该方法中,因为气体和液体的密度相差较大,制备的蚕丝蛋白多孔材料具有较低的动力学稳定性:液相容易下沉而气相易上升,从而导致在支架的底部形成致密的非多孔层,而靠近表面部位则出现高度多孔结构。通过添加表面活性剂可以防止产生的气泡聚集,能得到较为均匀的多孔结构。同时,还可以通过增加蚕丝蛋白溶液的黏度或者添加交联剂,使蚕丝蛋白溶液凝固速率加快,减少不均一多孔的产生。

5.2.1.4　3D 打印法

上文介绍的这些制备方法能够获得高孔隙率的蚕丝蛋白多孔支架,然而这些技术在孔隙度、孔连通性、孔隙均匀性、精确性、空间结构复杂性、个性化等方面不尽如人意,因此,研究上迫切需要一种能够精确、可控的致孔方法。1983 年,Charles Hull 在计算机的协助下发明了 3D 打印技术。3D 打印技术因其性能优越,很快被应用于再生医学领域,目前正不断取得进步。借助这项技术,科学家能够制造出仿真度极高的仿骨支架材料。与传统组织工程支架编造技术不同,3D 打印支架在计算机的精确控制下,将具有光敏型、温敏型或者交联型特质的预凝胶、溶液或粉末等原材料装入 3D 打印设备,进行层层堆积,打印出结构均匀的多孔材料。不同原理的 3D 打印技术其具体打印过程也不一样。如果使用喷涂式 3D 打印机制备多孔支架,需经过以下几个步骤:①利用磁共振成像(magnetic resonance imaging,MRI)技术、计算机断层扫描(computed tomography,CT)来评估病人体内缺损骨组织部位的立体几何形态,利用计算机辅助设计对数据进行分析,得出 3D 模型;②在计算机控制下,机床设备按预定路线进行逐层打印,3D“墨水”从打印喷头流出;③打印出的聚合物在较短时间内凝固,保持一定的几何形态,形成 3D 多孔支架。

蚕丝蛋白作为一种天然高分子,在 3D 打印领域也开始崭露头角,已经有立体光固化、三维喷印、挤压式直写等形式在 3D 打印技术上的应用(图 5-4)[25,26]。蚕丝蛋白作为 3D 打印的“墨水”具有快速成型、低成本、使用方便、易化学修饰等优点。早期的研究[27]通过 SF 水溶液在聚乙烯塑料板上打印出相互平行的线条图案,将间充质干细胞(mesenchymal stem cells,MSCs)接种在该图案化的支架表面上,一周后发现细胞能够沿着平行线图案进行黏附和生长。

支架内部的微环境,包括材料的刚度、内部拓扑形貌、粗糙度、几何形状等作为一类物理刺激信号能够被细胞所识别,影响细胞命运并使细胞做出适当反应。传统的蚕丝蛋白支架内部的微环境为随机多孔结构,细胞在支架上黏附时,不能从支架局部微环境中得到足够协同的生化信号或机械反馈,使细胞后期的发育呈现随机性。而 3D 打印技术用于蚕丝蛋白支架的构建其优势在于能够构建一体化的复杂几何外形和内部均一的微环境结构,这种支架对干细胞的生长和功能的发挥特别有利,还可实现含复杂血管网络的人工骨支架的构建,并能显著提高支架与缺损部位的集成度。其原理可解释为:3D 打印支架具有内部均匀的微孔结构,能有针对性地为细胞生存提供合适的组织微环境,合理调节细胞黏附、增殖或者细胞特定表型的表达,最终影响细胞的成熟、组织的发育和 ECM 的沉积[28]。Ghosh 等[26]通过 3D 打印技术得到的交织网格结构用于 MSCs 的培养(图 5-5),与对照组比较,随着培养日数的增加,MSCs 在 3D 打印支架上表达糖胺聚糖的含量也逐渐增加,说明该支架能够调控 MSCs 分化为软骨细胞。

3D 打印技术应用于骨组织工程的另外一个优点是无须制备模具就能直接从设计好的数据库中生

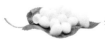

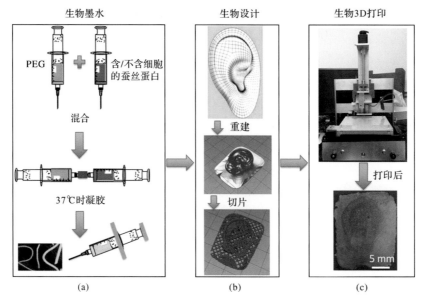

图 5-4 3D 打印工艺原理图[25]

(a)生物 3D 打印蚕丝蛋白基"墨水"的制备;(b)图像和三维结构的设计;(c)3D 生物打印工艺

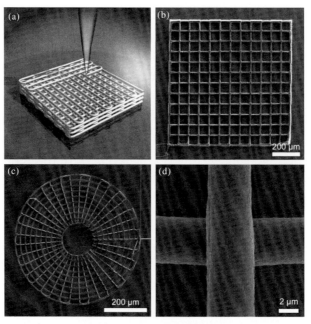

图 5-5 SF 溶液的 3D 打印[26]

(a)3D 打印示意图;(b)打印的正方晶格结构;(c)打印的圆形网络结构;(d)高倍放大图

成任意形状的多孔支架,缩短多孔支架的制备周期,提高生产率和降低生产成本。然而针对蚕丝蛋白生物 3D 打印技术的研究还处于起步阶段,需要解决的问题还有很多,首先碰到的困难就是如何解决活体细胞与蚕丝蛋白"墨水"协同打印的问题。相信随着对蚕丝蛋白 3D 打印技术研究的不断深入,未来能够进行真正意义上的个性化治疗,大大降低手术风险,将患者的痛苦减小到最低程度,并使 3D 打印技术成为一种快速、高效、绿色的加工技术。

5.2.2 蚕丝蛋白多孔支架的降解

作为理想的组织工程支架,应该具有生物降解性和可控的降解速率。此外,还要求降解产物不会对细胞以及组织产生不利的影响[29]。蚕丝蛋白支架的组成成分由于是蛋白质,在特定环境条件下,组成蛋白质的肽链能够发生断裂,使得材料发生降解并被机体吸收和代谢。蚕丝蛋白支架材料植入体内缺损骨部位之后,不仅需要提供足够的机械强度以支撑缺损部位的机体组织,还要求支架材料的降解速率要与新生骨组织生长速率相匹配,使得支架既能提供足够的机械强度支撑,又不会对新生骨组织产生"占位"现象。随着对蚕丝蛋白支架材料用于体内缺损骨组织修复研究的不断深入,需要更充分了解蚕丝蛋白支架材料在体内的降解过程和作用机制。蚕丝蛋白支架材料的生物降解性的研究主要包括降解影响因素、降解机理、体内及体外降解等方面。因此,认识并总结蚕丝蛋白支架材料的降解规律,可以为进一步研究蚕丝蛋白支架的设计提供必要的参考。

5.2.2.1　影响蚕丝蛋白支架材料降解的因素

蚕丝蛋白支架材料在体内或者体外的降解速率与多种因素有关,如溶剂种类、蚕丝蛋白浓度、结晶度、孔隙率、加工后处理方式、植入部位和支架表面形貌等因素[30]。蚕丝蛋白材料的降解过程比小分子要复杂得多,其降解速率和副产物的形成与蚕丝蛋白的结晶形态直接相关[31]。蚕丝蛋白分子主要有Silk I 构象和 Silk II 构象,因此材料的降解性与这些结构的比例相关。晶体高的蚕丝蛋白材料分子间作用力强,且小分子物质不易渗透进入蚕丝蛋白内部,因此溶胀速率很慢,表现为不易溶胀和降解。通过增加或减少蚕丝蛋白的结晶区可以调节蚕丝蛋白支架的降解速率,可在几分钟到几年的时间跨度进行调控(图 5-6)[32]。

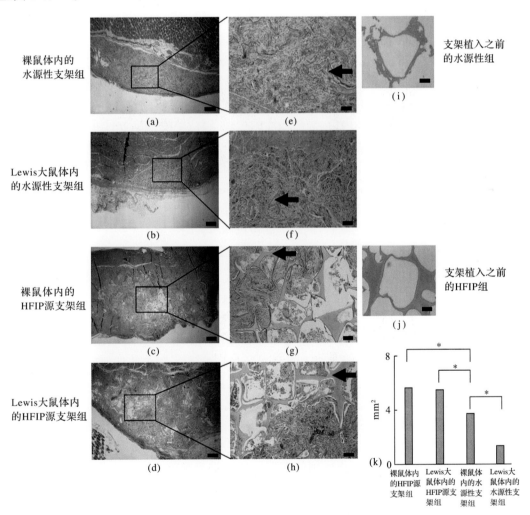

图 5-6　支架植入裸鼠或 Lewis 大鼠体内 8 周后的降解情况[32]

(a,b,e,f)水源性支架,(c,d,g,h)HFIP 源支架,水源性支架和 HFIP 源支架植入前的原始结构分别如图 i 和 j 所示,截面面积如图 k 所示。a～d 的标尺为 400 μm,e～j 的标尺为 100 μm。实心箭头指示体内残留的 SF 支架(* $P<0.05$)

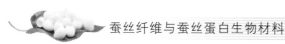

蚕丝蛋白溶解状态(温度、时间、溶剂等)对后续支架材料的结晶形态和降解有重要影响。在SF纤维溶解过程中,因为LiBr溶解体系反应条件温和,对SF纤维有很好的溶解性,溶解过程中对SF分子破坏小,使溶解后SF的相对分子质量较高,高级空间结构排列复杂,表现为多肽链相互缠绕相互聚集,使制备得到的多孔支架材料具有优异的机械强度,降解速率相对来说更慢。而CaCl$_2$溶液能够快速溶解SF纤维,对SF分子结构破坏相对较大,表现为部分长肽链瞬间被分解为短肽链,因此得到的SF相对分子质量更低,制备得到的多孔支架材料力学强度也相应降低,降解速率相对更快。同时,基于SF水溶液与基于SF有机溶液制备的多孔支架,其降解性也有很大不同。研究表明,分别将水源性SF支架和由六氟异丙醇(hexafluoroisopropanol,HFIP)/SF制备的支架植入动物体内后,水溶性来源的SF支架经过2~6个月可完全降解,而通过HFIP溶解的SF支架降解速率缓慢,在体内的降解时间可持续一年以上[32]。

支架材料不同的后处理方法,能够改变支架材料中蚕丝蛋白二级结构的比例,从而改变蚕丝蛋白支架的降解性能。研究中最常用的后处理方式为醇溶液(如甲醇、乙醇、甘油等)处理,通过调控后处理时间和醇浓度可以调控支架材料中蚕丝蛋白结晶结构的含量。水在蚕丝蛋白二级结构含量的变化中也扮演着关键的角色,自由水在蚕丝蛋白肽链之间作为润滑剂,能够促进蛋白链之间相互运动,增加了蚕丝蛋白肽链之间的氢键含量,从而影响蚕丝蛋白的二级结构[33]。通过使用水蒸气来控制蛋白质二级结构的改变通常被称为"水退火"过程,对支架材料进行水蒸气处理,可以显著提高蚕丝蛋白晶体的含量(β-折叠结构含量可从10%提高到60%)[34]。

另外,支架的物理性能,如孔隙率、孔径、表面形貌和机械性能皆能影响支架的生物降解。一般来说,支架材料的孔径越小,则材料的机械性能越好,降解速率越慢。支架材料表面形貌也能够影响蚕丝蛋白的降解:支架材料表面较粗糙,增加了与酶类物质或体液的接触面积,与光滑表面的支架相比,粗糙表面的蚕丝蛋白支架更容易降解。有研究发现,对蚕丝蛋白支架进行光处理,也可以调控其降解速率,如γ辐射(强度控制在30~500 kGy)可以促进蚕丝蛋白肽链中自由基的生成,加速蚕丝蛋白材料的降解[35]。蚕丝蛋白支架植入动物体内后,局部环境的生理条件、免疫细胞、pH、材料表面电荷分布、蛋白酶和温度等条件都会影响蚕丝蛋白支架的降解速率。蚕丝蛋白材料表面由于受到细胞的持续作用,一直处于一个适应细胞生长和组织发育的动态变化过程,这就需要材料能够被降解。蚕丝蛋白材料植入骨缺损部位后能够被两种细胞降解:一是破骨细胞,二是巨噬细胞。破骨细胞能够通过基质金属蛋白酶和整合素,腐蚀蚕丝蛋白材料表面结构,此外,巨噬细胞介导的免疫系统会对生物材料的降解造成影响,蚕丝蛋白在体内不仅可以生物降解,同时也能被机体所代谢吸收。

5.2.2.2 蚕丝蛋白支架的体外降解

根据ISO 10993—12—2021标准和中国GB/T 16886.1—2022标准,体外降解试验是评价支架材料能否应用在机体内部的一个必须检验的指标。体外降解在一个特定、简单的生理环境条件下进行(如使用磷酸缓冲液、0.9% NaCl溶液和蛋白酶等),模拟体内组织液的微环境,得到蚕丝蛋白支架在体外环境下的降解结果。在体外模型中,不同的酶对蚕丝蛋白的降解程度不同,研究较多的是蛋白酶ⅩⅣ、α-糜蛋白酶、胶原酶Ⅰ对蚕丝蛋白多孔支架的体外降解影响[36]。随着降解时间的延长,蚕丝蛋白支架内部结构逐渐变得松散和不规则,直至完全降解。通过原子力显微镜发现,酶对蚕丝纤维的降解初期,可以观察到微米级别的纤维被层层剥离,逐渐分离成纳米细丝(厚度约为2 nm和长度约为160 nm)[36]。对于再生蚕丝蛋白多孔支架的降解,Kim等[21]利用NaCl致孔法制备得到高度均匀、孔连通的多孔支架来研究支架在体外的降解过程(图5-7)。用SF水溶液制备的支架浸泡在蛋白酶ⅩⅣ中21d,支架可完全降解,而由HFIP/SF溶液制备得到的支架则几乎没有降解。进一步研究发现水源性支架和HFIP衍生支架表面特征存在差异,使酶促降解速率不同。水源性支架孔表面微观形貌有从纳米到微米水平多层次的孔结构分布,增加了支架的比表面积以及与蛋白酶接触的面积,因此也加快了多孔支架的降解速率。

5.2.2.3 蚕丝蛋白支架的体内降解

支架在体内的降解主要有两种途径,一是支架在体液环境中的降解,二是以细胞介导的降解和吸

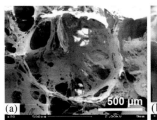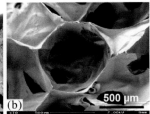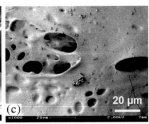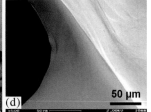

图 5-7　NaCl 致孔法制备得到的 2 种 SF 多孔支架扫描电镜图[21]
(a,c)水源性 SF 多孔支架;(b,d)HFIP/SF 溶液制备的多孔支架

收。前者主要是材料在体液环境下(尤其是蛋白酶)进行,蚕丝蛋白肽链被降解成小分子物质。后者主要是吞噬细胞和破骨细胞对材料的吞噬作用[30]。通过分析体内代谢循环,包括葡萄糖和乳酸的代谢,证实了不同的蚕丝蛋白支架降解速率存在差异,与较缓慢降解的支架相比,破骨细胞在降解更快的支架上具有更高水平的葡萄糖消耗和乳酸的合成[37]。基于已知的代谢途径来描述支架在体内降解和代谢物循环之间的整体关系如图 5-8 所示。

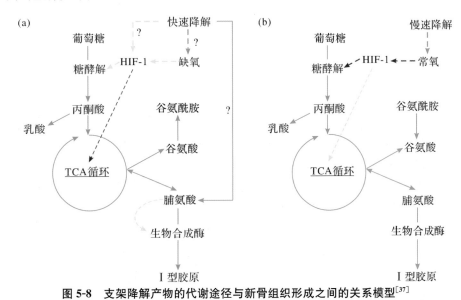

图 5-8　支架降解产物的代谢途径与新骨组织形成之间的关系模型[37]
(a)快速降解型支架在体内的代谢途径;(b)缓慢降解型支架在体内的代谢途径。实线箭头:代谢流;虚线箭头:信号转导;红色:抑制作用;绿色:激活作用

　　理论上,蚕丝蛋白支架材料的生物降解速率需与机体组织的重建和修复过程相匹配,但实际上影响降解速率的因素非常多。Wang 等[32]比较了蚕丝蛋白支架的溶液来源、浓度和孔隙率等因素,分析蚕丝蛋白支架在动物体内的降解效果。结果表明,所有水源性支架基本上在 2~6 个月的时间内发生降解,而有机溶剂来源的支架植入体内超过一年后才大部分发生降解,且蚕丝蛋白的降解是受细胞吞噬途径和体液微环境途径共同作用的[38]。杨磊等[39]将孔壁厚度约 10 μm 的 SF 多孔支架材料植入兔耳皮下,外观观察发现植入 SF 支架材料部位的皮肤无明显红肿,经过 28 周左右皮下材料植入部位突起消失,同时观察到 SF 支架材料种植腔基本消失,被新生的组织所替代,表明材料已基本降解。与其他合成生物材料(如 PLGA)不一样的是,蚕丝蛋白主要由人体内可吸收的甘氨酸和丙氨酸组成,其降解产物并不引起细胞毒性反应。

5.2.3　蚕丝蛋白多孔支架表面改性

　　许多生物材料在组织工程应用过程中存在的一个重要问题是细胞与材料表面接触时,生物材料表面缺乏细胞识别位点,影响细胞在材料上的黏附及其后续行为。此后,人们慢慢开始重视研究 ECM 分子及材料表面性质对细胞行为的影响。骨组织和支架材料的相互作用主要发生在材料表面,所以支架

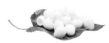

材料表面的性质决定后续细胞与材料间的生物响应,进而影响植入材料周围初期新生骨组织的再生质量,对骨组织修复与整合具有重要的意义[40]。为了提高蚕丝蛋白生物材料修复缺损骨组织的成功率,需要了解蚕丝蛋白材料表面的性质及与细胞之间的相互作用关系。研究表明,通过仿生技术改变材料表面的物化特性,细胞与材料之间的识别与结合会呈现高度特异性,能诱导组织发生快速愈合。因此,对生物材料进行表面修饰,需要为细胞创造一个良好的类似体内 ECM 的人工环境。蚕丝蛋白多孔支架材料表面可以经过合理的物理拓扑结构构建或者适当的化学修饰,使其具有调节种子细胞黏附、迁移、增殖、分化并且诱导新骨组织形成的功能[18]。调控支架表面的亲水性质、导电性、硬度和几何形貌等属于表面物理改性,而化学改性是通过蚕丝蛋白的极性基团与改性剂进行相接反应,如接枝聚合、化学交联、改变电荷分布等。

5.2.3.1 蚕丝蛋白多孔支架表面微纳米拓扑结构的构建

通过模板法构建基底材料表面的图案和微纳米拓扑结构是目前研究中最有吸引力的方向之一[41]。对于蚕丝蛋白支架而言,光刻法和牺牲模板法能够在蚕丝蛋白支架表面制备出高分辨的、有序的微纳米拓扑结构[42]。表面具有微纳米拓扑结构或者特定几何形状的支架材料表现出了对细胞的黏附、延伸和迁移的积极作用(图 5-9)[8]。杨明英课题组[43]通过以冰晶为模板,设计出一种能够在蚕丝蛋白膜表面构建规则纳米"脊"拓扑结构的表面改性技术(图 5-10)。该技术主要步骤包括:将蛋白膜表面吸水膨胀,再快速冷冻形成冰晶,而丝蛋白膜表面的蛋白质分子由于受到冰晶的挤压形成了纳米山脊状的规则结构,最后通过冷冻干燥机将膜表面的冰晶升华去除。实验表明:与光滑丝蛋白膜相比,在不添加任何额外骨诱导剂的情况下,该纳米"脊"蚕丝蛋白膜可以诱导人 MSCs 的成骨分化,并在动物模型中异位生成骨样组织。此外,Wray 等[44]设计出一种在蚕丝蛋白支架表面及内部构建空心通道的方法,该空心通道可以在大尺度范围内进行调节,使氧和营养物质在支架内部得到有效运输,促进细胞的生存和功能的发挥。

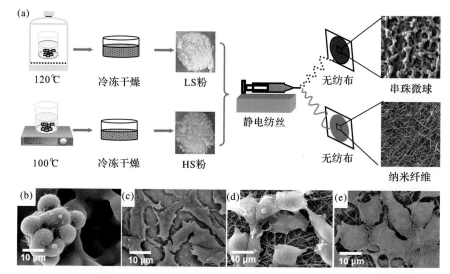

图 5-9　静电纺丝技术制备表面具有微纳米拓扑结构的丝胶蛋白膜及其调控细胞的黏附和形态[8]

(a)蚕茧首先被剪成小块,然后分别在 120 ℃和 100 ℃的温度条件下制得低相对分子质量丝胶粉(LS)和高相对分子质量丝胶粉(HS),再通过静电纺丝装置分别制备了串珠微球和纳米纤维膜材料;(b)细胞在串珠微球膜上培养 1 d 的形态;(c)细胞在串珠微球膜上培养 5 d 的形态;(d)细胞在纳米纤维膜上培养 1 d 的形态;(e)细胞在纳米纤维膜上培养 5 d 的形态

合理的微纳米拓扑结构的设计不仅能够促进 MSCs 在多孔支架中分化为成骨细胞,还能促进内皮细胞发育成局部的血管网络,以维持骨组织部位供氧需求。为了应对这一挑战,Wray 等[45]模拟人体血管中不同尺寸级别的微小血管分支结构,通过微细加工和软光刻技术,在普通的多孔支架上方再构建出多层微通道(图 5-11)。该多孔微通道包含一个封闭式嵌入的网络结构,能够促进微小血管的内皮腔的形成,而下层的多孔支架能够支持 MSCs 的生长和分化,促进新骨组织的形成。

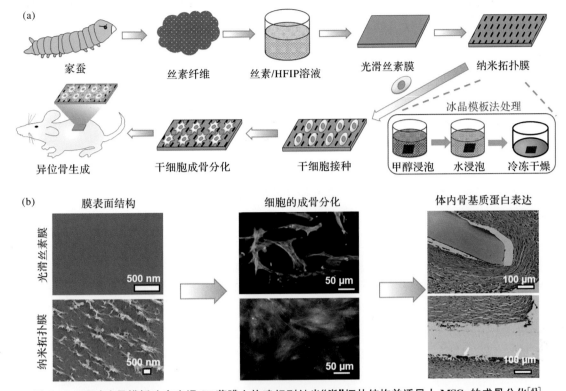

图 5-10　通过冰晶模板法在光滑 SF 薄膜上构建规则纳米"脊"拓扑结构并诱导人 MSCs 的成骨分化[43]

(a)通过冰晶模板法构建的 SF 纳米"脊"拓扑结构诱导干细胞的成骨分化并在大鼠异位骨模型中生成骨基质蛋白示意图;(b)与光滑膜相比,SF 纳米"脊"拓扑膜能够显著促进 MSCs 的成骨分化以及加速体内骨基质蛋白的生成

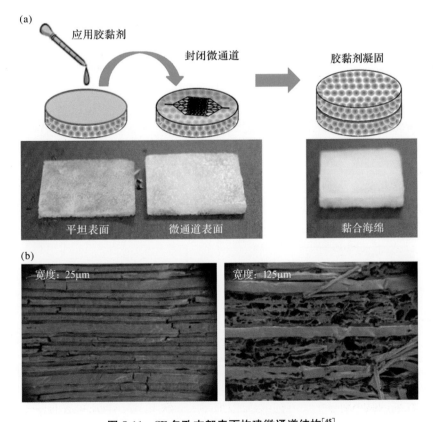

图 5-11　SF 多孔支架表面构建微通道结构[45]

(a)SF 多孔支架内部密封的微通道构建过程;(b)制备得到 2 种不同沟壑宽度的微通道

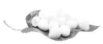

5.2.3.2 蚕丝蛋白多孔支架表面粗糙度的构建

细胞所处的微环境为一种介于纳米与微米尺度、高度网络化和多层次的微观结构,具有明显的粗糙结构。研究表明,模拟天然 ECM 的结构特点,调控材料表面的纳米/微米级别的粗糙度,可以有效地调控细胞在材料表面的生长行为,如粗糙度与干细胞的分化程度息息相关,是影响细胞分化的重要因素之一[46]。

目前已有多种方法用于调控材料表面的粗糙度,如酸蚀处理、打磨法、阳极氧化和生物矿化等。杨明英课题组[47]通过湿化学共沉淀法,采用柞蚕 SS 为成核模板来调控基底材料的粗糙度,纯柞蚕 SS 基底的表面粗糙度约为 $0.15~\mu m$;矿化 1 h、8 h 及 24 h 后,表面粗糙度分别为 $0.38~\mu m$、$0.46~\mu m$ 和 1.2 μm。与低粗糙度的 SS 基底相比,具有高粗糙度的矿化材料能够显著促进 MSCs 的增殖,且对 MSCs 的黏附和形貌有着重要的影响。Hu 等[48]研究发现蚕丝蛋白材料表面的粗糙度、微纳米尺度的拓扑结构和材料表面的刚度对不同细胞的命运有不同的调节,如微纳米拓扑图案和高表面粗糙度能够共同刺激 MSCs 高表达成骨细胞的表型标记物,从而促进 MSCs 的成骨分化。

5.2.3.3 蚕丝蛋白多孔支架表面化学改性

细胞在支架或基底材料表面的附着也依赖于材料表面的生化特性。在科学研究与医学实际应用中,生物活性物质或生长因子常常通过化学方法固定在支架材料表面,充当临近细胞、基质或可溶性因子的配基或受体,提供损伤骨组织修复时所需的化学和生物学信号。在对蚕丝蛋白支架材料进行化学改性过程中,本体材料的影响也是重要的研究部分。有研究将亲和素与 SF 进行耦合连接,发现亲和素的加入不会对 SF 溶液的自组装及其成型产生影响,不会影响丝蛋白材料的本体性能[49]。

表面化学改性是组织工程支架常用的提高细胞附着和增殖的方法。SF 肽链含有超过 5000 个氨基酸,虽然 SF 大多数是由非极性的氨基酸(如甘氨酸和丙氨酸)组成的,然而,也含有大量可供化学修饰的极性氨基酸,包括丝氨酸、苏氨酸、天冬氨酸、谷氨酸和酪氨酸等(图 5-12)[50]。有研究通过点击化

氨基酸总个数:5263;相对分子质量:391593

氨基酸	残基数	摩尔分数/%
丙氨酸(A)	1593	30.3
精氨酸(R)	14	0.3
天冬酰胺(N)	20	0.4
天冬氨酸(D)	25	0.5
半胱氨酸(C)	5	0.1
谷氨酰胺(Q)	10	0.2
谷氨酸(E)	30	0.6
甘氨酸(G)	2415	45.9
组氨酸(H)	5	0.1
异亮氨酸(I)	13	0.2
亮氨酸(L)	7	0.1
赖氨酸(K)	12	0.2
蛋氨酸(M)	4	0.1
苯丙氨酸(F)	29	0.6
脯氨酸(P)	14	0.3
丝氨酸(S)	635	12.1
苏氨酸(T)	47	0.9
色氨酸(W)	11	0.2
酪氨酸(Y)	277	5.3
缬氨酸(V)	97	1.8

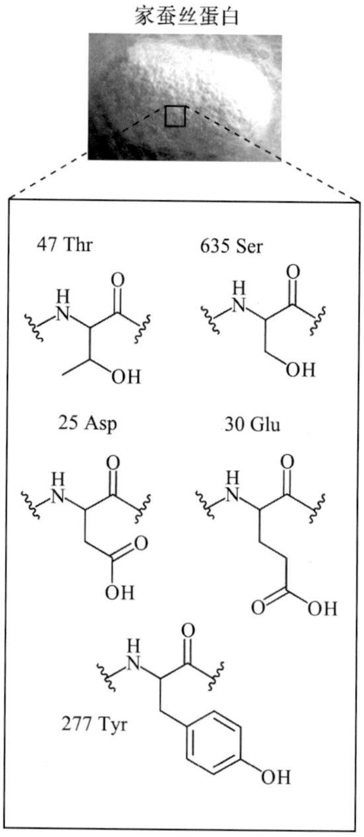

家蚕丝蛋白

47 Thr   635 Ser

25 Asp   30 Glu

277 Tyr

(a)   (b)

图 5-12　SF 的氨基酸组成[50]

(a)SF 重链的氨基酸组成;(b)SF 含量最丰富的几种活性氨基酸的化学结构

学方法,借助 3-(二甲基氨基丙基)碳二亚胺(EDC)、乙磺酸(MES)等化学试剂,可以在丝蛋白氨基酸侧链共聚、接枝上具有生物活性的化学物质,从而获得具有良好细胞亲和性的支架材料[51]。该法能够固定包括蛋白质、细胞生长因子、药物、酶等有机物,提高蚕丝蛋白支架材料的生物相容性和优良的医学应用性能。精氨酸-甘氨酸-天冬氨酸三肽(Arg-Gly-Asp,RGD 肽)是一种来源于 ECM,可与多种细胞膜表面的整合素特异性结合的短肽,能够参与一系列的细胞响应反应,如细胞识别、细胞附着、细胞迁移和细胞铺展等。许多研究课题组将 RGD 肽与蚕丝蛋白支架共价连接,研究对细胞相容性的影响[52]。

5.2.3.4　蚕丝蛋白多孔支架表面吸附

蚕丝蛋白支架表面吸附细胞活性因子的方法也常用于骨组织工程领域。通过简单的吸附,使得蚕丝蛋白和其他化合物之间进行相互作用,用来对蚕丝蛋白多孔支架表面进行改性[53]。蚕丝蛋白支架中的多肽链具有的两亲性质、带电状态等因素以及蚕丝蛋白支架的多孔性,使得其可以吸附多种活性物质。例如,一项关于固定化脂肪酶的研究中发现,蚕丝蛋白能有效提高固定酶的吸附和生物活性,此外,改变溶液体系的 pH 能够改变蚕丝蛋白固定酶的活性[54]。将 SF 多孔支架放入含碱性成纤维细胞生长因子(basic fibroblast growth factor,bFGF)的溶液中,能够有效吸附 bFGF 溶液并在低温下保持较高吸附量;而且研究发现吸附有 bFGF 的蚕丝蛋白支架之间在体外释放 3d,其释放率约为 30%[55]。针对蚕丝蛋白支架吸附活性物质的吸附-释放动力学行为也是研究的重点。骨形态生成蛋白-2(bone morphogenetic protein-2,BMP-2)是一种在 MSCs 成骨分化和骨组织形成过程中起关键作用的功能蛋白。Karageorgiou 等[56]将制备好的 SF 多孔支架用于 BMP-2 的吸附实验。动态条件(旋转)下测试 BMP-2 的释放曲线,磷酸缓冲液浸泡 4 周后,BMP-2 的释放趋于饱和,说明剩余的 BMP-2 与 SF 多孔支架存在一种牢固的结合关系,并继续负载在支架内部。

5.3　蚕丝蛋白复合多孔支架

目前,在蚕丝蛋白骨修复支架材料的研究中发现,由单一蚕丝蛋白原料制备的多孔支架材料存在许多方面的不足,在生物学和力学特性上与天然骨还存在较大的差异,尚不能满足理想骨组织工程疗法中修复损伤骨组织的要求。近年来,随着骨组织工程研究的逐渐深入,模仿天然骨的成分及结构特征,运用仿生学原理,将多种类型材料与蚕丝蛋白进行复合,渐渐成为骨修复材料的研究方向。根据聚合物分子链相互作用的原理,蚕丝蛋白分子链能与其他原材料进行复合,可提高初始材料的物理或化学性能。近年来的研究主要是将蚕丝蛋白与天然大分子、合成高分子和无机材料等进行复合,制备人工骨支架。

5.3.1　提高支架的力学性能

力学性能是评价材料性能的主要指标之一,同时材料的机械性能与细胞行为和组织再生有着紧密的联系。有研究指出,骨组织工程材料合理的抗压强度应大于 5 MPa,压缩模量为 45～100 MPa[11],而许多骨修复材料不能满足骨组织部位的力学要求,尤其是对于修复负重功能的骨组织,如四肢骨等。对于硬骨修复材料来说,若强度较低,材料植入体内后存在骨组织再生不完全的问题,导致材料植入失败。然而,高于植入需要的最佳应力又会因材料与种植体组织之间的界面应力分布不匹配,造成不适当的后果。复合支架的力学性能是由其组成和结构所决定的,因此,如何优化不同类型蚕丝蛋白支架的力学性能是值得深入研究的方向[57]。材料的力学性能与干细胞行为之间的关联性也有很大的研究价值,材料的力学强度对维持细胞结构和发挥功能是一种非常重要的信号,最近在高水平期刊上发表的相关文献呈逐步上升的趋势。此外,能否发挥蚕丝蛋白复合支架的长期承载压力,需要进一步在动物骨缺损模型中进行研究。下面就不同类型的蚕丝蛋白复合支架材料进行分类阐述。

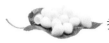

5.3.1.1 蚕丝蛋白/无机物复合多孔支架

使用纳米级的无机材料与蚕丝蛋白共混制得蚕丝蛋白复合材料可以改善材料的力学性能,在临床应用方面具有潜在的价值。具有优良力学性能的复合材料能提高细胞活性及体内骨矿化速率,从而提高骨组织的修复效率[58]。Collins 等[59]提出了一种新型的 SF/HA 仿生骨复合支架的构建方法,该复合丝支架具有 14 MPa 的平均抗压强度及 175 MPa 的弹性模量,比单纯的蚕丝蛋白支架材料更适合用于承重骨损伤的治疗。蚕丝蛋白/HA 复合支架除了具有良好的力学性能外,还具有骨诱导性、多孔性和可降解性等优点。Mcnamara 等[60]将 HA 粉体用于蚕丝蛋白复合支架的制备,获得的支架不仅具有较高的多孔率,还具有很好的力学性能,抗压强度可达 152.4 MPa,同时弹性模量高达 8.6 GPa;此外,该加工方法具有强的可塑性,可以加工成多种规则几何形状的 3D 支架(图 5-13)。

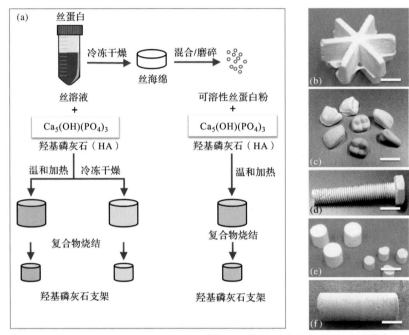

图 5-13 使用丝蛋白构建 HA 支架的方法及其构建出的多种 3D 结构[60]
(a)构建方法;(b)星形;(c)义齿;(d)骨钉;(e)多孔支架;(f)致密支架

5.3.1.2 蚕丝蛋白/纤维复合多孔支架

近年来,有研究者模拟天然骨中 ECMs 的胶原纤维结构,将纤维材料和蚕丝蛋白溶液相互复合制备多孔支架,力学性能大为提高,其弹性模量与天然骨相近[61]。脱胶蚕丝纤维常用于编造纺织面料,具有优良的力学性能,Han 等[62]将蚕丝纤维编织成纤维网状结构,与 SF 溶液一起加入模具中,然后通过冷冻干燥法制备出多孔 SF 纤维支架(图 5-14)。试验结果表明:与单纯 SF 多孔支架相比,多孔 SF 纤

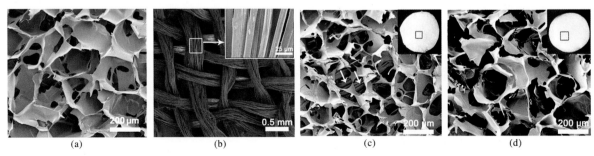

图 5-14 蚕丝编织纤维增强的 SF 支架微观结构[62]
(a)未添加蚕丝编织纤维的 SF 支架;(b)蚕丝编织纤维;(c)SF 支架在编织纤维附近的微观结构(箭头指向编织纤维);(d)SF 支架远离编织纤维的微观结构

维支架的极限拉伸强度、伸长率和固定强度伸长率均明显改善。

SS 由于其结构特性原因,一般难以制备高强度的多孔材料。因此有研究通过选用纳米纤维素、甲壳素晶须来改善 SS 作为单一材料性能的不足[63],材料通过戊二醛蒸汽处理后,复合支架力学性能进一步提高。最新的一项研究中,通过 SF 纳米纤维可制备刚度可调的 SF 多孔三维支架[64]。该方法将具有高 β-折叠含量的 SF 纳米纤维加入 SF 溶液中,SF 纳米纤维作为诱导剂和成核剂,调控 SF 分子的自组装,进而制备出高力学性能的多孔支架。其中,富含 β-折叠结构的 SF 纤维和蚕丝蛋白溶液之间形成的蛋白质-蛋白质相互作用是复合支架表现优异力学性能的关键。通过控制纳米纤维的含量,可进一步调整支架的刚度、硬度等力学性能。

5.3.1.3　蚕丝蛋白/聚合物交联多孔支架

蚕丝蛋白与其他物质简单混合制备的复合支架能够显著提高蚕丝蛋白支架的模量和强度,但同时支架也变得更脆,韧性差,且存在混合不均匀、相分离等缺点。与蚕丝蛋白相同的一点是,聚合物也是一种高分子,可以通过化学修饰/交联法将蚕丝蛋白与聚合物进行复合,从而制备多孔支架,可以有效提高多孔支架的强度和刚度,并可提高支架材料的拉伸延长率。一般选用 3-(二甲基氨基丙基)碳二亚胺(EDC)和 N-羟基琥珀酰亚胺(NHS)等化学试剂来活化蚕丝蛋白中的极性氨基酸,再与聚合物分子链上的活性基团发生反应,分子链相互纠缠在一起,制备得到高力学性能的多孔支架。

对于复合生物材料来讲,交联剂的毒性是一个需要考虑的问题。常用的含有双醛基官能团的交联剂,如戊二醛和多聚甲醛,具有很强的细胞毒性。如果选用此类交联剂,必须经过合理的后处理将未反应的醛基除去。京尼平、EDC 和 NHS 则是毒性相对更低的交联剂。Aramwita 等[65]选用甘油作为增塑剂,京尼平作为交联剂,将 SS 与聚乙烯醇(PVA)混合,冷冻干燥制备多孔三维支架。力学测试表明,含低浓度京尼平的混合支架具有较低的抗压强度。随着京尼平的浓度增加,复合支架表现出更高的抗压强度。Partlow 等[66]通过辣根过氧化物酶和过氧化氢交联剂,制备出了具有高弹性特征的 SF 多孔支架材料(图 5-15)。该支架同时具有可调的机械性能、凝胶动力学特征和溶胀性能。力学性能测试表明,该支架能够承受 100% 的剪切应变,压缩应变大于 70% 的作用力,释放应力之后,支架还能够恢复原貌。

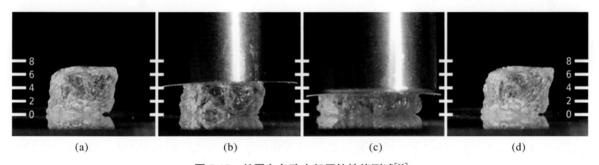

(a)　　　　　　　　(b)　　　　　　　　(c)　　　　　　　　(d)

图 5-15　丝蛋白多孔支架压缩性能测试[66]

(a)支架初始形貌;(b)在 50 g 负重下,支架大约压缩 50%;(c)在 100 g 负重下;(d)载重物体撤除后,支架恢复完整的形貌

5.3.2　提高支架的生物功能

为了避免支架在修复骨组织中引起非特异性免疫应答,或者提高蚕丝蛋白支架的生物功能,总的策略是将生物活性物质与蚕丝蛋白相结合,可以通过化学交联、物理性吸附或者生物矿化等方法达到此目的。

5.3.2.1　提高细胞黏附

前一节讲到,细胞与 ECM 之间的识别和黏附是细胞生存和增殖的首要条件,这种黏附主要通过细胞表面整合素与 RGD 多肽或其他序列的特异性结合来实现的。识别 RGD 肽之后,细胞能够相应调节细胞骨架张力,触发细胞的增殖、迁移、分化、分泌等一系列的功能活动[67]。构建具有类 ECM 结构和

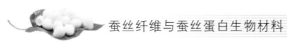

功能的蚕丝蛋白支架,可以为细胞在材料初期的黏附、细胞间通信提供理想的微环境。黏附蛋白中的不少成员均含有高度保守的 RGD 序列。因此,为了促进细胞在组织工程支架材料上的黏附,可在蚕丝蛋白支架上共价接枝像 RGD 肽一类的生物活性因子[68]。

壳聚糖为天然高分子材料,具有许多良好的生物特性和理化性质,也是唯一带正电荷(阳离子)的天然大分子,因此能够与带负电荷的蚕丝蛋白有很好的复合作用,制备的复合支架植入体内后能够促进带负电荷的细胞在材料上的黏附。有研究将蚕丝蛋白和壳聚糖以适当的比例混合,各取所长,制备出的 SF/壳聚糖 3D 支架与细胞周围的基质有良好的相互作用,表现较高的细胞识别率、黏附率等性能(图 5-16)[69]。同时,壳聚糖还具有一定的抑菌作用,能为细胞的生长提供一个无菌的环境。

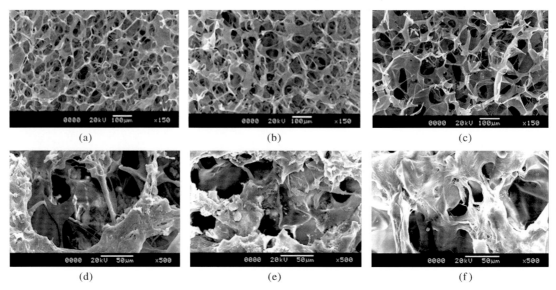

图 5-16　支架及接种有间充质干细胞的支架形貌[69]

(a~c)支架形貌;(d~f)间充质干细胞在支架上生长 21 d 后的形貌;(a,d)桑蚕 SF 支架(SFBM);(b,e) SF/壳聚糖(1∶1)混合支架;(c,f)印度柞蚕 SF 支架(SFAM)。上、下的标尺分别为 100 μm 和 50 μm

5.3.2.2　促进细胞增殖

细胞能否在材料上正常增殖是评价支架材料生物相容性的重要指标。胶原蛋白是动物体内分布最广、含量最丰富的蛋白质,不同程度地存在于所有器官中,在骨组织和 ECM 中分布广泛。胶原蛋白至少包括十五种类型,其中 Ⅰ 型胶原蛋白在骨组织内最多,作为一种制备人工骨支架的原料,能促进细胞在支架材料上的增殖。胶原蛋白除具有良好的组织相容性、一定的降解性外,还具有非常好的表面活性,引导新骨组织逐渐在材料内部生长,并为细胞在其表面分泌基质提供良好的微环境。使用胶原蛋白与蚕丝蛋白相结合用于骨组织工程的实例有很多[70]。Shoae 等[71]证明蚕丝蛋白/胶原支架为细胞的生长提供了一个良好的三维空间,促进干细胞的增殖和细胞基质向支架的渗透。

胰岛素样生长因子-1(insulin-like growth factor-1,IGF-1)在矿化骨发育中发挥着重要作用,能刺激成骨细胞和成骨前体细胞的增殖、分化等。实验表明,缺乏 IGF-1 的小鼠不仅表现侏儒的生长迟缓现象,同时伴有肌肉再生不良、骨骼发育不良等症状。有研究将 MSCs 种植于加载(5 ng/mL)和未加载 IGF-1 的支架,2 周后发现加载 IGF-1 的多孔 SF 支架能够刺激人 MSCs 的增殖。

5.3.2.3　提高细胞分化和骨组织再生的能力

生长因子在骨组织工程领域可以对细胞生长行为过程发挥重要的调节作用,它参与细胞的整个生命活动。蚕丝蛋白支架通过加入生物活性物质(如生长因子、HA 等),提高干细胞分化能力和促进骨组织的形成,为蚕丝蛋白骨组织修复材料制备提供新的选择[72]。目前已发现的具备诱导成骨作用的生长因子主要包括 BMP、IGF、转化生长因子、骨钙蛋白、bFGF 等,这些生长因子增加了骨祖细胞或 MSCs 的骨传导和骨诱导能力,促进细胞在支架上的成骨分化。影响生长因子对细胞调控的因素有很多,包括生长因子的浓度、分布、加入时间等。

在生物矿化中,酸性氨基酸对无机矿化物的形成起着至关重要的作用。其中,BMP-2 被认为是活性最强的能诱导干细胞向成骨细胞分化的因子之一,在骨形成过程中起着关键的作用。其作用机理为增强碱性磷酸酶(ALP)活性,促使成骨类基因表达水平显著上调,促进钙在 ECM 的沉着。能够缓慢释放 BMP-2 蛋白的生物材料在临床上已显示出非常好的治疗效果,并已获得美国 FDA 的批准进入临床使用。张艳红等[73]采用浸渍法将制备的 HA/SF 复合支架在 50 μg/mL 的 BMP-2 溶液中浸渍 4 h,获得了载有 BMP-2 的 HA/SF 复合支架。实验结果显示,载入 BMP-2 的 HA/SF 复合支架可以使人 MG-63 细胞内骨钙素基因转录水平明显提高,是一种理想的骨组织缺损修复材料。Karageorgiou 等[56]将 BMP-2 吸附到多孔 SF 支架上,再植入大鼠的缺损颅骨模型中,经过一定时间的修复,支架内部会出现明显的新骨组织和骨钙的沉积,表明蚕丝蛋白复合支架能够提高缺损骨组织的再生效果。

5.4 蚕丝蛋白的生物矿化及其组装

骨骼、牙齿等硬组织是生物矿化的产物。生物矿化是指在生物体中发生的一系列调控无机矿物生成的复杂过程,其过程包括生物体从周围环境中选择性吸取所需元素,在一定的物理化学条件下,以生物大分子为生长模板,调控无机物从分子水平到介观水平上组装成具有一定形状、结构和功能的生物矿物。通过本节展示的内容,可了解天然矿物形成的机理、生物矿化的特征、生物硬组织的结构以及仿生过程等,为蚕丝蛋白的仿生矿化研究和开发丝蛋白骨再生修复材料建立理论基础。

5.4.1 生物矿化物及其矿化机理的研究

生物矿化的产物是一种矿化的硬组织,主要包括矿物质和有机基质两类成分。大约在 5 亿年前,生物体能够利用碳酸钙、氧化硅等无机矿物材料,在体内或者体表形成坚硬的内骨架或外壳,来强化自身,发挥许多重要的生物学功能,如保护、支撑、运动、咬切、光学、磁性、重力传感等。对于生物矿物的认识,应该在了解天然矿物组成和结构的基础上,了解生物矿物的形成机理。生物矿物一般具有如下特性:①生物矿物的结构有序性使其具有很高的强度和良好的断裂韧性;②生物矿物一般具有确定的晶体取向;③矿物质能与有机基质相互作用;④矿物质在整个生物代谢过程中形成,并参与体内代谢过程[74]。

5.4.1.1 生物矿化物

自然骨是生物体内经过矿化过程形成的一种钙化组织。在体外设计骨仿生支架,应用于体内缺损骨组织的修复时,就需要了解和掌握骨生物学和生理学的特征。骨主要由骨相关细胞、HA 矿物质、ECM、生长因子、血管系统和神经系统等组成。细胞约占骨组织总体积的 10%,包括间质来源的骨祖细胞、成骨细胞、骨细胞和造血起源的破骨细胞(图 5-17)[2,75]。骨中的有机基质主要成分是骨胶原纤维和非胶原蛋白,骨胶原大约占骨中蛋白质质量的 90%。骨中主要无机物的化学成分是 HA,约占骨总质量的 65%。HA 中的 Ca/P 摩尔比为 1.67,呈弱碱性(pH=7~9)。骨组织的最基本结构单元是由三条 Ⅰ 型胶原纤维分子互相包裹缠绕构成的纳米纤维,而纳米针状 HA 晶体则嵌入其中。胶原在调节矿物生成的过程中,不仅作为矿物晶体的框架,而且还发挥着调节矿物晶体生长和成熟的作用[75]。骨发育分为形态发生和骨组织成熟两个阶段,前者主要以软骨细胞迁移和分泌非钙化的 ECM 成分为主要特点,形成原始的骨形状,但此时主要的组织仍为软骨组织;而后者则着重表现为软骨细胞慢慢分化和转化为成骨细胞,并分泌成熟的矿化 ECM,形成骨组织。

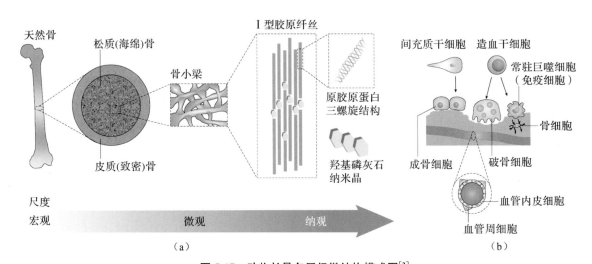

图 5-17　动物长骨多层级微结构模式图[2]
(a)骨骼的主要矿物质和蛋白质成分；(b)骨的主要细胞成分

　　目前已发现有多种非胶原蛋白调节因子，如骨桥蛋白、骨粘连素、骨钙素等，在骨组织的生长、成熟和钙化中发挥着重要的作用。另外，骨中还含有脂类成分，也参与骨的钙化调节。与其他动物组织不同的是，动物骨组织一直处于成骨细胞阶段，在生长因子调节下生成新的骨组织，同时老化的或者功能不完全的骨组织又被破骨细胞所吸收，这一动态平衡过程称作"重塑"过程。因此，骨吸收与骨生长之间存在一个非常紧密的动态平衡，能够维持骨的微观结构、生物功能、力学性能的完整性以及保持体内矿物质的稳态。若打破这种平衡，动物骨将出现老化或者病变，从而使骨组织的功能和形态发生改变。

　　牙体组织是非常坚硬的一类生物矿物，为哺乳类动物除骨组织之外的第二大矿化组织。牙齿的结构复杂，存在多种生物矿物组成。牙釉质中总质量的 $96\%\sim97\%$ 是无机物，主要是 HA，大部分以晶态存在。牙齿中牙本质和釉质外壳起着重要的保护作用。与动物骨相似，牙釉质的形成也是一个典型的分级发育过程，在成釉细胞及成釉蛋白的严密调控下，其 ECM 与 HA 特定晶面相互作用，调控晶体的生长。龋齿的发展过程是一种脱矿过程，因为牙齿中矿物的稳态水平的破坏，溶解的矿物由松散结合的水所替代，造成龋齿。研究表明，牙本质基质蛋白1(DMP1)已被确定为一个关键的非胶原型矿化蛋白，能促进牙本质的再矿化，从而扭转龋齿形成的病理过程[76]。

　　除了上面讲述的几种生物矿物外，还有贝壳、珍珠、动物角、蛋壳和象牙等常见的天然矿物。生物矿化的过程是一个十分复杂的调控途径，而不同的生物矿物又有着不同的生物矿化调控过程。总的说来，动物体内具体的生物矿化过程、生物矿化原理及矿物质成核生长的研究还存在很多不明确的地方，因此生物矿化是一门不断发展的学科。通过生物矿物模型，能够更加深入地去了解有机质调控矿物成核与生长的原理，然后反馈到我们的仿生学研究中去。同时，认识到生物矿化与脱矿之间的稳态是非常重要的，破坏了这个稳态就会造成矿化过度或脱矿，引起各种病理性现象。

5.4.1.2　有机大分子对矿物的调控

　　Ca、Fe、C、P、Si 等元素以某种微观和宏观结构的矿物材料形式，在大自然的生物体内存在已经有几亿年的历史。若能破译这种制造方法的奥秘，人类就可以模仿该过程制备所需要的材料。从生物角度分析，生物矿化受到基质大分子、细胞活动、基因调控和生物体整体代谢水平的影响，因此矿化过程受到严格的控制。由于生物矿化过程都是在纳米/微米尺度上进行的，在体内研究生物矿化的过程比较困难，因此最主要的方法是通过在体外进行模拟研究。随着科学技术日新月异的发展，结构互补、空间匹配、渗透压-电荷平衡、胶原纤维内矿化、非晶形钙磷纳米簇等新学说的提出，使得生物矿化晶体生长理论不断得以丰富和完善。

　　生物矿化区别于一般矿化的显著特征是通过有机大分子和无机离子在有机/无机界面处的分子识别，从分子水平到微观水平上控制无机矿物相的结晶、生长以及微结构的有序组装，使生物矿物具有特殊的分级结构。而调控无机相生长的有机质模板可以是任何有机物,如蛋白质、磷脂、蛋白聚糖和碳水化合物等,最近的研究结果显示像柠檬酸、三乙胺这样的小分子有机物也可显著影响矿物质的有序成核。在生物矿化过程中,有机质调控无机相沉积从而达到高水平有序组装的过程中,热力学和动力学两方面在晶体形态形成过程中都起主导作用。

有机质模板诱导矿化主要是通过有机质表面的官能团与过饱和溶液中的离子相互作用,从而降低无机晶体成核的活化能,通过电荷匹配、极性、表面结构和立体化学等"分子识别"形式,引起无机晶体成核活化能的特殊变化[77]。在矿化过程中,有机大分子不仅为生物矿化提供一个支撑框架,还像"遥控器"一样控制着无机矿物的成核、生长及矿物结构的堆积方式。正是由于有机质与矿物质之间的巧妙联合,才使生物矿物表现出与普通矿物质不同的理化性质和生物功能[78]。因此熟悉有机质模板参与的仿生矿化过程,为合成高性能蚕丝蛋白矿化材料,制备具有高强度和高断裂韧性的仿生材料提供了理论基础。

5.4.2　蚕丝蛋白调控矿化物的成核及生长

蚕丝蛋白为有机质模板参与仿生矿化的目的,在于了解非胶原蛋白调控并生成晶体复合物的过程,提高蚕丝蛋白支架的物化性能(机械性能、化学性能、生物可吸性和其生物活性等),激活骨组织再生的内在机制,从而加速骨组织的愈合,其潜在的应用前景已展现在世人面前[79,80]。生物活性最基本的特征是植入体内后,材料表面应该有一层类似磷灰石的活性成分,体内免疫系统才会将植入的支架体视为自己的一部分,并促进新生矿化组织的形成。随着对生物矿化过程研究的不断深入,模拟天然骨骼主要成分,利用仿生生物矿化方法制备的矿化物/蚕丝蛋白复合支架材料用于骨损伤的治疗和修复,成为近年来仿生材料领域的热点研究之一。蚕丝蛋白中的一些氨基酸带有较大侧基,如苯丙氨酸、酪氨酸、色氨酸和酸性氨基酸等主要存在于非晶区域[81]。这些氨基酸也富含极性官能团,对调节磷灰石的吸附和排列起着至关重要的作用。在生物矿化过程中,蚕丝蛋白多肽链能够调控矿化物晶型的转变和晶体的生长,最终影响矿物质的形貌,同时引起蚕丝蛋白二级结构构象发生变化,这样一个相辅相成、互相影响的过程造就了独特的蚕丝蛋白矿化材料[82]。下文就蚕丝蛋白模板调控不同无机矿化物的生成进行分类阐述。

5.4.2.1　蚕丝蛋白调控磷酸钙类矿化物的生成

(1)蚕丝蛋白调控 HA 的生成

目前,矿化物和蚕丝蛋白复合材料中研究最多的是 HA 和蚕丝蛋白的复合材料。HA 化学分子式为 $Ca_{10}(PO_4)_6(OH)_2$。由于 HA 具有优良的生物相容性、骨传导性能和骨诱导性,能够促进骨骼的生长,成为目前最为理想的骨修复材料,广泛用于各种骨缺损修复支架材料的制备中。然而,单一组分的 HA 作为骨组织工程中的种植材料也有其自身的一些缺点,如压缩强度较低、抗疲劳性差、生物可吸收性差,并且植入体内后可能导致骨组织疏松、迁移、破坏等不良后果,因此限制了 HA 作为单一生物材料在骨修复临床中的应用。仿生矿化实验中,SS 中含有较多的羧基和羟基,能与 Ca^{2+} 紧密结合,诱导 HA 矿化结晶,形成自组装纳米复合材料[83]。朱良均课题组[84]通过湿法沉淀和冷冻干燥技术制备 SS/HA 复合支架材料。结果表明,SS/HA 复合支架材料的孔隙分散均匀;支架材料中的 HA 呈弱结晶态,与人体骨组织中 HA 的晶体态相似,当 HA 的质量分数达到 50% 时,弹性模量增大到15.64 MPa。

(2)蚕丝蛋白调控磷酸三钙的生成

TCP 具有良好的生物相容性、生物活性和生物降解性,是一种理想的硬组织修复和替代材料,也是骨组织工程常用的支架材料,因此在生物医学工程学领域被广泛研究。TCP 的化学式为 $Ca_3(PO_4)_2$,其存在多种晶型转变,主要分为低温 β 相(β-TCP)和高温 α 相(α-TCP)。以蚕丝蛋白为模板,可以制备出不同结构和不同形貌的磷酸三钙,包括针状、球状、多孔状、棒状、层状以及花状等。TCP 巨大的比表面积可以增大与体液的接触面积,促使矿物质在体内的快速降解。TCP 植入体内后,首先在体液作用下进行物理解体,表现为材料解体为微粒的过程,其次是化学溶解和细胞对材料进行的吞噬作用[85]。

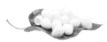

有研究将 SF、壳聚糖与 TCP 相混合制得 SF-壳聚糖-磷酸钙骨水泥[86]，该支架材料浸提液对 MC3T3-E1 细胞无明显细胞毒性，且 MC3T3-E1 细胞在复合骨水泥支架表面贴附紧密，细胞相容性良好。

(3)蚕丝蛋白调控无定形磷酸钙的生成

研究人员在合成 HA 时发现一种磷酸钙的无定形中间相——无定形磷酸钙（amorphous calcium phosphate，ACP）。朱良均课题组[87]以 40%乙醇改性 SS 膜为模板，采用氯化钙和磷酸氢二钠溶液交替浸渍 SS 膜进行矿化处理，并对不同矿化周期处理后的 SS 膜进行分析(图 5-18)。结果表明，沉积在改性 SS 膜表面的矿化物以 ACP 为主，随着交替浸渍矿化周期的增加，SS 膜上形成 ACP 的量也在增加。另外，ACP 的骨传导性以及促细胞黏附性优于合成的 HA，表现为良好的生物活性和可控的生物降解速率，被广泛地应用于生物医学材料领域。其最大的特点是 ACP 具有比其他晶态磷酸钙更大的溶解性能，适当加入 ACP 可以减轻甚至消除支架材料在降解过程中产生的酸性分解产物而导致的炎症反应。

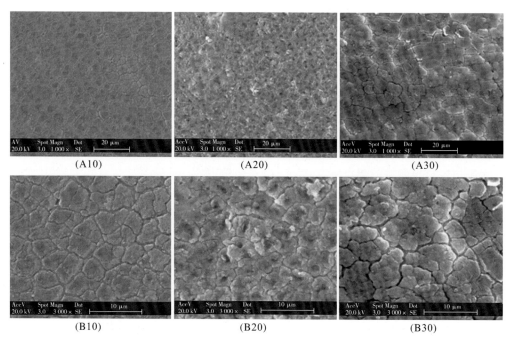

(A10)　　　　　　　　(A20)　　　　　　　　(A30)

(B10)　　　　　　　　(B20)　　　　　　　　(B30)

图 5-18　用 CaCl$_2$ 和 Na$_2$HPO$_4$ 溶液交替浸渍矿化不同周期后丝胶膜的表面扫描电子显微镜图[87]

(A10、B10)改性丝胶膜矿化 10 次；(A20、B20)改性丝胶膜矿化 20 次；(A30、B30)改性丝胶膜矿化 30 次

5.4.2.2　蚕丝蛋白调控其他矿化物的生成

(1)蚕丝蛋白调控氧化铁的自组装

有一种微小生物有着神奇的功能——能够感受地球磁场的存在，这就是磁性细菌。这种磁性细菌体内有一个"指南针"，主要成分为 Fe$_3$O$_4$，由大量有取向的 Fe$_3$O$_4$ 晶体链组成。通过仿生方法，蚕丝蛋白与 Fe$_3$O$_4$ 结合能够创造出有特殊功能和用途的磁性蚕丝蛋白矿化材料。Yin 等[88]通过生物矿化方法，以 SF 溶液为模板，诱导直径为 30～80 nm 的 Fe$_3$O$_4$ 纳米颗粒在 SF 肽链上进行成核和自组装，成功地制备出具有良好超顺磁性的 Fe$_3$O$_4$/SF 矿化材料。细胞试验结果表明，成骨细胞和 L929 细胞与材料呈现良好的细胞相容性，并且能够促进成骨细胞在材料上的黏附和分化。未来的临床应用中，可将矿化的 Fe$_3$O$_4$/SF 材料植入缺损的骨组织内部，通过控制外部磁场的范围和强度，有望促进骨组织的生长。

(2)蚕丝蛋白调控硅石类的自组装

虽然大多数生物矿物由离子盐类组成，但也有单细胞生物以非晶硅的结构作为"骨骼"，其中以硅藻和放射虫壳最为著名。蚕丝蛋白模板可以调控二氧化硅粒子的生成与排列，丰富了蚕丝蛋白复合材料的选用范围。Martín-Martin 等[89]设计并表达了一系列能够调控矿化过程的重组丝蛋白融合多肽，而这些多肽能有效地调控生物介导的二氧化硅颗粒的生成。Mieszawska 等[90]将 SF 与二氧化硅粒子结合制备出具有骨诱导性和可生物降解的复合生物材料；MSCs 能够在该复合材料上正常黏附、增殖，且此复合材料能够影响 MSCs 的分化。同时，研究发现小尺寸的二氧化硅颗粒(24 nm～2 μm)能够从复合材料内部分解，加快其降解。

（3）蚕丝蛋白调控碳酸钙的生成

碳酸钙在矿化物中具有特殊重要的意义，这不仅是由于它的广泛存在，而且也由于它是我们熟知的贝壳、珊瑚、鱼骨的主要成分。碳酸钙矿物具有高的晶格能和低的溶解性，因此在生物环境中具有很好的热力学稳定性。非脊椎动物的外壳由方解石和文石构成，它们是碳酸钙的两种晶型，其中方解石是稳定相，文石为亚稳相。方解石和文石是两种热力学稳定的结构，能够作为生物矿物沉淀析出。另一方面，碳酸钙又具有良好的生物相容性和生物降解性，在制药学、生物医学等领域具有广泛的应用前景，近年来将碳酸钙作为骨组织工程支架材料的来源逐渐受到重视。Liu 等[91]利用 SS 作为模板来合成 $CaCO_3$ 颗粒，SS 能够对球霰石的形貌、大小和均一性进行精细的控制。Xu 等[92]巧妙地将压缩的 CO_2 气体加入 SF/钙离子溶液中进行矿化，得到有序纳米片层状结构且分散均匀的球形碳酸钙颗粒(图 5-19)。通过改变 SF 浓度、反应时间和温度，可以调节晶体形貌从椭圆形到凹面球形的变化。结果表明，SF 不仅充当了无定形碳酸钙成核的位点，还起到了 $CaCO_3$ 晶体生长驱动力的作用。

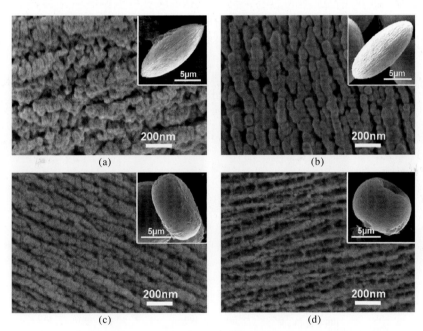

图 5-19　不同浓度的 SF 溶液调控生成的碳酸钙晶体的场发射扫描电镜图[92]

(a)0.01% SF 溶液；(b)0.1% SF 溶液；(c)0.5% SF 溶液；(d)1% SF 溶液。插图显示出每种晶体的全景形貌

5.4.3　蚕丝蛋白支架材料的矿化方法

通过生物矿化方法，使用蚕丝蛋白作为模板来调控矿化物的生长，从而构筑矿化材料用于骨组织工程领域具有潜在的研究和应用价值。蚕丝蛋白生物矿化方法多种多样，不同的方法和原料制备的矿化材料可以满足临床上不同的需要。另外，通过精确控制反应参数，如反应物浓度、pH、温度等，可以调节矿物晶体的形成。以下将选用几种常见的生物矿化方法进行阐述。

5.4.3.1　交替浸渍矿化法

交替浸渍矿化法是指将矿化的基质材料交替浸渍于含有矿物质盐成分(如钙、磷等)的矿化液中，在材料的表面形成局部过饱和状态，诱导蚕丝蛋白基质材料发生矿化的方法。由于该方法的特点是层

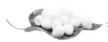

层矿化,因此该方法又称为 Layer-by-layer 矿化法。交替浸渍矿化法的时间较短,生成的磷灰石形态稳定、分布均匀,沉积量易于控制,是仿生矿化中常用的方法之一。在组织工程领域,柞蚕丝作为一类新颖的生物材料已受到越来越多研究人员的关注。杨明英课题组[93]选用柞蚕 SF 膜作为调控模板,将柞蚕 SF 膜交替浸泡在含有钙和磷的矿化缓冲液中,使 HA 在柞蚕 SF 膜的表面成核及生长,自组装生成 HA 晶体。另外,该课题组又用同样的方法[79]成功地在柞蚕 SS 材料表面自组装生成 HA 的弱结晶。进行交替浸渍矿化之前,常常要对蚕丝蛋白基质材料进行预矿化处理,方法是在交替浸渍矿化前将材料在含 Ca^{2+} 的溶液中适当浸泡。预矿化后,再将材料浸泡于矿化缓冲液时,材料中的 Ca^{2+} 在局部形成过饱和环境,进而与 PO_4^{3-} 反应,有助于 HA 的沉积,同时可以增加 HA 生长的速率[94]。

5.4.3.2 共沉淀矿化法

共沉淀矿化法以矿物质盐溶液为合成原料,通过控制矿化液和蚕丝蛋白的浓度、温度、pH 以及搅拌速率和陈化时间等条件来调控生物矿化物的生长[72]。此法利用分子自组装原理,反应中首先生成矿化物的前驱物,随着反应的进行,疏水基团相互集聚,并暴露出更多的亲水性基团,使蚕丝蛋白二级结构及空间排列出现变化,从而引导矿化物的生长和成熟[95]。此法合成简单易行,反应条件容易控制,能有效改善蚕丝蛋白矿化材料力学性能等。Kong 等[96]利用共沉淀法研究 SF 调控 HA 的生长情况。在室温条件下,当矿化液 pH 为 8 时,生成了直径为 2～3 nm 的杆状晶体。FTIR 和 XRD 结果证明产生的晶体为部分碳酸盐替代的 HA。杨明英课题组[83]通过湿法共沉淀的测试方法,首次利用柞蚕 SS 为原料在其表面成核并生成针状纳米 HA,同时柞蚕 SS 部分的无规卷曲结构转变为 β-折叠构象(图 5-20)。通过共沉淀方法,也可以用于除 HA 外的其他矿物质的生成。Wang 等[97]通过共沉淀方

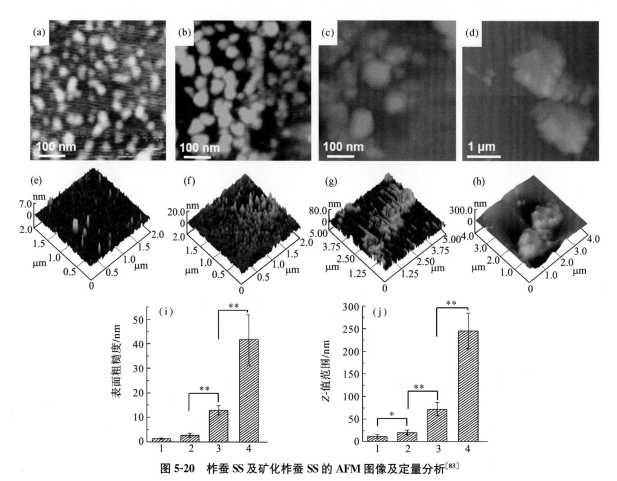

图 5-20　柞蚕 SS 及矿化柞蚕 SS 的 AFM 图像及定量分析[83]

(a)柞蚕 SS;(b)矿化 2 h;(c)矿化 6 h;(d)矿化 24 h;(e～h)分别对应于(a～d)的三维图像;(i,j)分别为矿化物表面粗糙度和 Z-值的直方图;(i)和(j)中的 1～4 分别对应图 a～图 d 中的材料

法,按照其设计的逐步聚合(stepwise aggregation)思路,利用 SF 调控碳酸钙的生成,合成了多种形态的球霰石。

5.4.3.3 模拟体液矿化法

模拟体液矿化法是指模拟动物体内的体液环境(如体内温度、pH、动态过程等),将蚕丝蛋白材料长时间地浸泡到模拟体液(simulated body fluid,SBF)中,使矿化物在蚕丝蛋白材料上缓慢自组装的过程[98,99]。模拟体液矿化法能够模拟体内环境 HA 晶体在胶原蛋白纤维内成核和生长的过程,对初步检验蚕丝蛋白材料的矿化特性及材料的自组装过程都有潜在的利用价值[100]。Marelli 等[101]研究发现,SF 经胰凝乳蛋白酶酶解后,能够得到疏水性结晶部分和亲水性无定形部分,通过模拟体液矿化法,发现只有无定形部分能够矿化生成 HA 晶体。为了跟踪蚕丝蛋白在模拟体液环境中的结构变化情况,杨明英课题组[97]设计了一个 SF 和 1.5 倍模拟体液(1.5×SBF)共存的体系。随着矿化天数的增加,SF 的结构是从无规卷曲慢慢转变为 β-折叠的二级结构。同时 SF/HA 复合物的形貌由最初的点状自组装为棒状,最后形成网状结构。另外,重组蜘蛛丝具有良好的生物相容性,可用于骨组织的修复。Yang 等[102]设计了一种改进型模拟体液,对重组蜘蛛丝纤维进行仿生矿化:磷酸钙晶体能够成功地在重组蜘蛛丝纤维表面成核与生长,同时该包覆有磷灰石的蜘蛛丝纤维能够支持 MSCs 的贴壁和生长。模拟体液矿化法能够模拟体液生理环境,可在一定程度上对蚕丝蛋白材料进行成分和结构的仿生,但模拟体液矿化法也存在其自身缺点,由于溶液饱和度高,溶液中 HCO_3^- 的分解引起溶液 pH 发生变化,矿化液中在没有外源性 Ca^{2+} 加入的情况下,溶液达不到使 HA 最稳定生长的基本浓度要求,且蚕丝蛋白材料一般需经过较长时间的矿化,实验周期较长。

真实的生物矿化是一个空间和时间积累的过程,而使用蚕丝蛋白等天然大分子材料进行仿生矿化模拟是一个瞬间或短暂的过程,与天然矿物遇到的复杂情况存在较大的差距。因此研究上需要在充分掌握生物矿物和蚕丝蛋白相关知识的前提下,应该借鉴生物医学、纳米材料、超分子化学等其他学科的基础和前沿知识,发展蚕丝蛋白矿化材料。

5.5 蚕丝蛋白生物材料在体内、外的应用

组织工程研究最基本的一个思路是在体外分离培养种子细胞,然后将细胞接种在可降解的三维多孔支架上,当材料植入体内后,通过细胞与支架材料之间的相互黏附生长、繁殖和分化,并最终形成具有一定结构和功能的组织或器官。骨修复材料对缺损骨组织的修复过程较为复杂,包括细胞与蚕丝蛋白生物材料的关系、体内血管生成、骨基质形成和钙化等。

5.5.1 种子细胞与蚕丝蛋白生物材料的互作

为了实现生物材料的工程化构建,种子细胞与蚕丝蛋白支架材料的相互作用是组织工程的研究热点。利用骨组织工程技术修复缺损的骨组织,就需要由种子细胞生长来实现。组织工程技术修复骨缺损需要大量的种子细胞,特别是容易获取能体外增殖的细胞,且具有促进成骨发育的潜能。理想的种子细胞应该具有以下特点:①来源安全可靠,容易获取;②体外培养具有较强的增殖能力,能够在较短的时间内通过扩增得到大量的细胞;③具有较强的适应性,能够适应移植后机体环境并保持生物活性;④低或者无免疫排斥反应,无致瘤性倾向[103]。目前主要认为 MSCs、骨祖细胞以及成骨细胞等细胞具有缺损骨修复的能力,这些参与骨组织重建的细胞都经历了从未分化的细胞向成熟骨细胞发育的过程。随着细胞培养技术水平的不断提高,基因编辑技术的发展,信号通路的广泛深入研究,种子细胞在骨组织工程中的应用越来越广泛。

5.5.1.1 间充质干细胞

MSCs 来源广泛,能够从多种组织(如脂肪组织、肌肉和外周血液)中分离出来,扩增能力较强,取材较方便,涉及伦理问题较少,成为近年来骨组织工程研究的热点细胞,被认为是最理想的种子细胞之

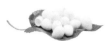

—[104]。MSCs 来源于中胚层,具有典型的干细胞特点。然而与多数分化明确的干细胞不同,传代早期 MSCs 不仅具有快速增殖的能力,同时 MSCs 具有分化成多种细胞的潜能,可以通过特异性标志物的差异,根据实验的需要诱导分化成不同的谱系细胞,如成骨细胞、软骨细胞、肌肉细胞、神经细胞和脂肪细胞等[105]。

骨髓是 MSCs 的主要来源,在特定的理化条件与细胞因子的诱导下,可定向分化为成骨细胞或软骨细胞,已被用于治疗各种骨组织缺陷和疾病[106]。骨髓来源的 MSCs 占全身的含量为 0.003%~0.015%,需要通过体外培养扩增数代才能获得足够数量的细胞。虽然 MSCs 具有一定的增殖能力并保持分化的潜能,但是 MSCs 的传代最大值为 15~20 代,之后开始出现严重的衰老特征,即细胞停止增殖,出现不断累积的核型变异。因此,其他来源的 MSCs(如脂肪和脐带血源)越来越受到研究者的关注。细胞的形态和免疫表型在这些不同来源的 MSCs 中无明显差异,但是脂肪来源的 MSCs 有着优于骨髓来源的 MSCs 的一些特点:①来源广泛,且获取时对机体造成的创伤更小,可以很容易地通过微创技术在体内获得大量脂肪来源的 MSCs[107]。②具有更强的增殖和抗衰老能力,在体外长时间培养还能保持稳定活性[103]。Correia 等[108]将人类脂肪干细胞作为自体移植的种子细胞接种在蚕丝蛋白多孔支架上,在含有成骨诱导培养基的 SF 支架上培养 7 周,观察到细胞在 SF 支架表达产生大量的成骨相关蛋白(骨桥蛋白、I 型胶原、骨涎蛋白),并表现出良好的钙沉积,揭示人脂肪来源的 MSCs 是一种可用于骨组织工程的种子细胞。

5.5.1.2　成骨细胞

成骨细胞又称骨母细胞,来源于骨祖细胞,是骨组织形成的主要功能细胞。成骨细胞负责骨基质的合成、分泌和矿化,进而形成新骨,同时能够调节骨组织中的钙、磷平衡。作为参与形成骨组织的直接细胞,成骨细胞是骨组织工程中经典的种子细胞。成骨细胞在支架上表达和分泌 ECM,使得无机物不断沉积形成矿化骨基质,体现了蛋白高分泌型的细胞形态特征。在这一阶段的最后,多余的成骨细胞可以分布在骨组织上分化为骨细胞或程序性细胞死亡(即凋亡)。蚕丝蛋白支架可以有效促进成骨细胞间的连接,增加信号因子扩散和 ECM 的合成。Roohani 等[109]使用 SF 与聚己内酯制备复合支架,将成骨细胞接种在支架内培养 7 d,能够检测到多种成骨相关蛋白(I 型胶原、骨钙素和骨涎蛋白)的表达,说明成骨细胞是一种优良的种子细胞。但是成骨细胞在体内属于高度功能化的细胞,其增殖能力不强、不易获取且获取时对供体造成严重的损害等缺陷限制了其在骨组织工程领域的应用。

5.5.1.3　胚胎干细胞和诱导性多功能干细胞

骨组织工程研究大多利用 MSCs 作为种子细胞,然而,正常骨组织含有骨细胞、破骨细胞、血管和神经细胞等多种类型细胞,这些细胞共同作用,以维持骨结构和功能的完整性。胚胎干细胞(embryonic stem cells,ESCs)是一种具有全能分化和无限增殖性的高度未分化细胞,来源于胚胎发育早期囊胚内细胞团中尚未分化的细胞,理论上可以分化成体内所有类型的细胞。因此,胚胎干细胞可以产生所有这些存在于骨组织中的细胞谱系,是研究骨组织发育的理想模型(图 5-21)[110]。胚胎干细胞扩增能力好,分化能力强,免疫原性低,是较为理想的种子细胞。

不过,胚胎干细胞的临床应用存在特定组织细胞谱系的可控分化研究不深入、法律约束和伦理问题等,在医学中的应用受到了一定的限制[111]。Takahashi 课题组成功地将小鼠的成纤维细胞转化成诱导性多功能干细胞(induced pluripotent stem cells,iPSCs)[112]。iPSCs 与胚胎干细胞相似,具有多向分化的潜能,在再生医学领域的应用具有很大的潜力。iPSCs 来源的 MSCs 与体内的 MSCs 有许多共同的特点,都具有高增殖性能和多向分化的潜能。为了增强 iPSCs 的成骨分化,Ye 等[113]将转录因子 SATB2 基因转入 iPSCs,使 iPSCs 能够增加钙结节的形成和提高成骨细胞关键 mRNA 的表达水平,证实小鼠 iPSCs 能够向成骨细胞进行分化。

5.5.2　蚕丝蛋白生物材料用于骨组织及其衍生组织的修复

骨组织工程材料修复缺损或病理骨组织的原则就是最大限度地恢复骨组织的生理结构和功能。

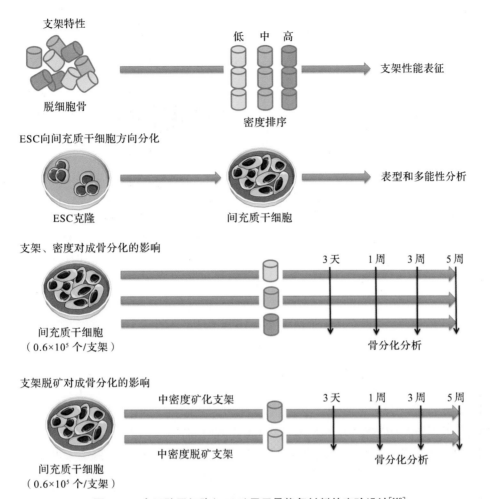

图 5-21 人胚胎干细胞(hESC)用于骨修复材料的实验设计[110]

将支架按密度大小分为低、中、高三个实验组,对其结构和力学性能进行表征。中密度支架脱矿以评估
基质矿化对成骨的影响。对由 hESC 分化而来的人间充质干细胞进行表型和多能性鉴定,并将其接种于
支架中培养 5 周

在组织工程领域的研究和应用中,标准化的动物模型是不可缺少的部分,它是实验研究通向临床应用
的桥梁,能够较为准确、直观地反映人体中缺损骨组织的病理状态,也是检验蚕丝蛋白支架在临床应用
中是否达标的基础。骨组织修复实际上是骨组织再生的动态过程,包括三个重要的机制:骨诱导、骨传
导和骨生成。①骨诱导:通过材料本身或者添加诱导因子,能够促进外源或自体的种子细胞分化为骨
细胞,进而形成骨组织的性能。②骨传导:种子细胞与植入材料发生某种联系,促进新生骨组织长入植
入物的过程。骨传导有利于骨组织的生成和矿化组织的层积,提高愈合速度。③骨生成:成骨细胞的
功能是促进骨组织的形成,再现了体内骨组织的成熟过程。蚕丝蛋白支架和细胞已被广泛用于骨组织
的修复中。不同部位和不同程度的骨修复要求不同,需制备出不同理化性质的蚕丝蛋白支架材料,来
满足不同的需求和用途。

5.5.2.1 四肢骨的修复

四肢骨是动物运动系统的重要组成部分,肌肉组织在四肢骨上附着。大脑通过运动神经发布命令,使
肌肉收缩,牵动这些骨来完成运动功能。Nagano 等[114]将钙离子结合序列 $[(AGSGAG)_4E_8AS]_4$ 基因片段
转入家蚕体内,使家蚕吐出含有该序列的转基因丝。钙离子结合试验表明:该转基因丝蛋白与天然丝
纤维蛋白相比,具有更高的钙结合能力。然后将该转基因丝蛋白加工成多孔支架植入缺损的兔股骨上
髁,进行硬骨修复。微型计算机断层扫描(微型 CT)结果显示,植入早期,矿化组织和骨组织能够在转

基因多孔支架上形成,说明能够有效地促进兔股骨上髁组织的再生(图 5-22)。

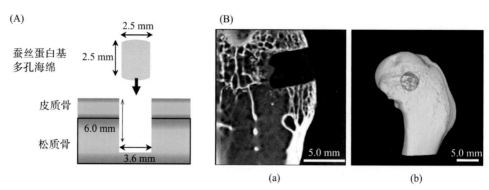

图 5-22　转基因丝蛋白多孔支架用于损伤股骨上髁的修复[114]

(A)皮质骨表面到松质骨之间缺损骨模型的构建;(B)缺损部位的形貌,(a)X 射线图像,(b)微型 CT 图像

5.5.2.2　牙周组织的修复

牙周疾病是引起牙周组织缺损,最终导致牙齿缺失的常见病因。传统的牙周基础治疗等方法只能去除病因,不能完全恢复已丧失的牙周组织,随着组织工程技术的发展,研究者们开始将细胞与支架材料的复合物移植到牙周组织缺损部位,使已被破坏的牙周组织实现体内再生成为一种可能。牙周组织的再生包括牙周膜、牙骨质、牙槽骨以及牙龈的再生。种子细胞的选择是牙周组织工程中非常重要的内容,常用的种子细胞有牙周膜干细胞、骨髓 MSCs 等[115]。

蚕丝蛋白材料修复治疗牙周缺损的发展使牙周组织工程有着巨大的潜力和广阔的应用前景。Zhao 等[116]对含有磷灰石涂层的 SF 多孔支架对犬的下颌骨修复进行评估。手术 12 个月后,MSCs/SF 复合支架能够再生出正常的下颌骨组织,具有很好的骨密度,说明 MSCs/SF 复合支架可以成功地修复下颌骨临界尺寸的缺陷。Jiang 等[117]通过基因修饰技术,将含 BMP-2 基因转入 MSCs 中,使其过表达BMP-2。将该基因修饰的 MSCs 与 SF 多孔支架结合形成组织工程化骨植入大鼠下颌骨缺损模型中。术后 8 周,转有 BMP-2 细胞/SF 复合支架具有最高的骨矿物质密度,因此能够更快地促进新骨的形成和成熟。这些成果皆说明蚕丝蛋白支架在牙周组织修复中的应用潜力。

5.5.2.3　其他骨组织的修复

扁平骨是一种面积较大、呈薄板状、在体内主要起保护内脏器官作用的骨头,包括颅骨、肩胛骨、胸骨等。Ye 等[113]将种子细胞接种在 SF 多孔支架中,最后移植到裸鼠的颅骨缺损模型中。5 周后手术,组织学分析、放射学和微型 CT 分析显示:细胞与 SF 多孔复合支架能够促进颅骨缺损模型中的新骨形成。MSCs 是修复扁平骨缺损的一种较为理想的种子细胞,在硬骨组织再生领域具有良好的应用前景。Meinel 等[118]将 SF 做成 3D 多孔支架用于骨组织工程研究,先将人 MSCs 种植于支架并在生物反应器中培养 5 周,再植入小鼠头盖骨创伤模型,结果显示蚕丝蛋白支架可用于头盖骨的重建和再生,表现出了很好的机械稳定性。

人和动物的脊柱具有保护内脏、支持运动、支撑躯干、保护脊髓的功能。脊髓损伤是中枢神经系统的一种严重创伤,常见于外伤、年龄、意外、病菌感染、畸形等因素造成的脊柱脱位、骨折等伤残,严重影响患者的生活质量[119]。临床上较好的治疗方法就是模拟脊柱的结构特征,设计生物材料来修复脊柱。近年来,一些学者尝试利用丝蛋白来制备椎间盘纤维环用于修复受损的椎间盘。Chang 等[120]较早尝试将纤维环细胞种植在含有功能化的 RGD 肽的丝蛋白多孔支架上,用于修补破裂的纤维环。Zeng等[19]将兔髓核细胞接种在 SF 多孔支架上,多孔支架可以支持兔髓核细胞的黏附、增殖。将兔髓核细胞/SF 多孔支架复合材料植入裸鼠皮下 6 周,支架发生一定的降解,同时在支架周围能够形成正常的髓核组织。Bhattacharjee 等[121]通过将丝纤维与硫酸软骨素混合编造一种可用于修复椎间盘疾病的组织工程支架,有助于椎间盘纤维环的再生,符合新一代椎间盘组织修复材料的要求。

5.5.3　骨组织中血管网的形成及功能化

一般地,血管网络的主要功能是营养物质、氧气、生长因子、激素,以及代谢物的运输。大面积骨缺损之所以修复困难,关键因素在于缺损部位血供来源不足。支架移植到体内后,位于支架材料边缘的种子细胞可以通过扩散作用从周边环境中获得营养物质和氧气,但是深层组织(位于支架材料 200 μm 左右以下的组织)却只能通过血运系统的重建获得自身需要的物质[122]。研究表明,血管化程度同新骨形成的数量呈正相关,因此功能性血管化(血管长入和血供重建)的形成是保证移植物存活和修复骨缺损的重要基础,也是骨组织工程能否成功实现临床应用的关键因素,具有不可替代的作用[123,124]。

蚕丝蛋白支架材料结合种子细胞也被用于骨组织中血管网络的再生研究。骨移植物的血管化过程类似于体内血管的发育,影响因素包括支架材料的特征、种子细胞、血管化诱导生长因子以及植入体所处的局部环境等。支架材料的性能,尤其是支架孔径及连通性,直接影响移植物的血管网络重建。适宜的网孔结构对于人工骨支架材料尤为重要,为细胞黏附、增殖以及血管化提供足够的生长空间。孔隙较大的支架材料形成的血管具有较大直径的管腔,反之则较小;孔间连通性较好的支架材料可以形成密集的血管网络系统。由于支架材料需要增强新骨组织形成和毛细血管的再生,建议孔径大于 300 μm。

在骨组织工程实验中,蚕丝蛋白支架材料能够促进内皮细胞和血管的生成,为血管的生长提供所需要的条件;同时血管的生长又促进骨细胞的再生,为成骨细胞带来所需的营养物质及生长因子,促进支架材料与宿主骨组织相互融合,使其参与骨再生的自然过程。相比于过去没有生物活性功能的支架材料,具有含细胞及细胞生长因子的高度分支的微血管系统是保证骨细胞存活的关键。研究表明,原代内皮细胞在 SF 多孔支架上培养,植入体内后内皮细胞能渐进自组装与功能化,形成微毛细管状结构[125]。

现已证明支架材料、内皮细胞和促血管生长因子三者相结合的新型蚕丝蛋白支架材料能够显著促进血管网络化的生成。内皮祖细胞(endothelial progenitor cells,EPCs)是内皮细胞的前体细胞,具有自我增殖和向内皮细胞分化的潜能。Mott 等[126]研究表明,骨髓来源的 EPCs 在组织受到创伤时会显著增加,而在缺血的损伤组织中则明显减少。肝素加入蚕丝蛋白支架中可获得具有优良抗凝血性能的复合支架。Zhu 等[127]制备出具有良好孔连通性的肝素/SF 支架,能够引导内皮细胞进入支架内部,促进新生血管的生成。然而,蚕丝蛋白支架往往不能产生高密度的血管网络,因此生长因子诱导血管的再生也被应用于提高蚕丝蛋白支架修复缺损骨组织的效率。Zhang 等[128]将血管内皮生长因子(vascular endothelial growth factor,VEGF)和 BMP-2 蛋白联合孵育到 SF 多孔支架当中,用于种子干细胞分化成内皮细胞和骨细胞;支架移植到兔子头皮区域,12 周后观察,发现 SF 多孔支架很适合作为共同释放 VEGF 和 BMP-2 的载体,两种因子的连续释放能够使骨缺损得到修复,同时促进新生血管的生成(图 5-23)。

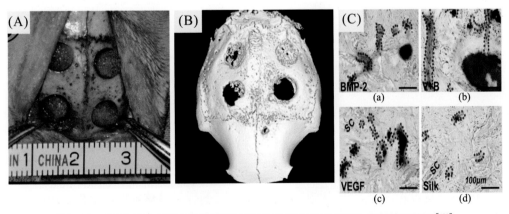

图 5-23　SF 多孔支架促进兔颅骨缺损部位的骨再生与血管生成的协同作用[128]
(A)兔颅骨缺损模型的构建;(B)缺损部位的新生骨组织和(C)血管再生。(a)负载有 BMP-2 的 SF 支架,(b)负载有 BMP-2 和 VEGF 的 SF 支架,(c)负载有 VEGF 的 SF 支架,(d)普通 SF 支架

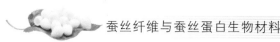

5.6 展望

由于蚕丝蛋白支架具有稳定的理化特性、可控的生物降解性和良好的生物相容性,在骨组织工程领域具有广阔的应用前景,开辟了骨损伤修复的新途径。进一步开发和应用蚕丝蛋白支架将带来显著的社会和经济效益。蚕丝蛋白多孔支架的设计目标包括促进细胞亲和、提高细胞增殖、增强干细胞的成骨诱导能力以及对体内缺失骨进行修复,最终目标是实现体内缺损骨的正常功能化。这些功能的实现反过来又会迫使科学家在设计和构建骨修复支架的过程中优化试验参数,主要包括制备工艺、生物相容性、孔隙度、微纳米结构、降解率、机械强度和生长因子释放等多个方面。

然而,目前在骨组织工程支架材料的研究与应用中,骨组织工程材料均有各自的长处和不足,至今尚未找到一种十分理想的支架材料应用于骨组织工程,尚有一些亟待解决的基本问题。同样,虽然蚕丝蛋白多孔支架材料在骨组织工程上表现出较好的修复性能,但仍存在诸多缺陷,如对前成骨细胞的特定分化不佳,或不利于血管组织向内生长,或者降解速率不能与组织生长速率相匹配,生物学和力学特性上与天然骨有差异等,动物实验大多仍停留在小动物实验阶段。因此,蚕丝蛋白人工骨材料离临床应用还有一定的差距,制备出高性能的蚕丝蛋白组织工程支架用于体内骨组织修复仍需进一步的研究。

仅通过单一地使用蚕丝蛋白材料解决上述所有问题,难度很大,应通过与有机物、无机物、生长因子等物质相结合,综合利用复合方法、化学修饰等技术手段改善单一蚕丝蛋白材料的物化性能。在结构设计上,模拟天然骨基质组成成分,在性能上取长补短,协同设计,实现优势最大化。如蚕丝蛋白早已应用于3D打印技术制备具有真实骨组织内部结构的材料,然而使用多成分的蚕丝蛋白用于生物3D打印至今报道还很少[129]。因此应该优化蚕丝蛋白的结构特性,研制出适合打印活细胞及快速凝胶特性的蚕丝蛋白"墨水",使其在生物3D打印领域发挥更大作用。近年来,随着骨组织工程支架材料的研究逐渐深入,运用仿生学原理,将多种类型材料复合并进行结构和功能修饰,研制成新一代有特定结构和功能的仿生"智能"支架材料,是研制理想骨缺损修复材料的方向和前沿课题[130]。

另外,也要积极寻求新技术对已有材料加工工艺进行改进,例如,针对普通细胞培养方法使细胞和培养液难以扩散渗透到支架材料的中心,不利于细胞向载体内部生长的缺点,如果单纯靠增大支架材料的孔径或孔隙率又会影响材料的力学性能,因此,需要改变支架材料的微观结构或者改善细胞培养条件来解决支架内部细胞数量不足和分布不均匀的问题[131]。针对单一蚕丝蛋白材料对细胞黏附和成骨分化效果的不足,可通过转基因技术改良SF的一级结构,使其更加复合临床应用的要求。再如,细胞/生物支架复合材料普遍存在保存周期短,现用现做的特点,能否通过超低温度保存等技术,制备一种可长期保存的骨组织工程支架材料用于临床应用。能否突破这些难点,都决定了蚕丝蛋白骨修复材料能否成功研制与临床应用,这需要研究人员对蚕丝蛋白以及相关领域的不断深入研究和材料制备技术的发展。相信不久的将来,蚕丝蛋白骨修复材料在临床骨缺损修复中将发挥巨大的作用。

(帅亚俊、杨明英)

参考文献

[1] Deluiz D, Oliveira L, Fletcher P, et al. Fresh-frozen bone allografts in maxillary alveolar augmentation: Analysis of complications, adverse outcomes, and implant survival[J]. J Periodontol, 2016, 87(11):1261-1267.

[2] Koons G L, Diba M, Mikos A G, Materials design for bone-tissue engineering[J]. Nat Rev Mater, 2020, 5(8):584-603.

[3] Yousefi A M, James P F, Akbarzadeh R, et al. Prospect of stem cells in bone tissue engineering: a review[J]. Stem Cells Int, 2016, 10(2016):6180487.

[4] Mandal B B, Kundu S C. Cell proliferation and migration in silk fibroin 3D scaffolds[J]. Biomaterials, 2009, 30

(15):2956-2965.

［5］ Whang K，Healy K，Elenz D，et al．Engineering bone regeneration with bioabsorbable scaffolds with novel micro-architecture[J]．Tissue Eng，1999，5(1)：35-51.

［6］ Karageorgiou V，Kaplan D．Porosity of 3D biomaterial scaffolds and osteogenesis[J]．Biomaterials，2005，26(27)：5474-5491.

［7］ 杨磊，朱良均，杨明英，等．丝素组织工程支架的研究进展[J]．蚕业科学，2011，37(2)：296-302.

［8］ Yang M Y，Shuai Y J，Zhou G S，et al．Tuning molecular weights of *Bombyx mori* (*B. mori*) silk sericin to modify its assembly structures and materials formation[J]．ACS Appl Mater Inter，2014，6(16)：13782-13789.

［9］ Melke J，Midha S，Ghosh S，et al．Silk fibroin as biomaterial for bone tissue engineering[J]．Acta Biomater，2016，31:1-16.

［10］ 张静娟，洪秋虹，孙学通，等．医用多孔 TiO_2/HA/TiO_2 复合涂层的制备和性能[J]．材料研究学报，2012，26(6)：572-576.

［11］ 王静．多孔生物材料[M]．北京：机械工业出版社，2012.

［12］ Gu Y，Zhu J B，Xue C B，et al．Chitosan/silk fibroin-based，schwann cell-derived extracellular matrix-modified scaffolds for bridging rat sciatic nerve gaps[J]．Biomaterials，2014，35(7)：2253-2263.

［13］ Hofmann S，Hagenmüller H，Koch A M，et al．Control of in vitro tissue-engineered bone-like structures using human mesenchymal stem cells and porous silk scaffolds[J]．Biomaterials，2007，28(6)：1152-1162.

［14］ Koh L D，Cheng Y，Teng C P，et al．Structures，mechanical properties and applications of silk fibroin materials[J]．Prog. Polym. Sci，2015，46：86-110.

［15］ Mottaghitalab F，Hosseinkhani H，Shokrgozar M A，et al．Silk as a potential candidate for bone tissue engineering[J]．J. Controlled Release，2015，215：112-128.

［16］ Shuai Y J，Hui P，He W，et al．Extraction of silk protein from middle silk gland of *B. mori* for preparation of 3-D scaffold[J]．Adv Mater Res，2012，550：1729-1736.

［17］ Yang M Y，Shuai Y J，He W，et al．Preparation of porous scaffolds from silk fibroin extracted from the silk gland of *Bombyx mori* (*B. mori*)[J]．Int J Mol Sci，2012，13(6)：7762-7775.

［18］ Oliveira A L，Sun L，Kim H J，et al．Aligned silk-based 3-D architectures for contact guidance in tissue engineering[J]．Acta biomater，2012，8(4)：1530-1542.

［19］ Zeng C，Yang Q，Zhu M F，et al．Silk fibroin porous scaffolds for nucleus pulposus tissue engineering[J]．Mater Sci Eng, C，2014，37(1)：232-240.

［20］ Nazarov R，Jin H J，Kaplan D L．Porous 3-D scaffolds from regenerated silk fibroin[J]．Biomacromolecules，2004，5(3)：718-726.

［21］ Kim U J，Park J，Kim H J，et al．Three-dimensional aqueous-derived biomaterial scaffolds from silk fibroin[J]．Biomaterials，2005，26(15)：2775-2785.

［22］ Makaya K，Terada S，Ohgo K，et al．Comparative study of silk fibroin porous scaffolds derived from salt/water and sucrose/hexafluoroisopropanol in cartilage formation[J]．J Biosci Bioeng，2009，108(1)：68-75.

［23］ Uebersax L，Hagenmüller H，Hofmann S，et al．Effect of scaffold design on bone morphology in vitro[J]．Tissue Eng，2006，12(12)：3417-3429.

［24］ 徐水，张胡静，张海萍，等．高强度力学性能丝素/羟基磷灰石多孔支架材料的初步制备[J]．高分子材料科学与工程，2011，27(10)：150-153.

［25］ Zheng Z Z，Wu J B，Liu M，et al．3D Bioprinting of self-standing silk-based bioink[J]．Adv Health Mater，2018，7(6)：1701026.

［26］ Ghosh S，Parker S T，Wang X Y，et al．Direct-write assembly of microperiodic silk fibroin scaffolds for tissue engineering applications[J]．Adv Funct Mater，2008，18(13)：1883-1889.

［27］ Limem S，Calvert P，Kim H J，et al．Differentiation of bone marrow stem cells on inkjet printed silk lines[J]．MRS Online Proc Libr，2006，950：904-918.

［28］ Wust S，Muller R，Hofmann S．Controlled positioning of cells in biomaterials—Approaches towards 3D tissue printing[J]．J Funct Biomater，2011，2(3)：119-154.

［29］ 王馨，屈雷，窦忠英，等．组织工程生物支架材料[J]．中国生物工程杂志，2003，23(10)：15-18.

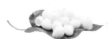
[30] Thurber A E, Omenetto F G, Kaplan D L. In vivo bioresponses to silk proteins[J]. Biomaterials, 2015, 71: 145-157.

[31] Hu X, Shmelev K, Sun L, et al. Regulation of silk material structure by temperature-controlled water vapor annealing[J]. Biomacromolecules, 2011, 12(5): 1686-1696.

[32] Wang Y Z, Rudym D D, Walsh A, et al. In vivo degradation of three-dimensional silk fibroin scaffolds[J]. Biomaterials, 2008, 29(24-25): 3415-3428.

[33] Sohn S, Strey H H, Gido S P. Phase behavior and hydration of silk fibroin[J]. Biomacromolecules, 2004, 5(3): 751-757.

[34] Lawrence B D, Omenetto F, Chui K, et al. Processing methods to control silk fibroin film biomaterial features[J]. J Mater Sci, 2008, 43(21): 6967-6985.

[35] Wang J N, Liu Z W, Yang Y X, et al. Enzymatic degradation behavior of silk fibroin fiber treated by gamma-ray irradiation[J]. Text Res J, 2012, 82(17): 1799-1805.

[36] Lu Q, Zhang B, Li M Z, et al. Degradation mechanism and control of silk fibroin[J]. Biomacromolecules, 2011, 12(4): 1080-1086.

[37] Park S H, Gil E S, Shi H, et al. Relationships between degradability of silk scaffolds and osteogenesis[J]. Biomaterials, 2010, 31(24): 6162-6172.

[38] Kundu S. Silk biomaterials for tissue engineering and regenerative medicine[M]. Cambridge: Elsevier, 2014.

[39] 杨磊, 陈宇, 朱良均, 等. 一种新型丝素支架材料的体内降解试验[J]. 蚕业科学, 2011, 37(4): 713-718.

[40] Teh T K H, Toh S L, Goh J C. Aligned hybrid silk scaffold for enhanced differentiation of mesenchymal stem cells into ligament fibroblasts[J]. Tissue Eng, Part C: Methods, 2011, 17(6): 687-703.

[41] Kurland N E, Dey T, Wang C Z, et al. Silk protein lithography as a route to fabricate sericin microarchitectures[J]. Adv. Mater, 2014, 26(26): 4431-4437.

[42] Pal R K, Kurland N E, Wang C Z, et al. Biopatterning of silk proteins for soft micro-optics[J]. ACS Appl Mater Inter, 2015, 7(16): 8809-8816.

[43] Yang M Y, Shuai Y J, Sunderland K S, et al. Ice-templated protein nanoridges induce bone tissue formation[J]. Adv Funct Mater, 2017, 2(44): 1703726.

[44] Wray L S, Rnjak K J, Mandal B B, et al. A silk-based scaffold platform with tunable architecture for engineering critically-sized tissue constructs[J]. Biomaterials, 2012, 33(36): 9214-9224.

[45] Wray L S, Tsioris K, Gil E S, et al. Microfabricated porous silk scaffolds for vascularizing engineered tissues[J]. Adv Funct Mater, 2013, 23(27): 3404-3412.

[46] Balloni S, Calvi E M, Damiani F, et al. Effects of titanium surface roughness on mesenchymal stem cell commitment and differentiation signaling[J]. Int J Oral Maxillofac Pathol, 2008, 24(4): 627-635.

[47] 帅亚俊, 张璨, 邓连霞, 等. 矿化柞蚕丝胶膜表面粗糙度的调控及其对骨髓间充质干细胞生长行为的影响[J]. 复合材料学报, 2015, 32(5): 1527-1535.

[48] Hu X, Park S H, Gil E S, et al. The influence of elasticity and surface roughness on myogenic and osteogenic-differentiation of cells on silk-elastin biomaterials[J]. Biomaterials, 2011, 32(34): 8979-8989.

[49] Wang X Q, Kaplan D L. Functionalization of silk fibroin with NeutrAvidin and biotin[J]. Macromol Biosci, 2011, 11(1): 100-110.

[50] Murphy A R, Kaplan D L. Biomedical applications of chemically-modified silk fibroin[J]. J Mater Chem, 2009, 19(36): 6443-6450.

[51] Wenk E, Murphy A R, Kaplan D L, et al. The use of sulfonated silk fibroin derivatives to control binding, delivery and potency of FGF-2 in tissue regeneration[J]. Biomaterials, 2010, 31(6): 1403-1413.

[52] Xu W P, Zhang W B, Asrican R, et al. Accurately shaped tooth bud cell-derived mineralized tissue formation on silk scaffolds[J]. Tissue Eng, Part A, 2008, 14(4): 549-557.

[53] Pritchard E M, Kaplan D L. Silk fibroin biomaterials for controlled release drug delivery[J]. Expert Opin Drug Delivery, 2011, 8(6): 797-811.

[54] Chen B Q, Yin C H, Cheng Y Y, et al. Using silk woven fabric as support for lipase immobilization: The effect of surface hydrophilicity/hydrophobicity on enzymatic activity and stability[J]. Biomass Bioenergy, 2012, 39: 59-66.

[55] Wongpanit P, Ueda H, Tabata Y, et al. In vitro and in vivo release of basic fibroblast growth factor using a silk fibroin scaffold as delivery carrier[J]. J Biomater Sci, Polym Ed,2010,21(11):1403-1419.

[56] Karageorgiou V, Tomkins M, Fajardo R, et al. Porous silk fibroin 3-D scaffolds for delivery of bone morphogenetic protein-2 in vitro and in vivo[J]. J Biomed Mater Res, Part A,2006,78(2):324-334.

[57] Bauer J, Hengsbach S, Tesari I, et al. High-strength cellular ceramic composites with 3D microarchitecture[J]. PNAS,2014,111(7):2453-2458.

[58] Rivera C D M, Alvarado V M, Acevedo M C Y, et al. Fibronectin and vitronectin promote human fetal osteoblast cell attachment and proliferation on nanoporous titanium surfaces[J]. J Biomed Nanotechnol, 2013, 9(6): 1092-1097.

[59] Collins A M, Skaer N J, Gheysens T, et al. Bone-like resorbable silk-based scaffolds for load-bearing osteoregenerative applications[J]. Adv Mater,2009,21(1):75-78.

[60] Mcnamara S L, Rnjak K J, Schmidt D F, et al. Silk as a biocohesive sacrificial binder in the fabrication of hydroxyapatite load bearing scaffolds[J]. Biomaterials,2014,35(25):6941-6953.

[61] Yodmuang S, Mcnamara S L, Nover A B, et al. Silk microfiber-reinforced silk hydrogel composites for functional cartilage tissue repair[J]. Acta biomater,2015,11(1):27-36.

[62] Han F, Liu S, Liu X, et al. Woven silk fabric-reinforced silk nanofibrous scaffolds for regenerating load-bearing soft tissues[J]. Acta Biomater,2014,10(2):921-930.

[63] Atikarnkul A P, Watthanaphanit A, Rujiravanit R. Fabrication of cellulose nanofiber/chitin whisker/silk sericin bionanocomposite sponges and characterizations of their physical and biological properties[J]. Compos Sci Technol, 2014,96:88-96.

[64] Bai S M, Han H Y, Huang X W, et al. Silk scaffolds with tunable mechanical capability for cell differentiation[J]. Acta biomater,2015,20:22-31.

[65] Aramwit P, Siritientong T, Kanokpanont S, et al. Formulation and characterization of silk sericin-PVA scaffold crosslinked with genipin[J]. Int J Biol Macromol,2010,47(5):668-675.

[66] Partlow B P, Hanna C W, Rnjak K J, et al. Highly tunable elastomeric silk biomaterials[J]. Adv Funct Mater, 2014,24(29):4615-4624.

[67] 马亮,王洪,杨述华,等.RGD序列肽修饰的丝素蛋白仿生支架材料对骨髓间充质干细胞黏附、增殖的影响[J].中国组织工程研究与临床康复,2007,11(48):9667-9670.

[68] 吕银洁,张艳红,刘琳,等.Silk-RGD融合蛋白修饰羟基磷灰石/丝素蛋白支架对成骨细胞生长的影响[J].复合材料学报,2011,28(4):89-93.

[69] Bhardwaj N, Kundu S C. Chondrogenic differentiation of rat MSCs on porous scaffolds of silk fibroin/chitosan blends[J]. Biomaterials,2012,33(10):2848-2857.

[70] Shen W L, Chen X, Chen J L, et al. The effect of incorporation of exogenous stromal cell-derived factor-1 alpha within a knitted silk-collagen sponge scaffold on tendon regeneration[J]. Biomaterials,2010,31(28):7239-7249.

[71] Shoae H A, Mortazavi T S A, Sharif S, et al. Differentiation of human endometrial stem cells into urothelial cells on a three-dimensional nanofibrous silk-collagen scaffold: an autologous cell resource for reconstruction of the urinary bladder wall[J]. J. Tissue Eng. Regener. Med,2015,9(11):1268-1276.

[72] Zhang Y F, Wu C T, Friis T, et al. The osteogenic properties of CaP/silk composite scaffolds[J]. Biomaterials, 2010,31(10):2848-2856.

[73] 张艳红,姚菊明,朱良均.载入骨形态发生蛋白的羟基磷灰石/丝素蛋白复合支架的细胞相容性研究[J].蚕业科学, 2011,37(4):700-705.

[74] 欧阳健明.生物矿物及其矿化过程[J].化学进展,2005,17(4):749-756.

[75] Polo C L, Latorre E M, Ramirez V J E. Scaffold design for bone regeneration[J]. J Nanosci Nanotechnol,2014,14 (1):15-56.

[76] Padovano J, Ravindran S, Snee P, et al. DMP1-derived Peptides Promote Remineralization of Human Dentin[J]. J Dent Res,2015,94(4):608-614.

[77] 丰强,闵思佳,张海萍,等.不同结构丝素蛋白对羟基磷灰石结晶的调控作用[J].蚕业科学,2008,34(3):472-476.

[78] 崔福斋.生物矿化[M].北京:清华大学出版社,2012.

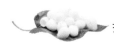
［79］ Yang M Y，Mandal N，Shuai Y J，et al． Mineralization and biocompatibility of *Antheraea pernyi*（*A. pernyi*）silk sericin film for potential bone tissue engineering［J］. Bio-Med Mater Eng,2014,24(1):815-824.

［80］ Xu Z P，Shi L Y，Hu D D，et al． Formation of hierarchical bone-like apatites on silk microfiber templates via bi-omineralization［J］. RSC Adv,2016,6(80):76426-76433.

［81］ Shuai Y J，Mao C B，Yang M Y，Protein nanofibril assemblies templated by graphene oxide nanosheets accelerate early cell adhesion and induce osteogenic differentiation of human mesenchymal stem cells［J］. ACS Appl Mater Inter,2018,10(38):31988-31997.

［82］ 帅亚俊,何文,闵思佳,等.仿生生物矿化在丝素蛋白生物材料中的应用［J］.蚕业科学,2012,38(6):1118-1124.

［83］ Yang M Y，Shuai Y J，Zhang C，et al． Biomimetic nucleation of hydroxyapatite crystals mediated by *Antheraea pernyi* silk sericin promotes osteogenic differentiation of human bone marrow derived mesenchymal stem cells［J］. Biomacromolecules,2014,15(4):1185-1193.

［84］ 王琳婷,杨明英,朱良均,等.丝胶蛋白/羟基磷灰石复合支架材料的制备及性能研究［J］.蚕业科学,2010,36(4):639-644.

［85］ 袁景,甄平,赵红斌.高性能多孔 β-磷酸三钙骨组织工程支架的 3D 打印［J］.中国组织工程研究,2014,18(43):6914-6921.

［86］ 王金宁,皮斌,王鹏,等.复合壳聚糖微球-丝素基载药 α-磷酸三钙骨水泥的细胞相容性及毒性［J］.中国组织工程研究,2014,18(16):2519-2525.

［87］ 王雪云,张海萍,闵思佳,等.交替浸渍矿化丝胶膜表面沉积的矿化物及对丝胶膜结构的改变［J］.蚕业科学,2012,38(4):721-726.

［88］ Yin G F，Huang Z B，Deng M，et al． Preparation and cell response of bio-mineralized Fe_3O_4 nanoparticles［J］. J Colloid Interface Sci,2011,363(1):393-402.

［89］ Martin M Z，Ebrahimi D，Plowright R，et al． Intracellular pathways involved in bone regeneration triggered by re-combinant silk-silica chimeras［J］. Adv Funct Mater,2018,28(27):1702570.

［90］ Mieszawska A J，Fourligas N，Georgakoudi I，et al． Osteoinductive silk-silica composite biomaterials for bone re-generation［J］. Biomaterials,2010,31(34):8902-8910.

［91］ Liu J，Liu Y K，Kong Y，et al． Formation of vaterite regulated by silk sericin and its transformation towards hydroxyapatite microsphere［J］. Mater Lett,2013,110(9):221-224.

［92］ Xu S J，Wu P Y． Monodisperse spherical $CaCO_3$ superstructure self-assembled by vaterite lamella under control of regenerated silk fibroin via compressed CO_2［J］. Crystengcomm,2013,15(25):5179-5188.

［93］ Yang M Y，Shuai Y J，Zhou G S，et al． Nucleation of hydroxyapatite on *Antheraea pernyi*（*A. pernyi*）silk fibro-in film［J］. Biomed Mater Eng,2014,24(1):731-740.

［94］ Kim H J，Kim U J，Kim H S，et al． Bone tissue engineering with premineralized silk scaffolds［J］. Bone,2008,42(6):1226-1234.

［95］ Cai Y R，Mei D，Jiang T，et al． Synthesis of oriented hydroxyapatite crystals: Effect of reaction conditions in the presence or absence of silk sericin［J］. Mater Lett,2010,64(24):2676-2678.

［96］ Kong X D，Cui F Z，Wang X M，et al． Silk fibroin regulated mineralization of hydroxyapatite nanocrystals［J］. J Cryst Growth,2004,270(1/2):197-202.

［97］ Wang T，Che R C，Li W T，et al． Control over different crystallization stages of $CaCO_3$-mediated by silk fibroin［J］. Cryst Growth Des,2011,11(6):2164-2171.

［98］ Shuai Y J，Yang S X，Li C L，et al． In situ protein-templated porous protein-hydroxylapatite nanocomposite micro-spheres for pH-dependent sustained anticancer drug release［J］. J Mater Chem B,2017,5(21):3945-3954.

［99］ Yang M Y，He W，Shuai Y J，et al． Nucleation of hydroxyapatite crystals by self-assembled *Bombyx mori* silk fi-broin［J］. J Polym Sci, Part B: Polym Phys,2013,51(9):742-748.

［100］ Yang M Y，Zhou G S，Shuai Y J，et al． Ca^{2+}-induced self-assembly of *Bombyx mori* silk sericin into a nanofi-brous network-like protein matrix for directing controlled nucleation of hydroxylapatite nano-needles［J］. J Mater Chem B,2015,3(12):2455-2462.

［101］ Marelli B，Ghezzi C E，Alessandrino A，et al． Silk fibroin derived polypeptide-induced biomineralization of colla-gen［J］. Biomaterials,2012,33(1):102-108.

[102] Yang L, Hedhammar M, Blom T, et al. Biomimetic calcium phosphate coatings on recombinant spider silk fibres [J]. Biomed Mater, 2010, 5(4): 045002.

[103] 陈欣, 张春林. 组织工程骨修复骨缺损的研究进展及临床应用[J]. 中国组织工程研究与临床康复, 2010, 14(24): 4486-4490.

[104] 帅亚俊, 张璨, 邓连霞, 等. 矿化柞蚕丝胶膜表面粗糙度的调控及其对骨髓间充质干细胞生长行为的影响[J]. 复合材料学报, 2015, 32(5): 1527-1535.

[105] Dominici M, Le Blanc K, Mueller I, et al. Minimal criteria for defining multipotent mesenchymal stromal cells. The International Society for Cellular Therapy position statement[J]. Cytotherapy, 2006, 8(4): 315-317.

[106] Zhang Y F, Fan W, Ma Z C, et al. The effects of pore architecture in silk fibroin scaffolds on the growth and differentiation of mesenchymal stem cells expressing BMP7[J]. Acta biomater, 2010, 6(8): 3021-3028.

[107] Jurgens W J, Oedayrajsingh V M J, Helder M N, et al. Effect of tissue-harvesting site on yield of stem cells derived from adipose tissue: implications for cell-based therapies[J]. J Cell Tissue Res, 2008, 332(3): 415-426.

[108] Correia C, Bhumiratana S, Yan L P, et al. Development of silk-based scaffolds for tissue engineering of bone from human adipose-derived stem cells[J]. Acta Biomater, 2012, 8(7): 2483-2492.

[109] Roohani E S I, Lu Z F, Li J J, et al. Effect of self-assembled nanofibrous silk/polycaprolactone layer on the osteoconductivity and mechanical properties of biphasic calcium phosphate scaffolds[J]. Acta biomater, 2012, 8(1): 302-312.

[110] Marcos C I, MArolt D, Petridis P, et al. Bone scaffold architecture modulates the development of mineralized bone matrix by human embryonic stem cells[J]. Biomaterials, 2012, 33(33): 8329-8342.

[111] Wang Y Z, Kim H J, Vunjak N G, et al. Stem cell-based tissue engineering with silk biomaterials[J]. Biomaterials, 2006, 27(36): 6064-6082.

[112] Takahashi K, Yamanaka S. Induction of pluripotent stem cells from mouse embryonic and adult fibroblast cultures by defined factors[J]. Cell, 2006, 126(4): 663-676.

[113] Ye J, Xu Y F, Gao J, et al. Critical-size calvarial bone defects healing in a mouse model with silk scaffolds and SATB2-modified iPSCs[J]. Biomaterials, 2011, 32(22): 5065-5076.

[114] Nagano A, Tanioka Y, Sakurai N, et al. Regeneration of the femoral epicondyle on calcium-binding silk scaffolds developed using transgenic silk fibroin produced by transgenic silkworm[J]. Acta biomater, 2011, 7(3): 1192-1201.

[115] Zhang Y F, Miron R J, Li S, et al. Novel MesoPorous BioGlass/silk scaffold containing adPDGF-B and adBMP7 for the repair of periodontal defects in beagle dogs[J]. J Clin Periodontol, 2015, 42(3): 262-271.

[116] Zhao J, Zhang Z Y, Wang S Y, et al. Apatite-coated silk fibroin scaffolds to healing mandibular border defects in canines[J]. Bone, 2009, 45(3): 517-527.

[117] Jiang X Q, Zhao J, Wang S Y, et al. Mandibular repair in rats with premineralized silk scaffolds and BMP-2-modified bMSCs[J]. Biomaterials, 2009, 30(27): 4522-4532.

[118] Meinel L, Fajardo R, Hofmann S, et al. Silk implants for the healing of critical size bone defects[J]. Bone, 2005, 37(5): 688-698.

[119] 董兴成, 陈雄生, 周盛源. 组织工程椎间盘纤维环支架的研究进展[J]. 中国组织工程研究, 2012, 16(21): 3936-3940.

[120] Chang G, Kim H J, Kaplan D, et al. Porous silk scaffolds can be used for tissue engineering annulus fibrosus[J]. Eur Spine J, 2007, 16(11): 1848-1857.

[121] Bhattacharjee M, Miot S, Gorecka A, et al. Oriented lamellar silk fibrous scaffolds to drive cartilage matrix orientation: towards annulus fibrosus tissue engineering[J]. Acta Biomater, 2012, 8(9): 3313-3325.

[122] Cancedda R, Giannoni P, Mastrogiacomo M. A tissue engineering approach to bone repair in large animal models and in clinical practice[J]. Biomaterials, 2007, 28(29): 4240-4250.

[123] Kang H W, Lee S J, Ko I K, et al. A 3D bioprinting system to produce human-scale tissue constructs with structural integrity[J]. Nat Biotechnol, 2016, 34(3): 312-319.

[124] Wang J L, Yang M Y, Zhu Y, et al. Phage nanofibers induce vascularized osteogenesis in 3D printed bone scaffolds[J]. Adv Mater, 2014, 26(29): 4961-4966.

[125] Unger R E, Sartoris A, Peters K, et al. Tissue-like self-assembly in cocultures of endothelial cells and osteoblasts

and the formation of microcapillary-like structures on three-dimensional porous biomaterials[J]. Biomaterials, 2007,28(27):3965-3976.

[126] Mott D A, Mailhot J, Cuenin M F, et al. Enhancement of osteoblast proliferation in vitro by selective enrichment of demineralized freeze-dried bone allograft with specific growth factors[J]. J Oral Implantol,2002,28(2):57-66.

[127] Zhu M F, Wang K, Mei J J, et al. Fabrication of highly interconnected porous silk fibroin scaffolds for potential use as vascular grafts[J]. Acta biomater,2014,10(5):2014-2023.

[128] Zhang W, Zhu C, Wu Y M, et al. VEGF and BMP-2 promote bone regeneration by facilitating bone marrow stem cell homing and differentiation[J]. Eur Cell Mater,2014,27(1):1-11.

[129] Carrow J K, Kerativitayanan P, Jaiswal M K, et al. Polymers for bioprinting：Essentials of 3D Biofabrication and Translation[M]. San Diego：Academic Press,2015:229-248.

[130] Samal S K, Dash M, Shelyakova T, et al. Biomimetic magnetic silk scaffolds[J]. ACS Appl Mater Inter,2015, 7(11):6282-6292.

[131] Kim H J, Kim U J, Leisk G G, et al. Bone regeneration on macroporous aqueous-derived silk 3-D scaffolds[J]. Macromol Biosci,2007,7(5):643-655.

第6章 蚕丝蛋白缓释材料

摘要:近年来,蚕丝蛋白作为一种优异的生物可降解性和生物相容性材料迅速进入药物运释载体领域。本章首先从蚕丝蛋白运释载体的制备、药物负载到载体的方法和载药载体的给药途径等三个方面介绍了蚕丝蛋白运释系统的构成。详细阐述了 4 种蚕丝蛋白微球的制备方法,包括微乳液法、去溶剂法、盐析法、静电喷射法等。初步介绍了药物分子从蚕丝蛋白载体释放的动力学过程及三种药物释放模型,即扩散释药、溶胀释药和降解释药。探讨了蚕丝蛋白在药物靶向释放领域的最新进展。提出了功能化和智能化的蚕丝蛋白运释系统是今后的发展方向。

6.1 概 述

近年来,越来越多的新药被开发以满足人们日益增长的健康需求。然而,由于大部分药物本身存在一定的溶解性、稳定性、生物活性和毒副作用等问题,不得不选择合适的药物运释系统以及给药途径使药物能有效地被机体吸收,以最大限度地发挥疗效。

药物运释系统是指在微观层面上将药物分子与合适的载体通过物理、化学作用复合,并经过一定的修饰制备成的能承载特定功能的复合体。制备药物载体的材料种类繁多,按其来源可分为合成高分子材料和天然高分子材料;按降解性可分为可降解材料和不可降解材料。理想的药物载体材料须具备以下特征:①材料结构相对稳定,便于调控;②生物相容性和降解性,且降解产物无毒无害;③有较高的包封率,以减少在正常组织的渗漏;④提高药物溶解性、增加生物活性、降低毒副作用;⑤避免突释,释放速率维持恒定,达到零级释放动力学模式,延长药物作用时间;⑥在病变部位靶向积累。蚕丝蛋白因其优异的生物相容性、降解性、溶胀性、温和的加工条件和高度的可调控性[1-3],使其逐渐成为受人青睐的天然高分子药物载体材料。

6.2 蚕丝蛋白运释系统的构建

6.2.1 蚕丝蛋白载体的制备方法

蚕丝蛋白在自然状态下是以纤维的形式存在的,其中两根平行的丝素纤维由黏着的丝胶包覆。为了避免引起免疫反应,通常需要对丝素和丝胶进行分离。一旦将蚕丝蛋白加工成溶液状态,就能制备出多种形态的材料,如微球与微囊、凝胶、纤维、膜和支架等(图 6-1)。在材料成型前后负载上目的药物后就构成了蚕丝蛋白运释载体。

6.2.1.1 微球

微球(microparticle)是目前最常用的药物运释载体,是将药物分子均匀地分散在载药载体中的实心球体或颗粒,直径一般为 $0.5 \sim 500~\mu m$。当其直径下降到 1000 nm 以下时称为纳米颗粒(nanoparticle,NP)[4]。微球具有掩盖某些药物不良气味,改善多肽、蛋白类药物稳定性,调控药物释放速率等优点。制备丝素微球的方法种类繁多,下面归纳了几种最常见的制备方法。

(1)微乳液法

微乳液(microemulsion)是在表面活性剂的作用下两种或两种以上不互溶的液体(如油和水)在热

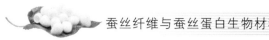
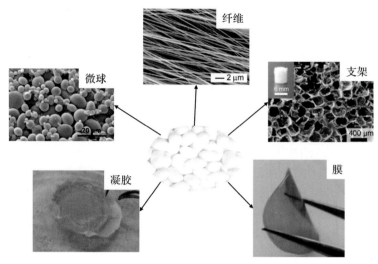

图 6-1　不同形态的蚕丝蛋白运释载体

力学上形成的稳定分散体系。微乳液法是指先把聚合物溶液作为分散相分散于不相混溶的介质中形成微乳液(乳化),然后使乳剂内相固化成球的方法(固化)。在形成微乳液的过程中,通常需要加入不溶性的有机溶剂,根据所用溶剂不同可形成油包水(W/O)型、水包油(O/W)型、油包油(O/O)型等单乳液,但这类乳液对药物的包封率较低;为了提高药物的包封率,在单乳液的基础上再一次乳化可形成水包油包水(W/O/W)型、油包水包油(O/W/O)型的复乳液(图 6-2)。在乳化过程中乳液液滴的形成十分重要,因为液滴的形成决定了微球的粒径和外形。在大多数情况下,形成乳滴最直接的方法是机械搅拌。搅拌速率大小直接关系到微球的大小,搅拌速率越大,微球粒径越小。虽然如此,但机械搅拌得到的乳滴尺寸不均匀,大小也不易控制。另外一种方法——膜乳液法可以解决这一问题。膜乳液法是在外加压力下将乳液通过一层均一孔径的微孔膜到连续相的过程。马光辉课题组[5]利用这一技术制备了多种聚合物微球,如图 6-3 所示。由微乳液法制备的丝素微球的粒径一般在微米级,也有研究人员利用该法制备出纳米级的丝素纳米颗粒[6]。

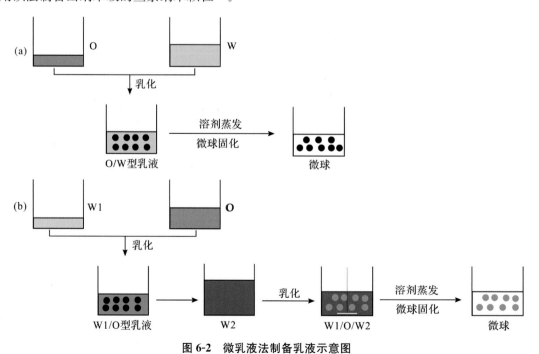

图 6-2　微乳液法制备乳液示意图
(a)单乳液法;(b)复乳液法

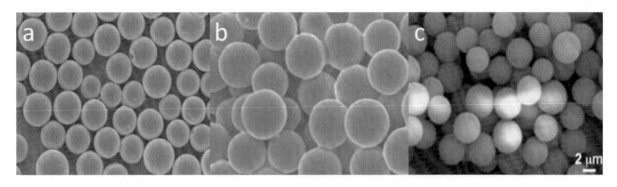

图6-3 膜乳化法制备的不同种类微球[6]
(a)PLA微球;(b)PLA/PLGA微球;(c)壳聚糖微球

微球固化的方法主要有溶剂扩散法、溶剂蒸发法、交联固化法、喷雾干燥法、加热固化法等。溶剂扩散法要求所使用的有机溶剂在水中有一定的溶解度,这样有机溶剂扩散至水中导致载体材料的溶解度下降而引起相分离形成微球[7]。应用该方法制备丝素微球时,使用最多的有机溶剂是乙酸乙酯和二氯甲烷[8-11]。Imsombut等[11]采用W/O型乳化-溶剂扩散法制备了一系列丝素微球,并与在有机溶剂中加入了乳化剂司盘80的微球对比,发现加入司盘80制备的丝素微球有完整的球形结构,表面光洁;而未加司盘80制备的微球球状不规则,并且表面皱缩(图6-4)。作者认为乳化剂吸附在乳滴表面稳定了乳滴并降低了水扩散到乙酸乙酯中的速率,有助于丝素形成形状规整的微球。

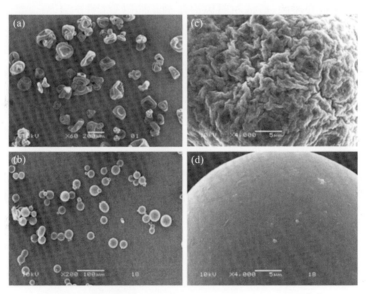

图6-4 乳化-溶剂扩散法制备的丝素微球SEM照片[11]
(a,c)不添加乳化剂;(b,d)添加1%(w/v)乳化剂

溶剂蒸发法是指将水不溶性的载体材料和药物溶解在油相中,再分散于水相中形成O/W型乳液,通过加热或减压等方式蒸发内相中的有机溶剂,从而制备微球的方法。该方法大多应用于O/W型乳剂,如PLGA等[12]。由于丝素溶液常常是水溶性的,所以使用该方法用于制备丝素微球时,经常使用W/O型乳液。如Srisuwan等[13]将丝素溶液加入石蜡中制备W/O型乳液,加热蒸发除去水分,再用正己烷洗去残留的石蜡,得到了粒径在80~150 μm的微球(图6-5)。

交联固化法是指通过交联剂使乳液内相固化、分离而制备微球的方法。该方法要求载体材料具有水溶性并能达到一定的浓度,且分散后相对稳定。制备丝素微球时常与壳聚糖等天然高分子复合,常用的交联剂有戊二醛[14]、京尼平[15]等。

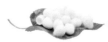

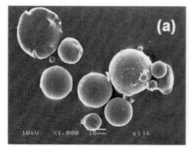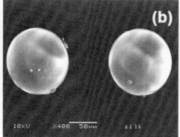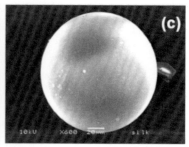

图 6-5　乳化-溶剂蒸发法制备的丝素微球 SEM 照片[13]

喷雾干燥法是在乳化后将乳液注入喷雾干燥装置,在一定温度和压力下从喷嘴以雾状形式喷出,在此过程中溶剂迅速蒸发,丝素微球固化。该法可能导致制得的微球凝聚黏结[16],而且过快的干燥会阻碍丝素的 β 化,需要后续处理来提高其水不溶性[1]。用该法制备的微球粒径的单分散性较差,制备过程中相对高的温度可能对热不稳定的分子不利[17]。

相分离法(phase separation)是指载体材料从液相中析出形成新相的过程。通过外界物理化学作用,如加入凝聚剂、溶剂置换等措施使载体材料溶解度降低,进而从溶液中析出。这里主要介绍去溶剂法和盐析法。

因去溶剂化法(desolvation)简单快捷的工艺而成为制备蛋白类纳米颗粒(如血清白蛋白[18,19]、明胶[20]等)最常规的方法之一。在理想状态下,载体材料和药物必须都溶于第一种溶剂(良溶剂)而不溶于第二种溶剂(不良溶剂),并且这两种溶剂可相互混溶。当载体溶液加入不良溶剂中时,溶解载体材料的溶剂会迅速扩散到分散介质中,载体材料因去溶剂化而凝聚(图 6-6)[21]。与微乳液法相比,去溶剂化法不需要加入表面活性剂,可选择的溶剂也非常广泛,常用的有丙酮[22,23]、醇类[24,25]、二甲亚砜[26]等。使用该方法制备纳米丝素微球时,常规的工艺是先逐滴加入去溶剂化试剂至一定浓度的丝素溶液,待去溶剂化后丝素纳米颗粒以凝聚物析出,离心收集凝聚物并分散到水中反复清洗去除残留的有机溶剂,最后冷冻干燥保存备用。去溶剂化法虽然可以得到纳米级别的丝素颗粒,但都存在着丝素纳米粒或多或少相互黏结或粒径分布不均的问题,这势必会对后续的载药及释放产生影响。因此,曹正兵等[27]对去溶剂化法做了改进,将乙醇加入丝素溶液后增加了"转移至 −20 ℃ 冰箱冷冻并取出常温解冻"这一步骤,后续方法不变。在低温作用下,水结冰时产生的冰晶会对丝素分子施加剪切作用,进一步诱导在加入乙醇后形成的 β-折叠微晶的生长[28],解冻后就形成了不溶于水的丝素微球。他们发现以 $V(EtOH)/V(SF)$ 为 2∶5 制备出的丝素微球粒径在 250 nm 左右,表面平整、分散性较好(图 6-7)。

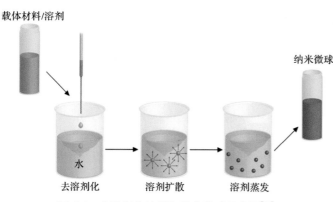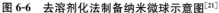

图 6-6　去溶剂化法制备纳米微球示意图[21]

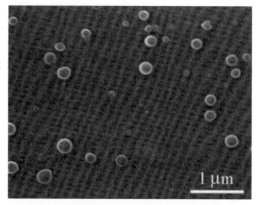

图 6-7　去溶剂化法制备的丝素纳米微球 SEM 照片[28]

盐析法(salting out)本是一种用于蛋白质分离纯化的工艺,但利用蛋白质在高浓度中性盐溶液中溶解度降低而析出的性质同样能够制备蛋白微球。2008 年,Slotta 等[29]为了探究天然蜘蛛丝形成的机理,研究了离子强度对工程蛛丝蛋白(eADF4)自组装的影响。由于 K^+ 和 PO_4^{3-} 参与了吐丝过程,他们选择磷酸钾处理 eADF4,发现高浓度的磷酸钾(>400 mmol/L)诱导了粒径约 1 μm 的 eADF4 微球产生。鉴于此,Lammel 等[30]于 2010 年首次使用磷酸钾(1.25 mol/L,pH 8)作为凝聚剂制备出丝素微球。在该试验中,将丝素溶液与磷酸钾以体积比 1:5 混合,静置于冰箱 2 h,离心得到的颗粒重新分散到去离子水中即得到丝素纳米颗粒悬液。调节丝素蛋白溶液的浓度,制得的微球平均粒径在 486～1200 nm,粒径分布比较集中,但当丝素蛋白质量浓度在 10 mg/mL 以上时,微球便开始聚集、黏结(图 6-8)。近来,Tian 等[31]采用同样的方法制备出负载阿霉素的 Fe_3O_4 磁性丝素纳米颗粒,成功地应用于小鼠肿瘤的治疗。

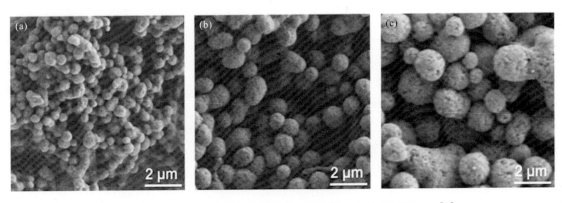

图 6-8　利用盐析法在不同浓度丝素下制备的丝素微球 SEM 照片[30]

(a)0.25 mg/mL;(b)2 mg/mL;(c)20 mg/mL

(2)静电喷射法

静电喷射法(electrospinning, electrospraying),也称层流射流法(laminar jet break-up),是从静电纺丝技术中衍生出来的一种制备微球的方法,利用静电纺丝的装置——高压静电仪、注射泵、喷射针头和接收装置等(图 6-9)[32],通过控制溶液的浓度、喷射电压以及喷射速率等参数,处于电场中的溶液受到巨大的库伦力作用破裂成带电的液滴,再用液氮或甲醇溶液接收,从而得到一定尺寸的微球[17,33]。这是一种绿色环保的制备方法,在制备过程中不添加有机溶剂,更精确的粒径控制,微球的单分散性好,而且制备过程温和,近年来受到了很大的关注。Wenk 等[34]通过调节静电喷射装置的振幅和频率制备出 101～440 μm 的丝素微球,经甲醇和水蒸气处理后微球表面变得皱缩,并更加紧致(图 6-10);Qu 等[35]采用同样的方法制备出粒径在 200～700 μm 的丝素微球;2014 年,他们[32]通过改变电压大小、喷射针头直径、注射泵与收集器之间的距离和丝素浓度制备出平均粒径在 70～100 nm 的丝素微球。

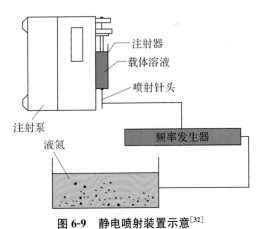

图 6-9　静电喷射装置示意[32]

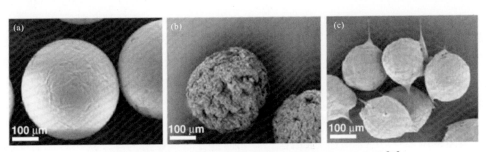

图 6-10　静电喷射法制备的不同处理的丝素微球 SEM 照片[34]

(a)未处理;(b)甲醇处理;(c)水蒸气处理

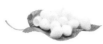

（3）超临界流体法

超临界流体（supercritical fluid）是指物质的温度高于临界温度、压强大于临界压强时的状态。超临界流体法由于具有操作条件温和、微粒粒径和形态可控等优点，已广泛地应用于药物制剂领域[36]。其中超临界二氧化碳是最常用的流体介质，由于其临界点较低（31.1 ℃、7.38 MPa），非常适合封装对温度敏感的药剂。Zhao 等[37,38]采用这种方法首次构建出粒径在50～100 nm 的丝素微球，但依然无法避免纳米微球存在团聚的问题（图 6-11）。

（4）其他

除了以上这几种常用的方法外，还有许多制备载药微球的方法，如自组装法、毛细管微点法、电凝胶法、脂模板法等。自组装（self-assembly）是在没有外界因素作用下，蚕丝蛋白分子通过分子间作用力（氢

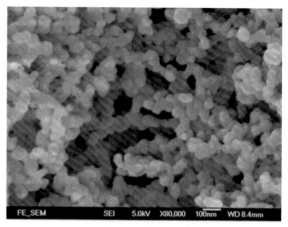

图 6-11 用超临界流体法制备的丝素纳米微球 FE-SEM 照片[37]

键、疏水作用力、静电力和范德华力）改变其空间构象形成特定结构的性质。自组装法最显著的优势是不用或很少使用有机溶剂、表面活性剂。利用这一性质 Wu 等[39]制备出 200 nm 以下的负载紫杉醇的丝素纳米颗粒；在表面活性剂泊洛沙姆的协助下，Mandal 等[40]将自组装丝胶微球的粒径从 1200 nm 降低到 100 nm；Xia 等[41]通过疏水性抗癌药阿霉素与丝-弹性蛋白样聚合物（silk-elastin-like protein polymers，SELP）的相互作用，制备出负载阿霉素的 SELP 纳米胶束。Gupta 等[42]利用毛细管微点法（microdot capillary method）制备出包埋抗癌药姜黄素的丝素纳米颗粒。张秀丽等[43]利用电凝胶法制备出 1～2 μm 的丝素微球。虽然近年来涌现出各种制备微球的方法，但还很难获得均一、分散和稳定的蚕丝蛋白微球，因此，制备这样的蚕丝蛋白微球还需要引入新的方法。

6.2.1.2 凝胶

作为一种天然蛋白质溶胶，蚕丝蛋白溶液在自身浓度、相对分子质量、温度、pH、离子强度、剪切力、超声和交联剂[44-46]等的作用下很容易形成凝胶。蚕丝蛋白凝胶的形成是蛋白分子链内和链间物理交联的自组装过程，伴随着无规卷曲和 α-螺旋向 β-折叠的转变。因此，这些能诱导蚕丝蛋白溶液凝胶化的因素均可用来制备凝胶。需要注意的是，通过降低丝素溶液的 pH 至等电点（丝素蛋白等电点约为 4.2）诱导凝胶的生成，有可能对 pH 敏感的药物不利[1]。Kundu 等[47]将丝素蛋白与聚乙烯醇（PVA）通过光交联制备半互穿聚合物凝胶，他们观察到凝胶孔隙大小在 10～60 μm，降低 PVA 含量可增加凝胶孔径。Marin 等[48]使用临界二氧化碳流体技术制备出孔径在 5～130 nm 的丝素气溶胶。

6.2.1.3 支架

蚕丝蛋白支架按形态可分为多孔海绵支架和无纺纤维支架两大类。蚕丝蛋白多孔海绵支架的构建方法主要有冷冻干燥法（freeze-drying）、盐颗粒致孔法（salt leaching）、气体发泡法（gas foaming）[49]等。除了支架的力学性能外，孔径与孔隙是一个非常重要的考量。孔径与孔隙可以通过蚕丝蛋白浓度、盐颗粒大小、冷冻温度等来调节。一般来说，较高的蚕丝蛋白浓度、较大的盐颗粒和较低的冷冻温度能得到较大孔隙的支架。利用冷冻干燥法制备的丝素支架的孔径多为均一分布，这不能满足细胞对不同孔径大小的响应。鉴于此，Wang 等[50]通过冷冻干燥含 Ca^{2+} 的丝素电解液制备出具有多级孔隙构造的丝素支架。与常规冷冻干燥丝素支架相比，含 Ca^{2+} 冷冻干燥丝素支架除了有约 90 μm 的大孔外，孔壁上还含有约 10 μm 的小孔。

电纺丝工艺常用来制备纳米纤维，采用这一方法通过分离诱导溶剂蒸发法可以制备无纺纤维支架（nonwoven fiber scaffolds）[51]。通过调节电压、黏度、喷嘴与接收板的距离等参数能够制备出直径在纳米级、孔径在微米级且相互贯通的无纺纤维支架，由于其与天然细胞外基质（ECM）有着高度的相似

性,因此是最有应用前景的天然组织工程材料[1,51,52]。Elakkiya 等[53]使用电子纺丝技术制备出含姜黄素的纳米纤维支架,其纤维直径在 50～200 nm,孔隙率为 85%。体外释放试验第十天可释放 80%的初始姜黄素含量。

6.2.1.4　膜和包衣

蚕丝蛋白膜及包衣的构建方法很多,如薄膜铸造法(casting)、浸渍涂层法(dip coating)、旋涂法(spin coating)、电沉积法(electrodeposition)、逐层沉积法(layer-by-layer technique)等[1,54,55]。通常制备的丝膜需要经过一定的后处理如甲醇浸泡、水蒸气环境、拉伸等来诱导膜的水不溶性。对于多数小分子药及片剂,通过调整蚕丝蛋白膜和包衣的厚度和层数、结晶性、溶胀性等性质,能够调节药物的释放动力学[2]。Zhou 等[56]及 Seib 等[57]均使用铸造法制备出负载阿霉素的丝素蛋白膜,在他们的试验中都可以看到高含量的 β-折叠能延缓阿霉素的释放这一规律;而 Pritchard 等[58]发现由高相对分子质量的蚕丝蛋白膜释放靛胭脂的速率要小于低相对分子质量的蚕丝蛋白膜。除了直接使用丝素膜载药,也有很多用丝素作为包衣的实例[59,60]。

6.2.2　药物的加入

6.2.2.1　药物类型

作为药物载体,蚕丝蛋白已被用于负载多种药物,粗略可分为传统药和生物药两大类。传统药一般相对分子质量较小,以化学合成药居多。生物药大多相对分子质量较大,如多肽和蛋白类、核酸类、糖类等。与传统小分子药物相比,生物药不易穿透生物膜、易被体内酶降解、代谢途径多样。表 6-1 给出了常见的药品名称及对应的蚕丝蛋白载体类型。

表 6-1　蚕丝蛋白载体负载的部分药品举例

药品种类	载体类型	药品名称	参考文献
传统药	膜/包衣	青霉素	[67]
		利福平	[58]
		紫杉醇	[68]
		氯吡格雷	[68]
		阿霉素	[56,57]
	支架	红霉素	[67]
		庆大霉素	[67]
		头孢唑啉	[67]
		姜黄素	[53]
	微球	依沙吖啶	[69]
		紫杉醇	[70]
		盐酸普萘洛尔	[34]
		水杨酸	[34]
	凝胶	丁丙诺啡	[46]
		布洛芬	[48]
		阿霉素	[71]
		结晶紫	[45]
		丝裂霉素 C	[45]

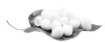

续表

药品种类	载体类型	药品名称	参考文献
生物药	膜/包衣	菊糖	[40]
		葡聚糖	[63,72]
		上皮生长因子	[72]
		神经生长因子	[73]
	支架	骨形态发生蛋白	[62]
		神经营养因子	[74]
		抗体	[75]
		胰岛素样生长因子-1	[76]
	微球	胰岛素	[77]
		溶菌酶	[78]
		辣根过氧化物酶	[79]
	凝胶	血管内皮生长因子	[80]
		质粒 DNA	[81]
		转化生长因子	[82]
		葡聚糖	[47]

6.2.2.2 载药方式

按药物与载体构建的先后顺序,可分为载体构建前加入药物和载体构建后加入药物;按药物分子与载体的作用方式,药物植入运释载体的方法可分为两大类,在第一类方法中,药物分子通过非共价作用包埋或吸附到载体中,第二类方法包括将药物分子通过可降解或不可降解的共价偶联接到载体上[4],如图 6-12 所示。

(1)包埋和吸附

将目的药物与蚕丝蛋白溶液在加工前混合是最直接的载药方式。由于以上四种主要的蚕丝蛋白载体形态都是从溶液状态获得,而且制备条件相对温和,因此直接混合法能得到大量令人满意的载药蚕丝蛋白载体。药物与

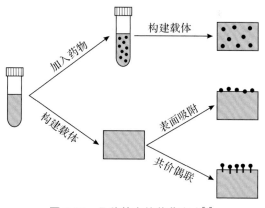

图 6-12 几种基本的载药方式[4]

丝素溶液混合后,通过上述制备方法便可以得到包埋药物的丝素微球[61]、凝胶[46]、支架[62]、膜[63]等。在混合过程中,药物分子靠分子间作用力与丝素分子结合,其亲/疏水性、电荷、相对分子质量、药代动力学等理化性质对载药量和包封率以及后续的释放特性有很大影响。在微乳液法中,由于药物必须与载体材料溶于同一相中,因此 O/W 型乳液只能包埋疏水性药物,W/O 型乳液只能包埋亲水性药物。如 Srihanam 等[9]将水溶性牛血清白蛋白(BSA)加入丝素溶液中,以微乳液法制备出负载 BSA 的丝素微球。然而一些抗癌药如紫杉醇、姜黄素等多为疏水性药物,要想包埋这类药物必须将蚕丝蛋白溶于某些特殊的溶剂中。如 Elakkiya 等[53]将脱胶的丝素纤维溶解于三氟乙酸(TFA),再将姜黄素直接混入丝素/TFA 溶液中,通过电子纺丝技术制得负载姜黄素的纳米纤维。丝素分子在中性 pH 下带负电荷,带正电荷的药物分子通过静电引力与丝素分子结合,因此丝素微球对模式药阿利新蓝(带 6 个单位正电荷)的载药量就高于结晶紫(带 1 个单位正电荷)[30]。这种方法虽然简便,但要根据药物本身的特性选择合适的制备方法,并且制备条件可能对相对敏感的生物药产生不利影响。

为了避免制备条件对药物产生不利影响,另外一种靠非共价作用的载药方式是在蚕丝蛋白载体制备成型后,将其浸渍在目的药物的溶液中通过表面吸附完成载药。但由于药物分子只吸附在载体表面或孔隙中,导致这种方法得到的载药效率偏低。例如,Ratanavaraporn 等[64]首先用微乳液法制备了丝素/明胶复合微球,然后将其浸渍于姜黄素的乙醇溶液中以获得载药微球,载药效率只有 4%~6%。此外,载药的丝素凝胶[45]、支架[65]、膜[57]也能通过这种方法获得。为了提高蚕丝蛋白载体的载药量,有学者采用在丝素支架中植入丝素微球[66],构建多重复合蚕丝蛋白载体系统。

　　(2)化学偶联

　　家蚕丝素蛋白由 5000 多个氨基酸构成,大部分是没有反应活性的氨基酸,如 Ala、Gly,但是丝素蛋白依然含有数量可观的可反应氨基酸,如 Lys、Ser、Asp、Glu、Tyr 等。常见的反应类型有:①偶联反应,包括碳二亚胺偶联(carbodiimide coupling)、重氮偶联(diazonium coupling)、交联剂偶联;②氨基酸修饰,包括精氨酸掩蔽(arginine masking)、酪氨酸硫酸化;③接枝反应[49,54,83]。因此,这些反应给药物分子与蚕丝蛋白载体的共价偶联奠定了基础。例如,Yan 等[77]在制备丝素微球后通过戊二醛将胰岛素与微球偶联,体外试验表明偶联丝素微球的胰岛素的稳定性得到了增强,并且半衰期升高到普通胰岛素的 2.5 倍。Karageorgiou 等[84]将骨形态发生蛋白-2(BMP-2)通过碳二亚胺偶联反应连接到丝素膜上,与表面吸附的 BMP-2 丝素膜相比,共价偶联的 BMP-2 丝素膜对 BMP-2 的持留效果更好。需要注意的是,虽然共价偶联与简单吸附比较能提高药物的缓释时间,但偶联反应可能导致药物活性降低,而且为了清除副产物,额外的清洗步骤也必须加以考虑。

　　对于可进入血液的纳米微球运释系统,受这一思路启发,也可以将一些与体内靶点特异性结合的分子[23]偶联到纳米丝素微球上,赋予载药丝素纳米微球对某种疾病的靶向性。具体讨论见 6.4 节。

6.2.2.3　给药途径

　　给药途径的选择取决于药物是用于局部治疗还是全身治疗。用于局部治疗的药物可以将药物直接应用到局部作用部位,如眼部、鼻腔和皮肤等;对于全身治疗,药物可通过口服或注射等途径进入血液循环系统后输送到作用部位[85]。尽管传统的口服缓释控释制剂仍然占主导地位,但近年来经肺、经皮等其他途径制剂的研究十分活跃,增长迅速,市场份额不断扩大[86]。

　　口服给药是最常用的给药途径之一,给药后药物通过胃肠道黏膜吸收进入血液循环,起到局部或全身治疗的作用。注射给药途径是通过针头将药物注入机体的不同部位。三种基本的注射途径是皮下注射、肌内注射和静脉注射,此外还有心内注射和脊椎腔内注射等方式。经皮给药是药物通过皮肤敷贴方式局部给药,可起到应用部位的局部作用或全身药物作用[85]。对于不同形态的蚕丝蛋白载体(微球、支架、膜/包衣和凝胶)来说,虽然口服[87]、经皮[88]等给药方式均有报道,但目前尚处于研究阶段,常见的实验动物给药方式还是手术埋植给药[57,89-91]和注射给药(静脉注射、腹腔注射、瘤旁注射等)[31,39,64,71,92]。如 Wu 等[39]将负载紫杉醇的丝素纳米微球分别通过腹腔注射和瘤旁注射入造模裸鼠体内,发现瘤旁注射比腹腔注射更能显著缩小人胃癌实体瘤的体积。

6.3　药物的缓释

　　药物缓释系统是指用药后能在机体内缓慢释放药物,使吸收的药物在较长时间内维持有效血药浓度,以达到减少服药次数和长时效的目的。

6.3.1　药物释放动力学

　　当蚕丝蛋白运释系统构建完成后,就可以通过一定的给药形式植入体内实现给药。在给药的过程中,药物分子会逐渐从蚕丝蛋白载体中释放出来。一种药物的疗效与其实际用药量密切相关。通常情况下,药物通过各种给药途径进入血液循环系统,然后由肝脏代谢。对于特定的药物,只有当其血药浓度达到一定水平,并与体内需药部位的药物浓度相平衡时才能产生疗效[93]。药物进入体内后,体内药

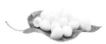

物量处于动态变化过程。在这一过程中,药物释放的时间-效应关系或释放速率往往成为研究的重点。通常药物的体内转运可分为三种类型:①一级速率过程(first order processes),是指药物在体内某部位的转运速率与血药浓度成正比,也称一级动力学过程;②零级速率过程(zero order processes),是指药物的转运速率在任何时间都是恒定的,与释放的药物量无关,也称零级动力学过程;③非线性速率过程(nonlinear processes),是指药物在体内有酶和载体的参与时,当释放的药物浓度较高而出现饱和的情况。此时,其过程可用米氏方程描述,因而也称米氏动力学过程[94]。

Wenk 等[34]采用静电喷射法制备出 $100 \sim 400 \ \mu m$ 的丝素微球,并考察传统药水杨酸、普萘洛尔和生物药类胰岛素生长因子Ⅰ(IGF-Ⅰ)在体外的释放行为。研究者观察到三种药的包封率都很高,几乎达到 100%。当把载药微球置于 pH 为 7.4 的磷酸盐缓冲液(phosphate buffer solution,PBS)中模拟体外释放时,传统药和生物药表现出完全不同的释放行为。如图 6-13 所示,无论是使用 3%、9% 的丝素制备液,还是使用甲醇或水蒸气进行丝素微球的后处理,两种传统药在最初 2 h 的突释量(burst release)都很高,经过 1 d 后 95% 的水杨酸和 70% 的普萘洛尔就已经释放。与这两种传统药不同的是,IGF-Ⅰ在甲醇或水蒸气处理过的丝素微球中不仅没有表现出突释行为,而且能持续释放达 7 周以上。研究者分析认为这些不同的释放行为是由药物与丝素的不同作用引起的。由于普萘洛尔分子上的萘基与丝素疏水链段发生疏水相互作用,并且在 pH 为 7.4 时带正电荷,与丝素分子上带负电荷的亲水链段发生静电作用,因此能较长时间连续释药;而水杨酸分子上的苯环的疏水性较萘基弱,且在该 pH 下带负电荷,与丝素分子排斥,导致药物在较短时间内释放。而高相对分子质量的 IGF-Ⅰ含较多 Arg 而带正电荷,能与丝素分子静电结合,延缓了药物的释放。

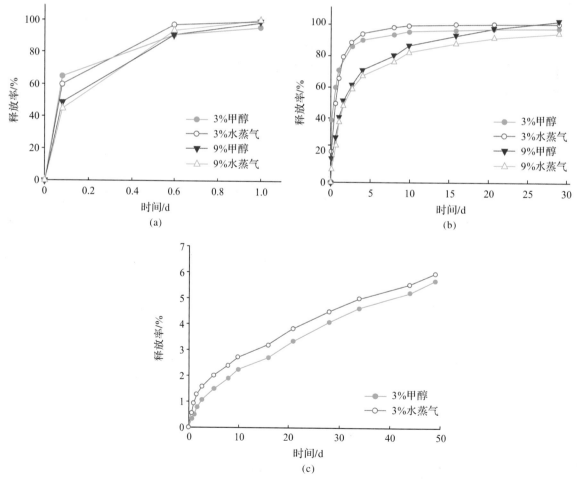

图 6-13　丝素微球中三种药物的释放行为[34]

(a)水杨酸;(b)普萘洛尔;(c)IGF-Ⅰ

Seib 等[57]系统地考察了抗癌药阿霉素在不同处理的丝素膜上的吸收与释放行为。用直接混合法制备的载药丝素膜与用浸渍法得到的载药丝素膜的载药率相似,在 60 min 内均能吸附 90% 以上的阿霉素,从图 6-14 可以看到,在释放曲线中阿霉素能持续释放达 4 周以上,但在前 10 d 释放较快,总的释放量占到了总药量的 70%,然而经不同温度水蒸气处理的丝素膜在累积释放量上存在明显的差异。Zhou 等[56]使用与 Seib 等同样的方法制备了两种不同纳米结构的丝素膜,通过浸渍法负载阿霉素,结果发现两种纳米结构的丝素膜在 120 h 内均能持续释放阿霉素,并且没有明显的突释现象;其中 β 含量较多的丝素膜(B5)释放的阿霉素要低于 β 含量较少的丝素膜(A5)(图 6-15)。

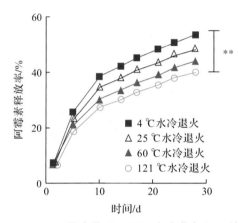

图 6-14　阿霉素从用不同温度水蒸气处理的
丝素膜上释放的行为[57]

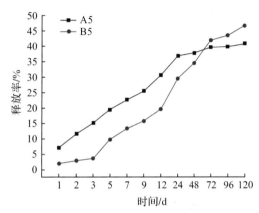

图 6-15　阿霉素从两种不同结构丝素膜上释放的
行为[56]

闵思佳等[45]在制备出丝素凝胶材料后,通过浸渍法将三种小分子模式药吸附至丝素凝胶上,观察到在 pH 一致的条件下阴离子化合物台盼蓝的释放速率要高于阳离子化合物结晶紫(图 6-16)。分析认为,不同的释放行为与不同 pH 溶液中丝素材料表面的电荷变化及药物的离子类型有很大关系。Seib 等[71]将阿霉素装载在丝素水凝胶中观察其释放行为,该行为与另一试验(丝素膜)的结果类似,在 30 d 内阿霉素保持持续释放,但前 10 d 释放较快。Elia 等[80]研究了大相对分子质量的模式药葡聚糖在丝素-透明质酸复合凝胶中的释放行为,结果发现高分子葡聚糖的释放动力学与一级释放动力学相近,并且随着葡聚糖相对分子质量的降低,其释放量增加,问题是在释放初期突释现象严重。Kundu 等[47]在丝素/聚乙烯醇水凝胶中也发现了同样的规律,突释现象有所缓解。在另一项以丝素凝胶为载体的试验中,研究人员考察了几种生长因子的释放动力学[82],发现血管内皮生长因子(VEGF)、血小板源生长因子-AB(PDGF-AB)和转化生长因子 β_1(TGF-β_1)在 21 d 的体外释放量很低,都不超过 30%,VEGF 和 PDGF-AB 在早期释放较快,而 TGF-β_1 在 15 d 内的释放量不到 1%。Elakkiya 等[53]报道了负载姜

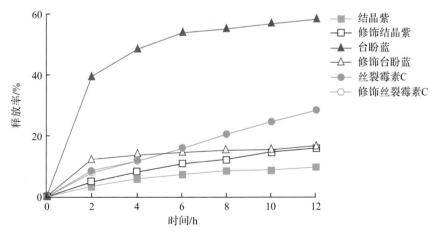

图 6-16　丝素凝胶在 pH＝7 的缓冲液中三种化合物的释放行为[45]

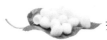

黄素的丝素电纺支架,在体外试验中他们发现初始阶段释放较快,之后趋于稳定,含1%姜黄素的丝素电纺支架在 11 d 中的累积释放量最大,达到 84%。

从上述各种形态的载药蚕丝蛋白载体的释放行为来看,大部分文献报道在释放早期都存在药物的突释现象[95],这可能会导致体内血药浓度陡然升高而引起药物对正常组织和器官的伤害,产生不良反应。为了避免这种情况,有学者尝试将不同的载体形态复合构成复合载药系统,如微球/包衣模式[67,96]、微球/凝胶模式[97]等。

6.3.2 药物释放机制与调控

6.3.2.1 释放机制模型

为了阐明药物从蚕丝蛋白载体中释放的机制,科研人员开展了大量的研究工作。通过了解药物释放的动力学机制,可以对载体进行相应的调控以达到药物的缓释和控释。大量试验研究表明,药物从载体的释放主要有以下几种机制:①扩散释药机制:药物从载体中扩散;②溶胀释药机制:蚕丝蛋白载体溶胀促进药物释放;③降解释药机制:蚕丝蛋白载体降解产生药物释放。对于某一具体的蚕丝蛋白运释系统,以上几种机制往往兼而有之[1,98,99]。

扩散是药物释放过程中最普遍的机制。为了定量描述扩散行为,常常用到菲克扩散定律(Fick's law of diffusion)。

Fick 第一定律:

$$J = -D\mathrm{d}c/\mathrm{d}x \tag{6-1}$$

Fick 第二定律:

$$\mathrm{d}c/\mathrm{d}t = D\mathrm{d}^2c/\mathrm{d}x^2 \tag{6-2}$$

式中,J 为药物的扩散流量,D 为扩散系数,c 为药物在释放介质中的浓度,x 为所处位置,t 为时间[2,100]。根据药物在载体内的包载形式,扩散控制的载药系统可分为储库型(reservoir system)和骨架型(matrix system)。储库型系统是由药物载体形成的囊泡状结构,药物储存在囊泡中央;在骨架型系统中,药物均匀地分布在载体中[99,101]。在这两种系统中,药物的释放行为是不同的。通过求解非稳态的扩散方程,就能获得药物累积释放量随时间变化的函数。

丝素凝胶具有吸水溶胀的特性,因此当一种药的扩散程度很低时可以利用这一特性更好地控制药物的释放。当水分进入丝素载体骨架时,丝素分子链上的亲水基团能与水分子结合,导致丝素分子链彼此间相互分离,从而增加了药物的扩散。由于丝素凝胶的溶胀增强了药物的移动性,因此丝素凝胶的浓度是决定药物扩散系数的主要因素。另外,凝胶层的厚度也是影响药物释放的一个重要参数[99]。为了描述溶胀控制中的药物释放行为,一个常用的半经验方程是:

$$M_t/M_\infty = kt^n \tag{6-3}$$

式中,M_t 和 M_∞ 分别为在时间 t 时和在无穷大时间时药物的累积释放量,k 为常数,n 为释放指数。

蚕丝蛋白载体的降解形式主要是酶的表面侵蚀作用,其植入部位以及周围的环境都有可能影响降解速率[1,2]。Hopfenberg 模型和 Cooney 模型能直接描述受降解控制的载药系统的药物累积释放率[101,102]。

6.3.2.2 药物释放的调控

在药物从蚕丝蛋白运释系统释放的过程中,药物的理化特性、载体的宏观、微观结构以及药物与载体的相互作用都会对药物的释放动力学产生影响,因此可以通过调节这些参数来控制药物的释放。

在药物的理化特性中,药物的相对分子质量、亲/疏水性和所带电荷对药物的释放影响很大。例如,随着葡聚糖相对分子质量的增加,有效扩散系数值减小,葡聚糖累积释放量降低[47,72];对于水溶性较高的抗生素(青霉素、氨苄西林、头孢唑啉),在不同形态的丝素载体中的释放时间较短(1~5 d),而对于像红霉素这样低水溶性的抗生素,其释放时间则会延长[67],这是低水溶性的红霉素易于与丝素疏水区结合的缘故;在相同 pH 条件下,阴离子化合物的累积释放百分率要高于阳离子化合物[45];小相对分子质量的水溶性化合物的累积释放百分率要高于高相对分子质量的疏水性化合物[40]。为了提高药物在蚕丝蛋白载体中的缓释和控释效率,应该根据丝素的理化特性来选择合适的药物。由于丝素在中性条件下带负电荷,并且有一定的疏水性,因此可以选择具有较高疏水性、较高等电点的药物作为负载物[2]。

通过调控蚕丝蛋白的相对分子质量、结晶度、溶胀特性、降解速率、本体结构以及与药物的相互作用,也能优化药物的释放动力学。Pritchard 等[58]通过不同溶解时间制备了四种相对分子质量的蚕丝蛋白膜,调查了以蚕丝蛋白膜包裹的靛胭脂的释放速率,结果发现相对分子质量最大的丝膜在 14 d 后的累积释放量约为 60%,而在相同时间下相对分子质量最小的丝膜的累积释放量接近 70%。产生这种差异的原因主要在于长时间的溶解不仅使丝素相对分子质量降低,而且对丝素分子非结晶区的破坏程度更严重,导致形成的低相对分子质量的丝素膜有更大的渗透性,加快了药物的释放。

对于小相对分子质量的传统药物,多数研究集中在不同结晶性(β-折叠含量)的丝素膜对药物释放的影响。Seib 等[57]在制备出可溶的丝素膜后,分别在 4 ℃、25 ℃、60 ℃和 121 ℃下水蒸气诱导不同 β-折叠含量(14%、30%、50%和 57%)的不溶性丝膜的形成,之后用浸渍法包载阿霉素。在 4 周内阿霉素的体外累积释放率随着结晶性的增加而降低(从 53%降到 39%)。这是由于结晶性的增加阻碍了药物分子向外扩散。甲醇诱导能提高丝素膜的结晶度,经甲醇处理的丝素膜能减少辣根过氧化物酶(HRP)的释放量,从而减缓突释行为[63]。

Mandal 等[40]通过将丝素与聚丙烯酰胺以不同比例混合并交联制备出具有不同溶胀特性的水凝胶。他们发现溶胀比随着丙烯酰胺的比例增加而降低。由于药物从水凝胶中的释放取决于凝胶中水的含量,因此凝胶吸水特性对药物分子的释放行为至关重要。两种模式药物台盼蓝和菊糖的最大释放量都随着溶胀比的降低而降低。除此之外,丝素水凝胶的交联程度和内部孔径结构也能影响药物的释放行为。

Pritchard 等[103]将分别负载染料活性红 120 和靛红的丝素膜浸入含不同浓度蛋白酶ⅩⅣ的溶液中,4 d 内体外试验发现增加丝素膜的酶解能加快活性红 120 和靛红的释放。当把包载酶抑制剂(EDTA)的丝素膜浸入蛋白酶溶液中发现丝素膜的质量损失明显降低。通过 EDTA 与腺苷共包埋降低酶解速率可以显著延缓腺苷的体外释放。

用丝素膜作为其他药物载体的包衣材料可以延长药物的缓释。通过调节丝素包衣的厚度和层数,能调控药物的释放速率。例如,Wang 等[104]采用逐层沉积法将丝素包被在 PLGA 微球上,通过与无丝素膜包衣的 PLGA 比较,发现丝素包衣不仅降低了 HRP 和 BSA 的累积释放率,而且对 HRP 的突释也有很好的缓解作用,这主要是丝素包被起到了屏障药物渗透的作用。

6.4　药物的靶向释放

靶向药物运释系统是指将药物通过局部或血液循环选择性地运送到靶组织、靶器官或靶细胞的给药系统。相比于缓释系统,靶向运释系统在其基础上能有效地针对特定病灶给药,这种特性对于毒副作用大的抗癌药物的定向给药是十分有帮助的。根据靶向机制可分为被动靶向给药系统和主动靶向给药系统。其中,被动靶向也称为自然靶向,主要是利用组织器官对不同大小的颗粒具有选择性摄取的能力,从而使载药载体进入特定部位。主动靶向是通过载体系统中的特异性识别基团与机体内的特异性基团相互作用,进而在病灶部位富集并释放药物的过程[86],目前研究较多的是针对肿瘤的靶向制剂。除此之外,利用外源刺激(光、磁场、电、温度、超声)和内源刺激(pH、氧化还原电位、酶等)建立药物对刺激的应答型释放与分布也属于主动靶向的范畴[105]。

6.4.1　被动靶向

靶向给药运释载体一般以纳米级载体为主[7,106,107]。这种类型的载体多数经脉管给药运往靶向部

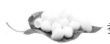

位。由于血浆中的某类特定蛋白（调理素）能附着于纳米载体表面,之后调理素作为配体与网状内皮系统(reticuloendothelial system, RES)中的巨噬细胞表面受体相互作用,进而纳米载体被巨噬细胞吞噬。粒径在 100 nm～6 μm 的粒子通常被认为具有 RES 活性,在进入血液循环系统时被调理素吸附并被 RES 清除。但结合调理素的类型和数量却与粒子的生化属性有关。例如,有研究表明中性颗粒的调理素结合速率要低于带电颗粒,疏水性颗粒的调理素结合速率要高于亲水性颗粒[7]。粒径为 100 nm 和 300 nm 的粒子表现出很高的肝脏和脾脏累积速率[108]。因此利用巨噬细胞吞噬结合调理素的纳米颗粒这一特性,RES 靶向的载药纳米颗粒可用于与炎症相关的疾病,如风湿性关节炎。

大多数实体瘤的生理特征与正常组织有很大区别。正常组织中的微血管内皮间隙致密、结构完整,大分子和脂质颗粒不易透过血管壁,而实体瘤组织中血管丰富、血管壁间隙较宽、结构完整性差、淋巴回流缺失,造成大分子类物质和纳米颗粒具有选择性的高通透性和滞留性,这种现象被称作 EPR 效应(enhanced permeation and retention effect)。EPR 效应促进了大分子类物质在肿瘤组织的选择性分布。利用这一特点,载药纳米颗粒能够长时间在肿瘤组织中积累。据报道,200 nm 左右的纳米颗粒能有效在肿瘤组织中富集[109]。然而由于 RES 的存在,大量的纳米颗粒在达到肿瘤组织前就被 RES 捕获。为了解决这一问题,有学者提出将纳米颗粒"隐形",即让巨噬细胞误认为纳米颗粒是自体物质,通常的做法是给纳米颗粒穿上一层亲水性的包衣材料,如聚乙烯醇(PEG)[7,110]。虽然 PEG 化能避免纳米颗粒被 RES 清除,但是 PEG 化的纳米颗粒可能诱导抗体的产生而加快其清除[110]。

6.4.2　主动靶向

通过纳米颗粒的表面化修饰可达到靶向给药的功能。在肿瘤组织中,肿瘤细胞疯狂增殖。为了不断满足对营养物质的需求,肿瘤细胞通常会特异性过度表达某些配体,如叶酸、转铁蛋白、单克隆抗体等[107]。将这些配体引入纳米颗粒上的方法主要是共价修饰法。直接将配体与纳米颗粒上的化学基团进行反应可以得到稳定的配体-纳米颗粒偶合体。有时也通过引入连接分子间接地将配体与纳米颗粒进行偶联[111]。

肿瘤组织和炎症组织的微环境与正常组织有不同之处,利用这些差别可以制备出环境响应型主动靶向载药纳米颗粒。例如,热敏感型靶向载体在过高热时能释放药物;在外加磁场的引导下,负载磁粒子的载体能靶向肿瘤组织;超声波能通过气穴现象或辐射力引起载体的热效应或力学效应而触发药物的释放;在特定波长的光照射下,载体的稳定性发生变化导致药物在靶点释放;肿瘤部分和炎症部位的 pH 呈弱酸性(6.5～7.2),而正常组织 pH 约为 7.4,可以利用 pH 梯度差完成药物的靶向释放;在肿瘤或炎症病理条件下,特异性酶(如蛋白酶、磷脂酶或糖苷酶)表达量的变化也可以用于药物在靶点的累积释放[105,112]。

6.4.3　应用

目前,虽然靶向运释系统的研究很多,但真正能进入临床研究的例子很少,如负载阿霉素的热敏型脂质体[105]。就各种形状的蚕丝蛋白载体材料来说,只有微球型的蚕丝蛋白运释系统才具有靶向的功能。然而蚕丝蛋白靶向给药系统的研究刚刚起步,可以预见这种智能给药系统将成为未来的发展趋势。

Seib 等[113]采用去溶剂法制备出平均粒径为 98 nm 的丝素纳米微球。研究者模拟了不同生理 pH 条件下(血浆 7.4、核内体 6.0、溶酶体 4.5)负载阿霉素的丝素微球的释药行为。他们发现在 pH 为 4.5 时阿霉素的释放速率极显著高于其他两组(图 6-17)。因此,他们进一步验证了将载药丝素微球作为溶酶体给药平台的可行性。用人乳腺癌细胞进行细胞培养,他们发现只有当丝素微球和阿霉素同时存在时才能降低细胞存活率,并且使用共聚焦显微镜观察到了负载阿霉素的丝素微球在溶酶体中的富集。Subia 等[23]使用同样的方法先制备出粒径在 200 nm 以下的丝素微球,接着使用一系列复杂的化学反应首次将叶酸偶联到丝素微球上。利用乳腺癌细胞细胞膜表面过度表达叶酸受体的特性进行主动靶向释放阿霉素。体外细胞实验表明,叶酸偶联的丝素微球负载的阿霉素对乳腺癌细胞的细胞毒性显著高于无载体的阿霉素。随后,他们将这种靶向载药纳米微球用于三维乳腺癌细胞和成骨细胞共培养中,也发现了肿瘤细胞数量的减少[114]。最近,本课题组采用物理、化学双交联法制备出一种具有 pH 响应性的丝胶纳米颗粒。该丝胶纳米颗粒能在肿瘤微酸性 pH 下使其表面电荷发生由负到正的转变,促进了肿瘤细胞对纳米颗粒的摄取[115]。

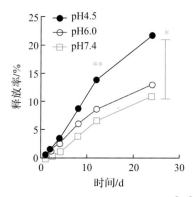

图 6-17　阿霉素 pH 响应释放行为[113]

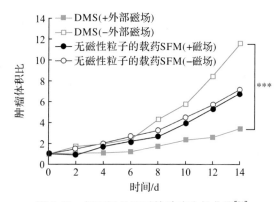

图 6-18　经不同处理后的肿瘤生长曲线[31]

虽然上述几项试验效果不错,但都没有动物试验的验证。最近,Tian 等[31]采用盐析法制备出一种含有 Fe_3O_4 磁性纳米粒子的丝素微球,负载阿霉素后的磁性粒子丝素微球(DMS)通过尾静脉注入乳腺癌模型小鼠体内,施加外部磁场将运释系统导向肿瘤部位。2 h 后便发现有 DMS 在肿瘤部位富集;14 d 后经外部磁场靶向的 DMS 处理的小鼠肿瘤体积显著低于无外部磁场靶向的 DMS,极显著低于 PBS 的对照组(图 6-18)。

6.5　展　望

在构建蚕丝蛋白运释体系的过程中,蚕丝蛋白载体的制备至关重要,因为它不仅关系到载体材料的属性,还对后续的药物加载以及缓释和靶向释放存在显著的影响。然而目前的蚕丝蛋白载体的制备还停留在传统的方法上。近年来,一些新兴的材料构建技术,如非湿润模板颗粒复制(PRINT)技术[4]、3D 打印[116]等,势必会对蚕丝蛋白载体的性质加以改观,使其更接近理想的载药体系。另外,虽然靶向给药体系的研究如火如荼,但依然存在一些急需解决的问题。目前 EPR 效应是纳米颗粒被动靶向肿瘤组织的主要机制,但近来这一效应也表现出自身的局限性。有研究表明,由于临床试验的失败,EPR 效应与人类肿瘤之间的相关性遭到了质疑[117]。因此,EPR 效应还需结合其他方法如热疗、超声诱导致孔法等来提高载体颗粒对肿瘤的渗透性。对于主动靶向的纳米颗粒,往往需要在其表面偶合特异性的靶向基序,但这个偶合过程通常涉及多步化学反应、用到多种有机试剂,导致其构造过程复杂并且对机体存在潜在的毒害作用。因此找到一种温和、简易的构建路线将会促进主动靶向制剂的发展。虽然现如今可穿戴设备还处在研发阶段,但在可预见的将来,借助计算机技术的迅猛发展,利用可穿戴设备的概念和原理有望制备出由计算机远程控制的智能给药载体,实现载体在特定部位定时、定量给药。

(胡豆豆、闵思佳)

参考文献

[1] Wenk E, Merkle H P, Meinel L. Silk fibroin as a vehicle for drug delivery applications[J]. J Control Release,2011, 150(2):128-141.

[2] Yucel T, Lovett M L, Keplan D L. Silk-based biomaterials for sustained drug delivery[J]. J Control Release,2014, 190:381-397.

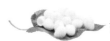

［3］ Seib F P, Kaplan D L. Silk for drug delivery applications：opportunities and challenges[J]. Isr J Chem,2013,53(9-10)：756-766.

［4］ Petros R A, DeSimone J M. Strategies in the design of nanoparticles for therapeutic applications[J]. Nat Rev Drug Discov,2010,9(8)：615-627.

［5］ Ma G H. Microencapsulation of protein drugs for drug delivery：strategy, preparation, and applications[J]. J Control Release,2014,193：324-340.

［6］ Myung S J, Kim H S, Kim Y, et al. Fluorescent silk fibroin nanoparticles prepared using a reverse microemulsion [J]. Macromol Res,2008,16(7)：604-608.

［7］ Tammam S N, Azzazy H M E, Lamprecht A. Biodegradable particulate carrier formulation and tuning for targeted drug delivery[J]. J Biomed Nanotechnol,2015,11(4)：555-577.

［8］ Baimark Y, Srihanam P, Srisuwan Y, et al. Preparation of porous silk fibroin microparticles by a water-in-oil emulsification-diffusion method[J]. J Appl Polym Sci,2010,118(2)：1127-1133.

［9］ Srihanam P, Srisuwan Y, Imsombut T, et al. Silk fibroin microspheres prepared by the water-in-oil emulsion solvent diffusion method for protein delivery[J]. Korean J Chem Eng,2011,28(1)：293-297.

［10］ Cheerarot O, Baimark Y. Biodegradable silk fibroin/chitosan blend microparticles prepared by emulsification-diffusion method[J]. E-Polymers,2015,15(2)：67-74.

［11］ Imsombut T, Srisuwan Y, Srihanam P, et al. Genipin-cross-linked silk fibroin microspheres prepared by the simple water-in-oil emulsion solvent diffusion method[J]. Powder Technol,2010,203(3)：603-608.

［12］ Cruz L J, Tacken P J, Fokkink R G, et al. Targeted PLGA nano-but not microparticles specifically deliver antigen to human dendritic cells via DC-SIGN in vitro[J]. J Control Release,2010,144(2)：118-126.

［13］ Srisuwan Y, Srihanam P, Baimark Y. Preparation of silk fibroin microspheres and its application to protein adsorption[J]. J Macromol Sci A,2009,46(5)：521-525.

［14］ 文庆怡,张光宇,陈红栓,等. 阿霉素-N-乳糖酰壳聚糖-丝素蛋白微球的制备以其兔体内药效学的研究[J]. 抗感染药学,2013,10(1)：28-39.

［15］ 叶漫文,曾曙光,高文峰,等. 京尼平交联的丝素蛋白-壳聚糖缓释微球的制备与表征[J]. 南方医科大学学报,2014,34(6)：875-879.

［16］ Lam P L, Gambari R. Advanced progress of microencapsulation technologies：In vivo and in vitro models for studying oral and transdermal drug deliveries[J]. J Control Release,2014,178：25-45.

［17］ Mao S R, Guo C Q, Shi Y, et al. Recent advances in polymeric microspheres for parenteral drug delivery-part 2 [J]. Expert Opin Drug Deliv,2012,9(10)：1209-1223.

［18］ Dreis S, Rothweiler F, Michaelis A, et al. Preparation, characterisation and maintenance of drug efficacy of doxorubicin-loaded human serum albumin (HSA) nanoparticles[J]. Int J Pharm,2007,341(1-2)：207-214.

［19］ Maghsoudi A, Shojaosadati S A, Farahani E V. 5-fluorouracil-loaded BSA nanoparticles：formulation optimization and in vitro release study[J]. AAPS Pharm Sci Tech,2008,9(4)：1092-1096.

［20］ Shutava T G, Balkundi S S, Vangala P, et al. Layer-by-layer-coated gelatin nanoparticles as a vehicle for delivery of natural polyphenols[J]. ACS Nano,2009,3(7)：1877-1885.

［21］ Nicolas J, Mura S, Brambilla D, et al. Design, functionalization strategies and biomedical applications of targeted biodegradable/biocompatible polymer-based nanocarriers for drug delivery[J]. Chem Soc Rev, 2013, 42 (3)：1147-1235.

［22］ Zhu L, Hu R Q, Wang H, et al. Bioconjugation of neutral protease on silk fibroin nanoparticles and application in the controllable hydrolysis of sericin[J]. J Agric Food Chem,2011,59(18)：10298-10302.

［23］ Subia B, Chandra S, Talukdar S, et al. Folate conjugated silk fibroin nanocarriers for targeted drug delivery[J]. Integr Biol UK,2014,6(2)：203-214.

［24］ Zhang Y Q, Shen W D, Xiang R L, et al. Formation of silk fibroin nanoparticles in water-miscible organic solvent and their characterization[J]. J Nanopart Res,2007,9(5)：885-900.

［25］ Shi P J, Abbah S A, Saran K, et al. Silk fibroin-based complex particles with bioactive encrustation for bone morphogenetic protein 2 delivery[J]. Biomacromolecules,2013,14(12)：4465-4474.

［26］ Kundu J, Chung Y I, Kim Y H, et al. Silk fibroin nanoparticles for cellular uptake and control release[J]. Int J

Pharm,2010,388(1-2):242-250.

[27] Cao Z B, Chen X, Yao J R, et al. The preparation of regenerated silk fibroin microspheres[J]. Soft Matter,2007,3 (7):910-915.

[28] 陈孟婕,姚晋荣,邵正中,等. 基于生物大分子的纳米药物载体[J]. 化学进展,2011(1):202-212.

[29] Slotta U K, Rammensee S, Gorb S, et al. An engineered spider silk protein forms microspheres[J]. Angew Chem Int Edit,2008,47(24):4592-4594.

[30] Lammel A S, Hu X, Park S H, et al. Controlling silk fibroin particle features for drug delivery[J]. Biomaterials, 2010,31(16):4583-4591.

[31] Tian Y, Jiang X J, Chen X, et al. Doxorubicin-loaded magnetic silk fibroin nanoparticles for targeted therapy of multidrug-resistant cancer[J]. Adv Mater,2014,26(43):7393-7398.

[32] Qu J, Liu Y, Yu Y N, et al. Silk fibroin nanoparticles prepared by electrospray as controlled release carriers of cis-platin[J]. Mat Sci Eng C—Mater Biol Appl,2014,44:166-174.

[33] Chakraborty S, Liao I C, Adler A, et al. Electrohydrodynamics: A facile technique to fabricate drug delivery systems[J]. Adv Drug Deliv Rev,2009,61(12):1043-1054.

[34] Wenk E, Wandrey A J, Merkle H P, et al. Silk fibroin spheres as a platform for controlled drug delivery[J]. J Control Release,2008,132(1):26-34.

[35] Qu J, Wang L, Hu Y P, et al. Preparation of silk fibroin microspheres and its cytocompatibility[J]. J Biomater Nanobiotechnol,2013,4(1):84-90.

[36] Reverchon E, Adami R, Cardea S, et al. Supercritical fluids processing of polymers for pharmaceutical and medical applications[J]. J Supercrit Fluid,2009,47(3):484-492.

[37] Zhao Z, Chen A Z, Li Y, et al. Fabrication of silk fibroin nanoparticles for controlled drug delivery[J]. J Nanopart Res,2012,14(4):736-745.

[38] Zhao Z, Li Y, Chen A Z, et al. Generation of silk fibroin nanoparticles via solution-enhanced dispersion by supercritical CO_2[J]. Ind Eng Chem Res,2013,52(10):3752-3761.

[39] Wu P Y, Liu Q, Li R T, et al. Facile preparation of paclitaxel loaded silk fibroin nanoparticles for enhanced antitumor efficacy by locoregional drug delivery[J]. ACS Appl Mater Inter,2013,5(23):12638-12645.

[40] Mandal B B, Kundu S. Self-assembled silk sericin/poloxamer nanoparticles as nanocarriers of hydrophobic and hydrophilic drugs for targeted delivery[J]. Nanotechnology,2009,20(35):355101.

[41] Xia X X, Wang M, Lin Y N, et al. Hydrophobic drug-triggered self-assembly of nanoparticles from silk-elastin-like protein polymers for drug delivery[J]. Biomacromolecules,2014,15(3):908-914.

[42] Gupta V, Aseh A, Rios C N, et al. Fabrication and characterization of silk fibroin-derived curcumin nanoparticles for cancer therapy[J]. Int J Nanomedicine,2009,4(1):115-122.

[43] Zhang X L, Fan Z H, Lu Q, et al. Hierarchical biomineralization of calcium carbonate regulated by silk microspheres[J]. Acta Biomater,2013,9(6):6974-6980.

[44] Li X G, Wu L Y, Huang M R, et al. Conformational transition and liquid crystalline state of regenerated silk fibroin in water[J]. Biopolymers,2008,89(6):497-505.

[45] 闵思佳,胡智文. 丝素材料的药物吸附释放性能与调控研究[J]. 中国生物医学工程学报,2002,21(4):361-366.

[46] Fang J Y, Chen J P, Leu Y L, et al. Characterization and evaluation of silk protein hydrogels for drug delivery[J]. Chem Pharm Bull (Tokyo),2006,54(2):156-162.

[47] Kundu J, Poole-Warren L A, Martens P, et al. Silk fibroin/poly(vinyl alcohol) photocrosslinked hydrogels for delivery of macromolecular drugs[J]. Acta Biomater,2012,8(5):1720-1729.

[48] Marin M A, Mallepally R R, McHugh M A. Silk fibroin aerogels for drug delivery applications[J]. J Supercrit Fluid,2014,91:84-89.

[49] Kundu B, Kurland N E, Bano S, et al. Silk proteins for biomedical applications: Bioengineering perspectives[J]. Prog Polym Sci,2014,39(2):251-267.

[50] Wang H, Liu X Y, Chuah Y J, et al. Design and engineering of silk fibroin scaffolds with biomimetic hierarchical structures[J]. Chem Commun,2013,49(14):1431-1433.

[51] Xie J W, Li X R, Xia Y N. Putting electrospun nanofibers to work for biomedical research[J]. Macromol Rapid

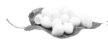
Commun,2008,29(22):1775-1792.

[52] Sayin E, Baran E T, Hasirci V. Protein-based materials in load-bearing tissue-engineering applications[J]. Regen Med,2014,9(5):687-701.

[53] Elakkiya T, Malarvizhi G, Rajiv S, et al. Curcumin loaded electrospun *Bombyx mori* silk nanofibers for drug delivery[J]. Polym Int,2014,63(1):100-105.

[54] Borkner C B, Elsner M B, Scheibel T. Coatings and films made of silk proteins[J]. ACS Appl Mater Inter,2014,6 (18):15611-15625.

[55] Richardson J J, Bjoernmalm M, Caruso F. Technology-driven layer-by-layer assembly of nanofilms[J]. Science, 2015,348(6233):411-423.

[56] Zhou J, Zhang B, Shi L J, et al. Regenerated silk fibroin films with controllable nanostructure size and secondary structure for drug delivery[J]. ACS Appl Mater Inter,2014,6(24):21813-21821.

[57] Seib F P, Kaplan D L. Doxorubicin-loaded silk films: drug-silk interactions and in vivo performance in human orthotopic breast cancer[J]. Biomaterials,2012,33(33):8442-8450.

[58] Pritchard E M, Hu X, Finley V, et al. Effect of silk protein processing on drug delivery from silk films[J]. Macromol Biosci,2013,13(3):311-320.

[59] Liu Y, You R C, Liu G Y, et al. *Antheraea pernyi* silk fibroin-coated PEI/DNA complexes for targeted gene delivery in HEK 293 and HCT 116 cells[J]. Int J Mol Sci,2014,15(5):7049-7063.

[60] Dong Y X, Dong P, Huang D, et al. Fabrication and characterization of silk fibroin-coated liposomes for ocular drug delivery[J]. Eur J Pharm Biopharm,2015,91:82-90.

[61] Yu S Y, Yang W H, Chen S, et al. Floxuridine-loaded silk fibroin nanospheres[J]. RSC Adv,2014,4(35):18171-18177.

[62] Li C M, Vepari C, Jin H J, et al. Electrospun silk-BMP-2 scaffolds for bone tissue engineering[J]. Biomaterials, 2006,27(16):3115-3124.

[63] Hofmann S, Foo C, Rossetti F, et al. Silk fibroin as an organic polymer for controlled drug delivery[J]. J Control Release,2006,111(1-2):219-227.

[64] Ratanavaraporn J, Kanokpanont S, Damrongsakkul S. The development of injectable gelatin/silk fibroin microspheres for the dual delivery of curcumin and piperine[J]. J Mater Sci-Mater M,2014,25(2):401-410.

[65] Li X M, Qin J L, Ma J. Silk fibroin/poly(vinyl alcohol) blend scaffolds for controlled delivery of curcumin[J]. Regenerative Biomaterials,2015,2(2):97-105.

[66] Wang X Q, Wenk E, Zhang X H, et al. Growth factor gradients via microsphere delivery in biopolymer scaffolds for osteochondral tissue engineering[J]. J Control Release,2009,134(2):81-90.

[67] Pritchard E M, Valentin T, Panilaitis B, et al. Antibiotic-releasing silk biomaterials for infection prevention and treatment[J]. Adv Funct Mater,2013,23(7):854-861.

[68] Wang X Y, Zhang X H, Castellot J, et al. Controlled release from multilayer silk biomaterial coatings to modulate vascular cell responses[J]. Biomaterials,2008,29(7):894-903.

[69] Lammel A, Schwab M, Hofer M, et al. Recombinant spider silk particles as drug delivery vehicles[J]. Biomaterials,2011,32(8):2233-2240.

[70] Chen M J, Shao Z Z, Chen X. Paclitaxel-loaded silk fibroin nanospheres[J]. J Biomed Mater Res A,2012,100(1): 203-210.

[71] Seib F P, Pritchard E M, Kaplan D L. Self-assembling doxorubicin silk hydrogels for the focal treatment of primary breast cancer[J]. Adv Funct Mater,2013,23(1):58-65.

[72] Hines D J, Kaplan D L. Mechanisms of controlled release from silk fibroin films[J]. Biomacromolecules,2011,12 (3):804-812.

[73] Uebersax L, Mattotti M, Papaloizos M, et al. Silk fibroin matrices for the controlled release of nerve growth factor (NGF)[J]. Biomaterials,2007,28(30):4449-4460.

[74] Madduri S, Papaloizos M, Gander B. Trophically and topographically functionalized silk fibroin nerve conduits for guided peripheral nerve regeneration[J]. Biomaterials,2010,31(8):2323-2334.

[75] Guziewicz N, Best A, Perez-Ramirez B, et al. Lyophilized silk fibroin hydrogels for the sustained local delivery of

therapeutic monoclonal antibodies[J]. Biomaterials,2011,32(10):2642-2650.

[76] Uebersax L，Merkle H P，Meinel L. Insulin-like growth factor I releasing silk fibroin scaffolds induce chondrogenic differentiation of human mesenchymal stem cells[J]. J Control Release,2008,127(1):12-21.

[77] Yan H B，Zhang Y Q，Ma Y L，et al. Biosynthesis of insulin-silk fibroin nanoparticles conjugates and in vitro evaluation of a drug delivery system[J]. J Nanopart Res,2009,11(8):1937-1946.

[78] Hofer M，Winter G，Myschik J. Recombinant spider silk particles for controlled delivery of protein drugs[J]. Biomaterials,2012,33(5):1554-1562.

[79] Wang X Q，Wenk E，Matsumoto A，et al. Silk microspheres for encapsulation and controlled release[J]. J Control Release,2007,117(3):360-370.

[80] Elia R，Newhide D R，Pedevillano P D，et al. Silk-hyaluronan-based composite hydrogels：a novel，securable vehicle for drug delivery[J]. J Biomater Appl,2013,27(6):749-762.

[81] Hwang D，Moolchandani V，Dandu R，et al. Influence of polymer structure and biodegradation on DNA release from silk-elastinlike protein polymer hydrogels[J]. Int J Pharm,2009,368(1-2):215-219.

[82] Pallotta I，Kluge J A，Moreau J，et al. Characteristics of platelet gels combined with silk[J]. Biomaterials,2014,35(11):3678-3687.

[83] Murphy A R，Kaplan D L. Biomedical applications of chemically-modified silk fibroin[J]. J Mater Chem,2009,19(36):6443-6450.

[84] Karageorgiou V，Meinel L，Hofmann S，et al. Bone morphogenetic protein-2 decorated silk fibroin films induce osteogenic differentiation of human bone marrow stromal cells[J]. J Biomed Mater Res A,2004,71(3):528-537.

[85] 梅兴国. 生物技术药物制剂:基础与应用[M]. 北京:化学工业出版社,2004:114.

[86] 周康. 中国生物医用材料科学与产业现状及发展战略研究[M]. 北京:化学工业出版社,2012:206.

[87] 潘岳林. 丝素微球的制备及其释药性能研究[D]. 杭州:浙江大学,2014.

[88] Raja W K，MacCorkle S，Diwan I M，et al. Transdermal delivery devices：fabrication, mechanics and drug release from silk[J]. Small,2013,9(21):3704-3713.

[89] Karageorgiou V，Tomkins M，Fajardo R，et al. Porous silk fibroin 3-D scaffolds for delivery of bone morphogenetic protein-2 in vitro and in vivo[J]. J Biomed Mater Res A,2006,78(2):324-334.

[90] Seib F P，Coburn J，Konrad I，et al. Focal therapy of neuroblastoma using silk films to deliver kinase and chemotherapeutic agents in vivo[J]. Acta Biomater,2015,20:32-38.

[91] Nishida A，Naganuma T，Kanazawa T，et al. The characterization of protein release from sericin film in the presence of an enzyme：towards fibroblast growth factor-2 delivery[J]. Int J Pharm,2011,414(1-2):193-202.

[92] Megeed Z，Haider M，Li D Q，et al. In vitro and in vivo evaluation of recombinant silk-elastinlike hydrogels for cancer gene therapy[J]. J Control Release,2004,94(2-3):433-445.

[93] 师昌绪. 材料科学与工程手册下第12篇生物医用材料篇[M]. 北京:化学工业出版社,2004:72.

[94] 刘建平. 生物药剂学与药物动力学[M]. 北京:人民卫生出版社,2011:185.

[95] Huang X，Brazel C S. On the importance and mechanisms of burst release in matrix-controlled drug delivery systems[J]. J Control Release,2001,73(2-3):121-136.

[96] Farokhi M，Mottaghitalab F，Shokrgozar M A，et al. Bio-hybrid silk fibroin/calcium phosphate/plga nanocomposite scaffold to control the delivery of vascular endothelial growth factor[J]. Mat Sci Eng C:Mater,2014,35:401-410.

[97] Numata K，Yamazaki S，Naga N. Biocompatible and biodegradable dual-drug release system based on silk hydrogel containing silk nanoparticles[J]. Biomacromolecules,2012,13(5):1383-1389.

[98] Pritchard E M，Kaplan D L. Silk fibroin biomaterials for controlled release drug delivery[J]. Expert Opin Drug Deliv,2011,8(6):797-811.

[99] 张继稳,顾景凯. 缓控释制剂药物动力学[M]. 北京:科学出版社,2009:3-59.

[100] Siepmann J，Siepmann F. Modeling of diffusion controlled drug delivery[J]. J Control Release,2012,161(2):351-362.

[101] Arifin D Y，Lee L Y，Wang C H. Mathematical modeling and simulation of drug release from microspheres：implications to drug delivery systems[J]. Adv Drug Deliv Rev,2006,58(12-13):1274-1325.

［102］ Siepmann J，Gopferich A． Mathematical modeling of bioerodible，polymeric drug delivery systems［J］. Adv Drug Deliv Rev，2001，48(2-3)：229-247.

［103］ Pritchard E M，Valentin T，Boison D，et al． Incorporation of proteinase inhibitors into silk-based delivery devices for enhanced control of degradation and drug release［J］. Biomaterials，2011，32(3)：909-918.

［104］ Wang X Q，Wenk E，Hu X，et al． Silk coatings on PLGA and alginate microspheres for protein delivery［J］. Biomaterials，2007，28(28)：4161-4169.

［105］ Mura S，Nicolas J，Couvreur P． Stimuli-responsive nanocarriers for drug delivery［J］. Nat Mater，2013，12(11)：991-1003.

［106］ Onaca O，Enea R，Hughes D W，et al． Stimuli-responsive polymersomes as nanocarriers for drug and gene delivery［J］. Macromol Biosci，2009，9(2)：129-139.

［107］ Ganta S，Devalapally H，Shahiwala A，et al． A review of stimuli-responsive nanocarriers for drug and gene delivery［J］. J Control Release，2008，126(3)：187-204.

［108］ Gaumet M，Vargas A，Gurny R，et al． Nanoparticles for drug delivery：the need for precision in reporting particle size parameters［J］. Eur J Pharm Biopharm，2008，69(1)：1-9.

［109］ Alexis F，Pridgen E，Molnar L K，et al． Factors affecting the clearance and biodistribution of polymeric nanoparticles［J］. Mol Pharm，2008，5(4)：505-515.

［110］ Torchilin V P． Multifunctional，stimuli-sensitive nanoparticulate systems for drug delivery［J］. Nat Rev Drug Discov，2014，13(11)：813-827.

［111］ Yu M K，Park J，Jon S． Targeting strategies for multifunctional nanoparticles in cancer imaging and therapy［J］. Theranostics，2012，2(1)：3-44.

［112］ 尤左祥，杨亲正，岳占国，等. 抗肿瘤药物载体的主动靶向策略［J］.中国组织工程研究，2012，16(25)：4701-4705.

［113］ Seib F P，Jones G T，Rnjak-Kovacina J，et al． pH-dependent anticancer drug release from silk nanoparticles［J］. Adv Healthc Mater，2013，2(12)：1606-1611.

［114］ Subia B，Dey T，Sharma S，et al． Target specific delivery of anticancer drug in silk fibroin based 3D distribution model of bone-breast cancer cells［J］. ACS Appl Mater Inter，2015，7(4)：2269-2279.

［115］ Hu D D，Xu Z P，Hu Z Y，et al． pH-Triggered charge-reversal silk sericin-based nanoparticles for enhanced cellular uptake and doxorubicin delivery［J］. ACS Sustain Chem Eng，2017，5(2)：1638-1647.

［116］ Katakam P，Dey B，Assaleh F H，et al． Top-down and bottom-up approaches in 3D printing technologies for drug delivery challenges［J］. Crit Rev Ther Drug，2015，32(1)：61-87.

［117］ Brambilla D，Luciani P，Leroux J C． Breakthrough discoveries in drug delivery technologies：the next 30 years［J］. J Control Release，2014，190：9-14.

第7章 蚕丝蛋白膜材料

摘要：蚕丝蛋白具有良好的加工性能，能够被制备成膜、支架、凝胶、微球等多种材料形式，从而可以满足不同的应用场景；而蚕丝蛋白良好的生物相容性使其在生物医学和组织工程领域被深入研究和广泛应用。本章介绍了蚕丝蛋白膜材料，主要包括丝胶蛋白膜和丝素蛋白膜的制备方法、改性处理、性能表征和应用展示，以及蚕丝蛋白用作创伤敷料的研究进展和相关成果。需要指出的一点是，文中提到的丝胶蛋白或丝素蛋白如无特别说明，均是从家蚕品种（*Bombyx mori*）中获取。

7.1 丝胶蛋白膜

丝胶蛋白是包覆在丝素纤维表面的一种胶状物质，对丝素纤维起到黏合作用。丝胶蛋白一个显著的特点就是含有大量侧链带亲水基团的氨基酸，如丝氨酸、天冬氨酸等，因此具有很强的亲水性。根据丝胶蛋白能够溶解于热水而丝素纤维只发生吸水膨润的特点，可以通过热水法或高温高压蒸汽法分离得到一定浓度的丝胶蛋白溶液。也有学者直接在蚕体内的丝腺中提取丝胶蛋白。

丝胶蛋白膜（简称丝胶膜）的制备方法比较简单，一般是将丝胶蛋白溶液浇铸于模具中，或浸渍涂覆、旋转涂布于模板上，再经溶剂蒸发即可得到。通常条件下，干燥后的丝胶蛋白脆而硬，难以形成完整的薄膜，且易溶于水，难有实用价值[1]，因此很少有丝胶单独成膜的研究报道。为了克服这些缺点和局限，通过在丝胶溶液中添加适当的辅助剂以增强丝胶蛋白多肽链间即分子内的结合，或通过化学交联以增强丝胶蛋白与其他分子间的结合，则可以制备出具有优良性能的丝胶膜。

7.1.1 物理共混

谢瑞娟等[1]通过在丝胶水溶液中添加聚乙二醇制备出完整的丝胶膜，并探讨了其添加量对膜的力学性能的影响。研究发现丝胶膜的拉伸断裂强度随着聚乙二醇添加量的增加而减小；而丝胶膜的断裂伸长率则是先升高后降低：当聚乙二醇200的添加量为丝胶质量的50%时，膜材料的断裂伸长率达到最大值。究其原因，未交联的丝胶膜中，丝胶蛋白质大分子间或大分子的链段间主要依靠氢键和范德华力结合，表现出强度较大而伸长率小的脆性材料特征。而聚乙二醇一方面依靠氢键将丝胶大分子交联，另一方面能将丝胶大分子链段适当隔离，当膜受到外力作用时，可能通过膜内丝胶大分子链段间相互滑移引起宏观上膜的变形吸收能量，从而表现出较大的断裂伸长率。

张海萍等[2]为改善丝胶膜的力学特性，在丝胶溶液中添加适量甘油。结果表明，无论在干态还是湿态下，均可通过改变甘油的量来调节丝胶膜的拉伸性能。表7-1显示，随着甘油含量的增加，干态下丝胶膜的弹性模量逐渐降低，而断裂伸长率显著提高，说明丝胶膜的脆性降低，弹性增强。抗拉强度的降低则是由于甘油的量增加使得丝胶蛋白中无定形结构变多，这已被傅里叶红外光谱全反射和热分析的结果所证实。表7-2同样显示随着甘油含量的增加，湿态下丝胶膜的断裂伸长率显著提高。在甘油含量为0～20%的范围内，抗拉强度呈现升高的趋势，这是因为丝胶蛋白、甘油和水分子三者之间的相互作用不断增强；而当甘油含量高于20%后，相互作用已达到了最大水平且过多的甘油将会溶于水中，因此抗拉强度基本保持不变。甘油在改善丝胶膜力学性能的过程中发挥了塑化剂的作用，且高效环保，具有良好的实用价值。

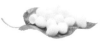

表7-1 混合不同含量甘油的丝胶膜在干态下的拉伸性能[2]

甘油含量/%	弹性模量/MPa	断裂伸长率/%	抗拉强度/MPa
0	600.53±76.30	0.73±0.10	13.72±0.30
10	391.40±52.73	140.62±35.66	17.35±0.78
20	288.21±46.36	172.50±43.63	14.38±2.20
30	77.06±7.28	250.40±59.30	13.53±2.07
40	57.31±8.28	354.37±35.72	8.19±1.06

表7-2 混合不同含量甘油的丝胶膜在湿态下的拉伸性能[2]

甘油含量/%	弹性模量/MPa	断裂伸长率/%	抗拉强度/MPa
0	0.64±0.09	53.58±8.69	0.21±0.05
10	4.08±0.53	130.37±29.67	0.73±0.09
20	3.70±0.45	168.24±31.47	1.15±0.07
30	2.68±0.32	244.67±51.70	1.12±0.08
40	2.26±0.26	271.33±42.51	1.18±0.08

7.1.2 化学交联

王群等[3]以丝胶蛋白和聚乙烯醇为原料,并加入适量硼酸作为交联剂,在一定温度下制备成膜。通过测定交联膜的力学性能、热水溶失率和透光性,确定最佳共混比例及其他条件。结果表明在65 ℃、丝胶/聚乙烯醇质量比为3∶7、硼酸质量分数为0.4%条件下膜的综合性能最好。

Gimenes等[4]采用不同的交联剂制备了丝胶/聚乙烯醇复合膜,用于乙醇/水混合溶液的渗透蒸发分离。首先将丝胶溶液和聚乙烯醇溶液混合,然后用二甲醇脲进行化学交联,二甲醇脲通过与邻近氨基酸上的羟基发生缩合反应而实现交联。实验表明复合膜优先选择透过水,当温度范围在50~70 ℃,装置进水量为8.5%时,检测到渗透水的浓度达到93.1%~94.1%,这与145~172的分离系数相一致。复合膜的选择渗透性主要得益于其吸附选择性,且存在一种较强的耦合作用。丝胶作为一种亲水性很强的大分子蛋白质,具有良好的保水作用。相比于纯丝胶膜或纯聚乙烯醇膜,复合膜呈现出更好的渗透和吸附作用,说明此种丝胶/聚乙烯醇复合膜具有良好的实用价值。

胡丹丹等[5]利用丝胶蛋白颗粒悬浮液与聚氨酯溶液共混,得到质量分数为30%的涂膜液,采用干法成膜制备了聚氨酯/丝胶蛋白复合膜,并研究了丝胶含量对复合膜结构和性能的影响。通过扫描电镜观察复合膜的形貌(图7-1),发现纯聚氨酯薄膜上下表面相对光滑平整,随着丝胶的加入,复合膜表面变得粗糙。当丝胶质量分数增加至30%时,复合膜上下表面开始有微孔出现,且随着丝胶含量的增加微孔也相应增多;从样品截面可以看出,相对于纯聚氨酯薄膜紧密的内部结构,丝胶蛋白的加入使复合膜内部变得疏松,丝胶颗粒均匀包裹在聚氨酯基质中,并形成一定的孔洞结构,这对复合膜的吸水透湿是非常有利的。而结果也的确验证了这一点,即丝胶蛋白的加入,明显改善了聚氨酯薄膜的吸水和透湿性能,当其质量分数为30%时,聚氨酯薄膜的吸水率由初始的0.3%增大至19.8%,水蒸气透过率则由原来的747 g/(m² · d)增加至6025 g/(m² · d)。

7.1.3 其他处理方式

Teramoto等[6]用乙醇促进丝胶溶液凝胶,然后将干燥的膜用去离子水润湿,即得到丝胶凝胶膜。红外光谱分析表明丝胶凝胶膜的二级结构包含β-折叠构象,使得凝胶膜在水中能够保持稳定形态,溶

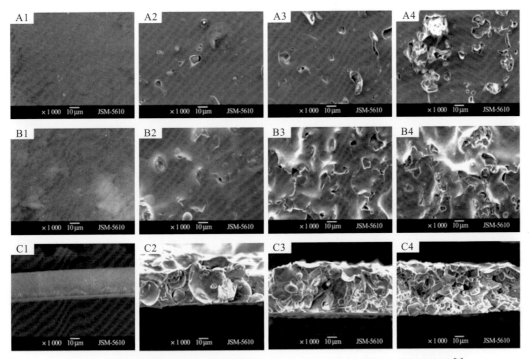

图 7-1　纯聚氨酯膜和不同丝胶含量聚氨酯/丝胶蛋白复合膜的扫描电镜图像[5]

A,B,C 分别表示材料的下表面、上表面、横截面;1,2,3,4 分别代表纯聚氨酯、70％聚氨酯/30％丝胶蛋白、60％聚氨酯/40％丝胶蛋白、50％聚氨酯/50％丝胶蛋白

胀但不溶解。图 7-2 中的应力-应变曲线显示水的有无对丝胶膜的力学性能具有很大的影响,干态的丝胶膜较脆,抗拉强度为 60 MPa,伸长率只有 6％左右;而湿态的丝胶膜呈现出良好的柔韧性,伸长率达到 400％,但抗拉强度仅为 0.9 MPa,说明水分子作为塑化剂减弱了丝胶分子链间的联系。当把丝胶凝胶膜拉伸一定长度后,发现其抗拉强度提高,图 7-3 显示随着拉伸比例的升高,屈服点逐渐向更高的应力区域偏移。这是因为拉伸促使丝胶凝胶膜塑性伸长区域中较弱的氢键断裂,有利于丝胶分子链沿拉伸方向重排,并在分子间形成新的氢键。

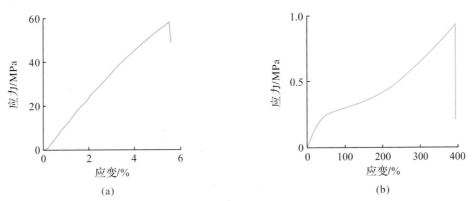

图 7-2　丝胶凝胶膜的应力-应变曲线[6]

(a)干态丝胶膜;(b)湿态丝胶膜

Nishida 等[7]将丝胶粉分散在水中制备成丝胶溶液,并在聚乙烯平板上浇筑成膜。通过负载模型药物异硫氰酸荧光素标记的白蛋白,发现丝胶膜在胰蛋白酶作用下逐渐降解,导致模型药物能够持续释放两周时间或更长,因此丝胶膜是一种理想的生物降解型药物释放载体。为了评价丝胶膜修复缺陷组织的效果,负载成纤维细胞生长因子的丝胶膜被植入大鼠头盖骨缺损处,发现其在体内可以实现持续释放,从而有效促进了创伤组织的再生。

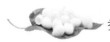

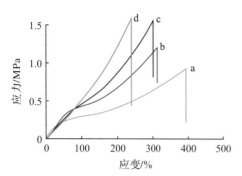

图 7-3　湿态的丝胶凝胶膜拉伸前后的应力-应变曲线[6]

(a)原始未拉伸;(b)拉伸 50%;(c)拉伸 100%;(d)拉伸 150%

除了上述改善丝胶膜性能的方法外,也有学者研究了不同溶剂对丝胶蛋白的影响。如 Jo 等[8]选择了水和甲酸两种溶剂,然后通过溶剂挥发制备出两种膜并比较了其性能。与丝胶水溶液相比,丝胶甲酸溶液呈现出较低的浑浊度,说明丝胶分子在水中更易聚集而在甲酸中更易分散。这是因为甲酸的 pK_a 值为 3.75,而丝胶蛋白的等电点约为 4.3,即在甲酸中丝胶的大部分氨基酸会带正电荷,导致相同电荷分子链间的排斥;水作为一种中性溶剂,分子链间则会因带有相反电荷而发生聚集。傅里叶红外光谱和 X 射线衍射图谱表明:与丝胶水溶液制备的膜相比,丝胶甲酸膜的二级结构中 β-折叠的含量更多,结晶度也更高。通过甲酸溶解的丝胶蛋白在成膜后其力学性能也有了显著的改善,其拉伸强度和伸长率几乎是丝胶水溶液成膜的 2 倍,而断裂功更是提高了约 4 倍。因此,对于丝胶蛋白来说甲酸可能是一种更为优良的溶剂,而由此制备的丝胶材料也会因优异的性能而得到更为广泛的应用。

7.1.4　丝腺丝胶

Kundu 课题组在提取和利用丝腺丝胶蛋白方面开展了很多研究,他们用的主要是一种称为 *A. mylitta* 的柞蚕。Dash 等[9]首先将五龄柞蚕的中部丝腺取出,收集到盛有去离子水的烧杯中搅拌 30 min,然后进行离心,得到的上清液即用作丝胶蛋白溶液。通过 SDS-PAGE 检测相对分子质量,观察到 >200000,200000,70000 以及 <50000 的谱带,这与他们之前从蚕茧中提取得到的丝胶蛋白的相对分子质量相类似[10],说明直接从丝腺中获得的丝胶蛋白并未发生变性。这种分离丝胶蛋白的方法既不需要热处理,也不需要添加任何化学试剂,还能获得原始的较为完整的丝胶蛋白,因此是一种绿色且环保的方法。随后,研究人员把浓度为 2% 的丝腺丝胶蛋白溶液浇铸于聚四氟乙烯平板上,在 37 ℃ 条件下过夜干燥制备出丝胶膜,并用 70%(V/V)的乙醇处理。在扫描电镜和原子力显微镜下观察结果显示,乙醇处理使丝胶膜的表面变得更加粗糙;X 射线衍射和傅里叶红外光谱的分析表明,乙醇处理促进了丝胶蛋白的构象由无规卷曲向 β-折叠转变,提高了丝胶蛋白的结晶度(图 7-4),进而也有效提升了丝胶膜的力学性能和热学稳定性。为了进一步验证丝腺丝胶的生物相容性,研究者将成纤维细胞 AH927 接种在经不同浓度丝胶蛋白涂覆的培养板上。由图 7-5 中的激光共聚焦显微图像可以看出,细胞展现出良好的生长活性,细胞核清晰可见,肌动蛋白微丝充分伸展,且不同质量分数的各组间差别不大,说明柞蚕 *A. mylitta* 的丝腺丝胶蛋白没有细胞毒性。另外,研究者还用丝胶蛋白刺激巨噬细胞 RAW264.7,通过测定产生的肿瘤坏死因子 α(TNF-α)的水平来检验丝腺丝胶的免疫原性。TNF-α 是一种主要由巨噬细胞和单核细胞产生的促炎细

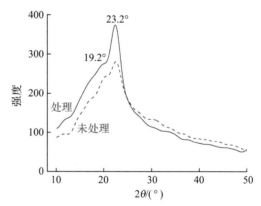

图 7-4　柞蚕 *A. mylitta* 丝腺丝胶蛋白膜的广角 X 射线衍射图谱

红线和蓝线分别表示是否经 70%(V/V)乙醇溶液处理[9]

胞因子,在感染、炎症和病理状态下会增加。图 7-6 的结果表明脂多糖诱导的 TNF-α 水平最高,而柞蚕 *A. mylitta* 丝腺丝胶蛋白诱导的 TNF-α 水平与空白组类似,呈现出较低的免疫原性。因此,从柞蚕 *A. mylitta* 中部丝腺中直接提取的丝胶蛋白同样有潜力用作生物医学材料。

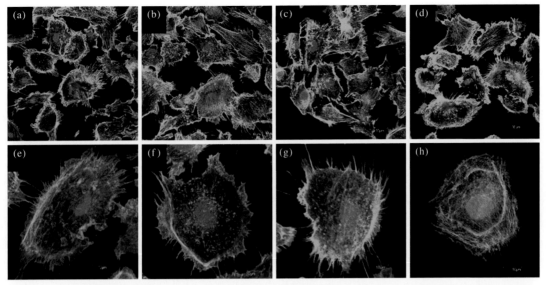

图 7-5　生长于有或无柞蚕 _A. mylitta_ 丝腺丝胶蛋白涂覆的细胞培养板上的成纤维细胞 AH927 的激光共聚焦显微图像[9]

(a,e)无丝腺丝胶蛋白涂覆的对照组;(b,f)0.1%丝腺丝胶蛋白涂覆;(c,g)0.5%丝腺丝胶蛋白涂覆;(d,h)1%丝腺丝胶蛋白涂覆;细胞经异硫氰酸荧光素-鬼笔环肽染色,肌动蛋白呈现绿色,细胞核呈现蓝色

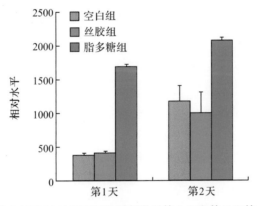

图 7-6　巨噬细胞 RAW264.7 经不同物质刺激后第 1 天和第 7 天的 TNF-α 的水平[9]

空白组、丝胶组、脂多糖组分别代表未经任何物质涂覆的细胞培养板、经 1%丝腺丝胶蛋白涂覆的细胞培养板、包含质量浓度为 100 ng/mL 脂多糖的细胞培养板

7.2　丝素蛋白膜

丝素蛋白膜(简称丝素膜)的制备方法与丝胶膜的制备方法类似,也是将丝素蛋白溶液浇铸于模具中,或浸渍涂覆、旋转涂布于模板上,再经溶剂蒸发即可得到;还可以通过静电纺丝的方法制备丝素纳米纤维膜。然而,丝素蛋白溶液的制备要比丝胶蛋白溶液的制备更为复杂,这是因为丝素蛋白是一种半结晶态的物质,其重链中 94%的序列为高度重复的结晶区[11];β-折叠是丝素蛋白结晶区的主要构象。由于丝素分子内和分子间形成的大量氢键,使其具有较好的热力学稳定性。

丝素纤维不溶于水,也不溶于一般溶剂,因此需要一些特殊的溶剂或者称为变性剂来破坏氢键,进而将其溶解。这些变性剂包括高浓度离液盐如溴化锂(LiBr)、硫氰酸锂(LiSCN)、硫氰酸胍和盐酸胍,氟化的有机溶剂如六氟异丙醇(HFIP)和六氟丙酮(HFA),离子液体如 1-丁基-3-甲基咪唑氯化物([BMIM]Cl)、1-乙基-3-甲基咪唑氯化物([EMIM]Cl)和 1-丁基-2,3-二甲基咪唑氯化物([DBMIM]

Cl),以及甲酸等强酸类物质。首先将脱胶的丝素纤维溶解于变性剂中,然后经透析除盐或有机溶剂挥发得到再生的丝素蛋白,最后可根据需要将其加工成为各种不同的形态。不同的溶解体系也在根本上影响了丝素蛋白的二级结构,如氟化的溶剂会诱导 α-螺旋构象,而甲酸或水溶液会使二级结构中 β-折叠构象相对增多。然而,未经任何处理的纯丝素蛋白膜存在的最大问题是硬且脆,水中溶失率大,这大大限制了其作为一种优良的天然高分子材料的应用。这是因为再生丝素蛋白的构象以无规卷曲和α-螺旋为主,而较为稳定的 β-折叠构象的含量较少。为了解决这一问题,通过一定的加工和处理可以促使丝素蛋白的构象向 β-折叠转变,从而提高了其稳定性、耐水性和力学性能,进一步拓展了其应用范围。

相比于丝胶蛋白,对丝素蛋白的研究更多、更广,也更系统、更深入。德国拜罗伊特大学的 Borkner 等[12]总结了丝素蛋白溶液的制备、丝素蛋白膜或涂层的成型,以及改善材料性能的方法,主要包括成膜前处理和成膜后处理。成膜前处理即通过在丝素蛋白溶液中添加其他物质以制备复合膜;成膜后处理主要是将材料置于特定环境中,如一定的温度[13]、有机醇类[14]和水蒸气[15],或经力学拉伸[16]等处理,以提高其二级结构中 β-折叠构象的含量。通过对处理过的丝素膜进行一系列的表征,如表面粗糙度测试、亲水性测试、力学性能测试、热力学分析、二级结构分析、表面及截面形貌观察、体外细胞相容性和体内组织相容性测试等,研究者得以全面深入地了解丝素膜的形态、结构和性能,并为其作为生物材料的应用建立理论和实验基础。

7.2.1 交联剂、塑化剂改性丝素膜

Kawahara 等[17]将制备好的丝素膜放入 10%的甘油水溶液中,并在 95 ℃下保持 10 min,然后在 25 ℃和 50%相对湿度条件下干燥。X 射线衍射结果显示处理后的丝素蛋白的晶体结构由 Silk-Ⅰ向 Silk-Ⅱ转变,说明甘油可以起到稳定丝素蛋白分子的作用。同时,在甘油溶液处理的过程中,丝素膜会变薄且发生自扩张现象,这是因为分散在膜中的甘油分子取代了部分自由水,而自由水的含量则影响了丝素膜的柔韧性。

不同于前者,苏州大学的卢神州等[18]通过直接在丝素蛋白溶液中添加甘油制备出不溶于水的柔韧丝素膜。甘油作为一种塑化剂取代了丝素蛋白分子链水化过程中的水;而当再用不同方式如甲醇或水将甘油去除后,丝素膜的性能又发生了相应的变化(图 7-7)。更重要的是,添加甘油避免了有毒有害试剂的使用,这既符合绿色化学的要求,又有利于丝蛋白材料在生物医学领域的应用。

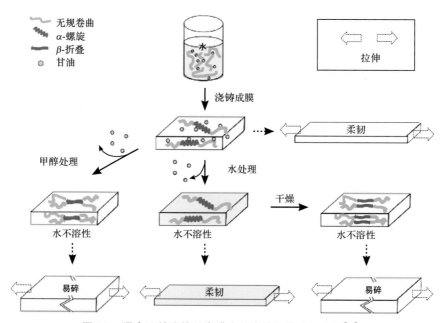

图 7-7 混合了甘油的丝素膜中丝素结构转变示意图[18]

叶勇等[19]在丝素蛋白溶液中添加甘油和戊二醛后制膜，探讨了综合利用甘油的增塑作用和戊二醛的交联作用对丝素膜性能的改良效果。结果表明：添加甘油的丝素膜耐水性能和相对伸长显著提高；戊二醛则可以弥补添加甘油引起的丝素膜拉伸强度的降低。甘油和戊二醛的添加量分别为0.5%和0.2%时，所制成的丝素膜质地湿润、光滑、柔软而富有弹性，其综合性能显著优于未处理的丝素膜和经80%甲醇溶液处理的丝素膜（表7-3）。

表7-3 添加甘油和戊二醛制备的丝素膜与其他处理丝素膜的性能比较[19]

处理方式	溶失率/%	硬挺度/cm	相对伸长/%	相对强度/(N·mm⁻²)
未处理的丝素膜	40.9 ± 0.72	7.32 ± 0.45	3.85 ± 0.68	9.65 ± 0.62
80%甲醇溶液处理的丝素膜	0.58 ± 0.12	7.45 ± 0.32	3.83 ± 0.93	9.96 ± 0.35
含甘油(0.5%)和戊二醛(0.2%)的丝素膜	2.40 ± 0.17	4.75 ± 0.23	540 ± 40	9.82 ± 0.55

注：表中数据均为平均数±标准差($n=3$)。

其他用于丝素膜改性的溶剂还包括聚乙二醇缩水甘油醚（PEGO）和京尼平等[20,21]。如汪宜宇[21]把京尼平加入丝素蛋白溶液中，经流涎法制备了耐水性的丝素膜。京尼平是栀子苷经β-葡萄糖苷酶水解后的产物，是一种优良的天然交联剂。氨基酸分析结果表明交联后丝素蛋白中赖氨酸的含量减少，而红外光谱显示新的共价键出现，说明京尼平能够有效地交联丝素蛋白分子。通过运用红外光谱、X射线衍射和热分析等手段研究交联前后丝素蛋白结构的变化，发现交联后的丝素膜中无定形结构减少，聚集态结构趋于规整化，结晶度增大，热稳定性提高。膜的交联度随着京尼平添加量的增加有所提高，但交联后的丝素膜力学性能没有发生明显变化。

7.2.2 化学修饰

丝素蛋白分子的侧链含有氨基、羟基、羧基等基团，如丝氨酸侧链的羟基、酪氨酸侧链的酚羟基、精氨酸侧链的胍基等。丝素蛋白的化学修饰是通过化学反应改变某些侧链基团，而在对侧链基团进行修饰的过程中，还可以引入其他基团，如磺酸基、磷酸基、环氧基等[22]，抑或是肽段、酶和纳米颗粒等，从而有目的地改善丝素蛋白的性能。

闵思佳等[23]用碳化二亚胺对丝素蛋白的羧基进行了酰胺化修饰，并以不同离子型化合物作为药物模型，对修饰前后的丝蛋白材料的吸附性能进行了比较。等电点测试结果显示修饰前后丝蛋白的 pI 值分别为4和6，说明部分羧基被酰胺化导致可离解成负离子的自由羧基数目减少，从而使等电点向碱性方向移动。与未修饰相比，丝素膜对阳离子化合物的吸附量减少，而对阴离子化合物的吸附量增加。因此，对丝素蛋白的羧基进行酰胺化修饰能在一定程度上调节丝素膜对离子型化合物的吸附性能，进而在载药领域具有应用潜力。

在生物医学材料的临床应用中，以材料为中心发生的感染（biomaterial centered infection, BCI）对患者的生命健康往往会带来致命的威胁。为了减轻植入材料引起的感染，Bai 等[24]用碳化二亚胺将序列为(NH_2)-NGIVKAGPALAVLGEAAL-$CONH_2$ 的 *Cecropin B* 抗菌肽共价接枝到丝素膜表面，制备出一种具有抗菌性能的丝素膜（图7-8），并对其进行了一系列测试分析。元素成分分析表明抗菌肽被

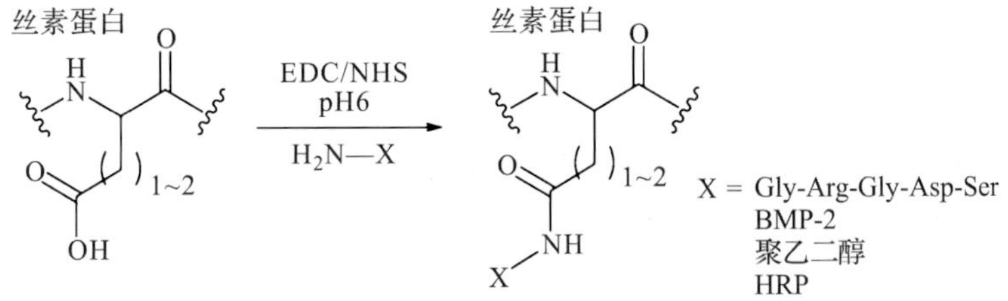

图7-8 碳化二亚胺交联丝素蛋白分子示意图（X可为肽段、蛋白或聚合物）[25]

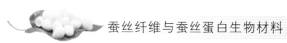

牢固地接枝到了不溶性丝素膜的表面,原子力显微镜图像则显示抗菌丝素膜的表面粗糙度随着抗菌肽的接枝而不断增加。当抗菌肽浓度为 0.1 mg/mL,接枝时间为 2 h,接枝 pH 为 6.5 或 8.0 时,丝素膜具有最佳的抗菌性能。接触角测试表明接枝后的丝素膜具有较好的亲水性,有利于细胞在膜上的黏附和增殖,从而使材料表现出良好的生物相容性。这种通过对材料表面改性以避免植入后引发感染的方法为生物医用材料的进一步临床应用提供了一种新的策略。

　　Kaplan 课题组[25]用碳化二亚胺将骨相关蛋白偶联到丝素膜上,以调控和促进骨的形成和生长。Sofia 等[26]将冷冻干燥的丝素溶于 HFIP 中,经溶剂挥发制得丝素膜,并用 90% 的甲醇溶液进行固定化处理。接着将膜置于 PBS 中,目的是使膜水化并诱导表面重排以暴露亲水性的功能基团,然后通过与交联剂 1-乙基-(3-二甲基氨基丙基)碳二亚胺盐酸盐/N-羟基琥珀酰亚胺(EDC/NHS)反应而活化丝素蛋白分子的—COOH,促使其与多肽的伯胺反应,即在丝素和多肽之间生成稳定的酰胺键,从而完成多肽的偶联,这些多肽包括整合素识别序列(RGD)、甲状旁腺素(PTH)和一种改性的 mPTH。通过在膜上培养成骨样细胞,并利用分子生物学手段检测细胞活性和分泌物量,发现培养四周后偶联 RGD 的丝素膜上 α_1(I)原胶原 mRNA 水平、骨钙素信息水平和钙化水平均为最高,说明 RGD 共价修饰的丝素膜能够在体外刺激成骨细胞的矿化。Karaqeorgiou 等[27]用同样的方法将一种骨形态生成蛋白 BMP-2 偶联到丝素膜上,并用于培养骨髓基质细胞和检测成骨性能。相比于没有经过修饰的丝素膜,同在成骨刺激剂的存在下,BMP-2 修饰的丝素膜培养的骨髓基质细胞呈现出更高的细胞活性、钙沉积量和 I 型胶原的转录水平,以及更多的骨涎蛋白、骨桥蛋白和骨钙素等。这说明共价偶联到丝素膜表面的 BMP-2 在体外保持了生物学活性和功能,并且促进了新骨生成。

　　Gotoh 等[28,29]用 1,2-羰基环己烷对丝素蛋白的胍基进行修饰,并研究了精氨酸残基的化学修饰对成纤维细胞的黏附和生长的影响。傅里叶红外光谱和圆二色光谱的分析结果表明,修饰前后的丝素蛋白分子构象无明显变化,但修饰后的丝素膜中的精氨酸残基在磷酸盐缓冲液中相对稳定,对成纤维细胞的黏附率明显高于未修饰的丝素膜。

　　叶勇等[30]尝试在前期制成的经甘油和戊二醛改性的丝素膜表面接枝肝素分子,并评价其体外抗凝血性能。首先通过等离子处理技术使丝素膜表面被活化,从而为戊二醛做交联剂提供必要的反应基团;然后将丝素膜放入 2.5% 的戊二醛溶液中,在 40 ℃ 恒温水浴中反应 4 h;最后将丝素膜置于质量浓度为 1 mg/mL 的肝素溶液中,同样在 40 ℃ 恒温水浴中反应 4 h。研究人员认为整个过程的机制可能是:N_2 首先转变为激发态,与丝素膜表面结合形成—NH_2 基团,—NH_2 可与戊二醛的醛基反应,激发态的 N_2 又与肝素中的磺酸基反应,夺去硫原子共用电子对中的一个电子,磺酸基活化后可与戊二醛中的另一个醛基反应,完成丝素膜表面的肝素化。通过甲苯胺盐检测接枝反应后的丝素膜表面肝素钠含量为 37.62 μg/g,且表现出较好的牢固性,在 37 ℃ 的磷酸盐缓冲液中振荡 8 d 后,肝素的检出量仍达到 77.8%,说明肝素分子已经稳定地共价结合于丝素膜表面。体外凝血试验检测结果显示接枝肝素分子后的丝素膜具有较强的抗凝血活性,这为新型抗凝血医用材料的设计及临床应用提供了实验依据。

7.2.3　共混

　　通过将丝素与其他物质共混制备成为复合膜,可以综合其优势和特点,从而获得具有多种优良性能的膜材料,并在固定化酶、药物控释、组织工程等领域发挥积极作用。这些物质包括有机物如天然高分子和合成高分子,无机物如碳酸钙、二氧化硅、羟基磷灰石等,以及纳米颗粒如纳米金、纳米银和碳纳米管等。

7.2.3.1　天然高分子

　　天然高分子最为突出的优点是良好的生物相容性和生物降解性,包括多肽(蛋白质、酶等)、多糖(淀粉、纤维素、甲壳素等)和多聚磷酸酯、核糖核酸、脱氧核糖核酸等。

　　(1)丝素/胶原复合膜

　　胶原广泛存在于动物机体组织中,是细胞外最重要的水不溶性蛋白,是构成细胞外基质的骨架。

胶原蛋白与机体的生长、衰老和疾病有着极其密切的联系,由于具有良好生物相容性、修复性和可降解性,其作为组织工程生物材料显示出特殊的优越性。

Cirillo 等[31]将不同比例的丝素和胶原混合,制备了丝素/胶原复合膜,并用扫描电镜观察了其表面形态,发现与纯胶原膜相比,复合膜更加光滑。胶原经常作为人工肝的生物仿生涂层来促进细胞的黏附和分化,但成本较高且存在交叉感染的风险,因此该研究旨在探讨是否可用丝素作为胶原的替代物。通过对小鼠肝细胞的培养和检测表明,一方面肝细胞可以比较容易地黏附于膜表面,且能够建立细胞间的连接,即丝素和胶原对肝细胞增殖的促进作用相当;但另一方面,在含有丝素的复合膜上生长的肝细胞消除氨及合成尿素的速率却明显高于纯胶原膜上生长的肝细胞,即丝素能够有效改善肝细胞的功能。这说明丝素作为一种具有良好生物相容性的天然蛋白,在人工肝的仿生涂层领域有潜在利用价值。

(2)丝素/明胶复合膜

明胶由胶原部分降解而得到,具有良好的凝胶性、保水性和成膜性,且含有能够促进细胞黏附、分化和生长的 RGD 序列。因此,明胶是一类非常重要的天然高分子材料,已被广泛应用于食品、医药及化工产业。

Taddei 等[32]用微生物谷氨酰胺转氨酶和蘑菇酪氨酸酶来交联制备丝素/明胶复合膜,相比于传统的化学交联方法有可能存留的生物安全性问题,酶交联反应条件温和、选择性高且无细胞毒性。经酶交联处理后,复合膜的表面粗糙度有所增加,有利于细胞的黏附和增殖。共混和酶交联既增强了复合膜在水相环境中的稳定性,又增强了复合膜的热稳定性,这是因为丝素分子和明胶分子之间发生了相互作用;虽然对力学性能的改善并不明显,但酶交联仍然不失为一种安全有效的方法,尤其是针对生物材料在体内的长期应用。

(3)丝素/壳聚糖复合膜

壳聚糖又称脱乙酰甲壳素,是由自然界广泛存在的几丁质经过脱乙酰作用得到的,因其分子中带有活泼的羟基和氨基,故化学反应能力较强。壳聚糖及其衍生物具有良好的抗菌性和凝血性,且降解产物无毒、能被生物体完全吸收,因此在生物医学领域被广泛研究,常用作创伤敷料、药物缓释基质及人造组织材料等。Moraes 等[33]将脱乙酰度为 85% 的壳聚糖溶于乙酸溶液中得到质量分数为 1% 的溶液,与质量浓度为 1% 的丝素溶液以不同比例混合前将两种溶液的 pH 值均调到 5.5,随后将混合溶液倒入聚苯乙烯平板经溶剂蒸发制备了丝素/壳聚糖复合膜。加入壳聚糖后,复合膜的结晶度增加,从而使丝素分子结构更加稳定;复合膜中丝素酰胺基团的吸收峰发生变化,壳聚糖的 $C=O$ 和 $-NH_2$ 基团的吸收峰减弱或消失,说明壳聚糖分子氨基和丝素分子羧基之间发生了相互作用,且这种作用可以被酸化环境所促进。

(4)丝素/海藻酸盐复合膜

海藻酸盐是一种天然多糖,因具有低毒性、生物相容性和生物降解性在生物医学和制药领域用途广泛,然而海藻酸盐很容易在水介质中溶解,因此降低其溶解性是改善性能的重要方法。Srisuwan 等[34]制备了丝素/海藻酸盐复合膜,并将其用于一种抗菌水溶性模型药物盐酸四环素的控释。通过扫描电镜观察到载药不同比例的复合膜表面和截面都呈现出均一的形态,并未出现相分离的现象。体外药物释放曲线表明,不同比例的丝素/海藻酸盐复合膜都能持续释放药物,但当丝素与海藻酸盐的混合比例升高时,药物释放量显著降低。这是由于丝素亲水性差的缘故,因此可以通过改变丝素与海藻酸盐的混合比例来调整复合膜的药物释放行为,这也为此类复合膜用于水溶性药物的控释提供了一种简单方法。

(5)丝素/透明质酸复合膜

透明质酸是一种天然阴离子黏多糖,其独特的分子结构和理化性质在机体内显示出多种重要的生理功能,如润滑关节、调节血管壁的通透性、调节电解质扩散及运转、促进创伤愈合等。尤为重要的是,透明质酸是目前发现的自然界中保湿性最好的物质,被称为理想的天然保湿因子。因此,透明质酸被

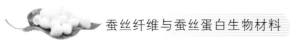

广泛地应用于化妆品、载药和组织工程领域。Malay 等[35]用共混的方法制备了不溶性的丝素/透明质酸复合膜,与纯丝素膜相比,复合膜的脆性降低,柔韧性提高。通过对其二级结构和热稳定性进行表征和分析,发现复合膜同时包含结晶和非结晶区域,而丝素分子和透明质酸分子之间主要由较低 pH 值诱导的络合作用有利于丝素分子 β-折叠构象的转变。当复合膜中丝素的比例升高时,可以得到热稳定性更好的复合物,这是因为团聚体中电荷分布的重排使得离子间相互作用变强,从而进一步增强了两者间的络合作用。

(6)丝素/原弹性蛋白复合膜

弹性蛋白是一种细胞外基质蛋白,其结构高度交联,具有良好的弹性和延展性。原弹性蛋白是形成弹性蛋白的单体,相对分子质量较小,总体带正电荷,对包括成纤维细胞、软骨细胞、平滑肌细胞和内皮细胞等多种细胞的生长有促进作用,因此表现出良好的生物相容性。Hu 等[36]将原弹性蛋白溶液与丝素蛋白溶液以不同比例混合,制备出丝素/原弹性蛋白复合膜。差示扫描量热法(DSC)和温度调控差示扫描量热法(TMDSC)实验结果表明丝素和原弹性蛋白易混合且没有出现宏观相分离现象;傅里叶红外光谱分析表明经甲醇处理后,复合膜二级结构中 β-折叠构象的含量随着原弹性蛋白比例的升高而有所减少,但一定量的 β-折叠已能够促使丝素和原弹性蛋白分子间形成稳定的网络,从而使复合膜不溶于水。非常有趣的是,不同比例的丝素/原弹性蛋白复合膜表面形貌呈现出明显差别:纯丝素膜和纯原弹性蛋白膜的表面均一,而复合膜表面出现不同的微纳米结构(图 7-9)。这是因为原弹性蛋白沿

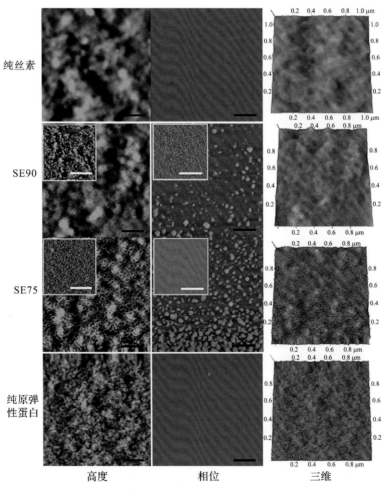

图 7-9 不同比例丝素/原弹性蛋白复合膜的原子力显微镜形貌图[36]

SE90 和 SE75 分别表示丝素蛋白和原弹性蛋白的比例为 90∶10 和 75∶25;图像中黑色标尺和白色标尺长度分别为 200 nm 和 2 μm

分子取向排布着许多亲水区域,有利于降低丝素分子间或丝素与原弹性蛋白分子间的界面能,而疏水的丝素蛋白侧链有不同极性的基团,故在水分蒸发过程中形成了微纳米结构。通过在材料上培养人骨髓间充质干细胞,发现与纯丝素膜或纯原弹性蛋白膜相比,这些表面拓扑结构促进了细胞的黏附,并使细胞具有更加伸展的生长状态。

(7)丝素/纤维素复合膜

纤维素是自然界中分布最广、含量最多的一种多糖,有着良好的力学性能、热稳定性和生物降解性。为了综合两种天然高分子的优点,Zhou 等[37]通过引入离子液体 1-丁基-3-甲基咪唑氯盐(BMIMCl)作为共溶剂,制备了丝素/纤维素复合膜。复合膜呈现出透明的状态,说明了丝素和纤维素的兼容性很好;而傅里叶红外光谱及定量分析表明丝素二级结构中β-折叠和β-转角的含量从13%提高到了41%,说明纤维素的混入促进了丝素构象的转变,这是由于丝素和纤维素分子链间的强相互作用导致。这种强相互作用也对增强复合膜的力学性能起到了至关重要的作用,不论在干态还是湿态下,随着纤维素含量的增加复合膜的断裂应力和断裂应变都明显提高。通过观察小鼠成纤维细胞 L929 在复合膜上的黏附和增殖情况,发现复合膜表现出良好的生物相容性,且当丝素含量增加时细胞的生长更具活力,进而证实了丝素比纤维素更有利于细胞生长。因此,这种丝素/纤维素复合膜在生物医学领域极具应用潜力。

Cho 等[38]同样制备出了透明的丝素/纤维素复合膜,但他们用的是纤维素纳米纤维而非纤维素溶液。研究者首先将微晶纤维素经超声波降解处理成直径约为 10 nm 的纤维素纳米纤维,然后按照与丝素质量比为 0.5%、1.0%和 1.5%的比例混合并制备成膜,并以未添加纤维素纳米纤维的丝素膜作为对照。纳米材料具有较大的比表面积和较高的纵横比,故能引发显著的强化效应。纤维素纳米纤维作为一种增强体,能显著提升丝素膜基质的力学性能。应力-应变曲线显示所有样品均呈现出非线性的力学行为变化,在屈服点突然变得平缓,而在断裂点前出现急剧上升(图 7-10);且平缓期随着纤维素纳米纤维含量的增多而延长,膜的拉伸强度、杨氏模量和断裂伸长率同样随着纤维素纳米纤维含量的增多而提高(表 7-4)。分析认为纳米尺度的纤维素超常的比表面积使其所带的大量羟基一方面可以与水分子结合形成氢键,而结合水有可能作为塑化剂发挥作用;另一方面活性基团能够同丝素分子发生相互作用,从而增强复合材料的稳定性和力学性能。

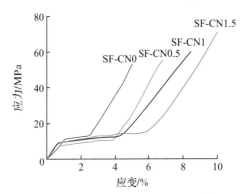

图 7-10 不同比例的丝素/纤维素纳米纤维复合膜的应力-应变曲线[38]

SF-CN0 表示未添加纤维素纳米纤维的纯丝素膜;SF-CN0.5,SF-CN1,SF-CN1.5 分别表示复合膜中纤维素纳米纤维与丝素蛋白的质量比为 0.5%,1.0%和 1.5%

表 7-4 丝素/纤维素纳米纤维复合膜的力学性能[38]

	拉伸强度/MPa	杨氏模量/GPa	断裂伸长率/%
SF-CN0	52.4±2.7	0.9±0.1	4.1±0.3
SF-CN0.5	55.4±4.1	1.0±0.1	6.1±0.5
SF-CN1	60.5±2.6	1.2±0.2	8.5±0.3
SF-CN1.5	70.9±6.6	1.3±0.2	10.2±0.8

(8)丝素/淀粉复合膜

Srihanam[39]将不同比例的再生丝素溶液与木薯淀粉溶液混合,通过溶剂蒸发制备了丝素/淀粉复合膜,并分别利用扫描电镜、傅里叶红外光谱仪和热重分析仪测定了复合膜的微观形态、二级结构和热力学性能。结果表明,与纯丝素膜或纯淀粉膜的光滑表面相比,丝素/淀粉复合膜的表面粗糙度增加;

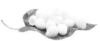

丝素/淀粉复合膜综合了丝素和淀粉的特征峰,且并未有新的峰生成,说明两者之间只存在物理结合,但混合了淀粉后,丝素的酰胺Ⅰ和酰胺Ⅱ向低波数轻微偏移,而酰胺Ⅲ则向高波数偏移,说明淀粉的加入在一定程度上促使丝素的构象由无规卷曲向β-折叠转变;最大分解温度为丝素<丝素/淀粉复合膜<淀粉,说明淀粉的加入增强了复合膜的热稳定性。

7.2.3.2 合成高分子

合成高分子是由可聚合小分子化合物经聚合反应形成的高相对分子质量化合物,合成方法多样,加工成型也简便易行。合成高分子最大的优点是具有良好的有序性和较高的反应选择性。

(1)丝素/聚丙烯酰胺

聚丙烯酰胺为水溶性高分子聚合物,分子链上存在的主要基团为酰胺基,其凝胶形式被广泛用于生物医学和生物制药。Freddi 等[40]研究了丝素/聚丙烯酰胺复合膜的制备和性能。通过直接在完全发育家蚕的后部丝腺中提取丝素溶液,并和聚丙烯酰胺溶液混合,先置于一定湿度环境中促进丝素蛋白中β-折叠构象的生成,再经真空干燥,得到厚度为 $20\sim30~\mu m$ 的丝素/聚丙烯酰胺复合膜。虽然复合膜出现相分离的现象,即球状的聚丙烯酰胺颗粒分散在丝素蛋白的连续相上,但红外光谱结果显示丝素与聚丙烯酰胺形成了分子间相互作用,因为在波数 $3391~cm^{-1}$ 处出现了新的特征峰。这也使得复合膜的热力学稳定性和力学性能与纯丝素膜相比都有所增强,因此有潜力成为一种新型复合材料。

(2)丝素/聚氨酯

聚氨酯全称为聚氨基甲酸酯,是主链上含有重复氨基甲酸酯基团的大分子化合物的统称。聚氨酯被广泛用作生物医学材料,如人工心脏起搏器、人工血管、人工食道、人工透析膜等,然而在小口径人工血管的使用过程中依然存在血栓形成的现象。为了提高材料的血液相容性,肝素作为一种有效的抗凝剂被用于对聚合材料的表面进行修饰。Liu 等[41]制备了含有肝素钠的丝素/聚氨酯复合膜,并研究了肝素的控释行为及材料的抗凝血性。具体操作方法为:将脱胶的丝素研磨成平均粒径约为 $3.6~\mu m$ 的超细粉末,然后将丝素粉末和肝素钠加入聚氨酯的 N,N-二甲基甲酰胺(DMF)溶液中;混合溶液在室温下经溶剂蒸发得到复合膜,最后将膜在 $80~℃$ 下干燥 24 h 用于测试。肝素的累积释放曲线显示,通过调整肝素的负载量以及复合膜中丝素和聚氨酯的比例可以实现肝素的缓释效果;体外对部分凝血活酶时间以及全血凝固时间的测试结果则表明,丝素/聚氨酯复合膜于 PBS 中释放肝素 24 h 后,仍然表现出长时间的抗凝血性能,因此这种复合材料有潜力用于血液接触的医疗装置。

(3)丝素/聚乳酸

聚乳酸也称为聚丙交酯,是以乳酸为主要原料聚合得到的聚合物,其生产过程无污染,且产品可以生物降解,因此是理想的高分子材料。聚乳酸良好的力学性能和生物相容性使其能够被用作多种生物医学材料,如可吸收缝线、创伤修复材料、整形外科移植物及药物控释系统等。Zhu 等[42]将聚乳酸粉末溶于 1,4-二氧己环中,然后将溶液逐滴加入丝素蛋白溶液中,经超声处理使其混合均匀并浇铸于聚苯乙烯培养皿表面,在温度为 30 ℃、相对湿度为 50% 的环境下干燥 48 h,制备出丝素/聚乳酸复合膜。通过傅里叶红外光谱和 X 射线衍射分析,发现聚乳酸的加入诱导了丝素蛋白的二级结构由 Silk Ⅰ 向 Silk Ⅱ 转变,这也使得与纯丝素膜相比,复合膜的表面亲水性和溶胀度降低,而力学性能和热力学稳定性提高。为了验证材料的生物相容性,研究者进行了蛋白吸附测试和细胞培养试验,结果表明复合膜对牛血清蛋白的吸附量要高于纯丝素膜,而复合膜也促进了鼠成纤维细胞的生长和增殖。

(4)丝素/聚环氧乙烷

Jin 等[43]将 5% 的聚环氧乙烷(PEO)溶液加入 8% 丝素溶液中,经溶剂蒸发成膜后浸入体积分数为 90% 的甲醇水溶液中,以促使丝素构象由无定形转变为 β-折叠。因为聚环氧乙烷可以溶于水,所以当复合膜经过水处理后,聚环氧乙烷相的消失导致膜呈现出粗糙的网状结构。而随着聚环氧乙烷含量的升高,水处理后复合膜的结构由致密趋于疏松,且丝素相微球的尺寸逐渐变小(图 7-11)。这些有序且可控的微观结构为制备具有图案化结构域的生物材料提供了借鉴,有望在仿生设计和组织工程领域发挥实用价值。

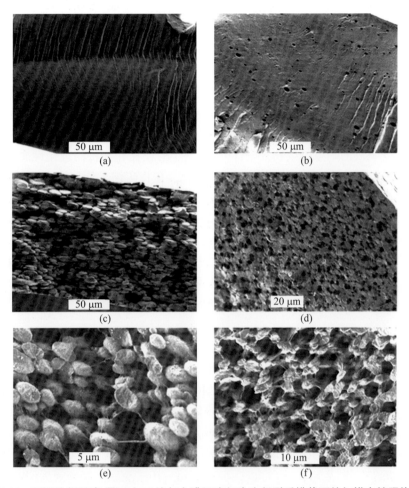

图 7-11　不同比例丝素/聚环氧乙烷复合膜经液氮冷冻断裂后横截面的扫描电镜照片[43]

(a)纯丝素膜;(b~f)丝素/聚环氧乙烷质量比分别为 98/2,90/10,80/20,70/30,60/40 的复合膜

除了以上的介绍,研究人员还尝试了其他具有显著特征的合成高分子,如尼龙 66[44]、聚乙二醇[45]、聚乙烯醇[46]等,以实现不同物质优点的有效结合,从而实现更好的性能。

7.2.3.3　生物矿物

生物矿物是动植物体内的无机矿物材料,如骨头中的磷酸钙、贝壳中的碳酸钙和硅藻中的二氧化硅等。这些无机矿物通过有机基质(多为蛋白质或多糖)介导的矿化作用组装成高度有序的层级结构,在生命活动中发挥着重要作用。以有机分子如丝素蛋白为模板,在体外模拟生物矿化的过程,并通过调控矿物相的生长来合成新型复合材料,一直以来受到研究者的广泛关注。丝素膜作为丝素蛋白的一种重要形式,能够调控矿物晶型的转变并影响矿物相的形貌[47,48],最终制备出具有优良性能的无机矿物/丝素膜复合物。有关丝素蛋白在生物矿化中的调控作用,以及无机矿物/丝素蛋白复合物在组织工程领域的应用,具体请参照本书其他章节的详细阐述,此处不做深入探讨。

7.2.3.4　纳米颗粒

纳米颗粒是指纳米量级的微观颗粒,因为良好的表面效应和量子尺寸效应等使其具备一些特殊的性能,从而在生物化学、生物技术和生物医学等领域被深入研究和广泛应用。利用纳米颗粒来有目的地提升丝素蛋白膜在理化及生物学等方面的性能,对拓展其应用范围具有积极作用。

(1)碳纳米管

碳纳米管可以看作是石墨烯片层卷曲而成,因此按照石墨烯片的层数可分为单壁碳纳米管(SWCNTs)和多壁碳纳米管(MWCNTs)。碳纳米管作为一维纳米材料,重量轻,六边形结构连接完

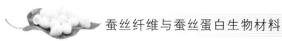

美,具有许多异常的力学、电学和化学性能。

韩国仁荷大学的 Jin 团队在碳纳米管用作丝素材料的增强体方面做了许多工作。Kang 等[49]证实在静电纺丝素纤维表面包裹一层多壁碳纳米管,能够显著提高纤维的导电性;Kim 等[50]制备了含有多壁碳纳米管的丝素膜,发现其力学性能优异,拉伸模量和抗拉强度显著增强。东华大学的 Pan 等[51]同样发现,复合了功能化多壁碳纳米管的静电纺丝素纤维在断裂强度、杨氏模量和断裂能等方面均成倍增加,他们认为丝素蛋白基体中存在的多壁碳纳米管不仅能防止基体的裂纹扩展,而且可以诱导丝素蛋白的构象向 β-折叠转变,因此有利于力学性能的提升。

碳纳米管比较受争议的一点是生物安全性问题,微小的粒径和独特的理化性质使它更容易进入细胞,并在生物体内迁移,而这有可能引发累积毒性。因此,在将碳纳米管应用于生物医学材料前,需要全面评估其毒性和生物相容性。Jin 团队的 Cho 等[52]将人骨髓基质干细胞接种在丝素蛋白/多壁碳纳米管复合膜上,经 7 d 培养后,通过电镜观察以及 WST-1 细胞增殖与细胞毒性测试发现复合膜能够促进细胞的附着和生长,这与纯丝素膜的效果相类似。而 Pan[51]通过静电纺丝制备的丝素蛋白/功能化多壁碳纳米管复合基质对哺乳动物黏膜细胞同样表现出良好的相容性,与纯丝素膜相比也没有显著的细胞毒性。以上结果表明,复合了碳纳米管的丝素膜在性能提升的同时,仍然保持了较好的生物相容性,因此碳纳米管是一种理想的增强材料。但出于生物安全性的考虑,碳纳米管的纯度和用量将是值得注意的指标。

(2)纳米金

纳米金具有高电子密度、介电特性和催化作用,能与多种生物大分子结合,且不影响其生物活性,因此被广泛用作生物传感器和免疫标记物。由氯金酸通过还原法可以简便地制备各种不同粒径的纳米金,而丝素蛋白中存在一定量的还原性氨基酸,因此能够参与此类反应。曲祥金等[53]将丝素蛋白溶液滴加到氯金酸溶液中,得到纳米金/丝素复合溶胶,然后涂于金电极表面制备出纳米金/丝素复合膜修饰电极,并用于对苯二酚的催化氧化。研究表明,该修饰电极检测灵敏度高,表现出良好的电化学性能。

(3)纳米银

纳米银拥有良好的广谱抗菌性,而且不会产生耐药性,因此在临床医学上纳米银涂层常被用于导管、绷带和敷料等。然而,纳米银易被氧化的性质可能导致其抗菌能力的减弱。为了解决这一问题,Fei 等[54]提出一种简单且环保的方法,即用丝素蛋白作为模板来原位制备纳米银。首先将硝酸银粉末加入丝素溶液中,然后将混合溶液暴露在光下以引发和促进反应。通过利用丝素蛋白中酪氨酸残基较强的供电子能力将 Ag^+ 还原为 Ag,制备出平均粒径为(12.0 ± 2.1) nm 的纳米银颗粒,而丝素和纳米银的复合物对具有抗药性的金黄色葡萄球菌表现出有效的抗菌作用。

苏州大学的张萌[55]在丝素溶液中直接加入纳米银,并通过超声对纳米银进行均匀分散以避免聚沉,随后将混合溶液倒入聚乙烯平板中经溶剂蒸发得到纳米银/丝素复合膜。抑菌实验结果表明纳米银/丝素复合膜对金黄色葡萄球菌和大肠杆菌均有抑制作用。当纳米银含量为 0.1% 时,对金黄色葡萄球菌和大肠杆菌的抑菌率为 75.1% 和 72.9%;当纳米银含量增加到 0.5% 时,对金黄色葡萄球菌和大肠杆菌的抑菌率均大于 99%。

浙江大学的王彦[56]将丝素溶液和不同体积的商品化纳米银溶液(含有 8% 的 PVP-K15 作为分散剂和稳定剂)混合,然后通过风干成膜。制备出的丝素/纳米银复合膜外观平整,随着纳米银含量的增高颜色加深;透射电镜观察结果表明纳米银颗粒能够均匀地分布在丝素膜中,傅里叶红外光谱测试结果表明纳米银的添加对丝素蛋白自身的二级结构没有产生改变,且没有产生新的化学键。临床应用的医疗器械都需要经过灭菌处理,而一般天然材料较多地使用辐照灭菌的方法,因此为研究复合膜材料在辐照后的稳定性,作者测定了辐照前后的复合膜在模拟体液环境下的蛋白溶出率。发现在 10 kGy 的辐射剂量下,丝素蛋白的降解率与复合膜中纳米银的含量呈正相关,但总体上复合膜材料的稳定性不受影响。于是作者对这一现象进行了分析,并推测认为复合膜受到伽马射线辐照后,丝素蛋白、纳米银以及材料中的水分都会产生强烈的电离作用,电子被激发或碰撞成为自由电子,自由电子能与水解的自由基作用产生活性更高的自由基,引起丝素蛋白分子结构的破坏,造成丝素蛋白分子的损伤,表现为丝素蛋白的链的断裂和体外降解。当纳米银含量增加时,辐照后产生的自由电子增多,丝素蛋白分子受到的损伤就越大。这为纳米银与丝素蛋白复合材料的相关研究和应用提供了有益的参考。

(4)纳米氧化钛

纳米氧化钛具有很高的表面活性,抗菌能力强,且化学稳定性和热稳定性好,安全无毒。由于纳米 TiO_2 在丝素中分散容易出现团聚现象,陈建勇等[57]采用溶胶凝胶法制备了 TiO_2/丝素溶液。通过控制 TiO_2 与丝素的质量比和溶液 pH 值,对 TiO_2 粒子生长进行控制,最后在恒温下制得纳米 TiO_2 改性丝素膜。测试结果表明,采用该体系制备的纳米 TiO_2 粒径约为 80 nm,且均匀分布于丝素膜中;纳米 TiO_2 的加入,使得丝素膜的晶体结构从 Silk I 向 Silk II 转化,从而降低了丝素膜的溶失率,提升了丝素膜的力学性能。

Xia 等[58]将粒径为 30～50 nm 的 TiO_2 颗粒直接加入丝素溶液中,并利用超声波处理促进分散,混合溶液经溶剂蒸发制得纳米 TiO_2/丝素复合膜。为了评价复合膜的抑菌作用,分别在膜上培养了金黄色葡萄球菌、大肠杆菌和铜绿假单胞菌,并检测了抑菌圈的大小,结果如表 7-5 所示,表明添加少量的 TiO_2 即可显著提高丝素膜的抗菌性能,因此这种复合膜有望用做创伤敷料。

表 7-5　不同膜抑菌圈的大小[58]　　　　　　(单位:mm)

膜类型	细菌类型		
	金黄色葡萄球菌	大肠杆菌	铜绿假单胞菌
纯丝素膜	0±0.1	0±0.1	0±0.1
1#	19.0±0.2	17.0±0.1	13.0±0.2
2#	14.5±0.1	12.6±0.2	11.2±0.3
3#	12.1±0.1	11.3±0.2	10.8±0.1
4#	11.9±0.3	11.3±0.1	10.7±0.3

注:1#,2#,3# 和 4# 的纳米氧化钛/丝素复合膜的比例分别为 1/1000,3/1000,5/1000,10/1000。

7.2.4　丝素膜表面图案化

材料表面图案化是利用图案化技术在材料表面构筑具有规则、有序结构的图案化区域,如尺寸和取向一致的沟槽、纤维、孔洞、凸起等形状,或进一步改善材料表面的物理化学性质与生物相容性。由于表面有序规则阵列的材料在化学、生物学、光学以及微电子学等领域具有巨大的应用潜力,近年来受到广泛关注。材料表面图案化技术包括光刻技术、软蚀刻技术、电化学微加工技术、自组装技术等,所制得的有序化图案精度从几百微米到几十纳米,因此图案化技术的发展为材料表面改性提供了重要手段。

7.2.4.1　增强细胞相容性

丝素蛋白良好的生物相容性和可控的生物降解性使其在生物医学领域具有很好的应用前景。然而,由于材料来源、制备过程和处理方法的不同,丝素膜会呈现出较大的性能差异,如膜的亲疏水性、表面形貌、粗糙度等,这些差异将会改变细胞与材料的相互关系,进而对细胞的黏附、迁移和增殖产生影响。

为了促进细胞在丝素膜上的黏附、迁移和增殖,一方面可以对丝素膜进行修饰,如前所述[26],将细胞识别模块多肽序列 RGD 或功能性蛋白偶联到丝素膜上以增强细胞与材料间的联系,从而有利于细胞的附着;另一方面,材料表面形貌能够影响细胞的铺展及迁移状态,相对于表面较为平滑的丝素膜,具有一定的粗糙度可以促进细胞更好地伸展。因此可以采用表面图案化技术对丝素膜表面性质进行可控化改变,以实现对细胞定向运动的调控。

You 等[59]用聚苯乙烯自组装和软蚀刻技术制备出表面具有微球阵列的丝素膜。如图 7-12 所示,丝素

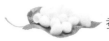

膜表面呈现出均匀有序的图案化结构。为了探究此种图案化结构对细胞行为的影响,研究者将大鼠的骨髓间充质干细胞分别接种于无图案化结构的平整丝素膜和有图案化结构的粗糙丝素膜上。图 7-13 显示

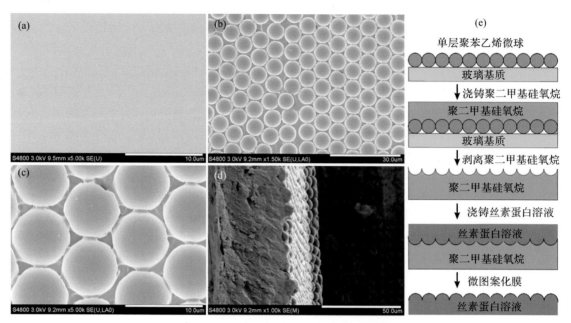

图 7-12　丝素膜表面形貌的扫描电镜图像及制备微图案化丝素膜示意图[59]

(a)平整的膜;(b)微图案化的膜;(c)微球阵列的放大图;(d)微图案化膜的横截面;(e)制备微图案化丝素膜的示意图

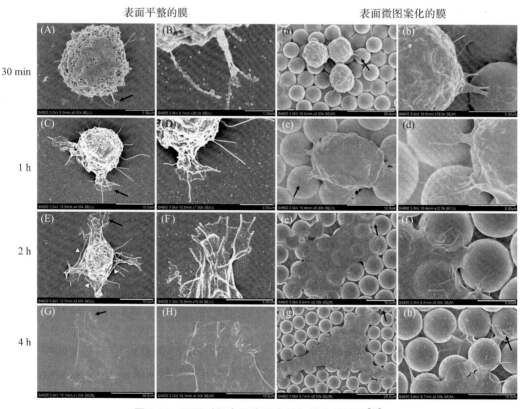

图 7-13　不同时间点细胞形态的扫描电镜图像[59]

左侧为细胞在平整的丝素膜表面的分布,其中 B,D,F,H 分别为 A,C,E,G 中黑色箭头所示部分的放大;右侧为细胞在微图案化的丝素膜表面的分布,其中 b,d,f,h 分别为 a,c,e,g 中黑色箭头所示部分的放大

细胞在不同培养时间点的生长形态,在平整的丝素膜上,30 min 时细胞已伸出丝状伪足来形成初始黏附点,并向多个方向扩展;1 h 后在丝状伪足黏附点形成板状伪足样突出物;2 h 后细胞体趋于变平,表明板状伪足样突出物对细胞具有一定的牵拉作用,其形成是细胞进行迁移的前提条件;4 h 后细胞完全铺展且褶边回缩,说明细胞已经开始迁移。而在表面图案化的丝素膜上,细胞的丝状伪足能够感受到周围的微球并锚定在上面,可以更早地在丝素微球的表面形成板状伪足,且微球阵列造成的凹凸面使板状伪足卷绕在微球上,使细胞与材料间的黏附力更强;随着板状伪足的伸展,细胞可以被驱使和引导,沿着微球阵列的方向定向伸展。

为了进一步研究丝状伪足和板状伪足在细胞黏附和迁移中的重要作用,You 等[60]又用类似的方法制备出表面具有凹槽结构或纳米纤维的图案化丝素膜,如图 7-14 所示。通过观察大鼠的骨髓间充质干细胞在不同膜材料上的生长状态,发现在 30 min 时间点,无论是表面平整的丝素膜还是表面微图案化的丝素膜,丝状伪足都是随机出现在细胞体的位置,说明在细胞开始迁移前丝状伪足只是起到感知外界环境的作用,并没有定向伸展;但在表面微图案化的丝素膜上,丝状伪足已经有向板状伪足转变的迹象。接着,在将细胞培养了数小时后,发现在表面平整的丝素膜上小型板状伪足突出物在丝状伪足附着点呈异向分布,而在表面微图案化的丝素膜上形成的小型板状伪足则沿着微图案的方向分布,且细胞形态被拉长。图 7-15 展示了培养 7d 后细胞在材料上的分布情况,可以看出细胞几乎完全覆盖了膜表面,但一个非常明显的区别就是在表面平整的丝素膜上的细胞发生聚集,而在表面微图案化的丝素膜上的细胞则呈现出良好的定向排布。因此表面具有微图案的丝素膜可以加快板状伪足的形成和促进细胞伸展,从而增强细胞与材料的相互关系,促进细胞的黏附和增殖。

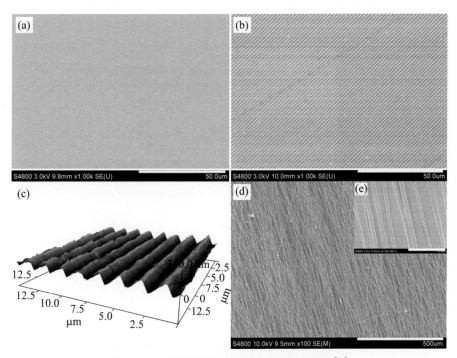

图 7-14 不同表面形貌丝素膜的显微镜图像[60]

(a)表面平整的丝素膜;(b)表面具有凹槽结构的丝素膜;(c)表面具有凹槽结构丝素膜的原子力显微镜图像;(d、e)表面具有纳米纤维的丝素膜;其中标尺分别为(a、b)50 μm,(d)500 μm,(e)10 μm

7.2.4.2 光电材料

由于丝素蛋白膜具有良好的光透过性和力学性能,以及易于功能化等特点,可被应用于光学和微电子学领域,而表面具有有序规则阵列结构的丝素膜具有更大的应用潜力。因此,研究人员充分发挥丝素蛋白的优点,并与现代高新科技相融合,制备出一批新型光电材料。

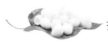
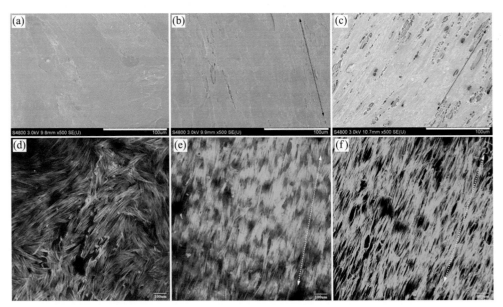

图 7-15　骨髓间充质干细胞在不同表面形貌的丝素膜上培养 7 d 后的生长形貌[60]

上下两行分别为扫描电镜图像和荧光染色图像;(a)表面平整的丝素膜;(b)表面具有凹槽结构的丝素膜;(c)表面具有纳米纤维的丝素膜

　　Galeotti 等[61]采用水滴模板法制备出具有表面有序图案的高精密透明丝素膜,并能够根据需求改变结构使之呈现出凸状或凹状的微阵列(图 7-16)。水滴模板法是一种可广泛适用于聚合物材料的动态可控的自组装模板图案化方法,利用成膜溶液溶剂挥发过程中所凝结的水滴作为模板,可以实现一步法制备有序多孔膜。该方法具有简便、成本低且膜孔尺寸形貌动态可控等优点,作为一种新型自组装图案化技术获得了广泛的应用[62]。具体制备方法如图 7-17 所示,将丝素溶液倒入预先制成的聚苯乙烯、聚二甲基硅氧烷或聚甲基丙烯酸甲酯模板上,直到完全覆盖模板表面,然后置于室温下干燥24 h;溶剂的快速蒸发使溶液表面温度降低,导致微小水滴凝结,而凝结在溶液表面的水滴经历成核和生长

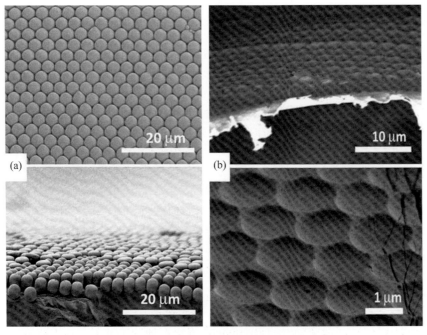

图 7-16　不同形貌的丝素膜表面电镜照片[61]

(a)凸状微阵列;(b)凹状微阵列

过程不断堆积,排列成均一的六边形阵列;同时溶液中的溶质材料包裹在水滴周围,提供了有效稳定作用,防止水滴之间发生汇集而破坏阵列模板的规整性;最终待溶剂和水滴完全挥发,水滴的印记即留在所成膜的表面,形成蜂窝状排列的有序图案化结构;通过调整反应条件和聚合物的化学性质,可以获得不同大小和取向度的微结构阵列。

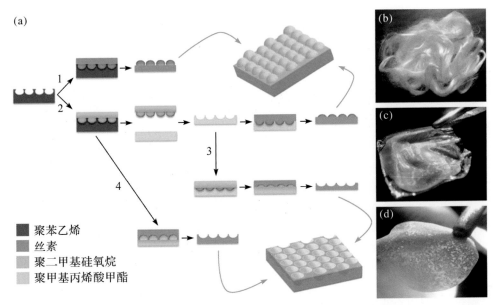

图7-17　丝素膜表面图案化加工程序原理及相关光学照片[61]

(a)原理图;(b)脱胶丝素的光学照片;(c)由丝素水溶液制成的丝素膜的光学照片;(d)由丝素-六氟异丙醇溶液制成的丝素膜的光学照片

　　Lin 等[63]运用一种可重复的转移制造技术,在丝素膜表面构造出高保真度的金属纳米颗粒排列图案。制备的程序如图 7-18 所示,首先通过电子束蚀刻技术在硅板上形成理想的几何形状,如(a)纳米柱阵列或(e)纳米孔阵列,并将硅板硅烷化处理以减少硅板表面对金的吸附;然后将 35 nm 厚的金膜通过电子束蒸发沉积在硅板上;随后在特定的温度和压力下,将硅板倒置压印在掺有罗丹明 B 的厚度为600 nm 的丝素膜上,持续一定时间后把硅板去除,即得到表面结合金颗粒纳米结构的丝素膜。依模板形状的不同,丝素膜表面会呈现出各异的规则图案。图 7-19 显示既有小尺度的周期纳米点阵结构,又有较大尺度的蝴蝶结结构,还可以形成螺旋状的纳米孔结构。与传统的无机光学器件相比,基于这种方法制备出的图案化丝素膜更容易被功能化修饰,从而拓展其应用范围。

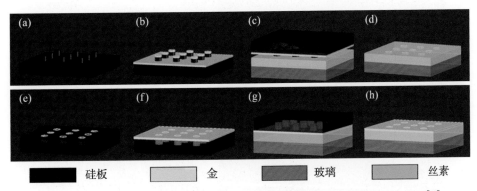

图7-18　转移纳米压印形成表面具有纳米阵列结构丝素膜的制备程序示意图[63]

　　Lawrence 等[64]将丝素溶液浇铸到具有不同间距直纹曲面和全息衍射光栅的聚二甲基硅氧烷凹槽模板上,或浇铸于具有微米或纳米图案化的聚碳酸酯模板上,再经一定处理得到可用作不同光学元件

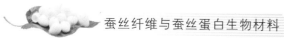

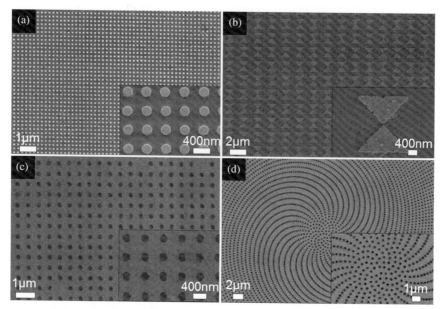

图7-19 丝素膜上转移压印的等离子纳米结构阵列的扫描电镜照片[63]

(a)纳米点阵图案；(b)纳米蝴蝶结图案；(c)纳米孔图案；(d)螺旋形图案

的透明丝素膜材料，如衍射光栅、测试图案信号发生器和柔性焦距透镜等(图7-20和图7-21)。在形成丝素膜的过程中，研究人员进一步将血红蛋白和过氧化物酶，以及有机小分子物质酚红加入丝素溶液中，制备出功能性丝素光学元件。生物活性的检测和评价结果表明丝素基质可以维持添加物的活性。这些发现为开发出新一代可嵌入活性物质的丝素光学元件，并运用于生物检测和生物传感领域，提供了实验支撑。

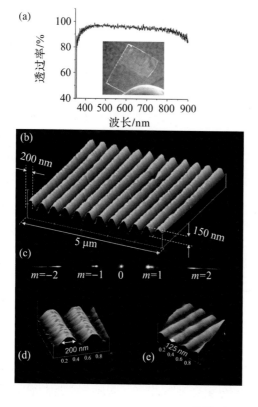

图7-20 不同的丝素膜光学器件[64]

(a)50 μm厚的丝素膜的透光性测量曲线及丝素膜宏观照片；(b)纳米图案化的2400行/mm的丝素光栅的原子力显微镜图像；(c)白光激光源通过丝素光栅传播的衍射顺序；(d)2400行/mm的丝素光栅小段截面的原子力显微镜图像；(e)3600行/mm的丝素光栅小段截面的原子力显微镜图像

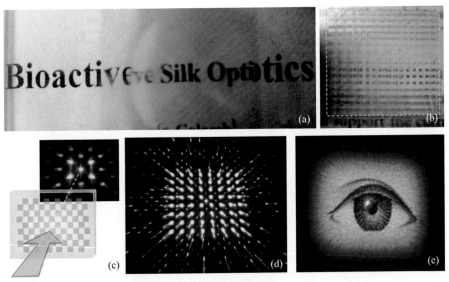

图 7-21 不同的丝素膜光学元件[64]

(a)丝素透镜；(b)12×12 的透镜阵列；(c)生成图像的原理图；(d～e)由白光激光源通过二维 64 相位水平衍射图样得到的不同投射图案

7.3 敷 料

皮肤是人体最大的器官，也是防御外界刺激的第一道屏障。致使皮肤损伤的因素很多，包括机械、热源、化学物质及慢性溃疡等[65]，由此造成的微生物入侵和继发性感染将导致体液流失、组织损伤甚至功能丧失，严重威胁人类生命健康。传统的组织修复，如自体移植和同种异体或异种组织的移植，因来源或生物安全性问题而受到较大限制；而基于组织工程技术制备的人工皮肤，以及临床上应用的各类创伤敷料有效地改善了这种情况，因此应用敷料成为创伤修复最基本也是最重要的手段之一。创伤修复是机体组织对损伤刺激的生理反应，大致包括四个阶段：止血、炎症、增殖和重塑，需要多种生长因子和细胞因子的综合调控[66,67]，是一个比较复杂的生物学过程[68,69]。理想的创伤敷料应具备良好的抗菌性和透气性，能为伤口修复提供温和的湿润环境，不引起免疫反应且能主动促进创面愈合[70]。

创伤敷料按其制作材料来源可分为天然材料、提取与改性的天然生物材料、合成材料等[71]，天然高分子材料以其良好的生物相容性和生物降解性，以及能够促进细胞生长增殖和组织再生修复等特点而被广泛研究。为满足不同创伤治疗的需求，创伤敷料可以制备成膜、凝胶、海绵、泡沫等类型。在前两节综合介绍丝胶膜材料和丝素膜材料的基础上，本节着重介绍丝胶膜状敷料和丝素膜状敷料的特性和创伤修复效果，讨论蚕丝蛋白创伤敷料制备和应用中存在的问题以及需要研究的热点课题。

7.3.1 丝胶蛋白敷料

在早期的一些文献报道中，丝胶蛋白曾被认为是引起机体免疫反应的过敏原[72,73]，因此在生物医学领域的应用受到较大限制。而近些年的研究则显示在创伤修复过程中，丝胶可以促进人皮肤成纤维细胞和角质细胞的黏附和生长[74,75]，丝胶还能够通过促进胶原的形成来加快小鼠伤口的愈合[76]。

Aramwit 课题组在丝胶的免疫原性以及丝胶用作创伤敷料方面做了许多卓有成效的工作。Aramwit 等[77]为了更确切地了解丝胶蛋白刺激与生物应答之间的关系，在体外和体内两个层次上系统地研究了肿瘤坏死因子-α(TNF-α)和白介素-1β(IL-1β)。TNF-α 是一种主要由巨噬细胞和单核细胞产生的促炎细胞因子，在感染、炎症和病理状态下的分泌会升高；IL-1β 也是一种促炎细胞因子，其分泌量

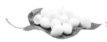

同样会在炎症和疾病状态下增加。体外实验采用不同浓度的丝胶溶液激活小鼠的单核细胞和巨噬细胞,通过检测 TNF-α 和 IL-1β 的水平发现两者都呈现出剂量依赖型,即培养基中的丝胶蛋白浓度越高,产生的 TNF-α 和 IL-1β 的量越多。虽然经丝胶蛋白刺激由巨噬细胞产生的 TNF-α 和 IL-1β 的量比单核细胞产生的多,但这些细胞因子水平的上调并没有导致炎症的瀑布级联反应,说明丝胶蛋白引发的免疫应答只是处于一种前期的较浅程度,不会产生后续的严重反应。体内实验在背部全层皮肤损伤的小鼠模型上进行,通过在一定时间点宏观测量伤口大小以及检测炎症介质水平,发现与对照组相比,经丝胶蛋白处理的伤口愈合效果更好,且 TNF-α 和 IL-1β 的量处于较低的水平,不足以引发明显的炎症反应,因此研究者认为丝胶蛋白没有细胞毒性,且能促进创伤修复过程。

　　Siritientong 和 Aramwit 等制备了京尼平交联的丝胶蛋白/聚乙烯醇复合膜,其各项理化性能如吸水率、水蒸气透过率、拉伸强度、体外降解率等均满足作为创伤敷料的要求。将鼠的成纤维细胞接种到复合膜上,经过 24 h 和 72 h 的培养发现复合膜上细胞活力较高且细胞呈现伸长的铺展状态,说明此种丝胶蛋白/聚乙烯醇膜状敷料具有良好的细胞相容性。接着,研究人员对复合膜进行了体内组织相容性试验,具体做法是:在 Wistar 大鼠的皮下组织创造 1 cm 的皮肤切口,然后将复合膜植入并缝合伤口;分别在植入后的 3 d、7 d、14 d 和 28 d 将植入物及周围组织取下制成切片,然后进行组织学观察和评价(图 7-22)。植入 3 d 后,出现大量中性粒细胞,并渗入到材料内部,但随后逐渐减少;淋巴细胞和巨噬细胞也慢慢出现,新生血管不断生成;植入 14 d 和 28 d 后,炎症细胞数量显著减少,京尼平交联的丝胶蛋白/聚乙烯醇复合膜与临床上使用的 Sofiatulle 敷料的效果相似,即此种丝胶蛋白/聚乙烯醇膜状敷料

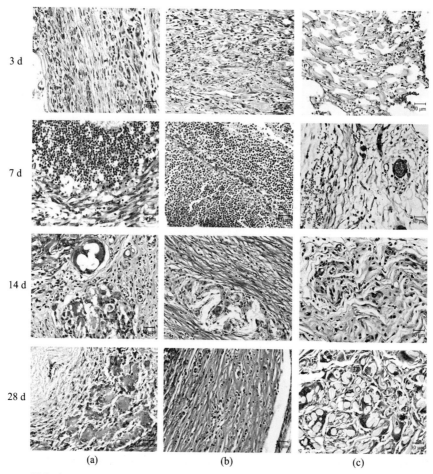

图 7-22　植入皮下 3 d、7 d、14 d 和 28 d 后组织切片经苏木精-伊红(H&E)染色的显微图像[78]

(a)未经交联的丝胶蛋白/聚乙烯醇复合膜;(b)0.1%(w/v)京尼平交联的丝胶蛋白/聚乙烯醇复合膜;(c)临床上使用的 Sofiatulle 敷料;标尺均为 30 μm

对组织没有明显的刺激或只产生轻微刺激。这些初步研究为丝胶蛋白敷料的临床应用提供了理论和实践基础。Aramwit 等[79]还首次将丝胶蛋白敷料用于临床上 29 位二度烧伤患者的治疗,结果显示添加丝胶蛋白的敷料促进表皮新生和伤口愈合的平均速度要比未添加的对照组快 5~7 d,且治疗期间没有发生感染或明显的副作用,从而证实了丝胶蛋白的安全性,也表明丝胶蛋白有潜力用于生物医学领域。

7.3.2　丝素蛋白敷料

丝素蛋白作为一种天然高分子材料,具有优异的力学性能、良好的生物相容性和可控的生物降解性,作为生物材料在组织工程和再生医学领域受到越来越多的关注,而丝素蛋白形态易塑、透气保湿、安全无毒的特点更利于被制备成皮肤创伤敷料。许宗溥等[80]综述了近年来国内外丝素创伤敷料的制备与应用研究进展,比较了不同类型的丝素创伤敷料的特性和修复效果,具有较高的参考价值。

7.3.2.1　丝素膜状敷料

Sugihara 等[81]尝试用丝素膜修复小鼠全层皮肤损伤,并与市售的水胶体敷料(Dutivero Ac)和冻干猪真皮(Alloask D)进行比较。试验发现覆盖丝素膜 14 d 后,小鼠的伤口区域面积缩小到初期的 10%;21 d 后,已有大量新生表皮出现。这种丝素膜状敷料的创伤修复效果稍好于冻干猪真皮,愈合时间比水胶体敷料缩短 7 d,并减少了由于炎症反应引发的水肿现象和瘢痕形成,充分验证了丝素蛋白促进创伤修复的积极作用。

纯丝素膜存在的问题是脆性较大,因此提高其稳定性以适应多种皮肤创伤的修复是非常必要的。例如,Gu 等[82]用海藻酸醛作为交联剂制备了不同比例的壳聚糖/丝素复合膜,红外光谱测试显示交联后的壳聚糖/丝素复合膜中仍然存在酰胺吸收峰,说明海藻酸醛不仅增强了壳聚糖和丝素的共容性,而且综合了两种材料的特性;这种复合膜的稳定性、吸水性、透气性都达到了创伤敷料的要求。噻唑蓝(MTT)法测试表明 L929 细胞在壳聚糖/丝素复合材料上呈现完全伸展的状态,其中 60%壳聚糖/40%丝素配比的复合膜的细胞增殖率最高。分析认为,丝素蛋白可以促进 L929 细胞的生长;而海藻酸醛作为交联剂并不与细胞内的蛋白或多糖反应,进一步提高了细胞活性,由此赋予了这种壳聚糖/丝素复合膜良好的细胞相容性,可被开发成一种新型敷料产品。

壳聚糖作为广泛存在于自然界中的甲壳素的脱乙酰化产物,不仅具有良好的生物相容性和生物降解性,还具有止痛止血、抗菌消炎、缓释药物等特性,被广泛应用于医药领域,并逐渐成为制备皮肤创伤敷料膜的首选材料[70]。但纯壳聚糖材料往往表现出力学性能不足和溶胀率过大等缺点,为此 Xu 等[83]将碱解得到的丝素短纤维作为增强体添加到壳聚糖基质中,制备出丝素短纤/壳聚糖复合膜。理化性能测试结果表明,与纯壳聚糖膜相比,复合膜的热力学稳定性增强,力学性能提高,溶胀率和水蒸气透过率减小,均满足了作为创伤敷料的要求。通过在膜材料上培养成纤维细胞,发现丝素短纤/壳聚糖复合膜具有良好的体外细胞相容性。随后,为了验证复合膜的创伤修复效果,研究人员对背部全层皮肤损伤的 SD 大鼠实施了手术,具体方法是:将 45 只大鼠随机分为三组,包括空白组(涂抹凡士林软膏)、对照组(覆盖纯壳聚糖膜)、实验组(覆盖丝素短纤/壳聚糖复合膜),分别在手术当天以及手术后 7 d、14 d 和 21 d 记录创面愈合情况,并将新生组织连同周围正常皮肤部位取下制成切片经染色后观察组织变化。图 7-23 显示了宏观的创面情况,可以发现随着修复时间的延长对照组和实验组的创面均发生好转,颜色变浅,面积减小,在手术 21 d 后,丝素短纤/壳聚糖复合膜敷料取得最好的修复效果。图 7-24 则从微观的角度展现了创伤的修复过程和修复效果。由于复合膜是一种两相混合物,在开始的一段时间其引发的炎症反应要比纯壳聚糖膜强烈且持续时间更长;但手术后 14 d,复合膜敷料使受损组织产生较多的肉芽组织和新生血管;手术后 21 d,实验组中成纤维细胞均匀分布,胶原沉积量可观,还可以观察到毛囊细胞,表明皮肤已经实现了正常结构和功能的恢复。这种复合膜敷料有望被开发成一种可应用于临床的产品。

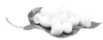
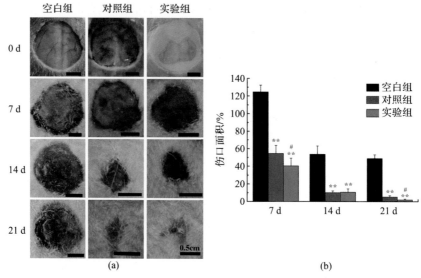

图 7-23　创面愈合情况与伤口面积比较[83]

（a）不同时间点的创面愈合情况（标尺均为 0.5 cm）；（b）不同时间点伤口面积与初始伤口面积的比值（ ** 表示显著性差异，$P<0.01$，# 表示显著性差异，$P<0.05$）

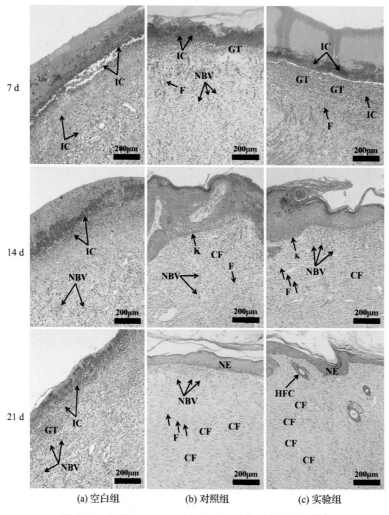

图 7-24　显微镜下观察的经 H&E 染色的组织切片[83]

IC:炎症细胞；GT:肉芽组织；F:成纤维细胞；K:角质细胞；NBV:新生血管；
CF:胶原纤维；NE:新生上皮；HFC:毛囊细胞

在丝素膜一节中讲到利用静电纺丝制备出的丝素纳米纤维膜具有很多优良特性,如较大的表面积、较高孔隙率和良好的生物相容性等,能够在一定程度上阻碍微生物的入侵并促进细胞的黏附和增殖等,因此也可用作创伤敷料[84-86]。Cai 等[84]用静电纺丝的方法得到壳聚糖/丝素复合纳米纤维膜。扫描电镜显示随着丝素添加比例的上升,纳米纤维的直径呈现增大的趋势;MTT 测试发现复合纳米纤维膜可促进成纤维细胞的吸附和增殖,对大肠杆菌和金黄色葡萄球菌的抑制效果也比较显著,因此有潜力用于全层烧伤的修复。Schneider 等[86]将表皮生长因子(EGF)加入丝素和聚环氧乙烷的混合溶液中制备纺丝液,通过静电纺丝得到负载 EGF 的纳米丝素纤维。生长因子与细胞的分裂、迁移、增殖以及蛋白表达和酶的产生都有关系,对促进上皮生长、刺激血管形成、加速伤口愈合有积极作用[65]。实验结果表明 EGF 经过一个突释效应后,可以从材料中缓慢持续释放,从而增加了皮肤与生长因子的接触面积和接触时间。采用仿造人体皮肤正常结构的组织工程模型进行创伤修复试验,发现负载 EGF 的纳米丝素纤维膜可以显著降低伤口愈合时间,说明通过在丝素敷料中负载生长因子来促进创伤修复是可行且有效的,而这种功能化的丝素敷料尤其适合难愈性伤口的治疗,如慢性皮肤溃疡。

另外,也有学者尝试将药用植物活性成分添加到丝素中制成功能性敷料。芦荟胶作为一种广泛用于烧伤治疗的成分,其抗菌、抗糖尿病和抗炎等生物学特性已经得到许多研究的证实。Inpanya 等[87]把芦荟胶的提取物加入乳酸溶解的丝素溶液中,制备出芦荟胶/丝素复合膜,并将其用作敷料来修复链脲霉素诱发的糖尿病模型小鼠的全层皮肤损伤。体外细胞培养实验发现芦荟胶/丝素复合膜可以促进人成纤维细胞的吸附和增殖;体内修复实验也观察到这种膜状敷料可明显地缩小伤口面积,且创伤区域胶原的形成与组织形态与正常小鼠类似。因此,这种添加了芦荟胶的丝素敷料尤其适用于糖尿病导致的难愈皮肤溃疡的治疗。

7.3.2.2 其他形状丝素敷料

Min 等[88]在丝素蛋白溶液中添加一定浓度的二缩水甘油基乙醚(PGDE),并添加一定量的纳米银,然后将混合溶液平涂于聚乙烯平板上,置于−20 ℃下冻结,4 h 后取出,室温下解冻并于蒸馏水中浸洗以除净 PGDE,得到了一种新型的丝素海绵状创伤敷料(SFSD),其外观和微观结构如图 7-25 所示。海绵状材料的多孔结构有利于提高水蒸气透过率,具有良好的吸附、吸收和止血作用;同时对组织工程中细胞的黏附、迁移和增殖,以及营养和代谢物的运输具有重要的作用。敷料中纳米银颗粒的释放持续而稳定,因此能够较好地抑制革兰氏阳性菌和革兰氏阴性菌的生长,而伤口愈合过程中也没有出现细菌感染现象。体内试验在全层皮肤缺损的新西兰大白兔模型上实施,并与商用的猪脱细胞真皮基质(PADM)进行对比。不同时间点的伤口情况如图 7-26 所示,结果表明手术后 7 d 的 SFSD 仍然黏附在伤口,14 d 后开始脱落,21 d 后新生皮肤与周围的正常皮肤相似;而 PADM 则在手术后的 17～21 d 间才开始脱落,且伤口表面较为粗糙。通过测定伤口面积和记录伤口愈合时间,发现 SFSD 促使伤口愈合的平均时间为(17.7±2.4)d,而 PADM 促使伤口愈合的平均时间为(21.3±3.1)d,且在任一相同时间点 SFSD 的修复效果都要好于 PADM。图 7-27 为手术后 21 d 的组织切片染色后的显微图像,可以看出覆盖 SFSD 的伤口已经完全上皮化,毛囊细胞也已经开始在新生真皮层周围出现并逐渐向伤口中

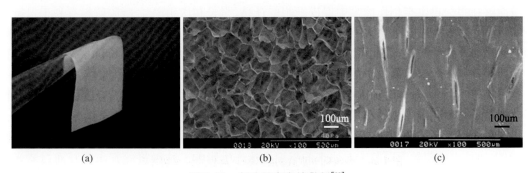

(a)   (b)   (c)

图 7-25 多孔丝素海绵敷料[88]

(a)丝素海绵敷料的光学照片;(b～c)丝素海绵敷料的扫描电镜图像

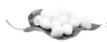

心移动;而覆盖 PADM 的伤口并未愈合完全,上皮层较厚且不均匀,仍有一些炎症细胞存在。此种丝素海绵敷料有着很好的应用前景,据此开发出的产品已进入临床试验阶段。

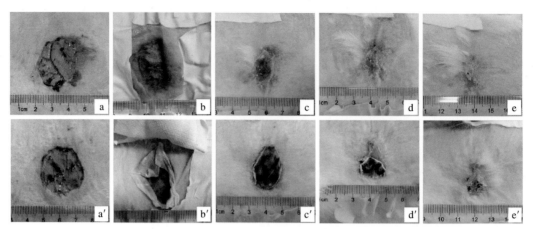

图 7-26　不同敷料对全层皮肤损伤的修复效果[88]

(a~e)丝素海绵敷料;(a′~e′)商用真皮基质;(a,a′)手术当天;(b,b′)手术后第 7 天;(c,c′)手术后第 14 天;(d,d′)手术后第 17 天;(e,e′)手术后第 21 天

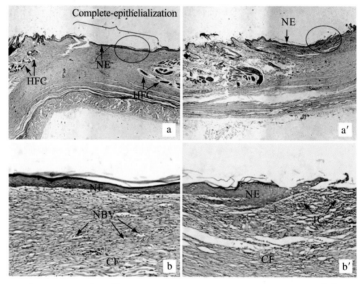

图 7-27　手术后第 21 天经 H&E 染色的组织切片显微图像[88]

(a,b)丝素海绵敷料;(a′,b′)商用真皮基质;(a,a′)创面和正常皮肤连接处;(b,b′)圆形区域的放大图;其中,NE:新生上皮,IC:炎症细胞,GT:肉芽组织,NBV:新生血管,CF:胶原纤维,HFC:毛囊细胞

　　凝胶是敷料的另一种形式,可以在水中溶胀,具有较高的顺应性和分子透过性,与细胞外基质相似的微环境能够在组织再生与创伤修复中促进细胞的迁移、生长和增殖[89]。凝胶敷料有利于保持创面的湿润环境,且不与组织粘连,可大大减轻患者疼痛。丝素溶液作为一种天然蛋白质溶胶,在一定条件下会因构象变化而发生凝胶化,因此可制备出具有优良性能的丝素凝胶敷料。Kojic 等[90]提出一种基于激光介导加热分散在丝素水凝胶中的金纳米颗粒以治疗局部感染的方法。丝素溶液通过涡流的方法来加速凝胶化,在其仍为液体时加入金纳米颗粒,然后于 37 ℃保温 2 h 以形成凝胶。将此复合物直接注射到被金黄色葡萄球菌感染的小鼠体内,并用激光局部集中照射,目的是使金纳米颗粒吸收光能并将其转化为热能以达到杀菌效果,而不会产生全身性副作用。结果发现注射部位几乎不存在任何菌落,而组织学切片也说明丝素凝胶未对原来的组织构造产生影响。这种将丝素水凝胶通过激光介导加热的治疗方法,除了可以用于全身性抗生素难以到达的部位,还有望在减轻和控制慢性皮肤创伤感染中发挥作用。

7.4 展　望

　　丝胶蛋白和丝素蛋白是蚕丝纤维的两种成分,有着不同的理化特点,但都是具有优良性能的天然高分子材料。第一节和第二节详细讲述了丝胶蛋白膜和丝素蛋白膜的制备方法、改性处理、性能表征和应用前景,可以看出研究已经达到一定的广度。但是,还需要加强相关研究的深度,包括对蚕丝蛋白基本结构和性能的深层解析,膜材料与细胞之间和膜材料与机体之间相互作用机制的探究,以从根本上认识材料科学和生物医学的联系,为生物医用材料的临床应用奠定基础,以及利用新思路和新技术制备新型膜材料,如传感器和光电材料等,以扩展蚕丝蛋白膜的应用领域。

　　第三节介绍了蚕丝蛋白敷料,包括不同形式的丝胶蛋白敷料和丝素蛋白敷料以及它们的创伤修复效果,有些仍然处于实验室研究阶段,有的已经开始在临床上应用。蚕丝蛋白敷料在有效地促进创伤修复的同时,也减轻了患者痛苦,因此是一种理想的创伤敷料。但是,在蚕丝蛋白敷料的制备和应用中仍有许多问题亟待解决。一方面是对蚕丝蛋白创伤敷料促进伤口修复的基础理论的研究,如不同类型的敷料如何在界面处与受伤组织接触结合,如何控制敷料的降解速率使其与组织再生的速率相匹配或实现材料与组织的融合生长等;另一方面是基于基础理论开发制备出工艺简单且效果显著的新型蚕丝蛋白敷料,包括各项性能的提升(如抗菌性和稳定性等)和新技术(如基因治疗技术和干细胞治疗技术等)的运用。

　　我国是蚕业大国,有着丰富的蚕丝蛋白资源,在发展蚕丝传统产业的同时,应紧跟世界科技发展的潮流,不断开拓创新,深入开展蚕丝作为高性能材料的研究,促进蚕丝蛋白在生物医学、生物技术、生物工程等领域的应用,为人类健康服务,为现代科技引航,以取得更好的经济和社会效益。

(许宗溥、朱良均)

参考文献

［1］ 谢瑞娟,李明忠,谢承燕. 丝胶蛋白膜的制备[J]. 纺织学报,2002,4(23):253-254.

［2］ Zhang H P, Deng L X, Yang M Y, et al. Enhancing effect of glycerol on the tensile properties of *Bombyx mori* cocoon sericin films[J]. Int J Mol Sci,2011,12(5):3170-3181.

［3］ 王群,齐鲁. 丝胶与聚乙烯醇交联膜的性能探讨[J]. 丝绸,2007(6):20-23.

［4］ Gimenes M L, Liu L, Feng X S. Sericin/poly(vinyl alcohol) blend membranes for pervaporation separation of ethanol/water mixtures[J]. J Membrane Sci,2007,295(1-2):71-79.

［5］ 胡丹丹,章伟华,刘琳,等. 聚氨酯/丝胶蛋白复合膜的制备及其制备性能研究[J]. 浙江理工大学学报,2012,29(4):469-473.

［6］ Teramoto H, Kameda T, Tamada Y. Preparation of gel film from Bombyx mori silk sericin and its characterization as a wound dressing[J]. Biosci Biotechnol Biochem,2008,72(12):3189-3196.

［7］ Nishida A, Naqanuma T, Kanazawa T, et al. The characterization of protein release from sericin film in the presence of an enzyme: towards fibroblast growth factor-2 delivery[J]. Int J Pharm,2011,414(1-2):193-202.

［8］ Jo Y N, Um I C. Effects of solvent on the solution properties, structural characteristics and prpperties of silk sericin[J]. Int J Biol Macromol,2015,78:287-295.

［9］ Dash B C, Mandal B B, Kundu S C. Silk gland sericin protein membranes: fabrication and characterization for potential biotechnological applications[J]. J Biotechnol,2009,144(4):321-329.

［10］ Dash R, Ghosh S K, Kaplan D L, et al. Purification and biochemical characterization of a 70kDa sericin from tropical tasar silkworm, Antheraea mylitta[J]. Comp BiochemPhysiol B Biochem Mol Biol,2007,147(1):129-134.

［11］ Zhou C Z, Confalonieri F, Jacquet M, et al. Silk fibroin: structure implications of a remarkable amino acid sequence[J]. Proteins,2001,44(2):119-122.

［12］ Borkner C B, Elsner M B, Scheibel T. Coatings and films made of silk proteins[J]. ACS Appl Mater Interfaces,2014,6(18):15611-15625.

［13］ Hu X, Kaplan D L, Cebe P. Dynamic protein-water relationships during β-sheet formation[J]. Macromolecules,

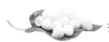

2008,41(11):3939-3948.

[14] Um I C, Kweon H Y, Park Y H, et al. Structure characteristics and properties of the regenerated silk prepared from formic acid[J]. Int J Biol Macromol,2001,29(2):91-97.

[15] Jin H J, Park J, Karageorgiou V, et al. Water-stable silk films with reduced beta-sheet content[J]. Adv Funct Mater,2005,15(8):1241-1247.

[16] Jin H J, Kaplan D L. Mechanism of silk processing in insects and spiders[J]. Nature,2003,424(6952):1057-1061.

[17] Kawahara Y, Furukawa K, Yamamoto T. Self-expansion behavior of silk fibroin film[J]. Macromol Mater Eng, 2006,291(5):458-462.

[18] Lu S Z, Wang X Q, Lu Q, et al. Insoluble and flexible silk films containing glycerol[J]. Biomacromolecules,2010, 11(1):143-150.

[19] 叶勇,张剑韵,黄龙全. 甘油和戊二醛对丝素膜性能的改良效果[J]. 蚕业科学,2006,32(2):231-235.

[20] 卢神州,李明忠,刘洋,等. 聚乙二醇缩水甘油醚对丝素蛋白膜的改性[J]. 高分子材料科学与工程,2003,19(1): 104-107.

[21] 汪宜宇. 京尼平交联丝素蛋白材料的研究[D]. 苏州:苏州大学,2010.

[22] 张层,李明忠. 丝素蛋白化学修饰的研究进展[J]. 现代丝绸科学与技术,2012,27(5):208-212.

[23] 闵思佳,朱良均,姚菊明,等. 酰胺化修饰对丝素材料吸附释放性能的影响[J]. 蚕业科学,2000,26(3):159-164.

[24] Bai L Q, Zhu L J, Min S J, et al. Surface modification and properties of *Bombyx mori* silk fibroin films by antimicrobial pepyide[J]. Appl Surf Sci,2008,254(10):2988-2995.

[25] Murphy A R, Kaplan D L. Biomedical applications of chemically-modified silk fibroin[J]. J Mater Chem,2009,19 (36):6443-6450.

[26] Sofia S, McCarthy M B, Gronowicz G, et al. Functionalized silk-based biomaterials for bone formation[J]. J Biomed Mater Res,2001,54(1):139-148.

[27] Karaqeorgiou V, Meinel L, Hofmann S, et al. Bone morphogenetic protein-2 decorated silk fibroin films induce osteogenic differentiation of human bone marrow stromal cells[J]. J Biomed Mater Res A,2004,71(3):528-537.

[28] Gotoh Y, Tsukada M, Minoura N. Effect of the chemical modification of the arginyl residue in bombyx mori silk fibroin on the attachment and growth of fibroblast cells[J]. J Biomed Mater Res,1998,39(3):351-357.

[29] Gotoh Y, Tsukada M, Minoura N. Chemical modification of the arginyl residue in silk fibroin:2. Reaction of 1,2-cyclo-hexanedione in aqueous alkaline medium[J]. Int J Biol Macromol,1996,19(1):41-44.

[30] 叶勇,张剑韵,黄龙全. 丝素膜表面接枝肝素分子的反应条件与体外抗凝血作用[J]. 蚕业科学,2007,33(1):74-78.

[31] Cirillo B, Morra M, Catapano G. Adhension and function of rat liver cells adherent to silk fibroin/collagen blend films. Int J Artif Organs,2004,27(1):60-68.

[32] Taddei P, Chiono V, Anghileri A, et al. Silk fibroin/gelatin blend films crosslinked with enzymes for biomedical applications[J]. MacromolBiosci,2013,13(11):1492-1510.

[33] Moraes M A D, Nogueira G M, Weska R F, et al. Preparation and characterization of insoluble silk fibroin/chitosan blend films[J]. Polymers,2010,2(4):719-727.

[34] Srisuwan Y, Baimark Y. Preparation of biodegradable silk fibroin/alginate blend films for controlled release of antimicrobial drugs[J]. Adv Mater Sci Eng,2013,2013:1-6.

[35] Malay Ö, Yalçn D, Batıgün A, et al. Charaterization of silk fibroin/hyaluronic acid polylectrolytecomplex(PEC) films[J]. J Therm Anal Calorim,2008,94(3):749-755.

[36] Hu X, Wang X L, Rnjak J, et al. Biomaterials derived from silk-tropoelastin protein systems[J]. Biomaterials, 2010,31(32):8121-8131.

[37] Zhou L, Wang Q, Wen J C, et al. Preparation and characterization of transparent silk fibroin/cellulose blend film [J]. Polymer,2013,54(18):5035-5042.

[38] Cho S Y, Lee M E, Choi Y, et al. Cellulose nanofiber-reinforced silk fibroin composite film with high transparency [J]. Fiber Polym,2014,15(2):215-219.

[39] Srihanam P. Silk fibroin/starch blend films: preparation and characterization[J]. Biotechnology,2011,10(1): 114-118.

[40] Freddi G, Tsukada M, Beretta S. Structure and physical properties of silk fibroin/polyacrylamide blend films[J]. J

Appl Polym Sci，1999，71(10)：1563-1571.

［41］ Liu X Y，Zhang C C，Xu W L，et al. Controlled release of heparin from blended polyurethane and silk fibroin film ［J］. Mater Lett，2009，63(2)：263-265.

［42］ Zhu H L，Feng X X，Zhang H P，et al. Structural characteristics and properties of silk fibroin/poly(lactic acid) blend films［J］. J Biomater Sci Polym Ed，2009，20(9)：1259-1274.

［43］ Jin H J，Park J，Valluzzi R，et al. Biomaterial films of *Bombyx mori* silk fibroin with poly(ethylene oxide)［J］. Biomacromolecules，2004，5(3)：711-717.

［44］ Liu Y，Shao Z Z，Zhou P，et al. Thermal and crystalline behavior of silk fibroin/nylon 66 blend films［J］. Polymer，2004，45(22)：7705-7710.

［45］ Sampaio S，Miranda T M R，Santos J G，et al. Preparation of silk fibroin-poly(ethylene glycol) conjugate films through click chemistry［J］. Polym Int，2011，60(12)：1737-1744.

［46］ Luo Q，Chen Z M，Hao X F，et al. Preparation and properties of nanometer silk fibroin peptide/polyvinyl alcohol blend films for cell growth［J］. Int J Biol Macromol，2013，61(10)：135-141.

［47］ 张瑾莉，张祺，解ср刚，等. 丝素蛋白膜调控钛表面磷酸钙晶体生长的研究［J］. 蚕业科学，2014，40(4)：0706-0711.

［48］ Li Y C，Cai Y R，Kong X D，et al. Anisotropic growth of hydroxyapatite on the silk fibroin films［J］. Appl Surf Sci，2008，255(5)：1681-1685.

［49］ Kang M，Jin H J. Electrically conducting electrospun silk membranes fabricated by absorption of carbon nanotubes ［J］. Colloid Polym Sci，2007，285(10)：1163-1167.

［50］ Kim H S，Park W I，Kim Y，et al. Silk fibroin films crystallized by multiwalled carbon nanotubes［J］. Int J Mod Phys B，2008，22(9/11)：1807-1812.

［51］ Pan H，Zhang Y P，Hang Y C，et al. Significantly reinfored composite fibers electrospun from silk fibroin/carbon nanotubes aqueous solutions［J］. Biomacromolecules，2012，13(9)：2859-2867.

［52］ Cho S Y，Yun Y S，Kim E S，et al. Stem cells response to multiwalled carbon nanotube-incorparated regenerated silk fibroin films［J］. J NanosciNanotechnol，2011，11(1)：801-805.

［53］ 曲祥金，张波，艾仕云，等. 纳米金/丝素复合膜修饰电极制备及对对苯二酚的电催化作用［J］. 分析化学，2007，35(3)：386-389.

［54］ Fei X，Jia M H，Du X，et al. Green synthesis of silk fibroin-silver nanoparticle composites with effective antibacterial and biofilm-disrupting properties［J］. Biomacromolecules，2013，14(12)：4483-4488.

［55］ 张萌. 丝素基抗菌膜的制备及性能研究［D］. 苏州：苏州大学，2014.

［56］ 王彦. 复合纳米银对丝素蛋白膜材料的影响［D］. 杭州：浙江大学，2014.

［57］ 陈建勇，冯新星，许丹. 纳米 TiO₂ 改性蚕丝丝素蛋白膜的研究［J］. 高分子学报，2006(5)：649-653.

［58］ Xia Y Y，Gao G A，Li Y W. Preparation of properties of nanometer titanium dioxide/silk fibroin blend membrane ［J］. J Biomed Mater Res B Appl Biomater，2009，90(2)：653-658.

［59］ You R C，Li X F，Liu Y，et al. Response of filopodia and lamellipodia to surface topography on micropatterned silk fibroin films［J］. J Biomed Mater Res A，2014，102(12)：4206-4212.

［60］ You R C，Li X F，Luo Z W，et al. Directional cell elongation through filopodia-steered lamellipodial extension on patterned silk fibroin films［J］. Biointerphases，2015，10(1)：011005.

［61］ Galeotti F，Andicsova A，Yunus S，et al. Precise surface patterning of silk fibroin films by breath figures［J］. Soft Matter，2012，8(17)：4815-4821.

［62］ 孙巍，陈忠仁. 水滴模板法制备聚合物蜂窝状多孔膜的研究进展［J］. 高分子通报，2012(8)：32-43.

［63］ Lin D M，Tao H，Trevino J，et al. Direct transfer of subwavelength plasmonic nanostructures on bioactive silk films［J］. Adv Mater，2012，24(45)：6088-6093.

［64］ Lawrence B D，Cronin-Golomb M，Georgakoudi I，et al. Bioactive silk protein biomaterial systems for optical devices［J］. Biomacromolecules，2008，9(4)：1214-1220.

［65］ Boateng J S，Matthews K H，Stevens H N，et al. Wound healing dressings and drug delivery systems：a review ［J］. J Pharm Sci，2008，97(8)：2892-2923.

［66］ Werner S，Grose R. Regulation of wound healing by growth factors and cytokines［J］. Physiol Rev，2003，83(3)：835-870.

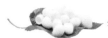

［67］Gurtner G C，Werner S，Barrandon Y，et al. Wound repair and regeneration［J］. Nature，2008，453（7193）：314-321.

［68］张静，张仲，胡永清，等. 伤口愈合的研究进展［J］. 中华骨科杂志，2005，25（1）：58-60.

［69］Martin C，Low W L，Amin M C，et al. Current trends in the development of wound dressings，biomaterials and devices［J］. Pharm Pat Anal，2013，2（3）：341-359.

［70］周群飞，敖宁建. 壳聚糖创伤敷料膜的研究与应用进展［J］. 高分子通报，2013（8）：68-75.

［71］付小兵，吴志谷. 现代创伤敷料理论与实践［M］. 北京：化学工业出版社，2007：44-45.

［72］Soong H K，Kenyon K R. Adverse reactions to virgin silk sutures in cataract surgery［J］. Ophthalmology，1984，91（5）：479-483.

［73］Celedó J C，Palmer L J，Xu X，et al. Sensitization to silk and childhood asthma in rural China［J］. Pediatrics，2001，107（5）：e80.

［74］Tsubouchi K，Iqarashi Y，Takasu Y，et al. Sericin enhances attachment of cultured human skin fibroblasts［J］. BiosciBiotechnolBiochem，2005，69（2）：403-405.

［75］Akturk O，Tezcaner A，Bilqili H，et al. Evaluation of sericin/collagen membranes as prospective wound dressing biomaterial［J］. J BiosciBioeng，2011，112（3）：279-288.

［76］Aramwit P，Sangcakul A. The effects of sericin cream on wound healing in rats［J］. BiosciBiotechnolBiochem，2007，71（10）：2473-2477.

［77］Aramwit P，Kanokpanont S，De-Eknamkul W，et al. Monitoring of inflammatory mediators induced by silk sericin［J］. J BiosciBioeng，2009，107（5）：556-561.

［78］Tippawan S，Ratanavaraporn J，Srichana T，et al. Preliminary characterization of genipin-cross-linked silk sericin/poly（vinyl alcohol）films as two-dimensional wound dressing for the healing of superficial wounds［J］. Biomed Res Int，2013，2013：904314.

［79］Aramwit P，Palapinyo S，Srichana T，et al. Silk sericin ameliorates wound healing and its clinical efficacy in burn wounds［J］. Arch Dermatol Res，2013，305（7）：585-594.

［80］许宗溥，杨明英，潘彩霞，等. 丝素创伤敷料的制备与应用研究进展［J］. 蚕业科学，2015，41（2）：376-380.

［81］Sugihara A，Sugiura K，Morita H，et al. Promotive effects of a silk film on epidermal recovery from full-thickness skin wounds［J］. Proc Soc Exp Biol Med，2000，225（1）：58-64.

［82］Gu Z P，Xie H X，Huang C C，et al. Preparation of chitosan/silk fibroin blending membrane fixed with alginate dialdehyde for wound dressing［J］. Int J Biol Macromol，2013，58（7）：121-126.

［83］Xu Z P，Shi L Y，Yang M Y，et al. Fabrication of a novel blended membrane with chitosan and silk microfibers for wound healing：characterization，in vitro and in vivo studies［J］. J Mater Chem B，2015，3（17）：3634-3642.

［84］Cai Z X，Mo X M，Zhang K H，et al. Fabrication of chitosan/silk fibroin composite nanofibers for wound-dressing applications［J］. Int J Mol Sci，2010，11（9）：3529-3539.

［85］Wharram S E，Zhang X H，Kaplan D L，et al. Electrospun silk material systems for wound healing［J］. MacromolBiosci，2010，10（3）：246-257.

［86］Schneider A，Wang X Y，Kaplan D L，et al. Biofunctionalized electrospun silk mats as a topical bioactive dressing for accelerated wound healing［J］. Acta Biomater，2009，5（7）：2570-2578.

［87］Inpanya P，Faikrua A，Ounaroon A，et al. Effects of the blended fibroin/aloe gel film on wound healing in streptozotocin-induced diabetic rats［J］. Biomed Mater，2012，7（3）：035008.

［88］Min S J，Gao X，Han C M，et al. Preparation of a silk fibroin spongy wound dressing and its therapeutic efficiency in skin defects［J］. J Biomater Sci Polym Ed，2012，23（1-4）：97-110.

［89］Silva R，Fabry B，Boccaccini A R. Fibrous protein-based hydrogels for cell encapsulation［J］. Biomaterials，2014，35（25）：6727-6738.

［90］Kojic N，Pritchard E M，Tao H，et al. Focal infection treatment using laser-mediated heating of injectable silk hydrogels with gold nanoparticles［J］. Adv Funct Mater，2012，22（18）：3793-3798.

第8章　蚕丝蛋白凝胶材料

摘要： 本章介绍了丝胶和丝素两类蚕丝蛋白凝胶。形成丝胶蛋白凝胶的物理交联方法主要有自然交联法、冷冻胶凝法、诱导剂法和共混法等；化学交联方法常用的有戊二醛、京尼平、氯化铝等交联剂法或自由基接枝共聚法等。形成丝素蛋白凝胶的物理交联方法主要有自然交联法、超声诱导、有机溶剂或乙酸等小分子诱导、紫外照射聚合、共混、离子溶液和三维打印等；化学交联方法常用的有环氧化物交联剂法和接枝共聚法等。蚕丝蛋白凝胶具有持水保水性、生物降解性、生物相容性等优点，通过制备条件的优化及性能的改良，可应用于吸水材料和组织工程生物材料等领域。

8.1　概　述

凝胶是由三维网络结构的高分子和充塞在高分子链段间隙中的介质构成的，在水中可迅速溶胀至平衡体积但不发生溶解，并在一定的条件下会脱水退溶胀，是一类集吸水、保水、缓释于一体并且发展迅速的功能高分子材料。以水为介质的凝胶称为水凝胶，几乎所有天然凝胶和大部分合成凝胶都含有水，因此通常所说的凝胶大都是指水凝胶。凝胶依来源可分为天然凝胶和合成凝胶两大类，天然凝胶是由生物体制备，如肌肉、血管及豆腐等，而合成凝胶是通过人工合成出交联高分子，同时或再让其吸收溶剂而成的凝胶，如隐形眼镜、高吸水性树脂及芳香剂等。

过去的凝胶主要用于食品工业，随着科学技术的发展及凝胶功能性研究的不断深入，吸水性树脂、离子交换树脂及软质隐形眼镜等功能性凝胶材料开始大规模生产，使得凝胶材料在卫生用品、农业、工业、医药和生物工程材料等领域得到广泛应用。凝胶具有吸水性、吸油性、缓释性、吸附性及形状记忆性等多种功能，利用凝胶功能性的差异可制备各种用途的凝胶材料，如利用凝胶的高吸水性，可制备一次性尿布、保冷剂、土壤保水剂及水溶胀性密封材料等；利用凝胶的缓释性，可制备药物传送系统，提高药物的有效性，降低药物的副作用；利用凝胶的生物相容性及细胞外基质型结构，可用于制备各种人造器官等。因此，凝胶功能材料具有广泛的应用前景。

天然蛋白质具有来源广泛、较好的生物降解性和生物相容性等特性，适用于医用生物材料及环保材料等领域。蛋白质是由各种氨基酸连接而成的，含有羟基、羧基及氨基等多种活性基团，具有较好的反应活性，同时蛋白质种类繁多，结构复杂，性能差异显著，因此可制成多种具有不同性能和用途的蛋白质凝胶材料。按其凝胶性能的特异性可用作组织工程支架材料、创伤敷料及吸水保水材料等功能性材料。由于蛋白质通常以食品领域的应用为主，因此学者们通常热衷于食用性蛋白质凝胶的研究，而对蛋白质作为其他功能凝胶的研究相对较少。但近年来，随着对蛋白质认识的深入和科学技术的发展，学者们更加重视蛋白质在功能性生物材料方面的研究。

8.2　丝胶蛋白凝胶

丝胶蛋白分子含有较多的亲水性基团（如羟基、羧基和氨基等），反应活性较强，吸水保水性能强，可通过理化方法制成种类繁多的功能性凝胶材料。根据凝胶成型方式的不同，丝胶蛋白凝胶可分为物理交联丝胶凝胶和化学交联丝胶凝胶两大类。物理交联丝胶凝胶又可分为自然胶凝、冷冻胶凝、诱导胶凝等；化学交联丝胶凝胶可根据交联剂、复合材料等分成多种类型。

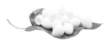
8.2.1 物理交联丝胶凝胶

8.2.1.1 自然交联法

(1)自然法丝胶凝胶的形成

丝胶蛋白分子在自然条件下可自组装形成凝胶,该凝胶化现象或凝胶化过程可采用紫外分光光度法(400 nm)进行监测和评价。图8-1显示了热水抽提法[(98±2)℃,30 min]制备的液状茧层丝胶(1.0%)的凝胶化时间与透光度的关系[1]。当用肉眼观察到丝胶溶液发生浑浊时,曲线上出现了肩状变曲点,即为丝胶凝胶化始点;经一定时间后,曲线呈现水平状态时,为丝胶凝胶化终点。丝胶的凝胶化程度可以用凝胶化率表示,并根据透光度进行计算获得。如果将透光度的始点设定为零,始点到终点之间定为100,则按公式(8-1)就可求出凝胶化率。

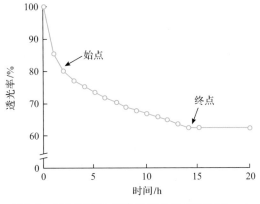

图8-1 丝胶溶液(1.0%)的紫外透光度(400 nm)与凝胶化时间的关系(25℃)[1]

$$G(\%)=(100-T)/(100-T_e)\times100 \qquad (8\text{-}1)$$

式中:G 为凝胶化率(%);T 为透光度(%);T_e 为终点透光度(%)。

根据凝胶化率可知,从始点到凝胶化率达40%~50%时,丝胶的凝胶化速率最快,呈线性变化,以后缓慢地呈减速变化,直到平衡状态。

丝胶的胶凝化速率可通过改变溶液温度、溶液浓度、溶液 pH 等参数进行调控。丝胶的凝胶化对温度比较敏感,在 20~40 ℃温度范围内,当处于较高温度侧时,丝胶凝胶化速率很快,凝胶化所需的时间较短;而处于较低温度侧时,丝胶凝胶化速率较慢,凝胶化所需时间就较长。丝胶的凝胶化也与溶液浓度有关,浓度为 5.0%的丝胶溶液比浓度为 1.0%的丝胶溶液凝胶化速率快。由此可知,在适当的浓度范围,较高浓度的丝胶更易凝胶化。此外,丝胶的凝胶化受 pH 的影响较大,当 pH 为中性或偏酸性时,凝胶化速率快;而当 pH 在 8.0 以上时,凝胶化速率明显减慢。简而言之,在 pH 为 6.0~7.0,温度为 20~40 ℃的范围内,各种浓度的丝胶溶液的凝胶化均较快。

(2)自然法丝胶凝胶的结构

丝胶的凝胶化是由丝胶分子二级结构从无规卷曲转变成 β 构象并形成结晶结构和网络结构所致[2]。图8-2是丝胶溶液和丝胶凝胶的差热分析(differential thermal analysis,DTA)曲线,从图中可知,凝胶状丝胶的吸热分解峰在较高温度侧出现,这是由于丝胶凝胶具有比丝胶溶液更稳定的结构,在热分解时,需要更高的能量来改变分子构象等。因此,丝胶凝胶的热分解温度要高于丝胶溶液的分解温度。以上结论也可以从它们的结晶结构得到验证(图8-3),丝胶溶液的 X 射线反射强度较弱,其反射

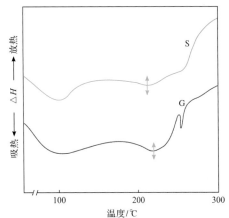

图8-2 丝胶溶液(S)和丝胶凝胶(G)所制备粉末的 DTA 曲线[2]

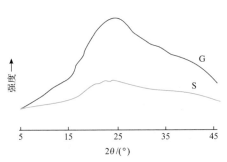

图8-3 丝胶溶液(S)和丝胶凝胶(G)所制备粉末的 XRD 曲线[2]

曲线较低,说明结晶性较低;丝胶凝胶的 X 射线反射强度增强,这说明丝胶凝胶化时,其结晶是随之增高了,即增强了丝胶分子排列的有序性。

朱良均等又对丝胶溶液和凝胶所制成的膜进行了傅里叶变换红外光谱(FTIR)测定[2]。结果显示,丝胶溶液膜的吸收光谱中,酰胺Ⅰ的吸收峰在 1650 cm⁻¹,酰胺Ⅱ的吸收峰在 1535 cm⁻¹ 处出现,表现为无规卷曲结构所特有的吸收特征;而丝胶凝胶膜的吸收光谱中,酰胺Ⅰ的吸收峰向低波数侧移动,在 1635 cm⁻¹ 处,酰胺Ⅱ的吸收峰则在 1520 cm⁻¹ 处出现,表现为 β 构象所特有的吸收特征。因此,丝胶的凝胶化可以理解为是一种蛋白质分子结构由无规卷曲向 β 构象转移的现象,而随着 β 化(氢键的形成)的进行,凝胶化程度也进一步增加。

为了明确丝胶溶液转化成凝胶过程中丝胶分子的结构变化情况,朱良均等测定了凝胶化过程中液状丝胶的圆二色谱(CD)吸收曲线(图 8-4)。首先将从茧层抽出的液状丝胶,在 25 ℃ 下放置 5 min 后进行测定,在 198 nm 处出现强的负吸收峰,呈无规卷曲结构的特征吸收;当将抽出丝胶放置 40 min 后进行测定,发现随着凝胶化的进行,198 nm 处的负吸收峰变弱,而在 218 nm 处出现负的吸收峰;当抽出丝胶放置 5 h 后进行测定时,在 198 nm 处的吸收峰消失,而是移到 218 nm 处,为强的负吸收峰,呈 β 构象的特征吸收。由此可知,液状丝胶一旦发生凝胶化,分子结构就会从无规卷曲转化为 β 构象。

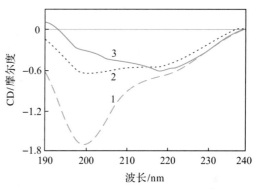

图 8-4　丝胶溶液在 25 ℃ 下保持 5 min(1)、40 min(2)和 5 h(3)后的 CD 曲线[2]

蛋白质凝胶可分为可逆性凝胶和非可逆性凝胶两大类,丝胶凝胶经热水处理后可转化为液状丝胶,因此丝胶凝胶是一种热可逆性水溶性凝胶。朱良均等采用 CD 吸收光谱法对丝胶凝胶经不同温度的热水处理后,丝胶分子的结构变化情况进行了测定,结果如图 8-5 所示。丝胶凝胶在 218 nm 处呈负的强吸收峰,说明丝胶凝胶含有 β 构象;当用 60 ℃ 的热水处理凝胶时,其吸收光谱几乎没有什么变化,此时仍为 β 构象;当用 80 ℃ 的热水处理时,除了在 218 nm 处的负吸收峰以外,在 198 nm 处也有一负吸收峰出现;如果继续升高温度达 95 ℃ 时,198 nm 处的负吸收峰变得更强,此时丝胶分子呈无规卷曲结构,说明丝胶凝胶已被热水溶解,成为溶液状态了。

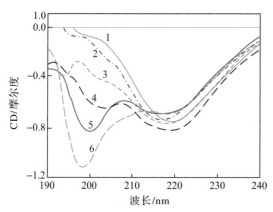

图 8-5　丝胶凝胶分别在溶液保持 20 ℃(1)、60 ℃(2)、70 ℃(3)、80 ℃(4)、90 ℃(5)、95 ℃(6)温度下放置 30 min 时的 CD 吸收曲线[2]

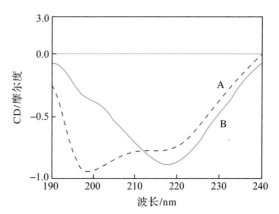

图 8-6　丝胶凝胶在 95 ℃ 的热水处理后的溶解液(A)和该溶液在 25 ℃ 条件下放置 3 h 后重新转化为凝胶(B)的 CD 吸收曲线[2]

这种被热水溶解了的凝胶溶液,经过一定时间后,又会重新发生凝胶化。图 8-6 为丝胶凝胶的溶解液重新凝胶后所测定的 CD 吸收曲线。经 95 ℃ 热水处理后,所溶解的凝胶溶液,在 198 nm 处有强的负吸收峰,为无规卷曲分子构象;当此凝胶溶液在 25 ℃ 条件下放置 3 h 后再测定时,在 218 nm 处出现一个强的负吸收峰,分子结构为 β 构象。因此,丝胶凝胶可以认为是一种热可逆性生物高分子。

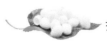

由于热的作用,使凝胶转化为溶液状,但这种从凝胶向液状转化的温度和从液状向凝胶转化的温度是不一致的,从液状转化成凝胶时的温度较低,而从凝胶向液状转化的温度则较高。由于丝胶凝胶的热可逆性,其分子间的氢键,丝胶分子-水分子间的氢键,互相牵制又互相依存,所以丝胶凝胶由于形成氢键而使无规卷曲转化为β构象,从而构成呈准安定状态的网络结构。这种准安定性的凝胶在热水处理时,其氢键被切断,网络结构被破坏,由凝胶转化为液状[3]。

(3)自然法丝胶凝胶的性能

丝胶凝胶化时,往往伴随着丝胶分子物性的变化。图8-7是丝胶从液状转化为凝胶状过程中其表面张力的变化曲线。液状时,丝胶具有较高的表面张力,这表明丝胶具有较强的凝聚力,而当丝胶凝胶化时,表面张力则逐渐减弱,凝聚力被分散,经一定时间后,丝胶转化为凝胶,表面张力也无法测定了。这是因为,丝胶从溶液转化为凝胶后,水分子被束缚、固定了,失去了自由性,从而使体系表面张力减弱。表面张力的变化反映了丝胶形态的变化,即反映了丝胶的凝胶化程度。

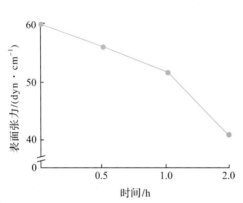

图8-7 丝胶溶液(1.0%)表面张力的经时变化(25℃)[4]

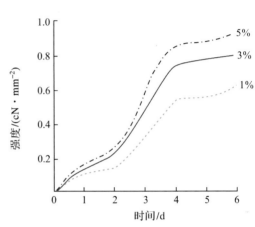

图8-8 丝胶凝胶的强度和时间的关系[4]

图8-8是丝胶从溶液转化为凝胶时,其强度变化的曲线。与表面张力的变化相反,丝胶溶液的强度随着凝胶化而逐渐增强,当较高浓度时,强度增强的幅度更大。因此,蚕吐丝营茧时,高浓度的丝胶被覆在丝纤维上形成茧层,其胶着力是非常大的。丝胶作为茧丝纤维的胶黏剂,黏合单丝成茧丝,黏合茧丝构成紧密而不乱的茧层,并且又可黏合茧丝成为生丝。所以,丝胶具有胶黏和并合的功能。高分子和蛋白质的胶着力(或称黏着力)是其强度的反映,据试验,丝胶凝胶具有较强的胶着力,并与其强度呈正相关。

图8-9为丝胶凝胶在热水中的溶解情况。凝胶的溶解过程可通过测定紫外透光度的变化来考察。当丝胶凝胶用较低温度(30~40℃)的热水处理时,透光度处于较低水平(约67%),此时凝胶基本上没有溶解;当热水温度上升到50~70℃范围时,透光度达到80%,且保持一种平衡状的溶解状态,说明此时凝胶的溶解处于匀速状态;随着热水温度上升到70℃以上时,其透光度急剧增大,说明凝胶的溶解量增大;当热水温度上升到80℃及以上时,透光度很快几乎接近于100%,说明该凝胶几乎被热水全部溶解了。因此,丝胶凝胶在热水中的溶解变化呈"S"形曲线。此外,同一温度,处理时间较长(30 min)的比较短(10 min)的,其透光度要强一些,即凝胶的溶解量要多一些。所以,丝胶凝胶在热水中的溶解性是与温度、时间呈正比关系的。当热水温度在85℃以上时,即使较短时间的热水处理,其凝胶也可很快地被全部溶解,说明丝胶凝胶对热水的抵抗力很弱,这是由于丝胶凝胶是一种热可逆性凝胶。

丝胶凝胶被热水处理时,其膨润溶解过程如图8-10所示。在0~70℃范围内,凝胶受热膨胀,体积逐渐增大,而当温度上升到70℃以上时,其体积又开始减小,此时,相当于凝胶胶溶的开始,由凝胶状向液状转化,透光度急剧增大。当凝胶处于这样一种状态时,说明凝胶中的网络(即氢键的结合)开始被破坏,而这种现象与热水中丝胶凝胶的溶解情况是完全一致的。丝胶凝胶的这种膨润和溶解的过程或作用,即从凝胶相向液相的转化,其实质是一种状态的变化,所以这可以作为丝胶凝胶-液胶的相图。

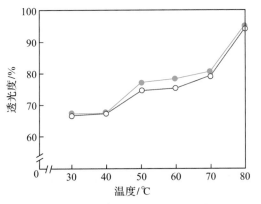

图 8-9 丝胶凝胶(1.0%)用不同温度的热水处理 10 min (○)和 30 min(●)时的透光度变化曲线[4]

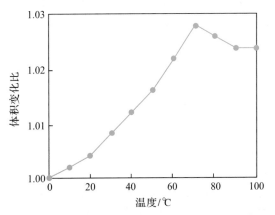

图 8-10 丝胶凝胶不同温度的体积变化曲线[4]

8.2.1.2 冷冻胶凝法

(1)冷冻法丝胶凝胶的形成

丝胶分子在冷冻条件下也会交联形成凝胶,张海萍等对丝胶在不同冷冻条件(如冷冻时间、冷冻温度、冻解次数、丝胶浓度等)下的胶凝率进行了研究[5]。首先,将沸水法提取的 5%的丝胶溶液置于−20 ℃条件下,检测丝胶溶液冷冻不同时间后的胶凝率,结果显示冷冻时间在 1 h 内时,丝胶胶凝量较小(小于 10%),随着时间的延长,胶凝率逐渐增大,而此时丝胶中的水分也尚未完全冻结;当冷冻时间大于等于 1.5 h 时,丝胶的胶凝率达到 66.63%左右,而此时丝胶中的水基本冻结,随着冷冻时间的进一步延长,丝胶的胶凝率稍有所增大;当冷冻时间为 3 h 及以上时,凝胶率变化不明显,说明丝胶冻结后,其胶凝率已基本稳定,丝胶蛋白间的分子交联已经基本完成。因此为了获得最佳的丝胶胶凝效率,最佳冷冻时间应控制在 3 h 以上。其次,通过对质量分数为 5%的丝胶在不同冷冻温度条件下处理3 h 后的胶凝率研究,发现冷冻温度为−20 ℃时,丝胶的胶凝率为 67.47%,温度下降到−50 ℃时,丝胶的胶凝率变化不大,为 68.99%;而当温度达到−70 ℃和−80 ℃时,其胶凝率分别下降为 57.65%和59.31%,说明丝胶在−50 ℃时,其胶凝率最大,胶凝效果最佳,−20 ℃次之,−70 ℃和−80 ℃时最差,因此−20 ℃为最佳的冷冻温度。再次,通过对冷冻解冻次数对丝胶胶凝率影响的研究发现,冻解次数越多,其胶凝率越大,但差异不显著,说明冷冻解冻次数对丝胶胶凝率的影响不大,因此从节省时间和精力考虑,丝胶的最佳冻解次数为一次。最后,通过对不同浓度丝胶在−20 ℃下冻结 3 h 后的胶凝率的研究,发现丝胶质量分数为 0.5%时,其胶凝率为 63.2%,当丝胶质量分数从 1%增大到 2%时,其胶凝率提高了约 10%,而当丝胶质量分数从 2%增大到 5%时,其胶凝率稍有增大,但变化很小,从 73.40%增大为 76.82%,仅增大了 3.4%左右,说明胶凝率随丝胶质量分数的增大而增大,当丝胶质量分数达到一定程度后(如 2%),对丝胶胶凝率的影响很小。

另外,通过研究发现沸水提取丝胶经过热水处理后,其胶凝率发生显著的变化。图 8-11 为丝胶溶液分别经 100 ℃、90 ℃和 80 ℃水浴处理一定时间后,置于−20 ℃下冷冻 3 h 后的胶凝率情况。从图 8-11 中可以看出,丝胶溶液分别经 100 ℃、90 ℃和 80 ℃水浴处理 6 h后,其胶凝率从 68.67%分别下降至 30.88%、52.12%及 61.65%,即分别下降了约 37.79%、16.55% 及 7.02%,说明温度越高,胶凝率变化速率越快。当水浴处理时间为 6 h 时,90 ℃水浴处理使得丝胶的胶凝率下降速率比80 ℃水浴快 2.4 倍左右。而 100 ℃水浴处理

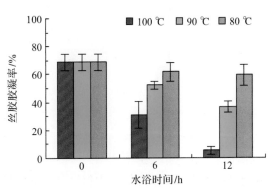

图 8-11 水浴温度对丝胶冷冻胶凝率的影响[5]

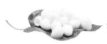

后其胶凝率下降速率比 80 ℃水浴处理快 4 倍左右,这是由于水浴处理后丝胶的相对分子质量发生了下降。温度越高,丝胶的相对分子质量越小,其胶凝率就越低。当水浴处理时间为 12 h 时,90 ℃水浴处理使得丝胶的胶凝率下降速率比 80 ℃水浴处理快3.5倍,而 100 ℃水浴处理则比 80 ℃快了 6.5 倍,说明丝胶溶液的胶凝率下降速率随着水浴处理时间的延长而增大。

(2)冷冻法丝胶凝胶的结构

质量分数为 8%的丝胶溶液在−20 ℃下冷冻 3 h 后制备的圆柱状凝胶如图 8-12 所示。图 8-12(a)为冷冻解冻后的湿凝胶,其颜色呈肉色,而当冷冻干燥后,凝胶的颜色呈现白色[图 8-12(b)]。干态丝胶凝胶置于水中后,会发生吸水溶胀,其形态[图 8-12(c)]与冷冻干燥前类似。因此该凝胶可通过干燥后保存,以延长它的存放时间。与常温下自然形成的凝胶相比,所制凝胶在湿态下具有较好的弹性,可随意挤压而不发生破裂,该结果表明在不添加化学试剂的条件下,丝胶可制成机械性能较好的凝胶材料,为丝胶凝胶功能材料的研制提供了新的思路。

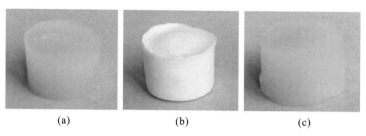

图 8-12 丝胶凝胶的外观形态图[5]

(a)冷冻解冻后的凝胶;(b)冷冻干燥后的凝胶;(c)重新吸水后的凝胶

质量分数为 8%的丝胶溶液在−20 ℃下冷冻 3 h 后制备的圆柱状凝胶的不同部位的扫描电镜(scanning electron microscope,SEM)显微结构如图 8-13 所示[5]。图 8-13(a)显示了该凝胶的上表面结构,是一层致密膜,放大 3200 倍仍看不到孔的结构,有一些细小的颗粒状突起。这是因为上表面与空气接触,使得丝胶溶液的表面张力增大,为减小张力,丝胶蛋白分子向表面集中,且高分子链伸展,互相接触形成氢键,从而形成致密膜。图 8-13(b)为该凝胶的下表面结构,呈多孔状,孔径大小不一,直径约为 25～161 μm,但大孔径的孔分布较多。丝胶凝胶的侧面[图 8.13(c)]则呈现出与其他部位都不同的结构,以斜向伸展的片层结构为主,但也呈现孔状结构,这是由于冷冻过程中的冰晶起了致孔作用。从丝胶凝胶内部孔来看,其横截面[图 8-13(d)]与纵切面[图 8-13(e)]都为不规则多孔结构,且孔与孔之间是互相贯通的。

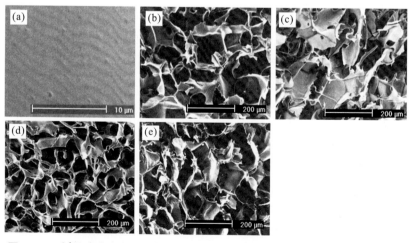

图 8-13 8%丝胶溶液在−20 ℃下冷冻 3 h 后制备的凝胶不同部位的 SEM 图[5]

(a)上表面;(b)下表面;(c)侧面;(d)横截面;(e)纵切面

质量分数为8%的丝胶溶液在−80℃下冷冻3h后制备的圆柱状凝胶的不同部位的SEM显微结构如图8-14所示。图8-14(a)为该凝胶的横截面结构,图8-14(b)为该凝胶的纵切面结构,从这两图中可以看出,该凝胶的内部存在大量的片层结构,片层结构之间存在较大空隙,形成凝胶内部的多孔结构。该凝胶内部结构与−20℃冷冻温度下制备的凝胶(图8-13)存在较大的差异。图8-14(c)为在−80℃冷冻温度下制备的丝胶凝胶内部片层结构的显微图,从图中可以发现,大片层结构表面很不规则,含有大量的小片层结构,两者之间也存在一些空隙,形成了相对较小的孔状结构。

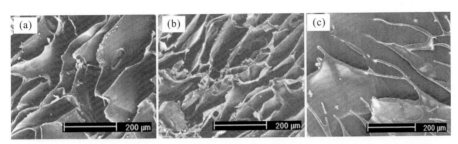

图8-14 8%丝胶溶液在−80℃下冷冻3h后制备的凝胶不同部位的SEM图[5]
(a)横截面;(b)纵切面;(c)内部片层结构

质量分数为8%的丝胶溶液在−50℃下冷冻3h后制备凝胶的横截面结构如图8-15所示。与在冷冻温度为−20℃[图8-13(c)]和−80℃[图8-14(a)]时制备凝胶的横截面相比,该凝胶的孔的连贯性显得特别差,而且特别不规则,丝胶蛋白间结合紧密。以上结果表明通过冷冻温度的调节可以对凝胶孔的形状进行控制。

为了明确丝胶凝胶的分子结构,张海萍等进行了差示扫描量热(differential scanning calorimetry,DSC)、FTIR和X射线衍射(X-ray diffraction,XRD)的研究。通过对8%丝胶溶液在不同温度下(分别为−20℃和−80℃)冷冻3h后制备的凝胶的DSC曲线测定,可以发现这两种凝胶的DSC曲线基本相同,由此说明冷

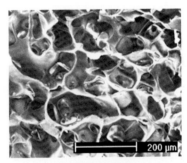

图8-15 8%丝胶溶液在−50℃下冷冻3h后制备的凝胶不同部位的SEM图[5]

冻温度高低对丝胶凝胶的热稳定性影响不大,两者的二级结构差异不显著。从DSC曲线中可以发现,丝胶凝胶在热处理过程中出现了两个明显的吸热峰,分别位于223℃和255℃处,这两个吸热峰的存在表明丝胶凝胶中含有晶体结构。以上两种凝胶的FTIR光谱图显示,不同冷冻温度下制备的丝胶的红外光谱曲线也无明显差异,说明冷冻温度对丝胶的二级结构影响不大。丝胶凝胶在1660 cm^{-1}(酰胺Ⅰ)和1535 cm^{-1}(酰胺Ⅱ)处的峰值表明该凝胶的二级结构主要以无规卷曲构象为主,而在1627 cm^{-1}处的肩峰表明凝胶中还含有少量β-折叠结构。X射线衍射分析结果显示,−20℃下制备的丝胶凝胶的X射线衍射图与−80℃下制备的凝胶基本吻合,在衍射角为19.2°处有一个明显的主峰,13°附近有一个小峰。通过对结晶度的粗略计算,丝胶凝胶的结晶度约为16%(−20℃)和14%(−80℃),该结果表明丝胶凝胶材料中存在晶体结构,且主要以无规卷曲的形式存在,而且不同冷冻温度下制备的丝胶凝胶间差异不明显,以上结果与DSC和FTIR分析结果一致。

通过对8%丝胶溶液在不同温度下(分别为−20℃,−50℃和−80℃)冷冻3h后制备的凝胶的孔隙度、密度及最大吸水倍数的研究,发现当冷冻温度为−80℃时,丝胶凝胶的密度最大,为(90.01±5.54)mg/mL;当冷冻温度为−50℃和−20℃时,密度分别为(84.22±4.85)mg/mL和(71.43±2.52)mg/mL,说明随着冷冻温度的升高,凝胶的密度慢慢减小。从孔隙度来看,当冷冻温度为−50℃时,其孔隙度最大,为98.81%±4.51%,其次是−80℃时,孔隙度略有下降(96.37%±5.13%),而冷冻温度为−20℃时,凝胶的孔隙度最小(93.93%±2.26%)。另外,丝胶凝胶的吸水倍数随着冷冻温度的升高而增大,与密度变化规律相反。

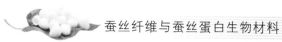

(3)冷冻法丝胶凝胶的性能

a. 吸水性能

丝胶吸水性能与丝胶浓度密切相关：丝胶溶液浓度越高，所得丝胶凝胶的吸水倍数越小，即吸水速率越慢，这是因为凝胶的吸水速率与凝胶的孔径大小有关，当丝胶溶液浓度越高时，所得丝胶凝胶的孔径越小，从而水分子的运动困难，因此在相同时间内进入凝胶内部的水分也越少。冷冻温度对吸水性能有一定的影响：−80 ℃丝胶凝胶的吸水倍数最大(9.86 倍)，其次是−20 ℃(9.64 倍)，最小的是−50 ℃(7.03 倍)，这与凝胶孔的形状以及孔径大小有关。−80 ℃制备的丝胶凝胶孔呈连续贯穿型，易于水分子的进入，而−20 ℃制备的互相贯穿型的丝胶凝胶水分进入稍慢。另外，−50 ℃制备的丝胶凝胶内部的孔与孔之间贯穿性较差，蛋白分子间结合紧密，水分子的进入比较困难，因而在相同时间内，它的吸水量最少。但是，冷冻时间和冷冻解冻次数对丝胶凝胶的吸水性影响较小。

通过对不同冷冻温度(−20 ℃，−50 ℃和−80 ℃)下制备的干态丝胶凝胶在室温下的动态吸水性研究发现，三种凝胶的吸水规律基本一致，先快后慢。在最初的 10 min 内，各凝胶的吸水倍数分别从 0 增大至 8.16 倍(−20 ℃制备凝胶)，6.66 倍(−50 ℃制备凝胶)和 9.86 倍(−80 ℃制备凝胶)，说明−80 ℃下制备凝胶的吸水速率最快。随着时间的进一步延长，各凝胶的吸水倍数缓慢增大，−80 ℃制备凝胶最先达到平衡，这是由于该凝胶的孔形状及大小便于水分子的进入导致的(图 8-14)。

b. 持水性能

通过对不同冷冻温度(−20 ℃，−50 ℃和−80 ℃)下制备的丝胶凝胶的动态持水性研究发现，不同温度下制备的丝胶凝胶的持水性相差不大。但总的来说，−80 ℃下制备的丝胶凝胶持水性略差，因为该凝胶内的孔主要呈连续贯穿型，对水分子运动的阻碍性较小，而−50 ℃和−20 ℃下制备的丝胶凝胶则主要为互相贯穿型，对水分子运动的阻碍性稍大，所以−80 ℃下制备的丝胶凝胶内的水分易散失，即持水性较差。另外，−50 ℃下制备的丝胶凝胶的持水性比−20 ℃下制备的丝胶凝胶好，因为该凝胶的孔径略小，孔与孔之间的互相贯穿性较差，因此水分更不易散失，从而使其保水能力增强。

c. 溶解与降解性能

以丝胶凝胶(制备条件：4%丝胶，温度−20 ℃，冷冻 3 h，冻解一次)在 90 ℃蒸馏水中的溶解性能为例，研究结果显示丝胶凝胶的溶解率随着热处理时间的延长而增大。在开始的 2 h 内，其溶解率变化较大，从 0 增大为 29.57%±2.54%，但随着溶解时间的进一步延长，其溶解率变化缓慢，每两小时增加的溶解率仅为 1%～3%。这可能是由于该丝胶凝胶是由不同相对分子质量的丝胶形成的，相对分子质量较低的丝胶肽段较短，结合能力弱，易被降解成小分子肽段及游离氨基酸，而高相对分子质量的丝胶肽链较长，结合力强，不易被降解。因此，刚开始溶解时，由于大量小相对分子质量丝胶的降解而造成丝胶凝胶的溶解率高，降解速率快，而当这部分丝胶大量消失后，剩余的较大相对分子质量的丝胶引起丝胶凝胶的降解速率减慢；当该丝胶凝胶在 90 ℃条件下处理 12 h 后，其溶解率仍不到 50%，这表明该丝胶凝胶在较高温度下具有一定的稳定性。

相同的丝胶凝胶(制备条件：4%丝胶，温度−20 ℃，冷冻 3 h，冻解一次)在 37 ℃条件下在 2 mg/mL 胰酶中的降解性实验可知，酶解时间在 1 h 内时，丝胶凝胶的酶解率随酶解时间的延长而迅速增大；当酶解时间大于 1 h 后，丝胶凝胶的酶解率稍有增加，但幅度很小；继续酶解 5 h，酶解率也仅从 71.55%增大至 76.8%。这说明丝胶凝胶在胰酶溶液中具有一定的稳定性，部分丝胶难以被胰酶降解。通过该凝胶在 37 ℃不同浓度胰酶中处理 1 h 后的降解性实验发现，在处理时间相同的情况下，丝胶凝胶的酶解率随酶浓度的增大而增大，说明酶浓度越大，对丝胶的降解性越强，即丝胶越容易被降解。

d. 力学性能

8%丝胶经不同温度(−20 ℃，−50 ℃和−80 ℃)冷冻 3 h 后制备的冷冻干燥凝胶的压缩模量分别为(0.87±0.12)MPa，(0.64±0.13)MPa，(0.33±0.09)MPa。以上结果表明，冷冻温度为−20 ℃时制备凝胶的压缩模量最大,其次是-50℃时制备的凝胶,而-80℃时制备的凝胶最小,即冷冻温度越高,所得凝胶的压缩模量越大,说明冷冻温度越高,所得凝胶的刚性越大。另外,还发现冷冻温度为-80℃制备的丝胶凝胶的应力-应变曲线为平滑线,而其他温度下制备的凝胶中含有较多的断裂小峰(图8-16),说明-80℃下制备的凝胶的柔韧性较好。这是因为-80℃制备的丝胶凝胶的孔径大且贯通性好,易吸附空气中的水分子,从而在较短的时间内就提高了它的柔韧性。而其他温度(-20℃和-50℃)条件下制备的凝胶则由于孔径小,内部吸水能力弱,表面吸附了少量水分子,因此这些凝胶的应力-应变曲线表现为起始时平滑,而后出现大量的断裂现象。

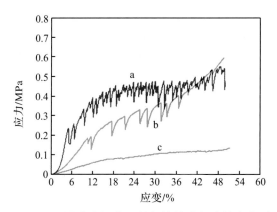
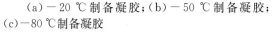

图 8-16 不同冷冻温度下制备的丝胶凝胶的应力-应变曲线[5]

　　(a)-20℃制备凝胶;(b)-50℃制备凝胶;(c)-80℃制备凝胶

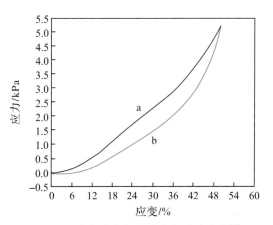

图 8-17 完全溶胀凝胶的应力-应变曲线[5]

(a)施加应力;(b)撤去应力

　　图 8-17 为 8%丝胶在-20℃中冷冻 3 h 制备的冷冻干燥凝胶完全溶胀后的应力-应变曲线。图中曲线 a 表示该完全溶胀丝胶凝胶在施加应力过程中的应力-应变,曲线 b 表示撤去应力后,丝胶凝胶吸水回复过程中的应力-应变。从图可知,压缩凝胶在撤去应力后能够恢复到原来的高度,说明丝胶凝胶在湿态下具有很好的回复性能,这是因为湿凝胶能够快速吸水而充满凝胶内部孔径。实验中发现丝胶凝胶在干态时无法检测它的回复性,说明水分对丝胶凝胶的性能有较大的影响。另外,该完全溶胀凝胶的压缩和回复应力-应变曲线均为平滑线,没有出现断裂小峰,这是由水分子的塑性作用引起的。通过计算发现,当应变为 50%时,该湿凝胶的最大应力仅为 5.24 kPa,远小于该凝胶干态时的应力(460 kPa),说明丝胶凝胶在湿态下的柔韧性比干态时好很多。

8.2.1.3　诱导剂法和共混凝胶法

　　诱导剂法是指丝胶分子在乙醇、甘油等小分子的作用下自身交联形成凝胶的方法。Teramoto 等[6]以 LiBr 溶解提取的丝胶溶液为原料,加入乙醇后放入冰箱一周,即可形成弹性凝胶,该凝胶可在乙醇溶液中贮存放置数个月。FTIR 光谱分析结果表明,该凝胶具有丰富的 β-片层结构(酰胺 I 特征峰为 1618 cm^{-1})。

　　共混凝胶法是指将丝胶与其他高分子互相混合形成复合凝胶的方法。丝胶可与海藻酸钠共混形成复合凝胶[7],具体方法为:首先,用沸水提取丝胶溶液,经冷冻干燥后形成丝胶凝胶粉;其次,将丝胶凝胶粉倒入研钵中,同时加入少量的海藻酸钠溶液进行研磨,待丝胶粉与海藻酸钠溶液形成均匀胶体后,再加入一定体积的海藻酸钠溶液(丝胶与海藻酸钠的质量比为 2:3)继续研磨,直至形成均匀的胶状溶液。将上述混合溶液装入注射器中,用直径为 0.50 mm 的 5 号针头以一定的速度注射到 0.04 g/mL 氯化钙溶液中形成丝胶/海藻酸钠复合凝胶粒,凝胶粒在氯化钙溶液中静置 1 d,以便凝固完全。最后,将凝胶粒取出,用纯水清洗数次后冷冻干燥,即成干态状、易于保存的丝胶/海藻酸钠复合凝胶粒,该凝胶具有 pH 敏感溶胀性。

8.2.2 化学交联丝胶凝胶

8.2.2.1 化学交联丝胶凝胶的形成

化学交联丝胶凝胶是指丝胶分子间或与其他高分子通过化学交联剂以共价键方式结合形成的凝胶。丝胶分子间通过化学交联剂形成凝胶是化学交联法的常规思路,其原理是利用化学交联剂的两个或多个特殊基团(氨基、巯基等),将丝胶分子间偶联结合在一起。用于丝胶凝胶制备的化学交联剂通常为戊二醛、京尼平等有机分子。Wang 等[8]利用丝素缺失家蚕突变株(185 Nd-s)生产的丝胶茧层为原料,以戊二醛为交联剂,制备了丝胶凝胶,该丝胶凝胶具有可注射性、成型性、荧光性等特点。丝胶为溶液状态时,在 280~300 nm 处形成较强的荧光光谱;而当为凝胶状态时,发生了红移现象,荧光光谱范围变为 500~700 nm,这可能是由于丝胶凝胶的特殊结构引起的(图 8-18)。

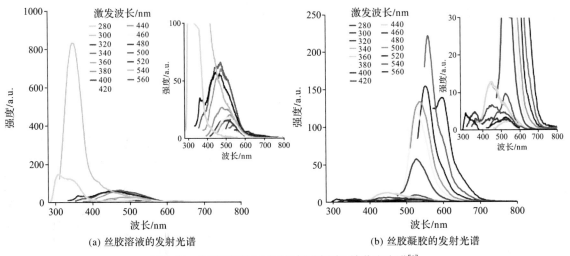

(a) 丝胶溶液的发射光谱　　　　　　　　　　(b) 丝胶凝胶的发射光谱

图 8-18　丝胶溶液(左)与丝胶凝胶(右)的荧光光谱[8]

除了有机交联剂外,无机交联剂也可用于制备丝胶凝胶。Nayak 等[9]利用戊二醛和氯化铝双交联剂结合冷冻干燥技术,制备了印度柞蚕丝胶/羧甲基纤维素(carboxymethyl cellulose,CMC)多孔凝胶基质。他们首先将茧层剪成小片,用 0.02 mol/L Na_2CO_3 溶液沸煮脱胶 1 h;然后,取出脱胶溶液在 8000×g 转速下离心 15 min,得到丝胶上清,用相对分子质量为 3000 的透析膜透析 48 h,获得丝胶溶液;再将丝胶溶液与羧甲基纤维素钠溶液混合均匀,加入 2%戊二醛(交联剂)和盐酸(基团活化剂)再次混匀,2000×g 离心 2 min 以去除气泡,倒入 24 孔培养板中冷冻干燥,获得初级多孔支架;最后,将多孔支架浸入 2%氯化铝溶液中,过夜后取出,用 90%乙醇处理 2 h,蒸馏水清洗数次以除去化学试剂和残留的乙醇,得到丝胶/羧甲基纤维素凝胶终产物。

自由基接枝共聚法是一种先利用化学引发剂对主链分子(如丙烯酸/丙烯酰胺类聚合高分子)和接枝分子(如丝胶等)进行功能基团活化(形成自由基),然后再利用交联剂将两个分子连接而形成凝胶网络的方式。丝胶可与丙烯酸、丙烯酰胺通过接枝共聚形成生物降解型高吸水凝胶材料。Hu 等[10]以亚硫酸钠-过硫酸钾为自由基引发剂,N,N'-亚甲基双丙烯酰胺为交联剂,采用接枝共聚法将丝胶分子接枝到聚丙烯酸/硅镁土主链分子(自由基聚合形成)上,形成复合高分子网络结构。

丝胶可与聚乙烯醇(polyvinyl alcohol,PVA)通过光聚合形成稳定的凝胶。Lim 等[11]先将丝胶和聚乙烯醇分别进行甲基丙烯酸酯(methacrylate,MA)修饰处理,即将溶于二甲基亚砜(dimethyl sulfoxide,DMSO)溶剂中的 PVA 或溶于 DMSO/ LiCl 溶剂中的丝胶分别与 2-甲基丙烯酸异氰基乙酯(2-isocyanatoethyl methacrylate,ICEMA)反应,形成丝胶-MA 和 PVA-MA;然后,将丝胶-MA 与 PVA-MA 混合,加入光引发剂 1-[4-(2-羟乙氧基)-苯基]-2-羟基-2-甲基丙酮后,在紫外光照射诱导下反应,形成丝胶/聚乙烯醇复合凝胶。该凝胶具有较好的生物相容性,有望用于组织工程领域。

8.2.2.2　化学交联丝胶凝胶的结构

(1)多孔结构

扫描电镜常用于观察化学交联丝胶凝胶的形态结构。Nayak 等[9]制备的丝胶/羧甲基纤维素(CMC)凝胶的截面结构呈典型的互相贯穿多孔结构,其孔径大小随丝胶含量的增多而逐渐减小(图 8-19)。凝胶孔结构因复合材料的不同而显现出不同的结构,如孔壁的厚薄情况,从图 8-20 可知,胶原/丝胶/软骨素凝胶的孔壁结构显得较薄、较窄[12]。

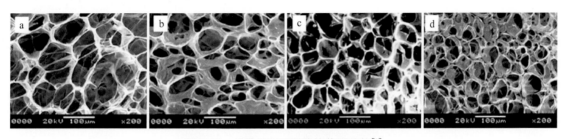

图 8-19　丝胶/CMC 凝胶的截面结构[9]
(a)纯 CMC;(b)丝胶：CMC=1：2;(c)丝胶：CMC=1：1;(d)丝胶：CMC=2：1

利用扫描电镜观察比较不同丝胶凝胶之间的多孔结构差异,可反映出凝胶的吸水性能差异。Shi 等[13]采用扫描电镜对聚谷氨酸凝胶和乙二醇缩水甘油醚(ethylene glycol diglycidyl ether, EGDGE)交联聚 γ-谷氨酸/丝胶复合凝胶的截面结构进行了观察(图 8-21),发现 γ-聚谷氨酸/丝胶复合凝胶孔径尺寸(10~12 μm)明显大于聚 γ-谷氨酸凝胶(2~10 μm),这是由于聚谷氨酸/丝胶复合凝胶能吸收更多的水分而使凝胶网络结构扩张,且在冷冻干燥过程中保持了其扩张后孔径大小。由此提出了该凝胶的网络结构模型(图 8-22),他们认为该凝胶网络是通过在 EGDGE 交联剂的作用下,丝胶分子间、聚 γ-谷氨酸分子间、丝胶与聚 γ-谷氨酸分子间互相结合而形成的。

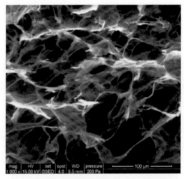

图 8-20　胶原/丝胶/软骨素凝胶的截面结构[9]

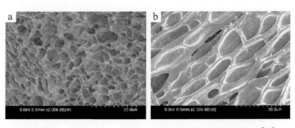

图 8-21　丝胶/聚 γ-谷氨酸复合凝胶的截面结构[13]
(a)聚 γ-谷氨酸;(b)丝胶：聚 γ-谷氨酸=2：1

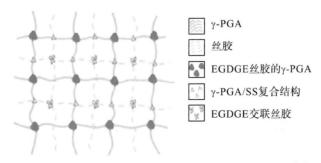

图例：
- γ-PGA
- 丝胶
- EGDGE丝胶的γ-PGA
- γ-PGA/SS复合结构
- EGDGE交联丝胶

图 8-22　丝胶/聚 γ-谷氨酸复合凝胶的网络结构示意图[13]

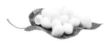

（2）纳米级表面形貌

原子力显微镜可用于测量凝胶支架的表面形貌（即纳米级表面粗糙度）。Mandal 等[14]对丝胶/聚乙烯醇复合凝胶支架进行了原子力显微镜观察研究，通过均方根粗糙度、平均粗糙度、平均高度等参数的比较分析发现，丝胶/聚乙烯醇凝胶的表面粗糙度随着丝胶量的增多而增加。当丝胶和 PVA 浓度均为 5％时，凝胶表面可观察到球状结构（图8-23），这是由于丝胶分子聚合形成的。

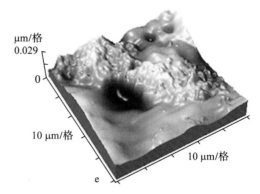

图 8-23　丝胶（5％）/聚乙烯醇（5％）凝胶的 3D 原子力显微图[14]

（3）分子间作用

化学交联复合丝胶凝胶是由丝胶与其他物质复合组成的，两者之间的分子间作用可通过 FTIR、X 射线衍射（XRD）等分析手段进行表征。以丝胶/CMC 复合凝胶为例，研究人员对丝胶、CMC、丝胶/CMC 凝胶的红外光谱图进行了比较分析[9]，发现丝胶与 CMC 复合形成凝胶后丝胶和 CMC 的一些特征峰发生了明显的变化，主要表现在以下几个方面：①丝胶的酰胺 I 特征峰从 1660 cm^{-1} 变成了 1640 cm^{-1}；②丝胶与 CMC 在 1400～1420 cm^{-1} 范围内的特征峰都消失了，说明羧甲基纤维素钠（sodium carboxymethyl cellulose，NaCMC）中羧酸盐离子发生了交联；③丝胶、CMC 中的其他特征峰的强度，随着丝胶与 CMC 比例的不同而有所不同。丝胶与 CMC 分子的交联，使得丝胶的二级结构由无规卷曲变成了稳定的 β-片层二级结构。XRD 结果显示，CMC 具有两个明显的结晶特征峰，2θ 分别在 28°和 22°处，丝胶中则没有明显的特征峰出现；但在丝胶/CMC 复合凝胶中，28°特征峰消失了，说明丝胶与 CMC 发生了交联。

8.2.2.3　化学交联丝胶凝胶的性能

丝胶与聚丙烯酸类高分子接枝共聚形成的凝胶具有高吸水性能，该性能可通过改变接枝主链成分或丝胶的相对分子质量等条件得到改善。邓连霞等[15,16]制备的丝胶/丙烯酸/丙烯酰胺复合凝胶在去离子水中的吸水倍率达到 313 g/g 左右，在自来水、0.9％ NaCl 溶液中的吸水倍率分别为 198 g/g、39 g/g。后来发现，当采用经碱性蛋白酶水解的丝胶蛋白为原料时，丝胶/丙烯酸/丙烯酰胺复合凝胶在去离子水、自来水、0.9％ NaCl 溶液中的吸水倍率分别提高到 896 g/g、424 g/g、83 g/g。

具有荧光性能的戊二醛交联丝胶凝胶，可提供生物成像和体内跟踪等功能，从而可以减少有机荧光染料的使用、提高生物安全性，为蛋白质类体内探针的研制提供了依据。该凝胶还具有良好的生物降解性、生物相容性和药物缓释性能，有望用于组织工程和再生医学领域。

丝胶与生物相容性高分子交联形成的复合凝胶有望促进创伤修复等组织工程材料的开发。与 CMC 相比，丝胶/CMC 凝胶能更好地促进人类角质细胞（HaCaT 细胞）的黏附和增殖，具有更佳的生物相容性；肿瘤坏死因子（TNF-α）含量检测试验表明丝胶/CMC 凝胶具有较低的免疫反应；明胶酶谱分析（gelatin zymography）结果显示丝胶/CMC 凝胶基质培养 HaCaT 细胞时，提高了明胶酶 A（MMP-2 和 MMP-9）的活性水平、指导细胞的迁移、胞外基质及肉芽组织的形成[9]。Shi 等[13]进行了体外细胞实验，结果显示丝胶/聚 γ-谷氨酸复合凝胶具有比纯聚谷氨酸凝胶更明显的促 L929 细胞黏附和增殖的能力；大鼠皮肤创伤修复实验表明，使用该凝胶后伤口不会发生干燥、出血、粘连、结痂等现象，且具有促进伤口愈合和血管生成的作用。

智能型丝胶凝胶的研究进一步拓宽了丝胶蛋白的应用领域。Zhang 等[17]用京尼平为交联剂，制备了温敏性丝胶/聚异丙基酰胺凝胶。收缩溶胀性能检测发现，在 20 ℃下完全溶胀后的凝胶直径为 16 mm，当置于 50 ℃平衡后其直径变为 7 mm；当将凝胶在 20 ℃和 37 ℃下循环放置后，表现出了振荡性溶胀-收缩行为，显示了它的温度敏感性。

8.3　丝素蛋白凝胶

8.3.1　物理交联丝素凝胶

8.3.1.1　自然胶凝法

（1）自然法丝素蛋白凝胶的形成

丝素溶液与丝胶一样，在满足一定条件下会发生胶凝作用，但丝素的胶凝作用滞后于丝胶。由于丝素结晶部分中的极性氨基酸（Ser、Tyr）量只有16.08%，而非极性氨基酸（Gly、Ala）量则占83.64%，所以丝素胶凝时，由于极性基团含量少，反应不活泼，从液态到凝胶态的自然转化时间长。据试验，一般浓度在5%以下的丝素溶液的胶凝在20 ℃条件下约需200多小时（8～9 d），而当调节pH值至近等电点时，丝素立即发生胶凝作用，并且呈稳定的凝胶，这与氨基酸的荷电性有关。

丝素溶液的凝胶化速率在pH为3.4附近最快。一般，当pH在1.5～5.0范围内时，一日内便能使其凝胶化；而随着溶液pH的增大，形成凝胶所需的时间也随之增加，特别是在丝素的等电点（pH＝4.0）附近凝胶化速率发生了急剧的变化，说明丝素溶液在酸性环境下有利于促进丝素大分子的交联，并促进丝素大分子的凝胶化。因此，采用调节pH的方法促使丝素快速胶凝。

与丝胶类似，丝素的凝胶化对环境温度较为敏感，当处于较高温度时凝胶化进程便迅速加快，凝胶化所需的时间短；而处于较低温度时凝胶化速率较慢，凝胶化所需的时间就较长。同样地，凝胶化速率还随着溶液浓度的增加而加快，在适当的浓度范围内，较高的浓度有利于加快凝胶的形成[3]。

（2）自然法丝素凝胶的结构

丝素凝胶结构从液态时的无规卷曲转化为凝胶状态的β构象，其干胶粉末也为β构象。丝素凝胶具有较高的结晶性，其结晶部分是由Gly、Ala、Ser、Tyr等氨基酸组成，为一稳定的蛋白质凝胶。丝素凝胶的β-结构或结晶化强度明显高于丝胶凝胶，其结构可通过CD、FTIR、DTA、XRD等技术手段进行表征和确认。

丝素溶液在胶凝过程中的CD吸收曲线（图8-24）显示，液态丝素的分子构象是无规卷曲结构。当pH调节至4.5时，吸收曲线发生明显变化，在198 nm处的无规卷曲特征吸收减弱，而逐渐向218 nm处的β构象特征吸收变化。随着时间的延长、胶凝程度的加深，β构象比例增大；至第8日，无规卷曲吸收明显减少，而β构象吸收明显增大。由此可知，丝素分子结构由无规卷曲向β构象转化时，其丝素的形态即由溶液转化为凝胶，这种胶凝作用是逐渐加强的，随着β构象比例的增大，丝素成为稳定的凝胶。

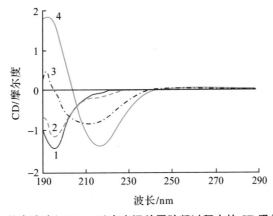

图8-24　丝素溶液（pH＝4.5）在室温放置胶凝过程中的CD吸收曲线[18]

1.空白（未调节pH值）；2.pH 4.5丝素放置3 d；3.pH 4.5丝素放置6 d；4.pH 4.5丝素放置8 d

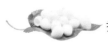

FTIR 光谱结果显示，液态时，丝素在酰胺 Ⅰ（1655 cm^{-1}）、酰胺 Ⅱ（1535 cm^{-1}）处呈无规卷曲特征的吸收曲线，而当成为凝胶后，在酰胺 Ⅰ、Ⅱ 的吸收分别向低波数处移动至酰胺 Ⅰ（1630 cm^{-1}）、酰胺 Ⅱ（1530 cm^{-1}）处，从而由无规卷曲转化为 β 构象，在酰胺 Ⅴ（700 cm^{-1}）处丝素凝胶的 β 构象吸收特征则更为明显。丝素溶液和凝胶的差热分析（DTA）结果显示，由 DTA 曲线可知，相对于液态丝素在 217 ℃、246 ℃处出现的吸热峰，凝胶态丝素则在 232 ℃和 292 ℃处出现吸热峰。当丝素从液态向凝胶转化时，其热分解温度也从低处向高处移动，向更稳定的状态发展，丝素的整列度、有序性的提高也得以实现。从热重分析（thermogravimetric analysis，TG）结果也可看出，液态丝素在 266 ℃处呈失重拐点，而凝胶后则增大至 284 ℃处出现失重拐点。热分解温度由低向高处移动，其原因之一是由于结晶性增高之故。X 射线衍射强度曲线可知，丝素凝胶的结晶状态为丝素 Ⅱ 型，即 2θ 在 20.99°处时出现较大的峰值，为丝素 Ⅱ 型（β 构象）的特征吸收。当结晶度增大后，热分解温度也提高了。

组成丝素蛋白的氨基酸中，因结构和性质的不同而分为极性和非极性氨基酸，也可分为酸性、碱性和中性氨基酸，因此，氨基酸组成必定会对丝素的胶凝作用产生影响。丝素溶液的氨基酸组成中，Gly、Ala、Ser、Tyr 这 4 种氨基酸占 95.77%，而其他氨基酸的含量甚低。当丝素溶液经酶水解后，沉淀物（结晶部分）的质量分数占 56.08%，并由 Gly、Ala、Ser、Tyr 这 4 种氨基酸组成。而上清液（非结晶部分）的质量分数占 43.92%，除 Gly、Ala、Ser、Tyr 这 4 种氨基酸以外，还含有其他氨基酸。因为蛋白质分子内外的结合力是由氢键、微结晶及其他力所构成的，由此推论，当丝素在发生凝胶作用时，除了氨基酸残基间形成氢键等结合力外，以 Gly、Ala、Ser、Tyr 等氨基酸的残基为主，形成分子整列度高、更为有序的微结晶，这种结构也使丝素凝胶处于更稳定的状态[19]。

丝素凝胶经冷冻干燥后，丝素蛋白中分子链内 β-折叠结构含量增加，分子链间 β-折叠结构含量减少，并有部分无规卷曲结构转变为 β-折叠结构；但冷冻干燥前后总的 β-折叠结构含量变化不大[20]。

（3）自然法丝素凝胶的性能

与丝胶凝胶不同，丝素凝胶在热水中不发生向溶液的转化，故为非可逆性凝胶。丝素结晶部分的氨基酸主要是由具有非极性侧链的氨基酸（Gly、Ala、Ser、Tyr）组成的，此部分氨基酸所构成的多肽链以及分子间的良好结合状态，对水分的渗入产生阻碍作用；而丝素凝胶中的 β-结构和结晶度高，对外界影响的抵抗力强。所以，丝素较难接受热水的作用，并具有抵抗作用，因而不能被热水溶解。

丝素凝胶的强度比丝胶凝胶的强度强，大约是丝胶凝胶的 5 倍，这说明对于同样是形成凝胶状结构的丝素和丝胶，丝素凝胶的结合力较强。要获得较高的凝胶强度，在合适的范围内应该选择较高的溶液浓度，一般不宜低于 3%；同时应尽可能地选择有利于形成凝胶的合适的 pH 值，对丝素来讲以 pH 为 3～4 为宜。由于凝胶化进程是随胶凝时间的增加而进行的，因而凝胶的强度也会随时间的增加而增加。

8.3.1.2 其他方法

超声诱导、有机溶剂或乙酸等小分子诱导、紫外照射聚合、共混等方法也可用于丝素凝胶材料的制备成型。通常认为，超声诱导凝胶是通过超声波的空化作用及其化学效应使分子间聚集而形成的。通过改变超声功率及超声时间，丝素胶凝时间可控制在数分至数小时等[21]。凝胶的生物降解性关乎其在生物材料领域的适用性，酶解实验发现，胶原酶偏爱于降解丝素凝胶的 β-片层结构，而蛋白酶 ⅩⅣ 和胰凝乳蛋白酶则偏爱于降解丝素凝胶中的无规结构[22]。

Moraes 等利用乙醇诱导法制备了包含双氯芬酸钠的缓释丝素载药凝胶系统，其制备原理为乙醇通过脱水作用促进了丝素的胶凝[23]。Fini 等[24]用乙酸诱导形成的丝素凝胶在体外进行造骨细胞培养，结果表明丝素凝胶能明显提高细胞的增殖；将丝素凝胶植入兔子股骨远端临界性破损处进行体内试验，表明丝素凝胶能够大大加速骨骼改造和成熟过程，同时丝素不会引起组织免疫反应。因此，丝素凝胶是一种潜在的骨骼修复替代材料。

Kweon 等[25]用紫外照射/冷冻干燥法制备了丝素/聚乙二醇半贯穿聚合物网络，可用作人工皮肤及创伤敷料等生物材料。泊洛沙姆（poloxamer）为聚氧乙烯聚氧丙烯醚嵌段共聚物，商品名为普流尼克(Pluronic),是一类高分子非离子表面活性剂。在引发剂(2,2-二甲氧基-2-苯基苯乙酮)和紫外照射下,丝素可与 poloxamer 聚合形成丝素/poloxamer 复合凝胶,有望用于创伤修复领域[26]。

Ming 等[27]采用共混法制备了丝素/海藻酸钠纤维凝胶,可用作生物矿化模板,通过控制矿化时间、pH 和温度以调节羟磷灰石的生长。可注射型凝胶由于减少了手术操作,有利于减轻患者痛苦并节省成本,是多年来的研究热点。Wang 等[28]将丝素与聚乙二醇混合制备可注射复合凝胶,其胶凝时间可通过调节聚乙二醇(PEG)的浓度和相对分子质量进行控制,PEG 的浓度越高、相对分子质量越大,复合凝胶的胶凝化速率越快。动物实验结果发现,该凝胶无明显的炎症反应发生,且具有较慢的降解性和较低的细胞黏附性能,有望用于抗粘连的生物医学领域。

离子液体(ionic liquid,IL)是指全部由离子组成的液体,在特定条件下以液体状态存在,有高温离子液体(如 KCl、KOH)及室温离子液体(1-丁基-3-甲基咪唑乙酸盐,BMIAc)等。在离子化合物中,阴阳离子之间的作用力为库仑力,其大小与阴阳离子的电荷数量及半径有关,离子半径越大,它们之间的作用力越小,离子化合物的熔点越低。某些离子化合物的阴阳离子体积很大,结构松散,导致它们之间的作用力较低,以至于熔点接近室温。离子溶液可高效快速地破坏生物高分子的氢键,使得生物高分子发生溶解。Silva 等[29,30]以 BMIAc 离子溶液为溶剂,壳聚糖或柞蚕丝素或家蚕丝素为原料,在 95 ℃下溶解,室温下胶凝制备了壳聚糖/柞蚕丝素凝胶、柞蚕丝素凝胶、家蚕丝素凝胶等蚕丝蛋白凝胶,可用于皮肤和骨组织修复等再生医学领域。

另外,三维打印技术也被用于丝素凝胶生物材料的制备。Das 等[31]采用三维打印技术制备了含人下鼻甲组织提取的间充质干细胞的丝素/明胶凝胶支架,该凝胶通过酪氨酸酶的酶交联作用或超声诱导处理的物理交联作用发生原位交联,细胞实验结果证实它可促进干细胞的多级分化及特定组织的形成。该研究成果可为患者特定组织再生的个性化治疗方案的建立提供参考。

8.3.2　化学交联丝素凝胶

由于丝素本身的物理化学性质,还未能通过物理方法制备出具有理想性质(包括有足够的强度和柔韧性,或均匀结构)的丝素凝胶材料,限制了丝素在生物医药等领域的应用。采用化学交联的方法,有利于提高丝素凝胶的吸水性、强度、柔韧性等重要应用指标,促进丝素凝胶产品的研发。

8.3.2.1　环氧化物交联丝素凝胶

(1)环氧化物交联丝素凝胶的形成

环氧化合物是具有—C—O—C—结构的环醚。由于环张力的存在,环氧化物具有很高的反应活性。二缩水甘油基乙醚(polyethylene glycol diglycidyl ether,PGDE)可以使丝素蛋白分子互相交联形成稳定的凝胶,其分子结构式如图 8-25 所示。PGDE 通过与丝素中的—OH、—COOH、—NH$_2$ 等基团发生反应,即一个 PGDE 分子的两端分别与丝素蛋白分子的两个氨基酸残基连接,使丝素蛋白形成三维网络结构,也就形成了具有化学交联结构的丝素蛋白凝胶。陈芳芳等以氯化钙法溶解制备的丝素蛋白溶液为原料,加入各种浓度的 PGDE 和催化剂 NaCl 溶液,均匀混合后置于一定温度下反应,可凝固形成凝胶(以倾斜容器时无液体流出作为完全胶凝时间);然后在蒸馏水中浸洗 3 d,以除去未反应物,即获得 PGDE 交联丝素凝胶(crosslinked fibroin gel,CFG)。当交联剂的添加量大于 2.5% 时(7% 的丝素溶液),凝胶的强度超过 100 g/mm^2,变形率超过 60%,实验机器达到最大压力时也不能将其压碎,说明它有一定的强度和柔韧性[32]。要得到高强度的 CFG,除了合适的交联剂等外,还需有合适的丝素水溶液浓度。热稳定性结果显示,丝素凝胶的热分解温度峰值随着丝素蛋白质量分数的增加、反应温

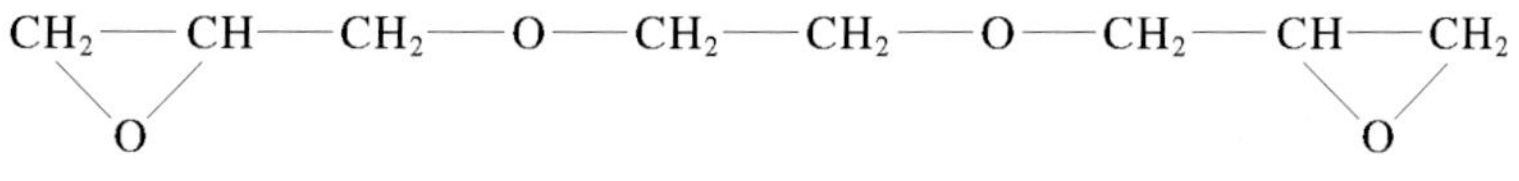

$$CH_2—CH—CH_2—O—CH_2—CH_2—O—CH_2—CH—CH_2$$

图 8-25　环氧化物 PGDE 分子式[32]

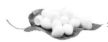

度的升高而上升；随着交联剂 PGDE 体积分数的增加、NaCl 质量分数的增加，丝素凝胶的热分解温度呈现先增加后又逐渐下降的趋势。

（2）环氧化物交联丝素凝胶的结构

与自然胶凝形成的丝素蛋白凝胶（fibroin gel，FG）相比，CFG 形成所需时间明显缩短。当 PGDE 质量分数为 2.5% 时，胶凝时间为 8 h；当 PGDE 质量分数为 11% 时，胶凝时间仅需 2 h（图 8-26）。随着 PGDE 含量的增加，凝胶的形态也发生了明显变化：FG 的外观色白，透明度低，轻捏呈碎粒状。用位相差显微镜可以观察到凝胶截面呈不规整颗粒聚集形态，提高倍率后可见，这些颗粒由更小的不规则圆形的微粒聚集而成；当 PGDE 质量分数为 2.5% 时，CFG 的透明性和柔韧性明显增加，用位相差显微镜观察到 CFG 截面呈现均一致密的结构。

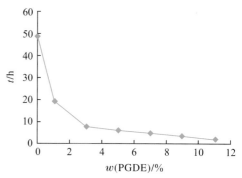

图 8-26　PGDE 质量分数与胶凝时间的相关性[33]

FTIR 分析可知，CFG 在 1104.7 cm^{-1} 处出现了 PGDE 分子中烷基醚—CH$_2$—O—CH$_2$—的不对称伸缩振荡吸收峰，这是 FG 中没有的吸收峰。通过比较浸洗 PGDE 前后的 CFG 的红外谱图发现，浸洗前，在 858.3 cm^{-1} 和 931.6 cm^{-1} 处出现 PGDE 两端环醚的特征吸收峰，在 1104.7 cm^{-1} 处的烷基醚吸收也明显强于浸洗后，而浸洗后 CFG 在 858.3 cm^{-1} 和 931.6 cm^{-1} 处环醚的吸收峰消失，在 1104.7 cm^{-1} 处的吸收峰也减弱。结果表明，水溶性的未反应 PGDE 已经通过浸洗去除，CFG 在 1104.7 cm^{-1} 处的吸收峰为 PGDE 开环交联在丝素蛋白上产生的吸收。

丝素蛋白中 Tyr 的含量较高，可通过 ^{13}C 核磁共振（nuclear magnetic resonance，NMR）进一步确认 Tyr 与 PGDE 的化学交联情况。在图 8-27 中，谱线 a 和 b 分别是 FG 和 CFG 的 ^{13}C NMR 谱，在 FG 的 ^{13}C NMR 谱中，δ156 归属于 Tyr 羟苯基上连接羟基的 C$^\zeta$ 的信号，该峰在 CFG 的 ^{13}C NMR 谱中位移至 δ158.1 处，同时 CFG 在 δ70.8 处出现新的峰，归属为 PGDE 分子中间的烷醚，说明 PGDE 与 Tyr 羟苯基上的羟基发生了交联。此外，FG 在 δ116.0 和 δ131.3 处有 2 个独立的峰，分别归属为 Tyr 羟苯基上的 C$^{\gamma,\delta}$ 和 C$^\varepsilon$，但是 CFG 在此位置出现一个宽峰，表明存在两种可能：① 化学交联引起了这些碳的位移；② 化学交联引起了丝素蛋白分子立体结构的变化，受立体结构因素的影响，C$^{\gamma,\delta}$ 和 C$^\varepsilon$ 发生了位移。丝素蛋白立体结构的变化，可从 δ17.7 和 δ20.4 的变化得到确认，这

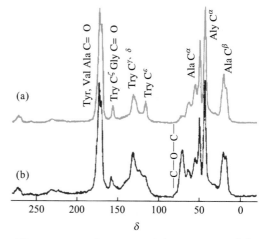

图 8-27　FG(a) 与 CFG(b) 的 ^{13}C 核磁共振谱[33]

2 个峰主要归属于丙氨酸 Ala 的 C$^\beta$ 和缬氨酸 Val 的 C$^\gamma$，但由于丝素蛋白中缬氨酸含量很低，所以该峰主要来自丙氨酸 Ala 的 C$^\beta$，而丙氨酸 Ala 是丝素蛋白中除甘氨酸 Gly 外含量最高的氨基酸，而且其甲基上的 C$^\beta$ 对结构变化非常敏感，因此可以利用其在碳谱中化学位移的变化分析丝素蛋白立体结构。FG 中 δ20.4 处的峰明显强于 δ17.7 处的峰，这是丝素蛋白分子结构主要为 β-折叠结构的表现，同样出现在 CFG 的 ^{13}C NMR 谱中的这 2 个峰强弱接近，则是 β-折叠结构比例下降、无规线团结构增加的表现。

（3）环氧化物交联丝素凝胶的性能

闵思佳等[34]为制备丝素创伤修复材料，在丝素中添加二缩水甘油基乙醚以冻结的方法制成多孔丝素凝胶膜，小鼠成纤维细胞（L-929）培养结果显示细胞能在凝胶表面和内部黏附和增殖，且生长良好，可用于生物材料领域。

8.3.2.2　其他化学交联丝素凝胶

丝素可通过接枝共聚法与丙烯酸/丙烯酰胺反应,形成高吸水材料,其对去离子水、自来水、0.9% NaCl 溶液的最大吸收量分别可达 296 g/g,208 g/g,33.4 g/g;材料的吸水量受到离子类型和离子浓度的影响,在 pH=7 左右具有最好的吸水性能,在自然条件下具有较好的保水能力[35]。

8.3.3　丝素凝胶性能改良

8.3.3.1　物理性能改良

微纳米纤维的力学增强作用已被广泛应用于多种材料领域,是近几年来的研究热点。丝素凝胶的力学性能可通过添加微纳米丝素纤维进行增强,但增强效果与其尺寸大小有关。Yodmuang 等[36]先将脱胶蚕丝纤维经 17.5 mol/L NaOH 溶液水解 30 s,60 s,180 s,获得大尺寸(>500 μm)、中尺寸(400～500 μm)、小尺寸(150～200 μm)三种微纤维;再将丝素微纤维加入丝素溶液中,混匀后经超声处理可形成丝素微纤维增强丝素凝胶。丝素凝胶的力学性能受微结构尺寸的影响,当添加中尺寸(400～500 μm)丝素微纤维时,丝素凝胶力学性能优于其他两种微纤维丝素凝胶。实验研究结果表明,与无微纤维丝素凝胶相比,丝素微纤维增强凝胶具有更好的结构和力学环境,更能促进软骨细胞的生长,更适合用于软骨缺损组织的修复。

8.3.3.2　生物学功能改良

凝胶里封装活性分子或药物,是提升凝胶的功能化应用能力的有效方法之一。姜黄素(curcuminoid)是一种来源于姜黄的天然黄色素,具有抗氧化、抗炎和抗癌等生物学功能,也是联合国粮农组织(FAO)和世界卫生组织(WHO)所规定的使用安全性很高的天然色素之一。Li 等[37]将姜黄素以物理方法封装入丝素凝胶膜中,能促进人骨髓间充质干细胞的成脂分化。与游离的姜黄素相比,丝素结合后的姜黄素具有更好的促细胞分化能力;丝素结合后的姜黄素的抗氧化活性至少能保持 1 个月;丝素凝胶膜中姜黄素含量要有所控制,其最佳质量浓度为 0.125～0.25 mg/mL,浓度过低不能达到促进细胞增殖和分化的作用,而浓度过高则会抑制细胞的增殖和分化。

多性能材料的复合是指将多种具有不同性能或功能的材料通过一定的方法复合,形成一个整体材料,以达到性能或功能互补的效果。该方法能更有效地提升材料的功能性,将会是日后材料制备的重要策略之一。糖尿病患者由于细胞浸润、骨芽组织形成、胶原蛋白形成和血管生成等能力的显著减弱,与正常人的伤口相比,需要特殊的保护和处理措施。Sukumar 等[38]将壳聚糖/海藻酸颗粒、糊精/重组人表皮生长因子结合体等封装入丝素凝胶中,使其具有各种材料的综合性能,提高了丝素凝胶对糖尿病患者伤口的治愈能力。该复合材料中的海藻酸钠可延缓药物的释放,壳聚糖具有减少疤痕和抑菌性能,糊精可减弱重组人表皮生长因子的降解,使其具有持久的活性。糖尿病小鼠表皮伤口处理动物实验表明,该复合材料明显具有比商业产品(聚维酮碘软膏 USP)更好的治愈能力。

8.4　展　望

蚕丝蛋白具有较好的生物相容性、生物降解性、力学性能、加工性等特点,制备成多孔性凝胶后,增强了其吸水持水、柔软性、活性物质贮存和缓释等特点,有利于促进其在创伤皮肤修复等组织工程领域及吸水保水领域的应用。蚕丝蛋白凝胶的功能性可通过复合其他功能性分子或活性物质进行提升,获得更好的应用性。由于丝胶蛋白与丝素蛋白具有不同的结构与性能,如丝胶具有更好的亲水性和降解性,而丝素具有更好的力学性能,因此它们的适用领域也不同。相信随着科技的发展,蚕丝蛋白凝胶的制备方法会不断革新,功能性将会得到重大提升,逐渐满足实际应用的需求。

(张海萍、朱良均)

参考文献

［1］朱良均.丝胶的凝胶特性研究［J］.浙江农业大学学报,1996,22(4):353-358.

［2］朱良均,姚菊明,李幼禄,等.丝胶凝胶物理性状的研究［J］.蚕业科学,1997,23(1):47-52.

［3］胡国梁,朱良均.丝素和丝胶的凝胶特性及其结构［J］.浙江丝绸工学院学报,1997,14(3):154-158.

［4］Zhu L J,Arai M,Hirabayashi K.Gelation of silk sericin and physical properties of the gel［J］.J Sericult Sci Jap,1995,64(5):415-419.

［5］Zhang H P,Yang M Y,Min S J,et al.Preparation and characterization of a novel spongy hydrogel from aqueous Bombyx mori sericin［J］.e-Polymers,2008,8(1):1-10.

［6］Teramoto H,Nakajima K,Takabayashi C.Preparation of elastic silk sericin hydrogel［J］.Biosci Biotech Bioch,2014,69(4):845-847.

［7］张海萍,邓连霞,王雪云,等.丝胶/海藻酸钠复合凝胶粒的制备及其结构性能表征［J］.蚕业科学,2011,37(3):0456-0460.

［8］Wang Z,Zhang Y S,Zhang J X,et al.Exploring natural silk protein sericin for regenerative medicine:an injectable,photoluminescent,cell-adhesive 3D hydrogel［J］.Sci Rep,2014,4:7064-7074.

［9］Nayak S,Kundu S C.Sericin-carboxymethyl cellulose porous matrices as cellular wound dressing material［J］.J Biomed mater Res A,2014,102(6):1928-1940.

［10］Hu X B,Deng Y H.Synthesis and swelling properties of silk sericin-g-poly(acrylic acid/attapulgite) composite superabsorbent［J］.Polym Bull,2014,72(3):487-501.

［11］Lim K S,Kundu J,Reeves A,et al.The influence of silkworm species on cellular interactions with novel PVA/silk sericin hydrogels［J］.Macromol Biosci,2012,12(3):322-332.

［12］Dinescu S,Gălăţeanu B,Albu M,et al.Biocompatibility assessment of novelcollagen-sericin scaffolds improved with hyaluronic acid and chondroitin sulfate for cartilage regeneration［J］.Biomed Res Int,2013,2013:1-11.

［13］Shi L,Yang N,Zhang H,et al.A novel poly(γ-glutamic acid)/silk-sericin hydrogel for wound dressing:Synthesis,characterization and biological evaluation［J］.Mat Sci Eng C-Mater,2015,48:533-540.

［14］Mandal B B,Ghosh B,Kundu S C.Non-mulberry silk sericin/poly (vinyl alcohol) hydrogel matrices for potential biotechnological applications［J］.Int J Biol Macromol,2011,49(2):125-133.

［15］邓连霞,朱良均,闵思佳,等.丝胶蛋白/丙烯酸/丙烯酰胺复合吸水材料的制备与吸水性能［J］.高分子材料科学与工程,2011,27(12):127-130.

［16］Deng L X,Zhang H P,Yang M Y,et al.Improving properties of superabsorbent composite induced by using alkaline protease hydrolyzed-sericin (APh-sericin)［J］.Polym Composite,2014,35(3):509-515.

［17］Zhang Q S,Dong P P,Chen L,et al.Genipin-cross-linked thermosensitive silk sericin/poly(N-isopropylacrylamide) hydrogels for cell proliferation and rapid detachment［J］.J Biomed Mater Res A,2014,102(1):76-83.

［18］胡国梁,朱良均,姚菊明等.丝素蛋白的胶凝和凝胶稳定性的研究［J］.浙江工程学院学报,1999,16(3):172-176.

［19］朱良均,姚菊明,李幼禄.蚕丝蛋白-丝胶和丝素凝胶特性的比较［J］.科技通报,1998,14(1):12-16.

［20］刘明,闵思佳,朱良均.冷冻干燥对丝素蛋白凝胶结构的影响［J］.蚕业科学,2007,33(2):246-249.

［21］Brown J,Lu C L,Coburn J,et al.Impact of silk biomaterial structure on proteolysis［J］.Acta Biomater,2015,11(1):212-221.

［22］Wang X Q,Jonathan A,Kaplan D L,et al.Sonication-induced gelation of silk fibroin for cell encapsulation［J］.Biomaterials,2008,29(8):1054-1064.

［23］Moraes M A,Mahl C R A,Silva M F,et al.Formation of silk fibroin hydrogel and evaluation of its drug release profile［J］.J Appl Polym Sci,2015,132(15):1-6.

［24］Fini M,Motta A,Torricelli P,et al.The healing of confined critical size cancellous defects in the presence of silk fibroin hydrogel［J］.Biomaterials,2005,26(17):3527-3536.

［25］Kweon H Y,Park S H,Yeo J H,et al.Preparation of semi-interpenetrating polymer networks composed of silk fibroin and poly(ethylene glycol) macromer［J］.J Appl Polym Sci,2001,80(10):1848-1853.

［26］Yoo M K,Kweon H Y,Lee K G,et al.Preparation of semi-interpenetrating polymer networks composed of silk fibroin and poloxamer macromer［J］.Int J Biol Macromol,2004,34(4):263-270.

［27］ Ming J F，Jiang Z J，Wang P，et al. Silk fibroin/sodium alginate fibrous hydrogels regulated hydroxyapatite crystal growth［J］. Mat Sci Eng C-Mater,2015,51:287-293.

［28］ Wang X Q，Partlow B J，Liu J，et al. Injectable silk-polyethylene glycol hydrogels［J］. Acta Biomater,2015,12:51-61.

［29］ Silva S S，Santos T C，Cerqueira M T，et al. The use of ionic liquids in the processing of chitosan/silk hydrogels for biomedical applications［J］. Green Chem,2012,14(5):1463-1470.

［30］ Silva S S,Popa E G，Gomes M E，et al. Silk hydrogels from non-mulberry and mulberry silkworm cocoons processed with ionic liquids［J］. Acta Biomater,2013,9(11):8972-8982.

［31］ Das S，Pati F，Choi Y J，et al. Bioprintable, cell-laden silk fibroin-gelatin hydrogel supporting multilineage differentiation of stem cells for fabrication of three-dimensional tissue constructs［J］. Acta Biomater,2015,11:233-246.

［32］ 陈芳芳,闵思佳,田莉. 交联丝素凝胶制备条件的分析［J］. 纺织学报,2006,27(10):1-5.

［33］ 闵思佳,陈芳芳,吴豪翔. 环氧化合物与丝素蛋白化学交联凝胶的结构［J］. 高等学校化学学报,2005,26(5):964-967.

［34］ 闵思佳,吕顺霖,胡智文. 多孔丝素凝胶的理化性状和生物相容性［J］. 蚕业科学,2001,27(1):43-48.

［35］ 汪琦翀,朱良均,闵思佳等. 丝素蛋白/丙烯酸/丙烯酰胺复合吸水材料的吸水与保水性能检测［J］. 蚕业科学,2009,35(3):661-665.

［36］ Yodmuang S，McNamara S L，Nover A B，et al. Silk microfiber-reinforced silk hydrogel composites for functional cartilage tissue repair［J］. Acta Biomater,2015,11:27-36.

［37］ Li C M，Luo T T,Zheng Z Z，et al. Curcumin-functionalized silk materials for enhancing adipogenic differentiation of bone marrow-derived human mesenchymal stem cells［J］. Acta Biomater,2015,11:222-232.

［38］ Sukumar N，Ramachandran T，Kalaiarasi H，et al. Characterization and in vivo evaluation of silk hydrogel with enhancement of dextrin, rhEGF, and alginate beads for diabetic Wistar Albino wounded rats［J］. J Text Ins,2014,106(2):133-140.

第9章 蚕丝蛋白静电纺丝纳米纤维材料

摘要:丝素蛋白通过静电纺丝制备成的纳米纤维,具有比表面积大、孔隙率高、生物相容性好等优点。本章主要介绍了静电纺丝制备原理、优势和影响纤维性能的主要工艺参数,综述了近年来国内外丝素蛋白纳米纤维的研究现状,包括根据溶剂、取向、同轴、核壳不同结构对丝素静电纺丝的分类,丝素蛋白与有机物、无机物的复合纳米纤维的研究,以及丝素静电纺丝纳米纤维在组织工程领域(皮肤敷料、血管工程、骨组织工程以及神经修复)的应用,指出了目前丝素静电纺丝的局限性,并展望了丝素蛋白纳米纤维的应用前景。

9.1 概　述

当纤维直径由微米级($10\sim100\ \mu m$)降至纳米级($10\sim100\ nm$)时,纤维将具有一些特殊的性质,如巨大的比表面积、大长径比以及超强的力学性能。这些特殊的性能使纳米纤维在很多重要领域具有很好的应用前景。目前,化学气相沉积(chemical vapor deposition)、模板合成(template synthesis)、相分离(phase separation)、自组装(self-assembly)、电化学(electrochemistry)、静电纺丝(electrospinning)等多种技术被用于纳米纤维的制备。其中静电纺丝由于操作简单、尺寸可控,且具备大规模生产纳米纤维的潜力,备受研究者的重视,而且与其他技术相比,静电纺丝技术是一种直接且相对容易的纳米纤维制备方法[1]。

9.1.1 静电纺丝技术及原理

高压静电纺丝技术简称静电纺丝或者电纺丝,是一种使带电荷的聚合物溶液或熔体在静电场中喷射来制备直径为几十纳米到几百纳米超细纤维的方法[2-6]。对于静电纺丝技术理论的研究始于著名物理学家 Geoffrey Ingram Taylor[7,8],他详细研究了电场中液滴的尖端并建立数学模型,即典型的泰勒锥(Taylor cone,TC)。他认为在电场中液滴主要受到两种力的相互作用,即电场力和表面张力,随着电场力的增加,液滴逐渐被拉长,当所施加的电场力的数值等于液体表面张力的数值时,液滴就形成了顶角为 49.3°的圆锥。在此之后,学者 Reznik[9]、Hohman[10]等分别对泰勒锥的形状、拉伸过程的机理及鞭动不稳定性(bending or whipping instability)等进行了理论研究,为之后静电纺丝制备纳米纤维建立了基础。

静电纺丝的基本装置由高电压装置、推动泵、注射器、收集器四部分组成,如图 9-1 所示。喷射装置中的电纺液在适当的电场力作用下,从注射器的喷头针尖射出,当电纺液体内的电场力克服其表面张力时,在电场力的作用下喷射形成一股稳定的射流,随着射流在电场内的牵伸与分裂,溶剂挥发或熔体固化,其间经过慢加速(射流形成)和快加速(射流加速)两个阶段[11-13],最后收集于接地的收集装置上形成类似无纺布的微纳米纤维材料。静电

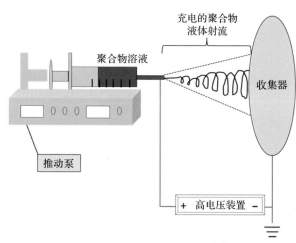

图 9-1 静电纺丝装置示意图[11]

纺丝过程涉及电磁理论、流体力学以及表面科学等多门学科,是一个多种力相互作用的复杂过程[14]。

与其他纳米纤维制备方式相比,静电纺丝有其独特的优势:①适合溶剂溶解聚合物;②溶剂具有合适的蒸汽压,它的蒸发应该确保纤维到达收集器时的完整性,但蒸发不能太快,以免造成纤维达到纳米级之前硬化;③溶剂的黏度和表面张力不能太大,否则会阻碍喷射流的形成,但也不能太小,否则会导致吸液管中的聚合物溶液自由流失;④电压必须可以克服聚合物溶液的黏度和表面张力,使喷射流形成并持续发生;⑤吸液管和收集器之间的距离不能太小,以免在两极间产生电火花,应该保持适当距离,让溶剂即时挥发,导致纤维形成。

9.1.2　静电纺丝工艺

通过静电纺丝技术制备纳米纤维的过程非常复杂,存在各种不确定性因素,如轴对称不稳定性、瑞利不稳定性、扰动和摆动不稳定性等[11]。实际上有一系列的工艺参数会影响所形成纤维的性质,改变电纺丝工艺参数,在同一静电纺丝装置上可以获得均匀纤维、液滴、微球或串珠状纤维。静电纺丝中所涉及的主要工艺参数包括聚合物参数、溶剂溶液参数和纺丝工艺参数。聚合物参数是指聚合物的种类和组成、相对分子质量及分布、链段结构和溶解性等;溶剂参数是指溶剂的沸点、蒸汽压和偶极距等,溶液参数是指溶液的浓度、黏度、表面张力和导电性等;纺丝工艺参数又包括过程控制参数和环境参数,过程控制参数是指电压、流速、喷丝口和收集器之间的距离,环境参数是指温度、湿度和环境气氛(如常压、真空)等。以下是静电纺丝主要工艺参数对纤维直径和形貌影响的一般规律:

(1)聚合物参数。聚合物的相对分子质量越高,纤维直径越大;相对分子质量分布越广泛,串珠状结构纤维形成的概率越高;溶解性高时,高分子链更加舒张,相互缠绕,有利于纤维形成。

(2)溶液参数。浓度越高,黏度越大,表面张力越大,而离开喷嘴后液滴分裂能力随表面张力增大而减弱。通常在其他条件恒定时,随着浓度增加,纤维直径增大。当溶液导电性增加时,射流得到电场力充分牵引,从而降低纤维直径,但纤维会发生剧烈的摆动,从而导致纤维直径分布变宽。

(3)电场强度。随电场强度增大,高分子静电纺丝液的射流有更大的表面电荷密度,因而有更大的静电斥力。同时,更高的电场强度使射流获得更大的加速度。这两个因素均能引起射流及形成的纤维有更大的拉伸应力,导致有更高的拉伸应变速率,有利于制得更细的纤维。

(4)静电纺丝流体的流动速率。当喷丝口孔径固定时,射流平均速率显然与纤维直径呈正比。

(5)毛细管口与收集器之间的距离。聚合物液滴经毛细管口喷出后,在空气中伴随着溶剂挥发,聚合物浓缩固化成纤维,最后被收集器接收。随两者间距离增大,直径变小。

(6)收集器的状态不同,制成的纳米纤维的状态也不同。当使用固定收集器时,纳米纤维呈现随机不规则排列;当使用旋转盘收集器时,纳米纤维呈现平行规则排列。因此,不同设备条件所生成的纤维网络不同。

虽然众多研究已经对上述工艺参数对静电纺丝的影响得出了一些基本规律,但是由于各个参数的作用并不是独立的,因此很难给出某个工艺参数与聚合物和静电纺丝结果之间的定量关系。

9.2　丝素静电纺优势及分类

9.2.1　丝素静电纺优势

纳米纤维具有的最大特点就是比表面积大,导致其表面能和活性的增大,从而产生了小尺寸效应、表面或界面效应、量子尺寸效应、宏观量子隧道效应等,在化学、物理(热、光电磁等)性质方面表现出特异性,尤其是成了组织工程领域的研究热点[15-20]。

在天然聚合物中,作为基于蛋白的高聚物,丝素蛋白以其良好的生物相容性、生物可降解性、透氧透湿性以及低炎症反应性,受到生物医学和材料科学领域研究人员的关注[21-24]。丝素蛋白是由蚕茧缫丝脱胶而得的纤维状蛋白质,由 1 条 H 链和 1 条 L 链通过 S—S 键结合而成,主要由甘氨酸、丙氨酸和丝氨酸组成。丝纤维用于临床上已经有几十年的历史,如用作手术缝合线等。利用静电纺丝技术很容易将丝素蛋白制备成纳米纤维[25-28],而且制备的纳米/亚微米纤维支架可以在最大程度上模仿天然细胞外基质(ECMs)的结构,更有利于细胞在其上黏附、分化、增殖。因此,丝素纳米纤维在生物医学领域有着广阔的应用前景[29,30],如用作创面保护材料、人工血管、人工肌腱、隐形眼镜、药物缓释载体和抗凝血物质等。

9.2.2 丝素静电纺分类:溶剂、取向、同轴、核壳

9.2.2.1 根据溶剂不同分类:有机溶剂和水溶液

根据丝素静电纺丝所用溶剂的不同,可以分为有机溶剂和水溶液两大类。有机溶剂主要包括六氟异丙醇[31,32](hexafluoroisopropanol, HFIP)、甲酸[34,35](formic acid, FA)以及六氟丙酮[34,35](hexafluoroacetone, HFA)。

Zarkoob 等[32]首次利用 HFIP 作为溶剂将家蚕丝溶解,制备了直径为 6.5~200 nm 的纳米纤维。Jeong 等[36]将再生丝素蛋白溶于 HFIP 中制备浓度为 7%(w/v)的纺丝液,通过静电纺丝纺得纤维平均直径为 380 nm。Zhang[37]以及 Jeong 等[38]将再生丝素膜溶解在 HFIP 和 FA 中分别进行静电纺丝,比较了两种丝素膜的形态,在同样的纺丝条件下,用 HFIP 作为溶剂制备的纤维平均直径要高于甲酸作为溶剂制备的纤维(图 9-2)。这是因为相同条件下,HFIP 溶解丝素溶液的黏度比 FA 溶解丝素的黏度高 6 倍[33,39],从而导致喷射流难以延伸和分裂。这同时导致在电纺过程中,FA 制备的纳米纤维具备较高的 β-折叠结构,这使得多数学者都选择使用甲酸作为溶剂。Sukigara 等[40]将再生丝素蛋白溶于 FA 溶液中,利用表面响应法(response surface methodology, RSM)优化了静电纺丝的参数,从 RSM 模型得出浓度 8%~10%、场强 4~5 kV/cm、极距 5~7 cm 能获得直径小于 40 nm 的纤维。Ayutsede 等[41]通过静电纺丝制备了直径在 100 nm 以下的纳米纤维。此外,Ayutsede 等[42]以 FA 为溶剂,将碳纳米管分散于再生丝素蛋白甲酸溶液中,也制备了形态较好的再生丝素蛋白/碳纳米管复合纳米纤维。

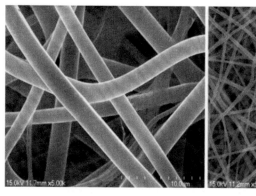
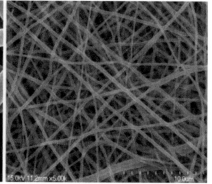

(a)六氟异丙醇(HFIP)作为溶剂　　　　(b)甲酸(FA)作为溶剂

图 9-2　静电纺丝素纤维 SEM 电镜图[37,38]

Min 等[33]将再生丝素海绵膜溶解于 98% 的 FA 中,获得 3%~15% 的溶液,制备了平均直径为 80 nm 的静电纺丝纳米纤维。同时,细胞实验显示,静电纺丝素膜提高了人类角质化细胞和成纤维细胞的黏附和迁移。Pan 等[43]将再生的丝素海绵膜溶解在 98% 的 FA 溶液中进行静电纺丝,研究发现,质量分数为 7% 是具有良好可纺性的临界浓度,纤维的直径随着浓度的增加而增大,随着极距的增加而减小,并且在极距较大时可以获得较均匀的纤维。在质量分数 9%、电压 15 kV、极距 12 cm 的纺丝条件下,80% 的纤维直径为 50~150 nm。Ohgo 等[34]将再生丝素蛋白溶解于 HFA 中,在一定的场强下,溶液质量分数为 7%、5% 和 3% 时可以得到细而圆的、直径为 100~1000 nm 的纤维。

　　用有机溶剂制备的丝素纳米纤维在生物组织工程领域的应用存在一定弊端,如 HFIP 与 HFA 都存在毒性,而 FA 具有强烈的刺激性。这些溶剂在纤维中的残留会对细胞造成伤害,而且在实验操作中也存在安全隐患。所以静电纺丝素水溶液成了多数学者的选择,但是形成纤维的流变力学特性要求较高浓度的丝素水溶液[44-46],即溶液黏度低于 40 mPa·s 时纤维不能形成。Wang 等[45]将纯再生丝素蛋白水溶液浓缩成浓度为 17%、28% 和 39% 的溶液,然后进行静电纺丝。当电压为 20 kV、收集距离为 12 cm 时,浓度为 17% 的纯再生丝素蛋白水溶液由于黏度不够而不能纺得纤维;浓度为 28% 时,溶液黏度达到 250 mPa·s,可以纺得直径范围在 400~800 nm 的纤维且纤维具有圆形截面,表面光滑;浓度为 39% 时,由于溶液黏度高达 3000 mPa·s 而变得不均一和不稳定,所纺的纤维不均一且由于水分挥发过快而呈带状。Chen 等[47]也利用纯丝素水溶液进行静电纺丝,首先纯丝素水溶液在 50~60 ℃下慢速搅拌浓缩至 28%~37%,研究发现在浓度达到 30% 时溶液黏度急剧增加,当在 37% 时,由于浓度过高致使注射器针头的溶液很快干燥而不能电纺。研究显示,在浓度 34%、电压 20 kV、极距 18 cm 时,获得形貌最优的呈条带状的静电纺丝纤维,如图 9-3 所示。带状纤维是由于在电纺过程中随着纤维内部溶剂的挥发而成为管状,然后在空气压力的作用下,纤维塌陷由圆管状转变成椭圆状,再转变成带状[48]。

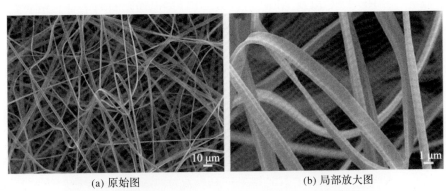

(a) 原始图　　　　　　　　　　　　　　(b) 局部放大图

图 9-3　纯丝素溶液(34%、20 kV、18 cm)静电纺 SEM 电镜图[48]

　　Zhu 等[46]利用柠檬酸—氢氧化钠—盐酸缓冲溶液调节再生丝素蛋白水溶液的 pH 值至 6.9(与家蚕后部丝腺的 pH 值相当),通过设计正交试验来优化电纺再生丝素蛋白的工艺参数。研究表明,最优电纺条件是浓度 30%、电压 40 kV 和接收距离 20 cm;而且影响电纺纤维直径大小的最主要因素是浓度,影响电纺纤维直径标准偏差的最主要因素是收集距离,纺丝电压是影响电纺纤维形态最主要因素。Cao 等[49]首先制备纯的再生丝素蛋白溶液,在浓缩过程中加入三种不同的盐类(LiBr、NaCl 和 Na_2HPO_4)调整纺丝溶液的导电性。研究结果显示,电纺溶液浓度和导电性是影响纤维直径和纤维膜厚度的主要因素。溶液浓度为 11%~17% 是成功纺出再生的丝素纳米膜的最优浓度;溶液的导电性(从 1.000 mS/cm 到 7.400 mS/cm)非常明显地降低了纤维的直径(图 9-4),这是因为喷射流电荷密度

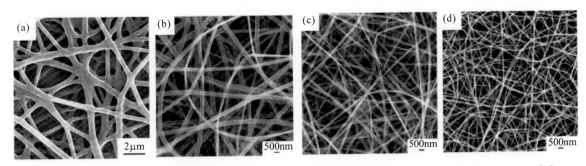

图 9-4　添加不同浓度 LiBr 溶液的丝素静电纺纤维 SEM 电镜图(17%、0.7 kV/cm、18 cm、0.2 mL/h)[50]
溶液导电性:(a)1.000 mS/cm;(b)1.600 mS/cm;(c)4.800 mS/cm;(d)7.400 mS/cm

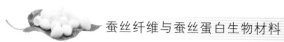

的增高一定程度地增加了其所受电场力[50]；同时，最优条件（浓度 13%、场强 1.35 kV/cm、流速 0.12 mL/h）制备的纳米纤维膜也具备良好的机械性质。

此外，众多学者将聚氧乙烯（polyethylene oxide，PEO）添加到纯丝素溶液中增加其黏度，从而提高可纺性。PEO 是具有良好生物相容性的聚合物[51-53]，而且也有研究其与胶原混合进行静电纺丝[54,55]。Jin 等[56]将 PEO（相对分子质量 900000）按不同的比例直接加入纯的丝素溶液，制得 4.8%~8.8% 的丝素/PEO 溶液，成功纺出直径为（800±100）nm 的丝素纤维。同时，XPS 测试验证了丝素纤维中的 PEO 比例与溶液中相当，并且 PEO 保持了丝素蛋白纤维的原始结构，没有出现 β-折叠结构，用酒精溶解去除 PEO 后静电纺丝纤维的表面变得粗糙。Jin 等[57]在其后续研究中，将 5 mL 的 PEO（5%）溶液与 20 mL 的丝素（8%）溶液混合制得 7.5% 的丝素/PEO 溶液，进行静电纺丝，获得平均直径为（700±50）nm 的纤维。接着，甲醇处理丝素/PEO 复合纤维使其产生 β-折叠结构，然后 37 ℃ 条件下水洗 48 h 除去 PEO，并对其进行人的骨髓基质细胞（BMSCs）培养，结果表明，PEO 会一定程度地抑制细胞生长。Wang 等[58]将 PEO 添加到丝素蛋白溶液中，制备了 7.1% 丝素/PEO 混合溶液进行静电纺丝，获得平均直径为（800±50）nm 的丝素纤维，之后经过 90%（V/V）甲醇处理后在 37 ℃ 条件下水洗 48 h 去除 PEO，然后通过双折射、XRD、DSC 以及 AFM 对丝素/PEO 静电纺丝进行表征。结果表明，PEO 相沿丝素蛋白矩阵纵向延伸；甲醇处理后 PEO 相消失，并且丝素纤维脆性增加，水洗完全去除 PEO 相后，丝素纤维呈均匀的多孔状结构（图 9-5），这也表明 PEO 相均匀地分散在丝素蛋白中；AFM 纳米压痕技术测试丝素纤维力学性能显示，甲醇处理后的纤维力学性能增强，去除具有塑化剂功能的 PEO 后，力学性能再次提高。

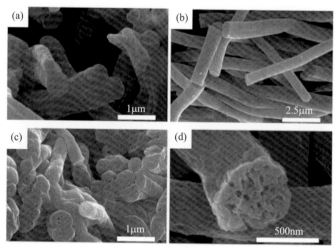

图 9-5　丝素/PEO(80/20/%)静电纺纤维横截面 SEM 电镜图[58]
(a)丝素/PEO 静电纺丝纤维；(b)甲醇处理后的丝素/PEO 静电纺丝纤维；(c,d)去除 PEO 的丝素/PEO 静电纺丝纤维

9.2.2.2　根据形貌不同分类：取向型和无序型丝素纳米纤维

根据丝素静电纺丝的形貌不同，可以分为取向型静电纺丝纤维和无序型静电纺丝纤维两大类。Dinis 等[59]提出了一种制备诱导神经修复的纤维/生长因子双梯度的静电纺丝素纳米纤维方法。研究人员将 10% 的丝素溶液与 5% 的 PEO 溶液按 4:1 的体积比混合，获得 8% 的丝素/PEO 混合溶液进行静电纺丝。为获得取向型的静电纺丝，将两块宽 8 cm、厚 0.3 cm 的两平面锌板置于高 25 cm 的陶瓷柱上作为收集装置（板间距 10 cm），锌板上通过导电胶带将玻璃片固定收集电纺丝，并且通过摇摆状开关装置连接其中一个收集锌板，使电纺丝在两锌板间来回沉积，共收集 3 min，整个装置如图 9-6(a)所示。在一定的电纺条件下（电压 12 kV，接收距离 16 cm 及推速 5 μL/min），获得平均直径为（672±82）nm 的纤维，而且纤维取向度在 5° 以内的达到 99.99%，2° 内的达到 85%，纤维形貌如图 9-6(b)所示。本章关于神经修复观点及内容将会在本章后续部分"静电纺丝素纳米纤维在组织工程领域的应用"中加以阐述。

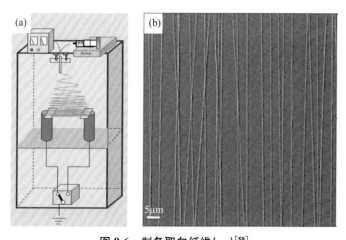

图 9-6　制备取向纤维(一)[59]
(a)制备取向静电纺纤维装置;(b)取向丝素纤维 SEM 图

Wittmer 等[60]利用直径为 20 cm、宽为 9 mm 的旋转铝轮作为收集装置,混合脑源性神经生长因子(BDNF)和睫状神经生长因子(CNTF)制备取向型丝素静电纺纳米纤维,应用于中枢神经系统的修复。当铝轮转速为 10 m/s 时获得取向度最优的丝素纤维,且直径为(330±130)nm。电纺装置及丝素纳米纤维形貌如图 9-7 所示。

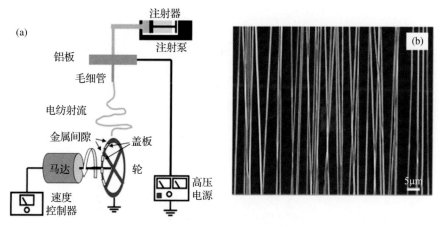

图 9-7　制备取向纤维(二)[60]
(a)制备取向静电纺纤维装置;(b)取向丝素纤维 SEM 图

9.2.2.3　根据形貌不同分类:核壳结构丝素纳米纤维

传统电纺装置中喷丝头为单毛细管,该装置难以制备出具有多种结构和功能的纤维,所以许多新的喷丝头脱颖而出,如可以制备具有核壳结构的同轴静电纺喷丝头,如图 9-8 所示。Wang 等[61]利用同轴静电纺丝装置制备了以丝素为核、PEO 为壳的纳米纤维。内层丝素溶液和外层 PEO 溶液的流速快慢对静电纺纤维的形貌有一定影响,特别是内层丝素溶液,当其流速过低时,缺乏足够的丝素溶液去形成核层丝素纤维,当其流速过高时,丝素溶液不能被外层 PEO 溶液包覆。因此,获得均一的、连续的丝素/PEO 核壳结构纤维,外层与内层溶液流速比应该在 6:1 至 10:1 之间。水蒸气处理去除 PEO 后,纤维最小直径可达 170 nm。同时,FTIR 和 XRD 测试证实了高湿度环境(RH 90%,25 ℃过夜)也能诱导丝素结构由无规卷曲向 β-折叠转变。Wang 等在纺丝及

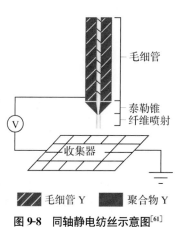

图 9-8　同轴静电纺丝示意图[61]

后处理过程中都使用水溶液,整个过程都避免了有机溶剂对材料的潜在危害。Hang 等[62]模仿蚕丝的组成和结构,利用同轴静电纺丝法制备了以再生丝素蛋白水溶液(33%,SF)为芯,丝胶蛋白水溶液(60%,SS)为皮的双组分静电纺丝纤维。通过扫描电镜(SEM)和透射电镜(TEM)研究发现,增加内层丝素纺丝液流速不能明显改变所得纤维的总直径,但纤维芯层直径却随内层纺丝液流速的增加而显著增大甚至使纤维产生偏芯现象。当内层纺丝液流速为 6 μL/min、电场强度为 5 kV/cm 时,所得同轴静电纺纤维的总直径相对较小且均匀,芯皮层结构也较清晰。拉曼光谱、热重分析及力学性能测试发现,具有芯皮结构的 SF/SS 同轴纤维具有更加稳定结构的 β-折叠构象,这是因为芯层的丝素只有 16% 的亲水氨基酸侧链,而皮层的丝胶则具有高达 63% 的亲水氨基酸侧链,所以在同轴电纺过程中皮层丝胶通过界面交互吸收丝素中的水分使其脱水,这使得丝素蛋白分子链因为形成氢键重新排列,从而诱导 β-折叠构象的形成,如图 9-9 所示。

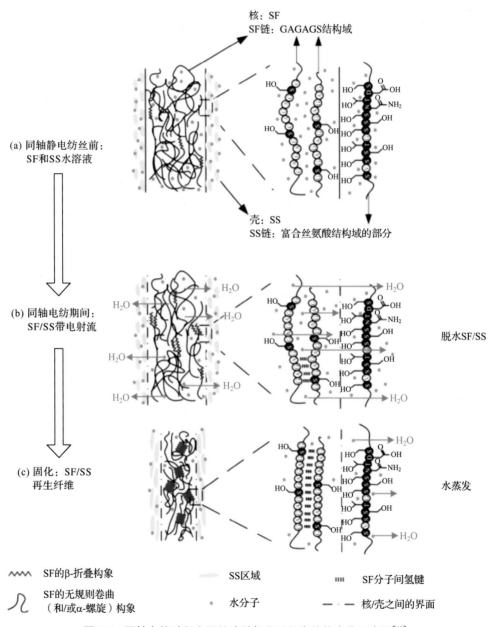

图 9-9　同轴电纺过程皮层丝胶引起芯层丝素结构变化示意图[62]

Cao 等[63]首先分别利用静电纺丝法制备羟基磷灰石(HAP)/丝素蛋白(SF)复合纳米纤维和同轴共纺法获得了以 HAP 为"芯"、SF 为"皮"的双组分电纺纤维。其次,利用扫描电镜和透射电镜、红外光谱以及 X 射线衍射等解析方法研究和对比两种纳米纤维的结构及形貌特征。红外光谱及 X 射线衍射结果均显示出丝素蛋白与羟基磷灰石的特征峰,表明共混复合及同轴共纺制备的丝素蛋白电纺膜中均含有羟基磷灰石,且丝素蛋白结构为无规线团/螺旋构象。透射电镜结果如图 9-10 所示,HAP/SF(V/V＝1/20)共混复合纤维直径不均,而 HAP/SF 同轴共纺纤维存在明显的"芯/皮"结构且 HAP 分散均匀。最后分别以 SF 纤维、HAP/SF 复合纤维和 HAP/SF"芯/皮"纤维作为有机基质,对其诱导矿化能力进行了探索,结果表明含较多 HAP 的 HAP/SF"芯/皮"纤维更有利于矿化的进行。

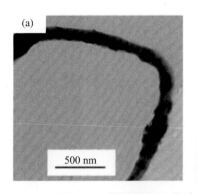
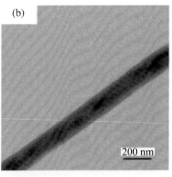

图 9-10　羟基磷灰石/丝素共混电纺透射电镜图[63]

(a)HAP/SF(V/V＝1/20)共混复合纤维;(b)HAP(芯)/SF(皮)同轴共纺纤维

Wang 等[64]通过同轴静电纺丝方法制备了聚丁二酸丁二醇酯(PBS)/再生丝素蛋白(SF)核/壳结构复合纳米纤维膜,如图 9-11 所示。核/壳结构复合超细纤维的平均直径随着核层溶液纺丝流率的增加而逐渐增加,核层和壳层之间只存在一般的物理作用,同时核/壳复合纳米纤维也因核层 PBS 使整体力学性能提高。

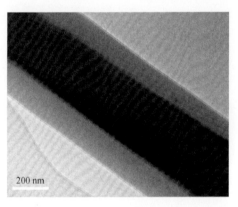

图 9-11　PBS/SF 核/壳复合超细纤维的透射电镜图[64]

9.3　丝素静电纺复合纳米纤维

9.3.1　静电纺丝素与有机蛋白复合纳米材料

Zhou 等[65]利用静电纺丝技术制备了胶原蛋白(COL)/SF 混纺纳米纤维管状支架,当纺丝液浓度增加时,纤维直径增大,形貌发生变化。胶原蛋白的加入可提高纳米纤维的直径和结晶度,过多的胶原蛋白会使纤维形貌呈带状,且结晶度略微下降,但含水率和应力变化不大。当 COL 和 SF 的质量比为 10∶100 时,SF 的结晶度最高,二级结构中 β-折叠结构的含量最大。

Okhawilai 等[66]将丝素和 B 型明胶(gelatin B, GB)共混制备复合纳米纤维,当丝素含量增加时纤

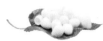

维直径增加,且含量大于50%时,纤维呈带状。研究人员同时利用1-(3-二甲氨基丙基)-3-乙基碳二亚胺盐酸盐(EDC)/N-羟基琥珀酰亚胺(NHS)混合试剂对SF/GB混纺纳米纤维进行交联处理,使SF的二级结构从无规则卷曲和α-螺旋结构向β-折叠结构转变,从而使其降解速率减慢,力学性能增强。

Park等[67]利用甲酸为溶剂,成功制备SF/壳聚糖(CS)混合纳米纤维,不同比例混合的SF/CS对复合纳米纤维的影响如图9-12所示,当SF和CS的质量比为70∶30时,可以得到连续的纤维;随着CS含量的增加,纤维直径从450 nm降到130 nm,这可能是因为CS增加了溶液的导电性,从而降低复合纤维的直径。通过ATR-IR和固体核磁CP-MAS ^{13}C NMR观察比较甲醇处理纯SF纳米纤维和CS/SF混纺纳米纤维,发现CS/SF混纺纳米纤维中SF从无规型转变到β-折叠型结构的速率更快,这是因为CS的刚性键可以通过分子间作用力加快SF的二级结构转变。

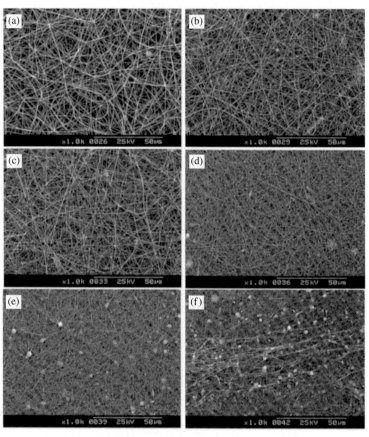

图9-12 不同比例SF/CS复合纳米纤维SEM电镜图[67]

(a)纯丝素纳米纤维;(b)SF/CS(90/10);(c)SF/CS(80/20);(d)SF/CS(70/30);(e)SF/CS(60/40);(f)SF/CS(50/50)

Zhang等[68]将柞蚕丝素蛋白(TSF)混入桑蚕丝素蛋白SF中进行静电纺丝,研究不同比例的SF/TSF对复合纳米纤维形貌的影响,结果如图9-13所示。当TSF含量增加时复合纳米纤维直径减小,这是由于TSF有较高的电导性,并且复合纳米纤维直径与SF含量成线性关系。经FTIR和DTG测试,表明SF与TSF是不共混的,即不能形成共晶结构,它们有各自的晶区。DTG测试显示,虽然SF的结晶性低于TSF,但当SF与TSF混纺时,SF/TSF纳米纤维有着更高的分解温度,即结晶区域面积增大。最后,利用间充质干细胞(mesenchymal stem cells,MSCs)、血管内皮细胞(vascular endothelial cells,VECs)和神经细胞在SF/TSF纳米纤维支架上黏附生长,结果显示SF/TSF纳米纤维支架有利于细胞的生长和增殖。

Ki等[69]将丝胶(SS)混入SF中配制成纺丝液,对纺丝液进行旋转剪切后进行静电纺丝。当在剪切力作用下,SS/SF共混纺丝液中SF的分子链排列规则,呈β-折叠结构。这是因为SS与SF之间存在氢键作用,使得SS与SF之间作用力增强,而在剪切力作用下,SS将缠绕的SF分子链拉直。因此,当SF

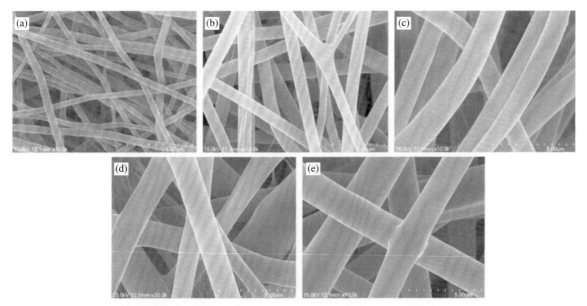

图 9-13 不同比例 SF/TSF 复合纳米纤维 SEM 电镜图

(a)SF/TSF(0/100);(b)SF/TSF(25/75);(c)SF/TSF(50/50);(d)SF/TSF(75/25);(e)SF/TSF(0/100)

水溶液中混有 SS 时,在剪切外力作用下,SF 的分子链更容易取向。通过 FTIR、CD 和^{13}C NMR 分析可知,SS/SF 纺丝液受到剪切力作用后,经静电纺制备获得的 SS/SF 混纺纳米纤维的二级结构已从无规卷曲向 β-折叠型结构转变。

Sato 等[70]在制备好的静电纺纳米纤维支架管外再包覆一层海绵状丝素蛋白,如图 9-14 所示。这种新的复合管结构可以运用于血管组织工程领域,复合之后的支架材料的拉伸强度和弹性模量明显提高,液体渗透率下降,但仍符合血管液体渗透率的标准。

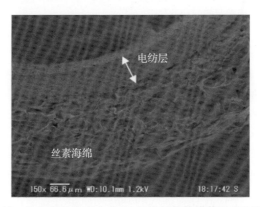

图 9-14 外包裹丝素蛋白的 SF 纳米纤维管横截面 SEM 图[70]

9.3.2 静电纺丝素与无机粒子复合纳米材料

Li 等[71]按照不同比例混合浓度为 13% 再生丝素(RSF)/甲酸(FA)溶液和浓度为 7% 聚乙烯醇(PVP)水溶液,60 ℃搅拌 4 h 后再添加 1%～2% 的硝酸银(AgNO₃),然后 10 ℃搅拌 4 h 进行静电纺丝。获得平均直径为 266 nm 的复合纳米纤维膜后,经过 155 ℃恒温热处理 5 min 和 UV 辐射(λ= 365 nm,P=10W)3 h 后,平均直径分别降低到 194 nm 和 156 nm,说明静电纺丝后残余的甲酸和水溶剂在后处理过程中都挥发了。而且 TEM、紫外-可见分光光度法以及 XRD 测试结果综合表明,热处理和 UV 辐射使电纺丝中的 AgNO₃ 还原成 Ag 团簇,进而氧化成 Ag₃O₄ 和 Ag₂O₂,并且使电纺丝内部的

Ag 纳米颗粒直径由 2.1 nm 增加至 3.5 nm。最后的抑菌环实验表明,含 2% AgNO₃ 的 SF/PVA 混合电纺丝膜对大肠杆菌和金黄色葡萄球菌均具有良好的抗菌效果。

Jao 等[72]将丝素和 TiO₂ 纳米颗粒按一定比例混合溶于甲酸溶剂中,并添加一定量的 PEO 进行静电纺丝。TEM 测试以及热重分析(TGA)直接说明丝素纳米纤维中 TiO₂ 纳米颗粒的存在。纳米纤维的直径随着添加 TiO₂ 纳米颗粒的增多而变大,这是因为添加 TiO₂ 纳米颗粒使丝素电纺液黏度增加进而导致直径变大。CBC 血液实验和细胞毒性试验说明添加 TiO₂ 纳米颗粒并不影响血液相容性,而且无毒性。光催化亚甲基蓝的降解研究结果如图 9-15 所示,24 h 的 UV-A 照射后含 0.8% TiO₂ 丝素电纺膜(SF-8T)相对空白丝素电纺膜(SF-0T)的亚甲基蓝降解量高出 51%。光催化机理是 UV-A 照射丝素电纺膜中的纳米 TiO₂ 使其表面产生电子和空穴,空穴与水分子反应产生羟基自由基,电子与氧气反应产生过氧自由基,而羟基自由基和过氧自由基可以作为还原剂引起有机染料的降解。

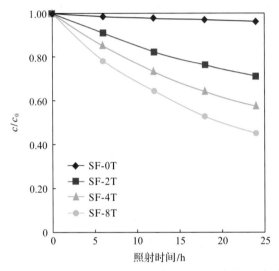

图 9-15 UV-A 照射丙酮处理后的不同 TiO₂ 含量 SF 复合电纺膜的亚甲基蓝相对浓度随时间变化曲线[72]

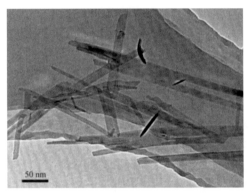

图 9-16 硅酸钙纳米晶须的 TEM 电镜照片[73]

Zhu 等[73]首先采用水热合成法制备了直径为 15～30 nm 和长度为 60～300 nm 的硅酸钙(CS)纳米晶须,如图 9-16 所示。然后再利用静电纺丝法制备了直径为 100～400 nm 的 SF/CS 复合纳米纤维。XRD 和 FTIR 分析结果均出现了硅酸钙的特征峰,且经过乙醇处理后复合纳米纤维材料中丝素蛋白主要为 Silk II 结构。水接触角实验表明复合纳米纤维的亲水性有所提高。模拟体液(SBF)浸泡试验表明,复合纳米纤维相对纯丝素纤维表面沉积 CHA 的速率有所提高,因为复合纳米纤维中的 CS 在 SBF 中溶解后使得复合纳米纤维表面形成富硅层,而富硅层的形成为羟基磷灰石提供了有利的成核质点,并进一步吸收周围的 Ca²⁺、PO₄³⁻、CO₃²⁻ 和 OH⁻ 离子,形成碳酸羟基磷灰石层硅酸钙。体外降解试验显示支架材料中加入 CS 后降解率提高且与加入的硅酸钙质量分数呈正相关,这是因为 CS 具有良好的亲水性,其复合比例越大,纤维材料的吸水率越高,而吸水率高易导致纤维的多孔结构遭到一定程度的破坏。所以 SF/CS 复合纤维具有良好的可降解性,有望用于骨组织修复材料。

Ayutsede 等[74]利用甲酸溶剂分别溶解单壁纳米碳管(SWNT)和再生丝素,然后按不同比例混合,通过静电纺丝成功制备了取向性的和无序性的 SF/SWNT 复合电纺膜。FTIR 结果显示,添加 SWNT 对丝素二级结构没有显著影响。广角 X 光衍射(wide-angle X-ray diffraction,WAXD)衍射测试说明,在 0.5%～2% 范围内添加 SWNT 能够引起丝素结晶线性增多,这可能是 SWNT 沿丝素纤维取向排列所致。这种规整的排列使添加 1% 的 SWNT 复合电纺膜杨氏模量增加 460%,但应力和应变均有所降低。

Gandhi 等[75]将 1% 的碳纳米管(CNT)与丝素共混制备复合纳米纤维膜。由于 CNT 具有较强的力学性能,而且加入的 CNT 可能使丝素结晶增多,所以弹性模量从单纯 SF 电纺膜的(140.67±2.21)

MPa 提高到（633.84±12.94）MPa，而拉伸强度也从（6.18±0.3）MPa 提高到（13.89±0.9）MPa。SF/CNT复合纳米纤维膜经甲醇处理及牵拉之后，弹性模量和拉伸强度均相应提高。四探针法测导电率结果表明，添加 CNT 后的复合纤维电导性提高，这对细胞的生长较为有利。

9.3.3　静电纺丝素与高分子复合纳米材料

Xue 等[76]将具有良好力学强度和柔性的聚乙烯醇（PVA）与再生丝素（RSF）复合制备力学性能较优的静电纺丝膜。Tanaka[77]和 Tsukada 等[78]研究认为 RSF/PVA 共混存在明显的相分离，故文中分别以三氟乙酸、二氯甲烷和水为溶剂，对再生丝素蛋白与聚乙烯醇的相容性及可纺性进行了研究。相容性研究显示以三氟乙酸为溶剂能够获得较为理想的共混状态，因为三氟乙酸分子更易与 SF 或 PVA 大分子上的极性基团形成氢键，从而破坏单一组分分子间的结合或缠结，促进各不同分子间的结合和渗透。XRD 以及 FTIR 测试结果显示 SF 与 PVA 分子之间存在某种程度的相互作用，促使相容性改善，从而使力学性能得到增强，应力强度从单纯 RSF 纤维膜的 176.9 N/cm^2 提高到 RSF/PVA（90/10）复合纤维膜的 258.8 N/cm^2，而且 PVA 本身是一种多羟基、柔性长链大分子，具有极好的拉伸和柔韧性能，这也一定程度地影响到复合纤维膜的力学性能。

Liu 等[79]将丙三醇作为增容剂，使 RSF/PVA 共混膜的相容性得到了一定程度的改善，使加入丙三醇的复合纤维直径的均匀性提高。另外，冯惠[80]通过添加维生素 C（VC）来削弱 PVA 及 SF 水溶液中大分子间的缠结作用，从而提高 PVA 水溶液的电纺速率及 SF 水溶液的稳定性，但 VC 的存在没有改善 PVA/SF 溶液的相容性和共混纳米纤维的形态。

缪秋菊等[81]将 20％丝素与 80％聚乳酸（w/w）溶解于六氟异丙醇（HFIP）中，通过静电纺丝方法制备丝素/聚乳酸共混纤维非织造网。所制备的丝素/聚乳酸静电纺纳米纤维直径与电压、接收距离大小和后处理方法等因素有关，不同后处理方法对丝素/聚乳酸静电纺纤维的晶体结构有较大影响。

张幼珠等[82]利用静电纺丝法，通过分层构建制备 PLA/丝素复合纤维膜，红外光谱研究显示复合纤维中丝素蛋白结构转向 β-折叠，PLA 结构无变化。PLA/SF 复合纤维膜断裂比功比纯 PLA 纤维膜提高 2 倍，比纯丝素纤维膜提高 18 倍，因此两者复合后具有更大的柔韧性和坚牢度。人脐静脉内皮细胞在复合材料上能够更好地成活、生长和增殖。之后，吴佳林[83]又研究了以甲醇、乙醇分别处理静电纺 PLA/丝素复合纳米纤维，结果显示经有机醇处理后的复合纤维膜中 PLA 和丝素纤维不同程度地发生溶胀变粗；复合纤维中丝素蛋白由无规构象转变为 β-折叠结构，结晶度及力学性能均有所提高，且经甲醇处理后提高更为明显，最后的细胞实验表明 3T3 细胞在 PLA/丝素复合纳米纤维膜上黏附、分化及增殖情况良好。

蒋岩岩等[84]将药物阿司匹林、聚乳酸（PLA）和丝素蛋白（SF）同时溶解在三氟乙酸/二氯甲烷（体积比为 7：3）二元溶剂中，通过静电纺丝技术制备载药 PLA/SF 复合纳米纤维。电镜结果显示复合纤维的平均直径随着药粉质量分数的增高而减小，这是由于阿司匹林药粉的加入，增加了喷射流表面电荷密度，从而使喷射流载有更多的电荷，在电场中受到更大的牵伸力，从而导致纤维变细。FTIR 分析可知，PLA 和 SF 能很好地复合，且复合纳米纤维中确实存在着阿司匹林药粉。当 SF 质量分数为 3％时复合纳米纤维的释药速率最大，并且复合纳米纤维的释药速率随着阿司匹林含量的增加而加快。

李鹏举等[85]将聚己内酯（PCL）与丝素蛋白（SF）共混制备静电纺丝纤维网来改善纯 SF 静电纺纤维膜断裂伸长率小的缺点。研究显示，当 SF/PCL 以不同比例混合时，随着 PCL 含量的增多，溶液黏稠度提高，纤维增粗。而且，随着 PCL 含量的增多，SF/PCL 静电纺纤维膜的断裂伸长率增大。当 PCL 含量大于 30％时，复合静电纺纤维膜的断裂伸长率已经超过 100％，这为组织工程支架材料提供了潜在的应用价值。

王敏超等[86]以滚筒为收集装置，静电纺制备了取向排列的丝素蛋白/聚己内酯共混纳米纤维膜。研究表明收集滚筒转速越大，纤维直径越小，排列取向程度越高；纤维定向排列的结构使电纺膜力学性能表现出了各向异性，与垂直滚筒滚动方向的纤维膜相比，沿滚筒滚动方向的纤维膜断裂应力较大、断

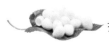

裂应变较小;随着滚筒转速的提高,沿滚筒滚动方向的纤维膜断裂应力逐渐增大、断裂应变逐渐减少,而垂直滚筒滚动方向的纤维膜则呈相反的力学行为。

Lee 等[87]将人脐带血(USC)与 PCL/SF 静电纺纳米纤维膜复合从而提高其细胞相容性。因为人脐带血中含有多种生长因子,包括皮生长因子、酸性和碱性成纤维细胞生长因子、血小板生长因子、肝细胞生长因子、维生素 A、胰岛素生长因子、神经生长因子、抗纤连蛋白酶和抗血清蛋白酶,使其能够显著加快伤口愈合速率。在豚鼠体内亚急性鼓膜愈合实验模型中,听觉脑干反应(ABR)测试结果显示 PCL/SF/USC 复合纳米纤维材料组显著恢复愈合,接近正常水平。

静电纺丝素材料具有优良的生物相容性、可降解性、无免疫原性,而且仿细胞外基质的特性使其能够很好地支持细胞黏附、增殖和分化。这些都表明静电纺丝素纳米纤维在生物材料领域具有潜在使用价值。将不同的无机粒子或聚合物与丝素蛋白共混制备复合纳米纤维材料不仅可以赋予复合材料多种优势,而且可以极大地拓宽丝素蛋白在生物材料领域的应用范围,为制备更加优良的生物工程材料提供借鉴。

9.4 静电纺丝素纳米纤维在组织工程领域的应用

"组织工程"是在 20 世纪 80 年代提出来的一个新概念,它是在生命科学、材料科学及相关物理学、化学学科的高技术迅速发展以后出现的新兴分支学科。目前,组织工程是非常具有前景的生理性修复技术,主要包涵了生物支架材料、种子细胞、生物活化因子及三者的有机组合,其中生物支架材料的主要作用是为细胞的停泊、生长、繁衍、新陈代谢、新组织形成提供支持[88,89],其自身会逐步降解吸收,最终被新生组织所替代。生物支架材料的结构可以引导组织工程器官的构建,提供机械支持来对抗体内张力,使器官按照预定的结构生长。此外,还可以通过各种方式加载各种药物,比如各种生长因子及细胞因子等,进一步拓宽其应用范围以及提升效果。

目前,用作组织工程细胞支架的生物降解材料主要有合成高分子如聚乳酸、聚羟基乙酸以及两者的共聚物等,天然高分子如胶原蛋白、甲壳素、壳聚糖、海藻酸盐等,天然无机物如多孔羟基磷灰石、珊瑚礁等[88,90]。合成高分子在力学性能、加工性能和价格等方面都优于天然高分子,但是合成高分子的生物相容性及细胞亲和性一般都不如天然高分子。天然高分子及天然无机物一般都无毒,生物相容性好,但加工性能差、降解速率难以控制、有的材料价格昂贵[90]。

通过静电纺丝制备的丝素纳米纤维膜相容性好,生物分解时间长,赋有优异的机械性质,并且其仿细胞外基质(ECM)的特性能提高细胞的黏附和增殖。以上多种独特性质使丝素纳米纤维成为组织工程支架材料的选择之一,其还被证明可以运载和保持蛋白的活性。因此,丝素纳米纤维支架在组织工程皮肤修复、血管重建、骨修复、肌腱重建以及神经重建等方面具有广阔的应用前景。

9.4.1 静电纺丝素纳米纤维在皮肤敷料方面的应用

皮肤是人体最大的器官,是人体面对外部环境的保护性屏障,具有有限的自我修复能力。成年人的皮肤主要由表皮(角质化层)和真皮(富含胶原层)两部分组成,在遭受严重烧伤、机械创伤等损伤时,皮肤的修复和重建都是棘手的问题。采用自体皮移植虽然效果显著,但自体皮源不足,而且还会造成新的创伤。于是,以皮肤细胞本身作为皮肤替代物修复缺损,以达到恢复组织器官的形态和功能成为一种理想的途径,由此诞生了皮肤组织工程。它的基本做法是取少量自体皮肤组织细胞,在体外培养、扩增后,将其接种到聚合物支架材料上生长,再将此细胞-支架复合物植入体内或缺损部位,种植的细胞继续增殖、形成新的皮肤组织,达到修复缺损和重建功能的目的。

Min 等[91]利用甲酸溶解丝素蛋白,通过静电纺丝制备丝素纳米纤维,并研究其对早期伤口愈合的促进作用。首先,通过 50% 甲醇处理 60 min 使丝素纳米纤维二级结构变成更稳定的 β-折叠结构,然后在有细胞外活性蛋白的预涂层和无涂层的丝素蛋白纳米纤维上种植正常人的角质细胞和成纤维细胞,评估其细胞活性发现：对于角质细胞［如正常人类口腔角质细胞（NHOK）和人表皮角质细胞（NHEK）］，胶原Ⅰ型蛋白涂层组丝素纳米纤维不仅提高细胞的黏附作用，而且对细胞的铺展也有促进作用；层粘连蛋白涂层组丝素纳米纤维仅提高了细胞的铺展作用；纤连蛋白涂层组与血清涂层组丝素纳米纤维对细胞的黏附和铺展作用相当。最后，研究人员对细胞形貌以及细胞与丝素纳米纤维间的相互作用进行了研究，SEM 结果显示（图 9-17）：第 3 天黏附在丝素纳米纤维网状膜中的 NHOK 从纤维空隙间迁移，在纤维层间生长，第 7 天时细胞已经与丝素纳米纤维完全结合，且细胞沿着纤维取向生长形成一个 3D 的纳米纤维网状结构。这与聚乙丙交酯纳米纤维对人骨髓间充质干细胞的支持作用效果相一致[92]。

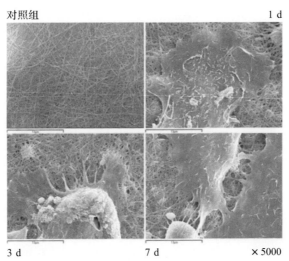

图 9-17　NHOK 细胞与酒精处理后的丝素纳米纤维在 0、1、3 和 7 d 后相互作用 SEM 图。标尺为 1 mm[92]

此外，Min 等[93]比较了机编制的丝素微纤维、电纺丝素纳米纤维以及丝素膜三者对正常人类口腔角质细胞（NHOK）的黏附和铺展不同来比较其对伤口愈合的促进情况。研究结果显示，丝素纳米纤维能够促进 NHOK 的黏附和铺展，特别是具备胶原Ⅰ型蛋白涂层时效果更加显著，这是因为丝素纳米纤维具有更高的比表面积和孔隙率让细胞黏附。随后，研究人员[94]对水蒸气处理改变电纺丝素纳米纤维结构进行研究并且比较水蒸气处理与甲醇处理对细胞相容性的影响，结果显示水蒸气处理组的丝素纳米纤维对成纤维细胞的黏附和铺展提高作用显著高于甲醇处理组的丝素纳米纤维。

Yeo 等[95]把丝素蛋白和胶原按不同比例溶于 HFIP 溶液制备混合电纺液，纺出了纤维直径为 320～360 nm 的多孔支架。此外，研究人员将 7% 的丝素电纺液和 8% 的胶原蛋白电纺液分别电纺于同一收集器，制备双组分的混合电纺纳米纤维，然后分别在两种不同方法制备的混合电纺纳米纤维膜上种植人表皮角质细胞（NHEK）和成纤维细胞（fibroblasts）。比较两种混合电纺丝对细胞的黏附及支持铺展情况可知（图 9-18），NHEK 在胶原、丝素蛋白混合（hybrid）电纺纳米纤维上细胞黏附和铺展优势要高于胶原、丝素蛋白混合（blend）电纺纳米纤维，这可能是因为混合电纺纳米纤维提供了更适合的构象变化和利于细胞黏附的纤维直径。

Jeong 等[96]用氧气和甲烷对丝素静电纺丝支架表面进行等离子体改性并培养人表皮角质细胞（NKEK）和成纤维细胞。细胞培养结果显示，氧气等离子体处理组的细胞活性、增殖及迁移态势均高于甲烷等离子体处理组，这可能是氧气等离子体处理后提高了丝素电纺纤维膜的亲水性。

Lü 等[97]将体外培养的自体表皮干细胞联合成纤维细胞-丝素蛋白纳米纤维活性支架移植入大鼠Ⅲ度烧伤创面，修复实验表明，表皮干细胞联合成纤维细胞-丝素蛋白纳米纤维活性支架，能够修复Ⅲ度烧伤创面，再生皮肤表真皮结构完整，并且与凡士林纱布敷料相比，能够提高创面的愈合效率，减少创面的愈合时间。这种在体外培养分化的细胞-材料复合物作为表皮替代物，为新型人工皮肤的研究建立基础并促进皮肤组织工程的发展。

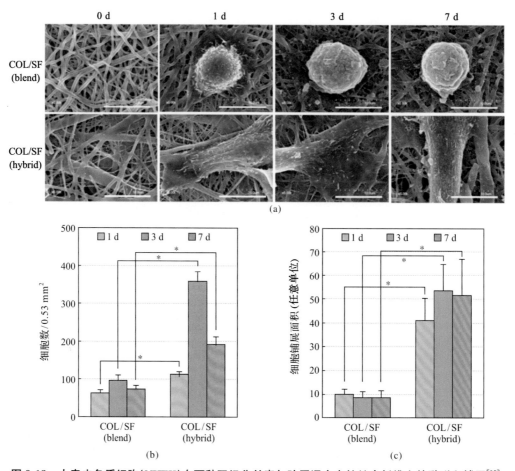

图 9-18　人表皮角质细胞（NHEK）在两种双组分丝素与胶原混合电纺纳米纤维上的黏附和铺展[95]

(a)NHEK 细胞与两种丝素胶原混合（blend 和 hybrid）电纺纤维上的相互作用 SEM 图，标尺为 10 μm；
(b)NHEK细胞的黏附水平；(c)NHEK 细胞在电纺纤维上的铺展数量，平均值±标准差（$n=4$，* $P<0.01$）

9.4.2　静电纺丝素纳米纤维在血管工程方面的应用

随着纤维材料和生物医学材料的不断发展，在人造血管方面的应用越来越多。丝素静电纺丝纤维材料拥有极高的孔隙率，纤维之间紧密连接，具有较强的抗爆能力，与人体血管的结构相似，有利于血管支架的构建。

我国于 1957 年开始研制蚕丝人造血管，目前上海丝绸研究所已制成多种类型和不同直径的真丝人造血管。Soffer 等[98]将丝素蛋白和聚氧乙烯（PEO）混合作为电纺液，成功制备了内径为 3 mm、平均壁厚为 0.15 mm 的管状结构，如图 9-19（a）所示。力学测试结果表明，管状支架材料的弹性模量为（2.45±0.47）MPa，抗张强度为（2.42±0.48）MPa，这与 Ayutsede 等[99]对丝素静电纺纤维的研究结果相一致；丝素管状支架的平均爆破压为 811 mmHg，显著高于胶原（71 mmHg）和其他常用的生物材料的爆破压[100]。丝素管状支架经过在含内皮生长因子-2 的培养基中孵化一段时间后，人冠状动脉平滑肌细胞（HCASMCs）和人大动脉内皮细胞（HAECs）在其上生长良好。

Zhang 等[101]以丝素蛋白和 PEO 为电纺液，以滚轴为接收器，制备了内径为 3 mm 的管状血管支架，在其上培养人冠状动脉平滑肌细胞（HCASMCs）和人大动脉内皮细胞（HAECs）。5 d 后，HCASMCs 已由星状结构转变为锤状；10 d 后，HCASMCs 完全扩展，检测得到细胞Ⅰ型胶原的表达和转录水平最高，而 HAECs 在 14 d 后最高。之后，利用表型特异性蛋白标志物来评价这两种血管细胞的表型，结果如图 9-20 和图 9-21 所示，这些实验证明了血管细胞在丝素蛋白支架上的生长、黏附、形态和增殖效果良好。

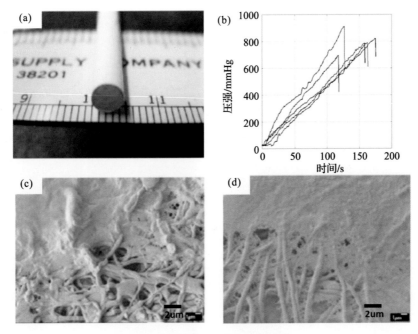

图 9-19 丝素电纺管状支架[98]

(a)光学照片;(b)丝素电纺管状支架内部压力随时间变化曲线;(c)HAECs 细胞在丝素电纺纤维上的 SEM 图;(d)HCASMCs 细胞在丝素电纺纤维上的 SEM 图

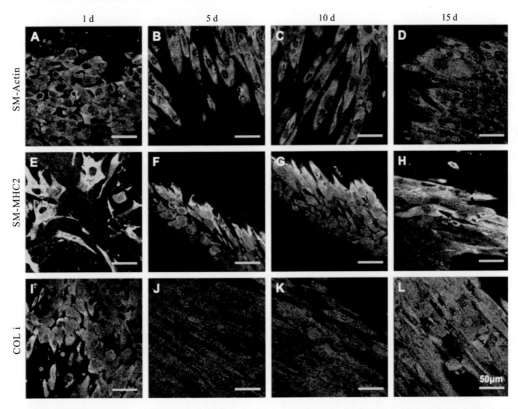

图 9-20 丝素静电纺纤维支架上的 HCASMCs 细胞在 1 d,5 d,10 d 和 15 d 的免疫组织化学染色图,标尺为 50 μm[101]

Zhang 等[102]将丝素蛋白水溶液进行电纺,然后在其上种植髂动脉内皮细胞(PIECs),电镜图显示经过 24 h 的培养,PIECs 在支架上黏附与铺展良好;7 d 以后,PIECs 爬满了整个支架,形成了一个内皮组织层,这一试验证明了丝素蛋白与血管内皮细胞具有良好的相容性,是制备人工血管的优质基质材料之一。

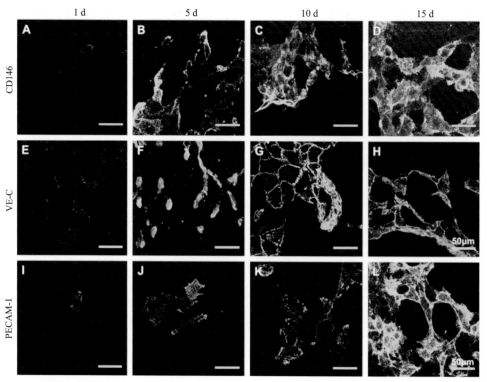

图 9-21　丝素静电纺纤维支架上的 HAECs 细胞在 1 d,4 d,和 7 d 的免疫组织化学染色图,标尺:50 mm[101]

　　为进一步提高丝素蛋白人造血管的血液相容性,Tamada 等[103]报道将丝素蛋白硫酸化后具有阻止血凝的作用,可用于制造人工血管。此外,Liu 等[104]用硫酸磺化修饰的丝素蛋白静电纺纤维制备纳米纤维支架,并对其抗凝性和细胞相容性进行了评价。研究结果如图 9-22 所示,24 h 内内皮细胞(ECs)

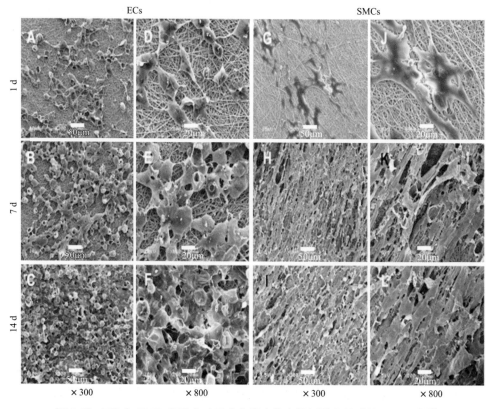

图 9-22　ECs 和 SMCs 细胞在硫酸磺化丝素静电纺纤维上的增值 SEM 图[104]

与平滑肌细胞（SMCs）细胞均黏附于材料表面，14 d后细胞快速增殖且聚集成多层细胞。因此，用硫酸磺化后的丝素支架抗凝性和血管细胞应答都得到显著提高。上述结果表明通过丝素蛋白的结构调控可以构建满足血管组织工程各种要求的人造血管。

Bondar等[105]研究了内皮细胞（ECs）在细胞形貌、增殖，以及细胞黏附因子的表达等方面对纳米和微米级丝素电纺纤维的响应性，结果显示在纳米和微米丝素纤维上的细胞黏附因子的mRNA转录水平并无显著性差异。定量PCR结果显示，在纳米纤维上生长的内皮细胞整合素-β_1的表达量要高于微米级丝素纤维上的内皮细胞表达量，因此纳米级丝素纤维有利于组织的血管化。

9.4.3　静电纺丝素纳米纤维在骨组织修复方面的应用

骨是一种特殊的结缔组织，由钙化的细胞外基质构成，其主要成分是Ⅰ型胶原和羟基磷灰石[106]，具有极高的抗压强度以维持机体的功能。因此，骨组织工程的支架材料必须确保基质的韧度和基质的沉积。基于丝素蛋白的韧性及电纺技术制备的纤维具有高孔隙率、高比表面积等特点，使用电纺技术和丝素蛋白作骨组织工程支架的研究日趋成热。

Meechaisue等[107]把丝素蛋白溶于甲酸，制备骨支架，在其上培养鼠成骨细胞（MC3T3-E1）。细胞黏附与增值SEM图显示（图9-23），从黏附2 h到8 h，MC3T3-E1细胞形貌从圆形到边缘有大量伪足的爬伸，细胞数量在不断增加；增殖3 d后，细胞扩增面积明显增大，细胞之间以及细胞与周围纤维之间作用良好；5 d后细胞完全把支架铺满，达到最大增殖率，并且利用生长因子刺激细胞伪足，可以指导细胞取向生长。

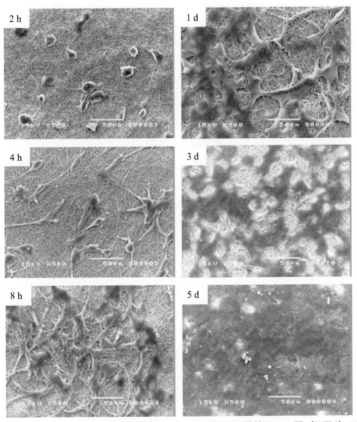

图9-23　MC3T3-E1细胞在丝素静电纺纤维上的黏附和增值SEM图，标尺为50 μm[107]

Meinel等[108]利用丝素蛋白和PEO水溶液共混电纺，得到了纤维直径为（530±100）nm的支架，然后利用纤黏蛋白改性丝素静电纺丝表面，探究骨髓间充质干细胞（HMSC）在其上的黏附差异。结果如图9-24所示，2 h后HMSC细胞对纤黏蛋白改性组的丝素纤维有明显的响应，细胞伪足沿纤维方向生长且分泌较多的ECM分子，无纤黏蛋白改性组细胞呈球形；72 h后，因为细胞外基质的分泌以及对培养基血清蛋白的吸附作用，使纤黏蛋白改性效应消失，两组细胞均沿轴向完全迁移，伪足明显可见。

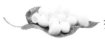

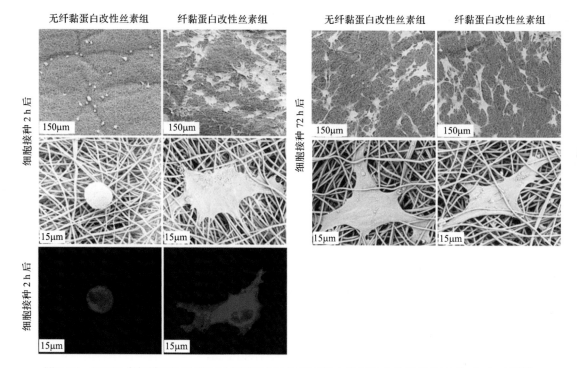

图 9-24　HMSC 在纤黏蛋白改性和无纤黏蛋白改性丝素静电纺纤维上的黏附 SEM 和 CLSM 图[108]

　　Jin 等[109]将 5％的 PEO 溶液与 8％的丝素溶液共混,得到 7.5％的丝素/PEO 共混电纺液,静电纺丝制得平均直径为(700±50)nm 的纳米纤维,并利用甲醇浸泡使丝素结构 β 化变为不溶,之后对比了去除 PEO 和未去除 PEO 的丝素纤维对骨髓基质细胞(BMSCs)的生物相容性。结果表明,在去除 PEO 的丝素纤维上 BMSCs 细胞数量显著高于未去除 PEO 丝素纤维组,因为 PEO 影响细胞的黏附,并且 BMSCs 细胞在培养 14 d 后细胞的黏附和增殖最为明显。

　　丝素蛋白纳米纤维的最大优点是能够模拟细胞外基质结构,但单纯通过静电纺丝技术制备的丝素蛋白纳米纤维大多是二维结构,不具有三维立体孔状结构,使得其在组织工程领域的应用受到一定限制。Ki 等[110]通过电纺技术将丝素分别制成三维纳米丝素和二维纳米丝素膜,进行体外培养 MC3T3-E1 前成骨细胞,通过 MTT 比色法及电镜观察到三维纳米材料较二维丝素膜更有利于骨细胞增殖及成骨。Park 等[111]利用丝素电纺纤维蛋白添加 NaCl 颗粒制作纳米级三维多孔支架(P-ESF),其直径为 6 mm,壁厚为 1.5 mm。同时设置无孔丝素纤维支架(N-ESF)和聚乳酸(PLA)支架作为对照组,在三组支架上分别种植 MC3T3-E1,经过 DNA 计数和四甲基偶氮唑盐比色法(MTT),分析细胞的增殖和新陈代谢能力。细胞在 P-ESF 支架上生长状态良好,优于 N-ESF 和 PLA 支架;并且在 P-ESF 支架上的成骨分化指标碱性磷酸酶(ALP)水平显著高于 N-ESF 和 PLA 支架上的 ALP 水平。把支架分别移植入骨损伤的小鼠体内,7 周后结果如图 9-25 所示,P-ESF 支架组小鼠的骨恢复体积达到 78.3％,N-ESF 支架组恢复达到 54.72％,而 PLA 支架组仅达到 49.31％,因此丝素电纺

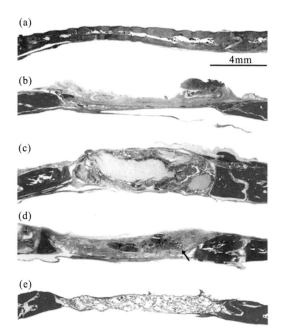

图 9-25　骨缺损修复 HE 染色组织切片图[111]

　　(a)正常骨组织;(b)缺损骨组织;(c)N-ESF 植入修复缺损骨组织;(d)P-ESF 植入修复缺损骨组织;(e)PLA 植入修复缺损骨组织

纤维蛋白三维多孔支架能够应用于骨组织修复领域,这也说明丝素蛋白和电纺技术在骨组织工程研究和应用上是有潜力的。

单纯的丝素蛋白多孔支架作为骨组织工程支架,在机械强度上不能满足要求。Li 等[112]在丝素/PEO 水溶液中加入聚 L-天冬氨酸(poly-Asp)制得共混纺丝液,通过静电纺丝得到丝素/PEO/poly-Asp纤维,平均直径为(350±30)nm,并将再生共混纤维经甲醇处理后作为矿化的模板进行矿化。结果表明,静电纺丝素纤维能够很好地使磷灰石沿轴线方向生长矿化,并且矿化效果随着共混纤维中聚 L-天冬氨酸量的增加而加强。同时发现,在共混纤维中聚 L-天冬氨酸量确定时,矿化效果也会随着矿化重复次数的增加而增强。这证明了静电纺丝素共混支架材料能够在骨组织工程上得到很好的应用。

之后,Li 等[113]以再生丝素蛋白水溶液静电纺得到的纳米纤维支架为材料,研究了人骨髓间质干细胞(hMSCs)体外培养骨组织的形成,并在再生丝素蛋白中加入骨成形蛋白 2(BMP-2)和羟基磷灰石纳米颗粒(nHAP),以考查其对骨组织的形成的影响。通过将 hMSCs 在电纺的 RSF/PEO、RSF/PEO(PEO 浸出)、RSF/PEO/BMP-2、RSF/PEO/nHAP、RSF/PEO/BMP-2/nHAP 五种纳米纤维支架上于成骨介质中静态培养 31 d,通过 SEM 的观察、钙含量测定、DNA 含量测定以及转录水平的表征可以看出,静电纺再生丝素蛋白基支架能促进 hMSCs 在其上生长和分化,其中在静电纺再生丝素蛋白支架中同时加有 BMP-2 和 nHAP 两种物质后,支架明显促进了骨组织的形成。hMSCs 扫描电镜(SEM)结果如图 9-26 所示。

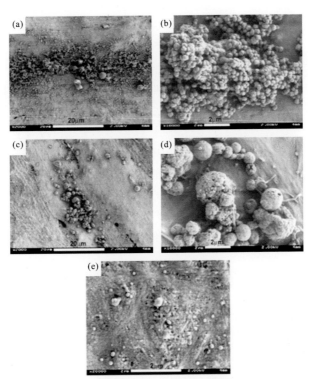

图 9-26　hMSCs 细胞在未复合(a,b)和复合(c～e)的 BMP-2 丝素静电纺纤维上培养 31 d 的 SEM 图[113]

为了评价丝素纳米纤维的生物相容性及诱导成骨的能力,Kim 等[114]将纳米丝素纤维膜植入兔子颅骨缺损处,8 周即可观察到明显的成骨效应,12 周时新骨修复完成。这显示出纳米丝素膜具有良好的生物相容性和成骨效应,能够应用于骨组织工程。丝素能够更好地成骨,主要是其能够促进钙离子的沉积,加快成骨速率[115]。以上研究表明,新型丝素纳米纤维具有良好的细胞相容性及骨诱导、骨形成作用,应用于骨组织工程有良好的前景。

9.4.4　静电纺丝素纳米纤维在神经修复方面的应用

面对各种创伤导致的神经断裂和缺损,目前主要采用手术直接吻合和自体神经移植两种方法修

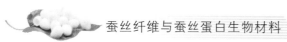

复,但效果均不甚理想,手术直接吻合对于大于 10 mm 的神经缺损存在巨大挑战,而自体移植又受到有效供体少及手术复杂程度高的限制。因此,开发有效的人工神经修复诱导材料成为神经修复工程的重点。

Wittmer 等[116]利用旋转收集装置获得取向型的丝素纳米纤维,同时在纤维中分别复合脑源性神经营养因子(BDNF)和睫状神经营养因子(CNTF),研究其对大鼠视网膜神经细胞(RGC)的生物相容性。无序的丝素纳米纤维对 RGC 细胞的诱导黏附作用如图 9-27 所示,神经突沿纤维方向伸展生长,并在纤维交叉处改变生长方向;细胞体紧黏附于丝素纤维上,生长锥通过板状伪足和丝状伪足多重黏附于纤维。

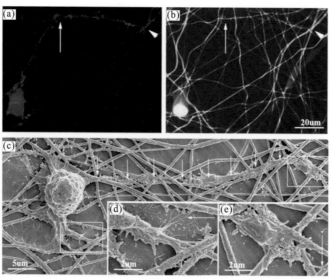

图 9-27　RGC 在无序丝素静电纺纤维上黏附的 CLSM 和 SEM 图[116]

功能性丝素纳米纤维缓慢释放神经生长因子,长时间地促进神经细胞生长,提高神经修复效果。图9-28是 RGC 细胞在功能性取向丝素纳米纤维上的生长结果:单纯的取向丝素纳米纤维上神经突长度为$(46.9\pm2.4)\mu m$,单一复合 BDNF 和 CNTF 生长因子的功能性取向丝素纳米纤维上神经突长度分别是$(82.3\pm2.8)\mu m$ 和$(105.2\pm1.3)\mu m$,而同时复合 BDNF 和 CNTF 生长因子的取向丝素纳米纤维上神经突达到$(117.7\pm2.9)\mu m$,这表明丝素纳米纤维复合神经生长因子后对 RGC 细胞的生长具有较高的促进作用。

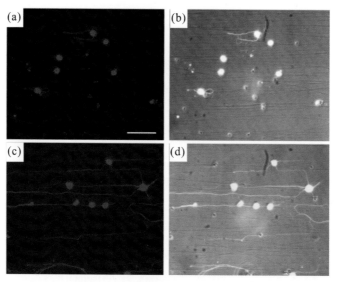

图 9-28　RGC 在取向型功能丝素静电纺纤维上生长的 CLSM 图[116]
(a,b)单一取向的丝素静电纺纤维;(c,d)复合 CNTF 生长因子的丝素静电纺纤维;b 和 d 为明场

　　Dinis 等[117]同样利用旋转收集装置获得取向型的丝素纳米纤维,同时在纤维中复合神经生长因子(NGF)和睫状神经营养因子(CNTF),然后将直径为 0.3 mm 的四氟乙烯棒作为模板旋转包覆取向丝素纤维膜,构造多通道的 3D 神经支架替代品,具体结构如图 9-29 所示。这种神经束状结构的多功能神经导管通道大小及数量均可人为调控,被应用于外围神经的修复。通道内外纤维均为取向型,有利于神经细胞的黏附生长[118],并且这种仿生的 3D 神经导管力学性能与鼠坐骨神经强度相当,能够应用于外围神经的修复。

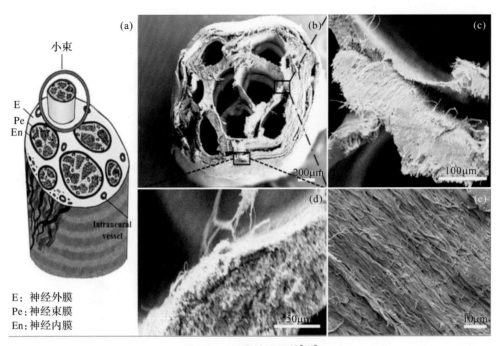

图 9-29　丝素神经导管[118]

　　(a)外围神经示意图;(b~d)多通道的 3D 纳米纤维神经修复材料 SEM 图;(e)取向丝素横截面SEM 图

　　Dinis 等[119]还制备了一种诱导神经修复的纤维/生长因子双梯度的静电纺丝素纳米纤维应用于神经修复。通过多次裁剪制备梯度型的取向丝素纳米纤维,因为丝素纤维中复合了神经生长因子(NGF),所以在具备纤维密度梯度时也同时具备了生长因子梯度。如图 9-30 所示,从左至右,罗丹明荧光强度逐渐减弱说明纤维也逐渐减少。

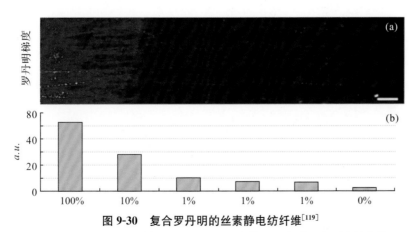

图 9-30　复合罗丹明的丝素静电纺纤维[119]

(a)罗丹明浓度梯度的荧光照片;(b)罗丹明荧光强度随取向纤维的变化

　　然后,研究人员研究了连续型和梯度型丝素纳米纤维对大鼠背根神经节细胞(DRG)生长的影响。

结果如图 9-31 所示,在相同浓度的神经生长因子(NGF)情况下,梯度型丝素纤维上神经轴突更为取向,平均长度显著增长且只有两个神经突,说明这种双梯度的静电纺丝素纳米纤维有利于神经的修复。

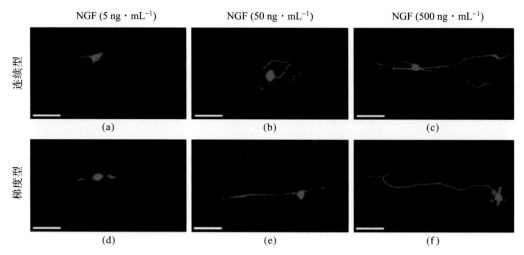

图 9-31　复合不同浓度的神经生长因子(NGF)的连续型(a~c)和梯度型(d~f)丝素纤维上 DRGs 细胞的形貌图[119]

结合再生丝素蛋白和静电纺丝两者各自的优点制备出性能良好的再生丝素蛋白组织工程支架,细胞可以在其上很好地黏附、增殖。一方面,伴随着对丝素蛋白各种理化特性、制备工艺、后处理等的进一步理解,人们能够制备符合各种组织器官重建实际需要的支架;另一方面,全面了解丝素蛋白与组织工程领域中种子细胞如动物组织来源的原代细胞或干细胞的作用及生物学功能,并进一步深入研究细胞-材料复合支架的力学性能、降解性及动物体内的功能性等,为进一步构建切实可行的组织工程修复材料提供很好的理论指导和实验依据。相信随着研究的深入,静电纺再生丝素蛋白纳米纤维在组织工程支架等生物医药领域中的特有优势会更加明显。

9.5　展　望

随着纳米纤维在包括光电子器件、传感器技术、催化、过滤以及生物医学等领域的广泛应用,越来越多的学者开始关注并研究能够连续获得纳米纤维的静电纺丝技术。在过去的 20 多年中,各种生物高分子材料以及合成聚合物已经成功通过静电纺制得纳米/微米级纤维,但是对于静电纺丝技术仍存在以下一些问题:

第一,通过静电纺丝技术获得的纳米纤维呈无纺布状,而不能得到纤维彼此分离的长丝或者短纤维;

第二,影响静电纺丝过程各种参数(如溶液性质、电场强度、毛细管口与收集器之间的距离及纺丝流体的流动速率等)的互作效应,使其无法准确预测电纺纤维形貌,而且对纳米纤维尺度、导向和其他预期特征较难控制和重复;

第三,静电纺丝产量低,难以大规模生产应用;

第四,在静电纺丝过程中,拉伸速率低,纺丝路程短,高分子取向发展不完全,因此纤维力学性能较差。

丝素静电纺丝凭借其高比表面积及仿细胞外基质特性被广泛应用于生物医学工程领域,但是单纯的丝素纳米纤维功能单一,难以满足复杂的功能需求,因此功能性丝素纳米纤维也有待发展,例如功能性纳米纤维与细胞响应的相互作用,以及对药物搭载及缓释的研究等都有待完善。相信随着静电纺丝工艺技术的不断完善和提高,大规模低成本生产纳米纤维材料会成为可能。

(周官山、杨明英)

参考文献

［1］ Huang Z M,Zhang Y Z,Kotaki M,et al. A review on polymer nanofibers byelectrospinning and their applications in nanocomposites[J]. Compos Sci Technol,2003,63(15):2223-2253.

［2］ Huang J，Liu L，Yao J M. Technology and properties of regenerated *bombyx mori* silk fibroin nano-fiber membrane by electrospinning method[J]. Silk,2011,48(1):20-23.

［3］ Qin X H, Wang S Y. Brief study on the processing theory actuality and application of electrospun nanofibers[J]. Hi-Tech Fiber & Application,2004,29(2):28-31.

［4］ Bognitzki M, Czado W, Frese T, et al. Nanostructured fibers via electrospinning[J]. Adv Mater,2001,13(1): 70-72.

［5］ Wenhong S, Chengru Z, Gang J. The applications of electrospinning technique in the biomedical materials field[J]. China Medical Device Information,2006,12(5):17-22.

［6］ Nandana B, Subhas C. K. Electrospinning：A fascinating fiber fabrication[J]. Biotechnol Adv,2010,28(3): 325-347.

［7］ Taylor G I. The force exerted by an electric field on a long cylindrical conductor[J]. P Roy Soc A-Math Phy,1966, 291(1425):145-158.

［8］ Taylor G I. Disintegration of water drops in an electric field[J]. P Roy Soc A-Math Phy,1964,280(1382):383-397.

［9］ Reznik S N，Yarin A L，Theron A，et al. Transient and steady shapes of droplets attached to a surface in a strong electric field[J]. J Fluid Mech,2004,516:349-377.

［10］ Hohman M M, Shin M, Rutledge G, et al. Electrosping and electrically forced jets：Ⅰ. stability theory[J]. Phys Fluids,2001,13(8):2201-2220.

［11］ Shin Y M, Hohman M M, Brenner M P，et al. Experimental characterization of electrospinning：the electrically forced jet and instabilities[J]. Polymer,2001,42(25):9955-9967.

［12］ Shenoy S L, Bates W D, Frisch H L, et al. Role of chain entanglements on fiber formation during electro-spinning of polymer solutions：good solvent, non-specific polymer-polymer interaction limit[J]. Polymer,2005,46(10): 3372-3384.

［13］ Reneker D H，Yarin A L，Fong H，et al. Bending instability of electrically charged liquid jets of polymer solutions in electrospinning[J]. J Appl Phys,2000,87(9):4531-4547.

［14］ Xue C, Hu Y Y, Huang Z M. Recent development in study on mechanism of electrospinning[J]. Polym Bull,2009, 16(6):38-47.

［15］ Luu Y K, Kim K, Hsiao B S, et al. Development of an anostructured DNA delivery scaffold via electrospinning of PLGA and PLA-PEG block copolymers[J]. J Control Release,2003,89(2):341-353.

［16］ Subbiah T, Bhat G S, Tock R W, et al. Electrospinning of nanofibers[J]. J Appl Polym Sci,2005,96:557-569.

［17］ Ramanathan K, Bangar M A, Yun M, et al. Bioaffinity sensing using biologically functionalized conducting-polymer nanowire[J]. J Am Chem Soc,2005,127(2):496-497.

［18］ Cui W G, Zhou S B, Li X H, et al. Drug-loaded biodegradable polymeric nanofibers prepared by electrospinning [J]. Tissue Eng,2006,12(4):1070-1072.

［19］ Wu Y, He J H, Xu L, et al. Electrospinning drug-loaded poly (Butylenes Succinate-coebytylene Terephthalate) (PBST) with acetylsalicylic acid (aspirin)[J]. Int J Electrospun Nanofibers Appl,2015,1(1):1-6.

［20］ Barnes C P, Sell S A, Knapp D C, et al. Preliminary investigation of electrospun collagen and polydioxanone for vascular tissue engineering applications[J]. Int J Electrospun Nanofibers Appl,2015,1(1):73-87.

［21］ Veparia C, Kaplan D L. Silk as a biomaterial[J]. Prog Polym Sci,2007,32(8-9):991-1007.

［22］ Altman G H, Diaz F, Jakuba C, et al. Silk-based biomaterials[J]. Biomaterials,2003,24(3):401-416.

［23］ Wang Y Z, Kim H J, Vunjak-Novakovic G, et al. Stem cell-based tissue engineering with silk biomaterials[J]. Biomaterials,2006,27(36):6064-6082.

［24］ Horan R L, Antle K, Collette A L, et al. In vitro degradation of silk fibroin[J]. Biomaterials,2005,26(17):3385-3393.

［25］ Zarkoob S, Eby R K, Reneker D H, et al. Structure and morphology of electrospun silk nanofibers[J]. Polymer,

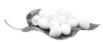

2004,45(11):3973-3977.

[26] Alessandrino A, Marelli B, Arosio C, et al. Electrospun silk fibroin mats for tissue engineering[J]. Eng Life Sci, 2008,8(3):219-25.

[27] Jin H J, Chen J, Karageorgiou V, et al. Human bone marrow stromal cell responses to electrospun silk fibroin mats[J]. Biomaterials,2004,25(6):39-47.

[28] Min B M, Jeong L, Nam Y S, et al. Formation of silk fibroin matrices with different texture and its cellular response to normal human keratinocytes[J]. Int J Biol Macromol,2004,34(5):223-30.

[29] Sukigara S, Gandhi M, Ayutsede J, et al. Regeneration of *Bombyx mori* silk by electrospinning, Part 1: processing parameters and geometric properties[J]. Polymer,2003,44(19):5721-5727.

[30] Ayutsede J, Gandhi M, Sukigara S, et al. Regeneration of *Bombyx mori* silk by electrospinning, Part 3: Characterization of electrospun nonwoven mat[J]. Polymer,2005,46(5):1625-1634.

[31] Park K E, Jung S Y, Lee S J, et al. Biomimetic nanofibrous scaffolds: preparation and characterization of chitin/silk fibroin blend nanofibers[J]. Int J Biol Macromol,2006,38(3-5):165-173.

[32] Zarkoob S, Eby R K, Reneker D H, et al. Structure and morphology of electrospun silk nanofibers[J]. Polymer, 2004,45(11):3973-3977.

[33] Min B M, Lee G, Kim S H, et al. Electrospinning of silk fibroin nanofibers and its effect on the adhesion and spreading of normal human keratinocytes and fibroblasts in vitro[J]. Biomaterials,2004,25(7-8):1289-1297.

[34] Ohgo K, Zhao C H, Kobayashi M, et al. Preparation of non-woven nanofibers of *Bombyx mori* silk, *Samia cynthia ricini* silk and recombinant hybrid silk with electro spinning method[J]. Polymer,2003,44(3):841-846.

[35] Yang M Y, Kawamura J, Zhu Z H, et al. Development of silk-like materials based on *Bombyx mori* and *Nephila clavipes* dragline silk fibroins[J]. Polymer,2009,50(1):117-124.

[36] Jeong L, Lee K Y, Liu J W, et al. Time-resolved structural investigation of regenerated silk fibroin nanofibers treated with solvent vapor[J]. Int J Biol Macromol,2006,38(2):140-144.

[37] Zhang F, Zuo B Q, Bai L. Study on the structure of SF fiber mats electrospun with HFIP and FA and cells behavior[J]. J Mater Sci,2009,44(20):5682-5687.

[38] Jeong L, Lee K Y, Park W H. Effect of solvent on the characteristics of electrospun regenerated silk fibroin nanofibers[J]. Key Eng Mater,2007,342-343:813-816.

[39] Min B M, Jeong L, Lee K Y, et al. Regenerated silk fibroin nanofibers: Water vapor-induced structural changes and their effects on the behavior of normal human cells[J]. Macromol Biosci,2006,6(4):285-292.

[40] Sukigara S, Gandhi M, Ayutsede J, et al. Regeneration of *Bombyx mori* silk by electrospinning. Part2: Process optimization and empirical modeling using response surface methodology[J]. Polymer,2004,45(11):3701-3708.

[41] Ayutsede J, Gandhi M, Sukigara S, et al. Regeneration of *Bombyx mori* silk by electrospinning. Part 3: characterization of electrospun nonwoven mat[J]. Polymer,2005,46(5):1625-1634.

[42] Ayutsede J, Gandhi M, Sukigara S, et al. Carbon nanotube reinforced *Bombyx mori* silk nanofibers by the electrospinning process[J]. Biomacromolecules,2006,7(1):208-214.

[43] Pan Z J, Qiu X W, Li Ch P, et al. Electrospun regenerated silk fibroin nanofibers: the fiber diameter distributions and mechanical properties[J]. J Mater Sci Eng,2006,24(2):187-191,199.

[44] Wang H, Shao H L, Hu X C. Structure of silk fibroin fibers made by an electrospinning process from a silk fibroin aqueous solution[J]. J Appl Polym Sci,2006,101(2):961-968.

[45] Wang H, Zhang Y P, Shao H L, et al. Electrospun ultra-fine silk fibroin fibers from aqueous solutions[J]. J Mater Sci,2005,40(20):5359-5363.

[46] Zhu J X, Shao H L, Hu X C. Morphology and structure of electrospun mats from regenerated silk fibroin aqueous solutions with adjusting pH[J]. Int J Biol Macromol,2007,41(4):469-474.

[47] Chen C, Cao C B, Ma X L, et al. Preparation of non-woven mats from all-aqueous silk fibroin solution with electrospinning method[J]. Polymer,2006,47(18):6322-6327.

[48] Koombhongse S, Liu W X, Reneker D H. Flat polymer ribbons and other shapes by electrospinning[J]. J Polym Sci Pol Phys,2001,39(21):2598-2606.

[49] Cao H, Chen X, Huang L, et al. Electrospinning of reconstituted silk fiber from aqueous silk fibroin solution[J].

Mat Sci Eng C-Mater,2009,29(7):2270-2274.

[50] Tan S H, Inai R, Kotaki M, et al. Systematic parameter study for ultra-fine fiber fabrication via electrospinning process[J]. Polymer,2005,46(16):6128-6134.

[51] Kim S W. Nonthrombogenic treatments and stragegies[M]// Ratner B D, Hoffman A S, Schoen F J, et al. Biomaterials Science: An introduction to Materials in Medicine. New York: Academic Press,1996:297-308.

[52] Alcantar N A, Aydil E S, Israelachvili J N. Poly (ethylene glycol) coated biocompatible surfaces[J]. J Biomed Mater Res,2000,51(3):343-351.

[53] Griffith L G. Polymeric biomaterials[J]. Acta Mater,2000,48(1):263-277.

[54] Huang L, Nagapudi K, Apkarian R P, et al. Engineered collagen-peo nanofibers and fabrics[J]. J Biomater Sci Polym Ed,2001,12(9):979-993.

[55] Huang L, Apkarian R P, Chaikof E L. High-resolution analysis of engineered type I collagen nanofibers by electron microscopy[J]. Scanning,2001,23(6):372-375.

[56] Jin H J, Fridrikh S V, Rutledge G C, et al. Electrospinning *Bombyx mori* silk with poly (ethyleneoxide)[J]. Biomacromolecules,2002,3(6):1233-1239.

[57] Jin H J, Chen J S, Karageorgiou V, et al. Human bone marrow stromal cell responses on electrospun silk fibroin mats[J]. Biomaterials,2004,25(6):1039-1047.

[58] Wang M, Jin H J, Kaplan D L, et al. Mechanical properties of electrospun silk fibers[J]. Macromolecules,2004,37(18):6856-6864.

[59] Dinis T M, Elia R, Vidal G, et al. Method to form a fiber/growth factor dual-gradient along electrospun silk for nerve regeneration[J]. Acs Appl Mater Inter,2014,6(19):16817-16826.

[60] Wittmer C R, Claudepierre T, Reber M, et al. Multifunctionalized electrospun silk fibers promote axon regeneration in the central nervous system[J]. Adv Funct Mater,2011,21(22):4232-4242.

[61] Wang M, Yu J H, Kaplan D L, et al. Production of submicron diameter silk fibers under benign processing conditions by two-fluid electrospinning[J]. Macromolecules,2006,39(3):1102-1107.

[62] Hang Y C, Zhang Y P, Jin Y, et al. Preparation of regenerated silk fibroin/silk sericin fibers by coaxial electrospinning[J]. Int J Biol Macromol,2012,51(5):980-986.

[63] Cao H, Chen X, Shao Z Z. Preparation of hydroxyapatite/silk fibroin electrospun fibers and their application to mineralization[J]. Acta Chimica Sinica,2008,66(18):2059-2064.

[64] Wang Q W, Xiong J, Zhang H P, et al. Preparation and properties of PBS-SF core-shell composite ultrafine fibrous membranes by coaxial electrospinning[J]. Acta Mater Compos Sin,2011,28(2):88-93.

[65] Zhou J, Cao C B, Ma X L, et al. Electrospinning of silk fibroin and collagen for vascular tissue engineering[J]. Int J Biol Macromol,2010,47(4):514-519.

[66] Okhawilai M, Rangkupan R, Kanokpanont S, et al. Preparation of the silk fibroin/gelatin electrospun fiber mats for controlled release applications[J]. Int J Biol Macromol,2010,46(5):544-550.

[67] Park W H, Jeong L, Yoo D, et al. Effect of chitosan on morphology and conformation of electrospun silk fibroin nanofibers[J]. Polymer,2004,45(21):7151-7157.

[68] Zhang F, Zuo B Q, Zhang H X, et al. Studies of electrospun regenerated SF/TSF nanofibers[J]. Polymer,2009,50(1):279-285.

[69] Ki C S, UmIn C, Park Y H. Acceleration effect of sericin on shear-induced β-transition of silk fibroin[J]. Polymer,2009,50(19):4618-4625.

[70] Sato M, Nakazawa Y, Takahashi R. Small-diameter vascular grafts of bombyx mori silk fibroin prepared by a combination of electrospinning and sponge coating[J]. Mater Lett,2010,64(16):1786-1788.

[71] Li W, Wang J, Chi H, et al. Preparation and antibacterial activity of polyvinyl alcohol/regenerated silk fibroin composite fibers containing Ag nanoparticles[J]. J Appl Polym Sci,2012,123(1):20-25.

[72] Jao W C, Yang M C, Lin C H, et al. Fabrication and characterization of electrospun silk fibroin/TiO$_2$ nanofibrous mats for wound dressings[J]. Polym Advan Technol,2012,23(7):1066-1076.

[73] Zhu H L, Wu B W, Feng X X, et al. Structures and properties of silk fibroin/CaSiO$_3$ composite nanofibers[J]. J Text Res,2011,32(6):1-6.

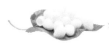

［74］ Ayutsede J, Gandhi M, Sukigara S, et al. Carbon nanotube reinforced *Bombyx mori* silk nanofibers by the electro-spinning process［J］. Biomacromolecules, 2006, 7(1): 208-214.

［75］ Gandhi M, Yang H, Shor L, et al. Post-spinning modification of electrospun nanofiber nanocomposite from *Bombyx mori* silk and carbon nanotubes［J］. Polymer, 2009, 50(8): 1918-1924.

［76］ Xue H Y, Gu Z, Dai L X, et al. Preparation and characterization of RSF/PVA blending nanofibers［J］. Polym Mater Sci Eng, 2007, 23(6): 240-243.

［77］ Tanaka T, Tanigami T, Yamaura K. Phase separation structure in poly (vinyl alcohol)/silk fibroin blend films［J］. Polym Int, 1998, 45(2): 175-184.

［78］ Tsukada M, Freddi G, Crighton J S. Structure and compatibility of poly (vinyl alcohol)-silk fibroin (PVA/SA) blend films［J］. J Polym Sci Pol Phys, 1994, 32(2): 243-248.

［79］ Liu Y, Xue H Y, Dai L X. Study on SF/ PVA blending nanofibers by electrospinning［J］. Synthetic Fiber in China, 2006(8): 13-16, 19.

［80］ 冯惠. 维生素 C 在聚乙烯醇和丝素溶液及其静电纺丝中的作用［D］: 苏州: 苏州大学, 2009.

［81］ 缪秋菊, 左保齐, 秦志忠, 等. 丝素/聚乳酸静电纺丝的研究［J］. 合成纤维, 2007(1): 5-8, 20.

［82］ 张幼珠, 吴佳林, 王立新, 等. 静电纺丝 PLA/丝素复合纤维膜的结构和性能［J］. 合成纤维工业, 2008(3): 1-4.

［83］ 吴佳林, 王曙东, 张幼珠, 等. 有机醇处理对 PLA/丝素复合纳米纤维的影响［J］. 丝绸, 2008(4): 24-26, 33.

［84］ 蒋岩岩, 秦静雯, 钱伟伟, 等. 载药聚乳酸/丝素纳米纤维的制备及缓释性能［J］. 纺织学报, 2012, 33(11): 15-9.

［85］ 李鹏举. 丝素/聚己内酯共混静电纺丝的研究［D］. 苏州: 苏州大学, 2010.

［86］ 王敏超. 丝素蛋白/聚己内酯纳米纤维膜的制备及双轴力学性能研究［D］. 杭州: 浙江理工大学, 2014.

［87］ Lee H, Jang C H, Kim G H. A polycaprolactone/silk-fibroin nanofibrous composite combined with human umbilical cord serum for subacute tympanic membrane perforation: an in vitro and in vivo study［J］. J Mater Chem B, 2014, 2(18): 2703-2713.

［88］ Yang Z M. Tissue engineering［M］. Beijing: Chemical Industry Press, 2002: 1-5, 338-339.

［89］ Li M Z, Wu H Y, Lu S Z. Research on the preparation and property of porous silk fibroin membrane［J］. Silk, 2001 (3): 10-14.

［90］ Wang S G. Cell scaffold of tissue engineering［J］. Chinese J Rehabil Theory Pract, 2002, 8(5): 267-269.

［91］ Min B M, Lee G, Kim S H, et al. Electrospinning of silk fibroin nanofibers and its effect on the adhesion and spreading of normal human keratinocytes and fibroblasts in vitro［J］. Biomaterials, 2004, 25(7-8): 1289-1297.

［92］ Li W, Laurencin C T, Caterson E J, et al. Electrospun nanofibrous structure: a novel scaffold for tissue engineering［J］. J Biomed Mater Res, 2002, 60(4): 613-621.

［93］ Min B M, Jeong L, Nam Y S, et al. Formation of silk fibroin matrices with different texture and its cellular response to normal human keratinocytes［J］. Int J Biol Macromol, 2004, 34(5): 281-288.

［94］ Min B M, Jeong L, Lee K Y, et al. Regenerated silk fibroin nanofibers: water vapor-induced structural changes and their effects on the behavior of normal human cells［J］. Macromol Biosci, 2006, 6(4): 285-292.

［95］ Yeo I S, Oh J E, Jeong L, et al. Collagen-based biomimetic nanofibrous scaffolds: preparation and characterization of collagen/silk fibroin bicomponent nanofibrous structures［J］. Biomacromolecules, 2008, 9(4): 1106-1116.

［96］ Jeong L, Yeo I S, Kim H N, et al. Plasma-treated silk fibroin nanofibers for skin regeneration［J］. Int J Biol Macromol, 2009, 44(3): 222-228.

［97］ Lü G Z, Zhou H M, Zhao P, et al. Study on in vitro cultured epidermal stem cell combined with polymer scaffold and the in situ repair of burn wounds［J］. Chin J Injury Repair and Wound Healing (Electronic Edition), 2011, 6 (1): 20-32.

［98］ Soffer L, Wang X Y, Zhang X H, et al. Silk-based electrospun tubular scaffolds for tissue-engineered vascular grafts［J］. J Biomater Sci Polymer Edn, 2008, 19(5): 653-664.

［99］ Ayutsede J, Gandhi M, Sukigara S, et al. Regeneration of *Bombyx mori* silk by electrospinning. Part 3: characterization of electrospun nonwoven mat［J］. Polymer, 2005, 46(5): 1625-1634.

［100］ Orban J M, Wilson L B, Kofroth J A, et al. Crosslinking of collagengels by transglutaminase［J］. J Biomed Mater Res A, 2004, 68(4): 756-762.

［101］ Zhang X H, Cassandra B B, David L K, et al. In vitro evaluation of electrospun silk fibroin scaffolds for vascular cell growth[J]. Biomaterials,2008,29(14):2217-2227.

[102] Zhang K H, Mo X M, Huang C, et al. Electrospun scaffolds from silk fibroin and their cellular compatibility[J]. J Biomed Mater Res A,2010,93(3):976-983.

[103] Tamada Y. Sulfation of silk fibroin by chloro sulfonic acid and the anti-coagulant activity[J]. Biomaterials,2004, 25(3):377-383.

[104] Liu H F, Li X M, Zhou G, et al. Electrospun sulfated silk fibroin nanofibrous scaffolds for vascular tissue engineering[J]. Biomaterials,2011(32):3784-3793.

[105] Bondar B, Fuchs S, Motta A, et al. Functionality of endothelial cells on silk fibroin nets: Comparative study of micro-and nanometric fibre size[J]. Biomaterials,2008,29(5):561-572.

[106] Griffith L G, Naughton G. Tissue engineering-current challenges and expanding opportunities[J]. Science,2002, 295(5557):1009-1014.

[107] Meechaisue C, Wutticharoenmongkol P, Waraput R, et al. Preparation of electrospun silk fibroin fiber mats as bone scaffolds: a preliminary study[J]. Biomed Mater,2007,2(3):181-188.

[108] Meinel A J, Kubow K E, Klotzsch E, et al. Optimization strategies for electrospun silk fibroin tissue engineering scaffolds[J]. Biomaterials,2009,30(17):3058-3067.

[109] Jin H J, Chen J S, Karageorgiou V, et al. Human bone marrow stromal cell responses on electrospun silk fibroin mats[J]. Biomaterials,2004,25(6):1039-1047.

[110] Ki C S, Park S Y, Kim H J, et al. Development of 3-D nanofibrous fibroin scaffold with high porosity by electrospinning: implications for bone degeneration[J]. Biotechnol Lett,2008,30(3):405-410.

[111] Park S Y, Ki C S, Park Y H, et al. Electrospun silk fibroin scaffolds with macropores for bone regeneration: an in vitro and in vivo study[J]. Tissue Eng: Part A,2010,16(4):1271-1279.

[112] Li C, Jin H J, Botsaris G D, et al. Silk apatite composites from electrospun fibers[J]. J Mater Res,2005,20(12): 3374-3384.

[113] Li C, Vepari C, Jin H J, et al. Electrospun silk-BMP-2 scaffolds for bone tissue engineering[J]. Biomaterials, 2006,27(16):3115-3124.

[114] Kim K H, Jeong L, Park H N, el at. Biological efficacy of silk fibroin nanofiber membranes for guided bone regeneration[J]. J Biotechnol,2005,120(3):327-339.

[115] Miyamoto S, Koyanugi R, Nakazawa Y, el al. *Bombyx mori* silk fibroin scaffolds for bone regeneration studied by bone differentialion experiment[J]. J Biosci Bioeng,2012,12(31):1389-1723.

[116] Wittmer C R, Claudepierre T, Reber M, et al. Multifunctionalized electrospun silk fibers promote axon regeneration in central nervous system[J]. Adv Funct Mater,2011,21(22):4232-4242.

[117] Dinis T M, Elia R, Vidal G, et al. 3D multi-channel bi-functionalized silk electrospun conduits for peripheral nerve regeneration[J]. J Mech Behav Biomed Mater,2015,41:43-55.

[118] Dinis T M, Vidal G, Marin F, et al. Silk nerve: bioactive implant for peripheral nerve regeneration[J]. Comput Methods Biomech Biomed Engin,2013,16:253-254.

[119] Dinis T M, Elia R, Vidal G, et al. Method to form a fiber/growth factor dual-gradient along electrospun silk for nerve regeneration[J]. ACS Appl Mater Inter,2014,6(19):16817-16826.

第 10 章 蚕丝蛋白吸水材料

摘要：蚕丝蛋白具有良好的生物相容性和降解性以及可观的力学性能，在生物材料等方面的应用越来越广泛。利用蚕丝蛋白与传统高吸水材料共混，合成了一系列蚕丝蛋白复合高吸水材料。此类蚕丝蛋白复合吸水材料吸水性能优良，更重要的是因为引入了可降解的蚕丝蛋白，使复合吸水材料具有了优于传统高吸水材料的生物降解性。本章介绍了蚕丝蛋白吸水材料，重点阐述蚕丝蛋白吸水材料的制备及特性。基于环保、生态和可持续发展而言，蚕丝蛋白吸水材料具有广阔的应用前景。

10.1 概 述

10.1.1 高吸水材料定义

高吸水材料是一种具有较高吸水性能和保水性能的新型高分子材料[1]。高吸水材料经适度交联形成一定的三维网络结构，含有强亲水基团，可通过水合作用迅速地吸收自重几百倍乃至上千倍的水而成凝胶状聚合物[2]。高吸水材料与传统的吸水材料不同，高吸水材料具有吸水倍率大、吸水速率快、保水能力强、有效持续性强且无毒无味等优点[3]。

目前广泛使用的聚丙烯酸类高吸水材料生物降解性能差，对生态环境造成危害，同时其原料来源于石油资源。因此，研究可生物降解吸水材料，对于减少环境污染等具有重要意义。蚕丝蛋白是一种天然高分子，其氨基酸中含有大量极性基团（如—OH、—COOH、—NH$_2$ 等），具有较好的亲水性、反应活性和生物降解性。将蚕丝蛋白作为生物资源加以利用，研制蚕丝蛋白基可生物降解吸水材料[4-8]，不仅丰富了吸水材料类型，也为蚕丝蛋白资源利用提供了一条新途径。

10.1.2 高吸水材料发展

20 世纪 50 年代，美国 Goodrich 公司开发了交联聚丙烯酸，该吸水材料当时作为增黏剂使用[9]。同时，美国康奈尔大学化学教授 Flory Paul John 通过大量的实验研究，建立了凝胶吸水理论，即 Flory 吸水理论[10]，奠定了高分子吸水材料的理论基础，至今仍在沿用。20 世纪 60 年代初，交联聚氧化乙烯、交联聚乙烯醇等交联亲水性高分子聚合物开始进入市场。这些物质的吸水能力只有自重的 10～30 倍，当时被作为土壤保水剂使用，这些材料的研究和开发成为高吸水材料开发利用的萌芽。20 世纪 60 年代末至 70 年代，美国 Grain Processing、National Starch、General Mills Chemicals、日本往友化学、花王石碱、三洋化成工业等公司，德国、法国等世界各国一些公司对高吸水性材料的品种、制造方法、性能和应用领域进行了大量的研究工作，取得了明显的进展[11]。

我国对高吸水材料的研究开发起步较晚，始于 20 世纪 80 年代。1981 年，湘潭大学开始了合成高吸水材料的研究，先后对淀粉系、纤维系、合成系吸水材料的性能和合成方法进行了研究。1982 年，中国科学院化学研究所在国内首先合成出聚丙烯酸钠高吸水材料[12]。目前，我国在高吸水材料的品种拓展、合成工艺、性能优化等领域都取得了一定成绩。我国对高吸水材料的需求很大，目前相当一部分依靠进口，因而加大对高吸水材料的研究，尽快实现工业化、规模化十分必要。

吸水材料之所以具有高的吸水率，是因为其具有三维网状结构。要具有这种结构，分子中必须具有强亲水性基团(如—COOH、—OH、—NH$_2$),这些基团易于生成氢键。当高吸水材料与水接触时,亲水基团与水分子形成氢键,高分子网络扩张,从而大量水分子进入网络。另外,分子中还应具有适当数量的离子型基团,此类基团遇水发生离解,材料中高分子链上的阴离子之间的静电斥力使得网络张展。因此,理想的高吸水材料应含有能与水形成氢键的亲水性基团,同时也要具有离子型基团。

丙烯酸(acrylic acid,AA)是重要的有机合成原料及合成材料单体,是聚合速率非常快的乙烯类单体。丙烯酸是最简单的不饱和羧酸,由一个乙烯基和一个羧基组成。纯的丙烯酸是无色澄清液体,带有特征的刺激性气味。它可与水、醇、醚和氯仿互溶,是由从炼油厂得到的丙烯制备的。大多数丙烯酸用以制造丙烯酸甲酯、乙酯、丁酯、羟乙酯等酯类。丙烯酸及丙烯酸酯可以均聚及共聚,其聚合物用于合成材料、合成纤维、吸水性材料、建材、涂料等工业部门。丙烯酸活性高,易于发生反应,接枝丙烯酸可以增强亲水性的—COOH 以及—COONa 的数量。

丙烯酰胺(acrylamide,AM)是一种不饱和酰胺,其单体为无色透明片状结晶,能溶于水、乙醇、乙醚、丙酮、氯仿,不溶于苯及庚烷中,在酸碱环境中可水解成丙烯酸。AM 是有机合成材料的单体,生产医药、染料、涂料的中间体。AM 单体在室温下很稳定,但当处于熔点或以上温度、氧化条件以及在紫外线的作用下很容易发生聚合反应。当加热使其溶解时,AM 释放出强烈的腐蚀性气体和氮的氧化物。

AM 为非离子型单体,较难电离,同时具有烯烃和酰胺的性质,在酸、碱条件下均能水解。引入 AM 能在一定程度上代替丙烯酸以降低产品成本,而且能提高凝胶的耐盐性、吸水速率以及吸水后的强度。分子中多种亲水基团的吸水材料的吸水性能比只具有一种亲水基团的吸水材料的吸水性能优越。

前面已经介绍过,桑蚕茧丝是一种天然的蛋白质纤维,是人类最早利用的天然蛋白质之一,早在数千年前就被用于手术缝合线,具有纯度高、来源广等优点[13-14]。我国作为桑蚕茧生产大国,蚕丝蛋白是我国一种具有垄断优势的战略资源。每年生产的 50 万~70 万 t 蚕茧中,有数万吨不能缫丝的下茧,在缫丝、织造、炼染后整理加工过程中尚有数量可观的制丝下脚和多量的废丝废料,这些制丝生产的废弃物,如能变废为宝作为环境材料的原料加以利用,其社会效益和经济效益都是明显的。

蚕丝蛋白可分为丝素蛋白和丝胶蛋白两大类,下面分别从丝素蛋白吸水材料、丝胶蛋白吸水材料、酶解蚕丝蛋白吸水材料的制备和性质来展开。

10.2 丝素蛋白吸水材料[15-16]

用丝素基来制造吸水材料,由于蛋白分子更小,因此吸水性能更理想。蚕丝蛋白中的丝素基具有亲水性,能够快速将水分吸收并包含在其中,与普通吸水性材料相比较,更稳定,材料柔软度更高。丝素基将水分吸收后能够通过水合反应来生成凝胶,凝胶中含有的水分不会受外力影响而溢出,这种反应速率是传统方法所不具备的,传统吸水材料只是将水分包含在其中,并没有通过反应来加固,保存水分的能力不理想。除此之外,该种吸水材料还具有无毒无味的特征[17]。

10.2.1 丝素蛋白复合吸水材料的制备

称取一定质量的丙烯酸(AA),室温下滴加 20%的 NaOH 溶液至一定的中和度,再定量加入丙烯酰胺(AM),搅拌溶解后得到单体(AA、AM)的混合溶液。取浓缩后的纯丝素蛋白(silk fibroin,SF)溶液数毫升加入反应器中,将反应器置于恒温磁力搅拌器上,水浴加热,然后加入单体混合液,加入过硫酸铵(ammonium persulfate,APS)和 N, N'-亚甲基双丙烯酰胺(methylene bisacrylamide,MBA),控制水浴温度和搅拌速率,当反应物变得黏稠至搅拌困难时停止搅拌,2 h 后将凝胶取出,先经去离子水洗,再分别用甲醇和乙醇浸洗后切粒,于 60 ℃干燥、粉碎后即得到 SF/AA/AM 吸水材料。

不添加丝素蛋白溶液,其他操作同上,直接将丙烯酸和丙烯酰胺聚合,浸洗、干燥、粉碎后得到AA/AM吸水材料作为对照。

10.2.2　丝素蛋白复合吸水材料的构建机理及影响因素

图 10-1 是 SF/AA/AM 吸水材料网络结构的形成示意图。吸水材料除了具有大量的亲水基团和离子之外,是否具有一定的网络结构,是良好的吸水和保水性能的关键。丝素蛋白肽段、丙烯酸、丙烯酰胺高分子长链通过交联共聚,使 SF/AA/AM 吸水材料具有轻度交联的空间网络结构,从而产生较好的弹性和孔隙特性。吸水前,高分子长链相互靠拢缠绕在一起,当遇到水时,由于渗透压、网络弹性等使得交联网络逐渐溶胀,将水分子吸附在网络中,形成了含水凝胶。

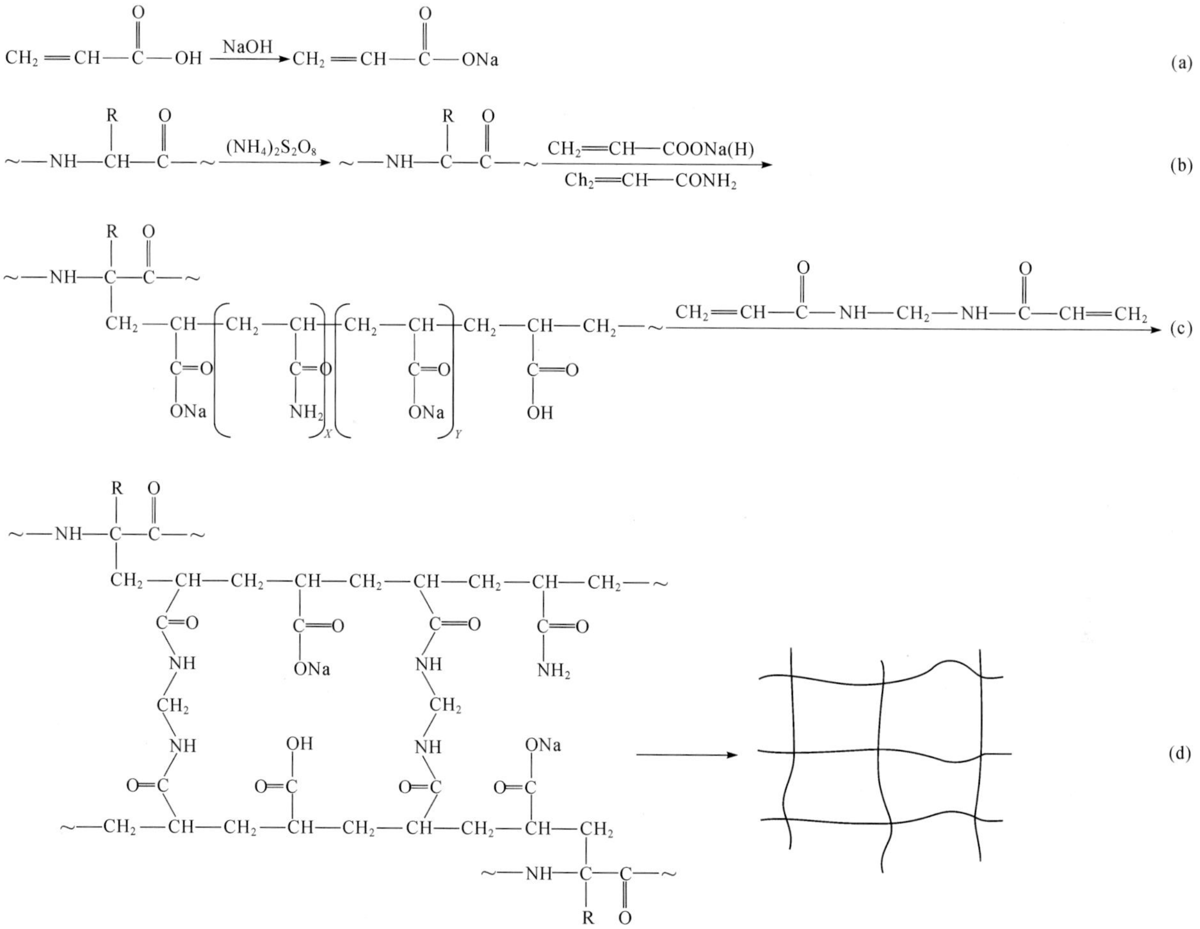

图 10-1　SF/AA/AM 吸水材料网络结构的形成示意图[15]

(a)为丙烯酸的中和反应;(b)和(c)为丝素蛋白、丙烯酸(钠)、丙烯酰胺的接枝共聚;(d)为高聚物网络的形成

因此,研制以丝素蛋白为原料的高分子吸水材料,需要构建一个合适的丝素蛋白高聚物网络结构,除了丝素蛋白含量以外,还与单体含量、单体配比等因素密切相关。所以,探讨与确定吸水性能相关因素的影响及相互关系,使吸水材料获得最适的效果是本研究的首要内容。

10.2.2.1　丝素蛋白浓度对材料吸水性能的影响

丝素蛋白是具有生物可降解性能的天然高分子,其分子中含有多种官能团,包括—NH$_2$、—OH、—COOH等非离子型亲水基团。当聚合体系中引入丝素蛋白时,会使体系中的非离子基团比例增加,聚合物内部离子强度相对较低,从而改善了材料的吸水性能,增加材料的生物降解部分。当其他条件不变,丝素蛋白浓度较低时,材料的吸水倍率较高,随着丝素蛋白浓度的升高,吸水倍率下降。这是由于丝素蛋白中非离子型基团的亲水性比丙烯酸和丙烯酰胺中的离子型基团的亲水性能低得多,丝素蛋白的引入量达到一定量时会使聚合物整体亲水性能下降,使材料的吸水能力降低。因此,本研究设计以获取吸水量为250~300 g/g 的吸水材料为目标,并考虑材料的综合性能等影响,以 6.8%~8.1%的丝素蛋白浓度较为适宜。

10.2.2.2　单体浓度对材料吸水性能的影响

单体浓度过低,会使材料的接枝率降低,产品的可溶性部分增加,甚至无法得到产品。但是,在一定的交联剂浓度下,过高的单体浓度会使材料的交联度增加,材料内部无法形成松散的网状结构,使产品的吸水性能下降。因此,同第 10-1 节所述理由一样,为获得理想的吸水材料,所采用单体较合适的浓度为 23.4%~28.3%。

10.2.2.3　单体配比对材料吸水性能的影响

随着丙烯酸浓度的增加,吸水倍率也随之升高,这是因为丙烯酸的增加,将更多的离子型基团引入材料的架构中,有利于水分子向材料内部的渗透,同时相同离子之间的相互排斥作用,也有利于材料的溶胀。但若丙烯酸浓度过高,材料的吸水性能反而下降,这可能是由于过多的丙烯酸使反应体系的 pH 下降过多,体系中离子型基团和非离子型基团无法达到合适的比例。因此,本研究吸水材料的合成,较合适的单体配比为 1.8~2.2。

10.2.2.4　引发剂浓度对材料吸水性能的影响

引发剂对接枝共聚效率和高聚物吸水倍率有很大的影响。APS 浓度从 0.22% 增加到 0.85% 时,材料的吸水倍率提高很明显,但当 APS 浓度大于 0.85% 时,材料的吸水倍率便开始下降。

这是因为 APS 引发丝素蛋白分子链上产生活性部位,与 AA 和 AM 发生链引发、链增长、链终止等一系列反应,从而形成接枝共聚物。APS 浓度太低,丝素蛋白分子链产生的自由基就少,可能出现部分丝素蛋白无法与单体发生接枝共聚的情况,这些游离的丝素蛋白、单体与聚合物之间通过物理吸附或氢键相互作用,容易离析,从而影响材料的吸水性能。随着 APS 浓度的升高,自由基数目会增多,链增长反应加快,交联密度增加,材料的合成效率提高。研究发现,当 APS 浓度大于 0.85% 时,反应体系中产生的自由基浓度过高,碰撞概率增加,反应剧烈,不仅加速了链增长反应,也加速了链终止反应,容易导致暴聚,并且自交联反应剧烈,吸水量下降。因此,同第 10.1 节所述理由一致,在合成吸水材料时,作为引发剂的过硫酸铵浓度应控制在 0.72%~0.85% 范围为宜。

10.2.2.5　交联剂浓度对材料吸水性能的影响

当 MBA 浓度为 0.043% 时,材料的吸水倍率最高,当 MBA 浓度小于 0.053% 时,吸水倍率随着交联剂用量的增加而增加,之后增大交联剂用量,吸水倍率反而减小。这是因为 SF/AA/AM 材料吸水倍率的高低依赖于材料空间网络的大小,较低交联剂浓度不能产生足够的交联点以构筑高分子网络,尤其是当 MBA 浓度小于 0.023% 时,交联密度过低,不能有效形成三维网络结构,凝胶强度低,半水溶性部分增多,致使材料吸水倍率不高、保水性能较差。另外,较高的 MBA 浓度会使材料产生额外的交联点,使交联点之间的链段变短,材料内部网络孔径变小,材料的溶胀能力差,水较难进入网络,导致吸水倍率减小。因此,在合成吸水材料时,采用较合适的交联剂浓度为 0.037%~0.051%。

10.2.2.6　丙烯酸中和度对材料吸水性能的影响

从 Flory 公式探讨吸水材料的溶胀能力可知,电荷密度是影响吸水材料吸水能力的重要因素,而中和度对电荷密度有较大的影响。当中和度低时,—COOH 基团多,高分子内氢键高度缔合,材料的吸水率下降。当中和度增加时,材料中的离子浓度升高,网络的渗透压变大,吸水倍率提高。但过高的中和度会降低反应效率和接枝率,使材料的可溶部分增加,吸水倍率降低。此外,由于丙烯酸溶液呈酸性,对中和度的调节,还可以使反应体系具有适合的 pH 值。因此,在合成吸水材料时,丙烯酸较适中和度应为 0.7~0.8。

10.2.2.7　反应温度对材料吸水性能的影响

在 30~90 ℃的温度区间内,随着引发聚合反应温度的升高,引发剂的分解速率快速增加,聚合反应速率加快。当反应温度较低时,引发聚合反应速率缓慢,所得材料中的未交联部分增多,产物的可溶部分将增加,吸水倍率不高;反应温度升高为 70 ℃时,丝素蛋白在单体中易于分散,同时也有利于引发剂的分解,单体转化率高,吸水倍率增加。当聚合反应温度过高时,一方面有利于聚合反应进行,另一方面链增长反应和链终止反应也加快,体系聚合热难以散去,聚合反应的控制难度大,生成的交联产物无规程度增加,吸水倍率也不高。因此,结合本研究的试验结果,反应温度以控制在 60~70 ℃为宜。

10.2.2.8 反应时间对材料吸水性能的影响

研究中发现,从反应开始大约 10~20 min 后,反应液体开始变得黏稠,随着反应的进行,搅拌越来越困难,直到变成凝胶状。在同样的配比条件下,提取反应 30 min、1 h、2 h、3 h、4 h 后的样品,烘干后进行对比分析发现,反应低于 2 h 的样品比较稀疏,没有弹性,烘干后产品得率小,在去离子水中浸泡后明显有部分溶解,吸水性能不高,说明样品中仍有许多单体和丝素蛋白没有反应完全。在对反应超过 2 h 的样品的比较中发现,随着反应时间的延长,样品均呈有弹性的凝胶状,而外观形态没有明显变化,烘干后的样品在去离子水中浸泡后的吸水倍率变化不大。由此可知,反应时间对材料吸水倍率的影响相对较小,只要达到一定的反应时间后,材料就有较好的吸水性能。因此,合成吸水材料的反应时间确定为 2 h。

10.2.2.9 烘干温度对材料吸水性能的影响

选取相同条件下制备的 SF/AA/AM 吸水材料,在不同的温度下烘干,比较烘干温度对产物吸水倍率的影响。结果表明,产物的吸水倍率随烘干温度的不同呈规律性变化,但对吸水倍率的影响幅度不是很大,在 60 ℃烘干时产物的吸水倍率最高。在 60 ℃以下烘干时,随着烘干温度的增加,与聚合反应温度差值逐渐减少,残余单体继续进行反应的可能性增加。同时,交联反应可以继续进行,使反应交联更加完全,降低了由于交联不完全带来的溶解度增加的不良现象,因而吸水倍率增加;当烘干温度超过 60 ℃时,聚合物会有轻度的降解,共聚物的相对分子质量有所减小,过高的干燥温度可能会使材料内部的水分蒸发过快,导致材料内部链间距离快速缩短,影响材料结构,导致产物的吸水倍率降低。但总的来说,烘干温度对吸水倍率的影响幅度不大。

10.2.2.10 不同电解质溶液中的吸水性能

吸水材料在电解质溶液中的吸水倍率远低于在去离子水中的吸水倍率,对同一种电解质溶液而言,随着浓度的增高,吸水材料的吸水倍率下降,特别是在质量分数为 0~1% 时,吸水倍率下降最快;电解质质量分数在 1% 以上时,随着电解质浓度的增加,吸水材料的吸水能力下降较慢。而在电解质浓度相同时,吸水材料对高价电解质溶液的吸水倍率远低于低价电解质溶液。SF/AA/AM 吸水材料对不同的电解质溶液的吸水倍率的大小顺序为:$NaCl>Na_2SO_4>MgCl_2>CaCl_2>AlCl_3$;$Na^+>Mg^{2+}>Ca^{2+}>Al^{3+}$。这是由于溶液中的离子浓度越低,离子电荷越少,离子强度越小,与吸水材料上的离子强度差就越大,渗透压就越大,吸水材料的吸水能力就越大。

10.2.2.11 不同 pH 值溶液中的吸水性能

当 pH 为 5~8 时,材料的吸水倍率较大,当 pH 接近中性时,吸水材料的吸水倍率最大,当 pH<5 时,吸水倍率下降较快,尤其是当 pH<2 时,吸水材料基本丧失吸水能力,而当 pH>8 时,吸水材料的吸水倍率也下降,但还能保持一定的吸水性能。

溶液的 pH 对材料的吸水倍率有很大的影响,主要是因为 pH 的高低会影响材料中离子型基团的含量,在酸性条件下,材料分子结构中的羧酸钠发生水解,逐渐形成大量的羧酸基,内部 Na^+ 浓度下降,导致渗透压下降,材料亲水性能下降。当 pH>7 时,溶液中 OH^- 浓度大于 H^+ 浓度,此时,可伸展的分子链由于受溶液中 OH^- 的静电排斥而趋向蜷曲,导致吸水能力下降,但是碱性条件对吸水材料吸水能力的影响不如酸性条件明显。

10.2.2.12 重复吸水性能

将吸水材料反复浸泡、溶胀、称重、烘干后发现,吸水材料的重复吸水倍率出现了先升高后降低的现象。在前 3 次的重复实验中,吸水材料的吸水倍率以 (20 ± 5) g/g 的速率增加,但之后再重复吸水后,吸水倍率便开始下降。这可能是由于初期的每次吸水溶胀过程中将使少量未反应的丙烯酸和丙烯酰胺溶解,优化了材料的网络结构,提高了吸水倍率;但随着重复次数的增多,高温烘干对吸水材料交联结构的破坏作用越明显,分子链间的排列发生改变,使吸水材料的吸水倍率降低。经过 8 次反复后,吸水材料仍具有最初 60% 以上的吸水倍率。

10.2.3 其他丝素蛋白复合吸水材料

除了共聚法,还有许多其他制备丝素蛋白复合吸水材料的方法。

周步光[18]等在传统丙烯酰胺(AM)/丙烯酸(AA)吸水复合材料中引入丝素蛋白,借助紫外光活化作用,通过光引发剂结合丝素蛋白中酪氨酸上的酚羟基、丝氨酸中醇羟基的 H 元素,使丝素上产生活性自由基,与丙烯酰胺和丙烯酸单体进行接枝共聚。以冻干法制备了丝素/丙烯酰胺/丙烯酸复合材料。通过测定丝素材料的相对分子质量变化、结构特征、热性能和表面形态结构,分析不同条件下制得的丝素复合膜材料的结构与性质差异,评价复合材料吸水保水性和重复吸水性能。结果表明:在紫外光辐照下,丝素可与丙烯酰胺、丙烯酸接枝共聚,使丝素蛋白相对分子质量增加;其结构中乙烯基特征峰消失,热稳定性提高,具有优良吸水保水性和重复吸水性。

10.3 丝胶蛋白吸水材料[16]

10.3.1 丝胶蛋白复合吸水材料的制备

量取一定体积的丙烯酸(AA,密度 1.06 g/mL)溶液,加入装有搅拌器、温度计与氮气保护装置的三口烧瓶中,滴加 1 mol/L NaOH 溶液至一定的中和度,冷却至室温后再定量加入丙烯酰胺(AM)粉末,搅拌溶解后得到单体混合溶液。在氮气保护下加入一定量的浓缩后的丝胶蛋白溶液于烧瓶中。充分搅拌后,加入过硫酸铵(APS)和亚甲基双丙烯酰胺(MBA),控制温度和搅拌速率,当反应物变得黏稠而搅拌困难时停止搅拌,反应一段时间后取出凝胶,先用大量去离子水洗数次,再用过量乙醇浸泡,最后用丙酮抽提除去均聚物后干燥、切粒、粉碎过筛后得到 Sericin/PAA-AM 复合吸水材料粉末。不添加丝胶蛋白溶液,其他操作方法同上制备 PAA-AM 高吸水材料作为对照。图 10-2 是 Sericin/PAA-AM 复合吸水材料可能的合成路径。

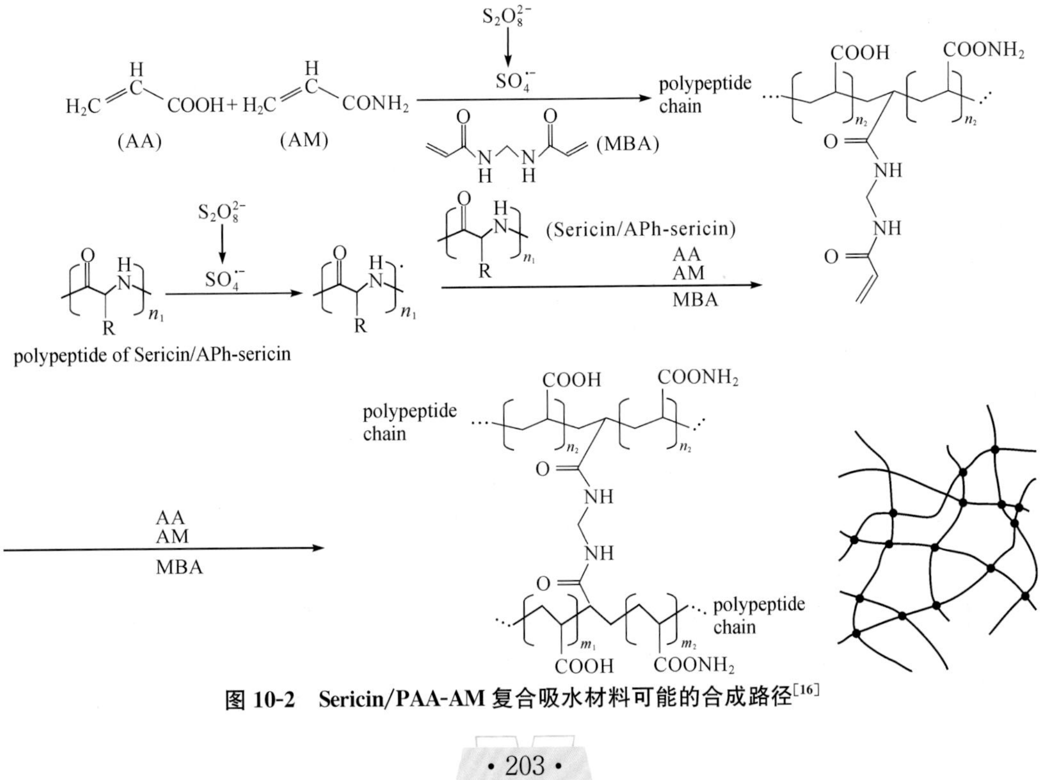

图 10-2 Sericin/PAA-AM 复合吸水材料可能的合成路径[16]

10.3.2 丝胶蛋白吸水材料的结构与性能

10.3.2.1 吸水材料的吸水倍率和吸水速率

表 10-1 是 Sericin/PAA-AM 复合吸水材料在温度 25 ℃时三种湿度条件下测定的吸水倍率。由表 10.1 可知,在不同的湿度条件下,复合吸水材料具有不同的吸水倍率,并随着相对湿度的增加而增大。在相对湿度为 80％时,Sericin/PAA-AM 复合吸水材料的吸水倍率达到 109.4％±3.5％。

表 10-1 不同湿度下 Sericin/PAA-AM 复合吸水材料的吸水倍率[16]

温度/℃	相对湿度/％	吸水倍率/％	温度/℃	相对湿度/％	吸水倍率/％
25	60	46.3±2.1	25	80	109.4±4.7
25	70	72.8±3.5			

图 10-3 是相对湿度为 80％时,Sericin/PAA-AM 复合吸水材料的吸水速率。如图 10-3 所示,在最初的 3 d 内,材料的吸水倍率达到 100％左右,之后的几日吸水倍率变化不大。

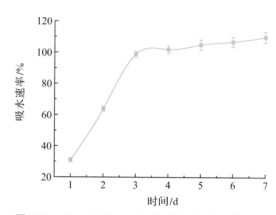

图 10-3 Sericin/PAA-AM 复合吸水材料的吸水速率[16]

10.3.2.2 自然条件下的保水能力

保水性能是吸水材料的重要性能指标,与一般吸水材料的物理吸水不同,高吸水材料吸水溶胀后形成水凝胶,即使加压也不容易将水挤出,其保水能力指吸水后的膨胀体积所保持的水溶液处于不离析状态的能力,可以通过测量水凝胶在不同环境条件下水的蒸发速率进行表征。吸水后的毛巾在自然条件下,由于蒸发会逐渐失水而变得干燥,但对于吸水后的高吸水材料来说,由于所吸液体被"笼子"般的交联网络所挟持,或由于高分子链上的亲水基团与水形成氢键而将水固定于分子链上,使得水的蒸发需要消耗较多能量,因此吸水材料中水的蒸发速率很慢,使之体现出优异的保水性。保水能力一般指在自然条件下的保水、不同温度下的保水及土壤中的保水。

图 10-4 是 Sericin/PAA-AM 复合吸水材料和去离子水在自然条件下(温度 16~25 ℃)的保水率与时间的关系。如图 10-4 所示,Sericin/PAA-AM 复合吸水材料在自然条件下 10 d 仍具有 40％左右的保水率,而去离子水在自然条件下 6 d 左右就蒸发殆尽,这是因为 Sericin/PAA-AM 复合吸水材料在吸水形成凝胶后,材料中的吸水基团与吸收在内部的水分子之间形成了氢键,同时聚合三维网络的形成,也使得水分的蒸发受到了束缚,水分被较好地固定在材料内部,蒸发速率下降,使得复合吸水材料具有较强的保水能力。

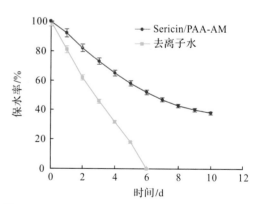

图 10-4 Sericin/PAA-AM 复合吸水材料和去离子水在自然条件下保水率和时间的关系[16]

10.3.2.3 60 ℃下的保水能力

图 10-5 是 Sericin/PAA-AM 复合吸水材料和去离子水在 60 ℃下的保水情况,与自然条件下的保

水能力比较可知,温度对复合吸水材料的保水性能影响很大,温度越高,Sericin/PAA-AM 复合吸水材料中水分子的运动越剧烈,水分蒸发得越快。在 60 ℃下,3.5 h 后去离子水失水率达 98%,而此时 Sericin/PAA-AM 复合吸水材料的失水率为 71%,6 h 后失水率为 92%。另外,从图 10-5 中可以看出,前期 Sericin/PAA-AM 复合吸水材料和去离子水的失水速率差别不大,后期失水速率差别越来越明显。对去离子水而言,其失水速率一直保持在一个稳定的值,而 Sericin/PAA-AM 复合吸水材料的失水速率则越来越小。这种现象可以用吸水材料的结构特点来解释。一般地,吸水材料吸收的水分以三种状态存在:

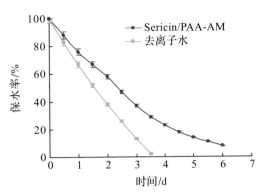

图 10-5　Sericin/PAA-AM 复合吸水材料和去离子水在 60 ℃下保水率和时间的关系[16]

结合水、束缚水、自由水。结合水和束缚水不同于自由水,是复合吸水材料上的亲水性基团通过氢键结合的水分,其中束缚水的结合力较弱;自由水即普通水。自由水在失水过程初期很容易失去,所以失水前期,Sericin/PAA-AM 复合吸水材料和去离子水的失水速率相近是由于自由水的蒸发造成的,随着失水过程的进行,束缚水和结合水也逐渐失去,然而束缚水和结合水由于氢键的存在,失去比较困难,因此后期失水速率逐渐变慢。

10.3.2.4　土壤中的保水能力

图 10-6 是 Sericin/PAA-AM 复合吸水材料在土壤中的保水能力。由图 10-6 中可以看出,放入的复合吸水材料的量越多,对土壤的保水效果越好,当土壤中放入 1.5 g 的 Sericin/PAA-AM 复合吸水材料时,土壤中的水分能被保持超过 60 d。

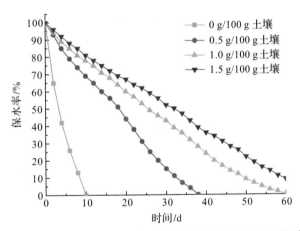

图 10-6　Sericin/PAA-AM 复合吸水材料在土壤中的保水能力[16]

10.3.2.5　加压下的保水能力

表 10-2 是 Sericin/PAA-AM 复合吸水材料在不同压力下的吸水倍率。从表 10-2 中可以看出,随着压力的增大,复合吸水材料的吸水倍率越来越小,不过在 200 g 的压力下,仍能保持 352 g/g 的吸水倍率,说明材料在加压下保水能力良好。

表 10-2　Sericin/PAA-AM 复合吸水材料在不同压力下的吸水倍率[16]

压力/g	50	100	150	200
吸水倍率/(g/g)	437±6	408±5	374±5	352±4

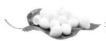

10.3.2.6 丝胶蛋白用量对复合材料吸水倍率的影响

在其他条件不变时,改变丝胶蛋白用量,考查丝胶蛋白用量对 Sericin/PAA-AM 复合材料吸水倍率的影响。当丝胶蛋白用量较低时,材料的吸水倍率较高。随着丝胶蛋白用量的增加,吸水倍率逐渐下降。丝胶蛋白结构中含有—NH_2、—OH、—COOH 等非离子型亲水基团。当聚合物体系中引入丝胶蛋白时,会使体系中的非离子型基团比例增加,聚合物内部离子型基团比例下降。随着丝胶蛋白浓度的升高,吸水倍率逐渐下降。这是由于丝胶蛋白中非离子型基团的亲水性比丙烯酸和丙烯酰胺中的离子型基团的亲水性能要低。丝胶蛋白的引入会使聚合物整体亲水性能下降,使复合吸水材料的吸水能力降低。

因此,丝胶蛋白加入量对吸水性能的影响较大,综合考虑复合吸水材料的性能,丝胶蛋白和丙烯酸/丙烯酰胺单体的用量比以 1∶2 为宜。

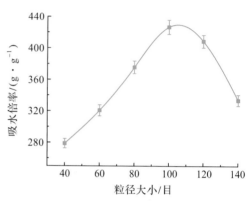

图 10-7　粒径大小对吸水倍率的影响[16]

10.3.2.7 粒径大小对材料吸水倍率的影响

在其他条件不变时,改变粒径大小,粒径大小对 Sericin/PAA-AM 复合材料吸水倍率的影响如图 10-7 所示。由图 10-7 可知,过 100 目标准筛的复合吸水材料的吸水倍率最大。在 100 目以下时,材料粒径越小,与溶液接触的比表面积越大,吸水倍率越高。而超过 100 目后材料吸水倍率下降,这可能是因为粉末直径过小,形成了像面粉团一样的"团粒子",材料的三维网络结构被大量破坏而发生了黏结。

10.3.2.8 单体配比对复合吸水材料吸水倍率的影响

在其他条件不变时,改变单体配比,考察单体配比对 Sericin/PAA-AM 复合材料吸水倍率的影响。在丙烯酸(AA)和丙烯酰胺(AM)的质量比小于 2∶1 时,随着丙烯酸浓度的增加,吸水倍率升高,这可能是由于丙烯酸单体中—COOH 与—COONa 的亲水能力比丙烯酰胺单体中—$CONH_2$ 的亲水能力强之故,当 AA 和 AM 的质量比达到 2∶1 时,各基团协同效应达到最佳,吸水倍率最高。但当 AA 和 AM 的质量比超过 2∶1 时,材料的吸水倍率开始呈下降趋势,这可能是由于吸水材料中多基团协同作用往往大于单基团作用的吸水倍率。

10.3.2.9 引发剂用量对复合吸水材料吸水倍率的影响

引发剂用量是影响聚合反应速率的主要因素。在其他条件不变时,改变引发剂用量,考察引发剂用量对 Sericin/PAA-AM 复合材料吸水倍率的影响。在实验选定的引发剂用量范围内,Sericin/PAA-AM 复合吸水材料的吸水倍率先是随引发剂质量分数的增加而升高,达到 2%(相对于聚合单体)时吸水倍率达到最大,随后降低,这是因为引发剂用量太少时,反应体系活性中心少,反应速率慢,引发效率较低,未反应的单体较多,聚合反应不易顺利进行,另外聚合物相对分子质量较大,交联密度较小,产物吸水倍率较低;随着引发剂用量的增加,产生自由基数目增多,反应速率加快,接枝反应共聚物增多,导致交联密度增加,从而使复合吸水材料的吸水倍率快速提高。但当引发剂质量分数大于 2%时,活性点增加,反应体系中产生的自由基浓度过高,暴聚概率增加,反应速率过快,反应热难以充分散发,复合吸水性材料的分子链较短,产物相对分子质量下降,自由基链来不及增长即发生链终止,并且自交联反应加剧,低聚物较多,聚合物相对分子质量降低,故吸水倍率降低。因此,引发剂用量为聚合单体质量分数的 2%为宜。

10.3.2.10 交联剂用量对复合吸水材料吸水倍率的影响

交联密度是影响复合吸水材料吸水倍率的一个重要结构参数,在一定程度上决定了复合吸水材料的吸水倍率。交联剂的种类、结构、用量对复合吸水材料的结构都有显著影响,其中交联剂用量的影响尤为显著。在其他条件不变时,改变交联剂用量,考察交联剂用量对 Sericin/PAA-AM 复合材料吸水倍率的影响。由实验结果可知,当交联剂用量为单体用量的 0.3％时,Sericin/PAA-AM 复合吸水材料的吸水倍率最高。当交联剂用量大于或小于 0.3％时,吸水倍率不高。这是因为交联剂用量过少时,其交联密度过小,形成比较多的线性结构,可溶性成分比较多,不能产生足够的交联点以构筑完善的三维网络结构,凝胶强度较低,致使材料吸水倍率不高;随着交联剂用量的增多,三维网络结构越来越完善,吸水倍率则逐渐增大,另外,过高的交联剂浓度会使复合吸水材料产生过多的交联点,交联密度过大,扩张舒展性能变差。交联点之间的链段变短,复合吸水材料内部网络孔径变小,复合吸水材料的溶胀能力变差,液体较难进入网络,导致吸水倍率减小。因此,交联剂用量为聚合单体质量分数的0.3％为宜。

10.3.2.11　丙烯酸中和度对复合吸水材料吸水倍率的影响

中和度大小直接影响着复合吸水材料网络结构上电荷密度的大小。在其他条件不变时,改变丙烯酸中和度,考察丙烯酸中和度对 Sericin/PAA-AM 复合材料吸水倍率的影响。当丙烯酸中和度在 70％时,复合吸水材料有较高的吸水倍率,这是因为 NaOH 溶液的加入使—COOH 基团变为—COONa(—COO⁻ 的亲水性能优于—COOH),而—COONa 在水中电离为—COO⁻ 和 Na⁺,引起复合吸水材料网络结构中的电荷密度升高,使得交联网络内部渗透压升高,因此吸水倍率会随着中和度的增加而增加。而当中和度高于 70％时,中和生成过多的—COO⁻,大量—COO⁻ 之间存在静电斥力使得网络结构不稳定,无法形成有效的交联体系,从而导致复合吸水材料吸水倍率下降。由此可以得出,—COOH 与—COONa基团的协同吸水倍率高于单一的—COOH 或—COONa 基团,当复合吸水材料的中和度达到一定值时,即当复合吸水材料中的—COOH 或—COONa 基团比例适当时,Sericin/PAA-AM 复合吸水材料具有较高吸水倍率。

10.3.2.12　复合吸水材料在不同 pH 溶液中的吸水倍率

在其他条件不变时,改变溶液 pH,考察溶液 pH 对 Sericin/PAA-AM 复合材料吸水倍率的影响。随着溶液 pH 的增大,复合材料吸水倍率呈现先增大后减小的趋势。当 pH=7 时,复合吸水材料的吸水倍率达到最大值。这是因为复合吸水材料的吸水倍率与其电荷密度相关。当 pH<7 时,复合吸水材料内部网络结构中离子浓度过小,导致渗透压与静电斥力减小,另外在酸性条件下,复合吸水材料网络链上的—COO⁻ 大部分以—COOH 的形式存在,使得复合吸水材料网络间的静电斥力很小,吸水倍率下降;当 pH>7 时,虽然网络结构中离子浓度增加,但单体转化率会降低,复合吸水材料可溶性增加,在较高 pH 时,聚合物网络链上的—COOH 大部分会转变为—COO⁻,网络内部的 Na⁺ 增加,会产生屏蔽效应使得材料吸水倍率降低。总的来说,pH 在 4~10 时,复合吸水材料的吸水倍率较高,复合吸水材料的耐碱性高于耐酸性。

10.3.2.13　反应温度对复合吸水材料吸水倍率的影响

聚合反应的引发阶段链增长较快。反应温度直接影响着引发剂的分解和聚合度的大小。因此,反应温度对反应产物的性能影响较大。在其他条件不变时,改变反应温度,考察反应温度对 Sericin/PAA-AM 复合材料吸水倍率的影响。在较低温度条件下,吸水材料的吸水倍率随着反应温度的升高而增大,至 60 ℃时达到最大吸水倍率,而反应温度超过 60 ℃以后,吸水倍率随着温度的升高而减小。这是因为反应温度过低,自由基引发反应的诱导期长,形成的自由基数少,反应慢,单体的转化率低,导致产物的交联度明显降低,不能使聚合物形成有效的三维网状结构,产物水溶性成分比例大,吸水后复合吸水材料强度不高,吸水倍率下降。反应温度高对自由基引发聚合反应的进程是有利的,但温度过高,则反应过快,容易出现暴聚现象,同时在聚合反应初期就形成了致密的三维交联网络,作为单体溶剂的水被聚合物吸附,导致单体流动性减小,接枝率降低,复合吸水材料吸水倍率也不高。因此,适宜的反应温度为 60 ℃左右。

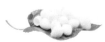

10.3.2.14 反应时间对材料吸水倍率的影响

在其他条件不变时,改变反应时间,考察反应时间对 Sericin/PAA-AM 复合材料吸水倍率的影响。反应开始大约 15 min 后,反应液体开始变得黏稠,搅拌变得困难。随着反应的进行,搅拌所受阻力越来越大,直至变成凝胶状材料。在同样的反应和配比条件下,分别反应 0.5 h、1 h、1.5 h、2 h、2.5 h、3 h 后终止反应,发现反应少于 2 h 的样品弹性较小,没有成形,在水中浸泡会发现有部分产物溶解,吸水倍率较低。这是因为时间少于 2 h 时,许多单体和丝胶蛋白还未反应完全,未形成完整的三维网络结构。随着反应的进行,单体的转化率不断增大,聚合物的相对分子质量逐渐增大。对反应超过 2 h 的样品进行比较,发现各样品均形成了具备一定弹性的凝胶状,吸水倍率差异不大,这说明反应 2 h 后,聚合反应已经完成。因此,从效率和反应能耗等因素综合考虑,复合吸水材料的合成时间以 2 h 为宜。

10.3.2.15 重复吸水性能

表 10-3 是 Sericin/PAA-AM 复合吸水材料重复吸水性能的测定结果。由表 10-3 可知,该复合吸水材料经过几次吸水后,吸水倍率有所降低,但仍然具有较高的吸水倍率,反复吸液 5 次后,其吸水倍率仍然有最初的 70% 以上,说明 Sericin/PAA-AM 复合吸水材料的再生性好,可以反复利用,具有较高的实际应用价值。

表 10-3　Sericin/PAA-AM 复合吸水材料的重复吸水性能[16]

重复次数	1	2	3	4	5
吸水倍率/(g/g)	461±6	427±7	394±5	365±4	340±4

10.3.2.16 高吸水材料在不同种类和不同离子浓度盐溶液中的吸水倍率

在其他条件不变时,Sericin/PAA-AM 复合吸水材料在不同离子浓度的 NaCl 溶液、CaCl$_2$ 溶液和 AlCl$_3$ 溶液中的吸水倍率与溶液离子浓度的关系如图 10-8 所示。由图 10-8 可知,相同离子浓度的盐溶液,随着阳离子价态的增高,吸水倍率降低。这可能是由于高价态离子(Ca^{2+}、Al^{3+})较易与复合吸水材料形成螯合物,从而造成复合吸水材料网络结构无法伸展充分,造成吸液空间缩小,吸水倍率下降。

由图 10-8 中还可以看出,对同一种盐溶液而言,随着离子浓度的增大,吸水倍率越来越小。这可用 Flory 公式来解释,离子浓度越大,复合吸水材料网络结构内外离子浓度差越小,达到平衡所需吸收的水分越少;同时,网络外部离子浓度增大会屏蔽材料所带电荷,静电斥力下降,分子链伸展受阻,吸水倍率下降。

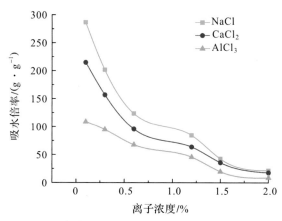

图 10-8　复合吸水材料在不同种类和不同离子浓度盐溶液中的吸水倍率[16]

10.3.2.17 复合吸水材料的扫描电镜(SEM)分析

扫描电镜(scanning electron microscopy,SEM)分析是对材料的表面形貌以及尺寸进行表征的重要实验手段,用来观察材料的形态结构特征,如表面形态、纵横比、粒径分布、孔隙率等。图 10-9 是扫描电镜观察到的 PAA-AM 吸水材料和 Sericin/PAA-AM 复合吸水材料的表面形貌。从图 10-9 中可以明显地看出,PAA-AM 吸水材料的孔隙大于 Sericin/PAA-AM 吸水材料的孔隙,从单纯吸水性而言,PAA-AM 吸水材料的吸水倍率高于 Sericin/PAA-AM 复合吸水材料。

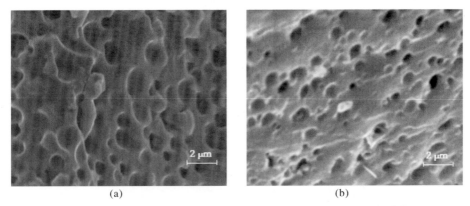

图 10-9　PAA-AM 和 Sericin/PAA-AM 吸水材料的扫描电镜照片[16]
(a)AA-AM；(b) Sericin/PAA-AM

10.3.2.18　高吸水材料的红外光谱分析

红外光谱法是表征分子结构的一种基本手段。红外光谱法对材料样品进行检测,可以反映主要官能团的存在情况,通过一些键的特征吸收峰强度、位置的偏移及新峰的出现,可以判断是否发生了聚合反应。

图 10-10 是丙烯酸-丙烯酰胺(PAA-AM)、丝胶蛋白/丙烯酸/丙烯酰胺复合吸水材料(Sericin/PAA-AM)和丝胶蛋白(SS)的红外吸收光谱图。在图 10-10 的 SS 曲线(a)中可以看到丝胶蛋白特有的酰胺吸收峰,即酰胺Ⅰ带(1641 cm^{-1})和酰胺Ⅱ带(1525 cm^{-1}),而 3427 cm^{-1} 为 N—H 的对称伸缩振动峰,峰宽而强;在图 10-10 的 AA-AM 曲线(c)中,1664 cm^{-1} 为酰胺基中 C＝O 的伸缩振动峰,1566 cm^{-1} 则是—COO—的伸缩振动峰。从图 10-10 的 Sericin/PAA-AM 曲线(b)中,可以看出丝胶蛋白的特征吸收峰发生了明显的偏移,C＝O 的伸缩振动峰从 1664 cm^{-1} 向左移动到了 1672 cm^{-1},而—COO—的伸缩振动峰从 1566 cm^{-1} 右移到了 1560 cm^{-1}。因此,根据红外吸收光谱中特征峰的位移及结构变化信息可知,丝胶蛋白、丙烯酸和丙烯酰胺之间发生了接枝共聚反应。

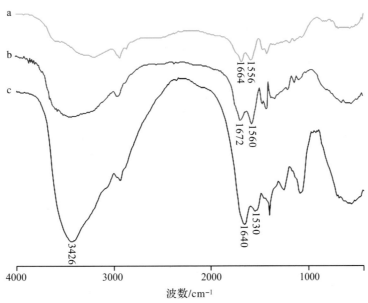

图 10-10　丝胶、Sericin/PAA-AM 和 PAA-AM 的红外光谱[16]
(a)丝胶；(b)Sericin/PAA-AM；(c)PAA-AM

10.3.2.19 复合吸水材料的 DSC 分析

差示扫描量热法(differential scanning calorimetry,DSC)是在程序控制温度下,测量物质的物理性质与温度关系的一种技术。图 10-11 是丝胶、Sericin/PAA-AM 复合吸水材料和 PAA-AM 的 DSC 曲线。从图 10-11 中的丝胶曲线(a)可知,丝胶蛋白在 213 ℃ 开始出现吸热峰,为熔融温度 T_m,在 306 ℃ 发生了氧化分解。从图 10-11 的 PAA-AM 材料曲线(c)可知,在 223 ℃ 开始出现吸热峰,为熔融温度 T_m,在 342 ℃ 发生了氧化分解,而在图 10-11 中的 Sericin/PAA-AM 复合吸水材料曲线(a)中,在 226 ℃ 出现了第一个吸热峰,为熔融温度 T_m,然后在 299 ℃ 和 327 ℃ 处各出现一个吸热峰,发生了氧化分解。丝胶蛋白的加入,改变了吸水材料的热熔融温度和氧化分解温度,降低了材料的热稳定性,提高了复合吸水材料的可降解性。以上结果同时表明丝胶与丙烯酸、丙烯酰胺发生了良好的聚合。

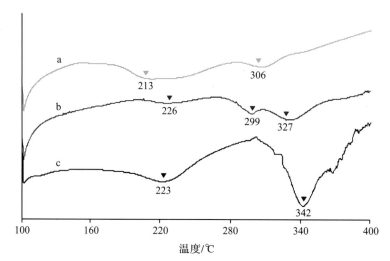

图 10-11　丝胶、Sericin/PAA-AM 和 PAA-AM 的 DSC 曲线[16]

(a)丝胶;(b)Sericin/PAA-AM;(c)PAA-AM

10.2.3　其他丝胶蛋白复合吸水材料

除了共聚法、接枝改性法,还有许多其他制备丝胶蛋白复合吸水材料的方法。

杨梅蓉[19]通过将丝胶蛋白溶液和琼脂糖溶液共混并冷冻干燥,成功制备了丝胶/琼脂糖复合凝胶。该凝胶具有多孔和相互连接的结构,有较高的吸水能力,可应用在处理多量渗液水平的伤口上。

方艳等[20]利用冷冻干燥法将不同比例的丝胶蛋白、羟基磷灰石、聚己内酯混合,制备出丝胶蛋白/羟基磷灰石/聚己内酯复合支架材料。结果显示,复合材料成型效果好,孔隙分布均匀,孔隙率高于 50%,丝胶蛋白分子结构无显著变化,表现出良好的吸水潜力。

Zhang 等[21]用沸水提取的丝胶作为原料,不使用化学交联剂,而是进行反复冻融,制备了一种新型的海绵状纯丝胶凝胶支架材料。通过对制备条件(如丝胶浓度、冷冻时间、冷冻温度和冷冻解冻次数等)的控制来调控支架的生成率,确定了最优制备条件,并对不同条件下制得的支架的多孔结构、孔径大小分布等进行了研究。

10.4　酶解蚕丝蛋白吸水材料

10.4.1　酶解丝素蛋白吸水材料[22]

周步光[22]通过酶法制备丝素蛋白基吸水复合材料,提高丝素表面共聚物接枝的效率。首先借助 1-(3-二甲氨基丙基)-3-乙基碳二亚胺盐酸盐(EDC)/N-羟基琥珀酰亚胺(NHS)交联体系进行丙烯酸

(AA)与丝素蛋白(SF)的接枝,通过丙烯酸上的羧基与丝素蛋白上的氨基反应使丝素蛋白上引入双键,提高丝素蛋白表面的接枝聚合反应位点。之后再进行辣根过氧化物酶(HRP)体系催化丝素蛋白与丙烯酸、丙烯酰胺(AM)以及交联剂 N,N'-亚甲基双丙烯酰胺(MBA)的共聚反应,最终生成再生丝素吸水复合材料。通过多种方法测定丝素溶液中游离氨基含量的变化、接枝前后溶液中丙烯酸含量的变化,分析不同条件下制得的丝素膜材料的形态,评价复合材料的吸水、保水、重复吸水和缓释性能。

实验结果表明,丝素蛋白能通过 EDC/NHS 接枝引入丙烯酸单体,并与丙烯酸和丙烯酰胺共聚制得的吸水复合材料具有更好的吸水保水性和重复吸水性能、较快的包载能力和较好的热稳定性能。

10.4.2 酶解丝胶蛋白吸水材料[16]

在第 10.3 节,将热水处理的丝胶和丙烯酸共混制成了复合吸水材料,但其吸水性能仍显不足。丝胶蛋白结构具有不稳定性,易在热水、酸、碱、酶等溶液中发生降解,其相对分子质量分布及游离亲水基团含量等受溶液环境条件(如水温、pH、酶浓度、处理时间等)影响较大。采用蛋白酶对丝胶蛋白进行水解处理,具有反应条件温和、对设备要求低、对氨基酸破坏小、易控制水解度、水解产物相对分子质量分布比较均一、利于环保等优点。动、植物性蛋白酶来源有限,应用上受到一定的限制,而微生物蛋白酶资源丰富,数量不受限制,有利于降低成本,可广泛使用。碱性蛋白酶(alkaline protease, AP)是经细菌原生质体诱变方法选育的 2709 枯草杆微生物通过深层发酵、提取及精制而成的一种蛋白水解酶,是一种丝氨酸型内切蛋白酶,常用于丝绸炼染厂进行脱胶处理。由于丝胶蛋白中丝氨酸含量最大,因此通过调整碱性蛋白酶数量、酶解时间等条件,对丝胶蛋白进行温和处理,可获得一系列具有不同相对分子质量分布和亲水基团含量等的酶解改性丝胶蛋白,与丙烯酸丙烯酰胺接枝共聚,进而能获得不同吸水量的复合吸水材料,找出达到最大吸水量时的酶量。

10.4.2.1 酶解复合吸水材料的制备

量取 1.25 mL 丙烯酸(AA,密度 1.06 g/mL)溶液,加入装有搅拌器、温度计与氮气保护装置的三口烧瓶中,滴加 1 mol/L NaOH 溶液至一定的中和度,冷却至室温后再定量加入 0.66 g 丙烯酰胺(AM)粉末,搅拌溶解后得到单体混合溶液。在氮气保护下于烧瓶中加入浓缩后的不同酶用量的酶解丝胶蛋白 nAPh-sericin(0APh-Sericin, 2.5APh-Sericin, 5APh-Sericin, 7.5APh-Sericin, 10APh-Sericin)溶液(密度为 0.1 g/mL)10 mL。充分搅拌后,加入 0.04 g 过硫酸铵(APS)和 0.006 g N,N'-亚甲基双丙烯酰胺(MBA),控制温度和搅拌速率,当反应物变得黏稠而搅拌困难时停止搅拌,反应一段时间后取出凝胶,先用大量去离子水洗数次,再用过量乙醇浸泡,最后用丙酮抽提除去均聚物后分别采用鼓风干燥和冷冻干燥的方法干燥,切粒、粉碎、过筛后得到 nAPh-Sericin/PAA-AM(0APh-Sericin/PAA-AM, 2.5APh-Sericin/PAA-AM, 5APh-Sericin/PAA-AM, 7.5APh-Sericin/PAA-AM, 10APh-Sericin/PAA-AM)复合吸水材料粉末。将酶解丝胶蛋白溶液换为未经酶解的丝胶蛋白溶液,其他操作同上制备 Sericin/PAA-AM 复合吸水材料;不添加丝胶蛋白溶液,其他操作同上制备 PAA-AM 吸水材料作为对照。

10.4.2.2 不同酶解时间酶解丝胶溶液的相对分子质量分布

图 10-12 为丝胶蛋白溶液酶解 0.5 h,1 h,1.5 h,2 h,2.5 h,3 h 后的 SDS-PAGE 图谱。由图 10-12 可知,随着酶解时间的延长,丝胶蛋白的相对分子质量减小。从图 10-12 可以看出,当酶解时间超过 2 h 后(2.5 h,3 h),丝胶蛋白大部分降解成了相对分子质量在 100000 以下的多肽。因此,研究不同酶用量的实验中把酶解时间统一定为 2 h。

10.4.2.3 不同酶用量酶解丝胶溶液的相对分子质量分布

图 10-13 为不同酶用量丝胶蛋白的 SDS-PAGE 图谱。从图 10-13 中可以看出,随着酶用量的增加,丝胶蛋白的相对分子质量越来越低。当酶用量为 10 mg 时,丝胶蛋白的相对分子质量降到了 100000 以下。

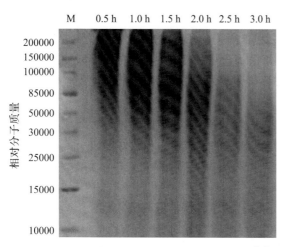

图 10-12　不同酶解时间的酶解丝胶的电泳图谱[16]

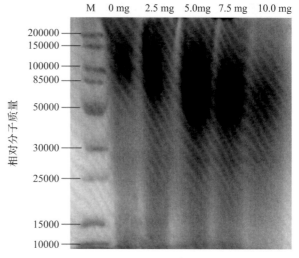

图 10-13　不同酶用量酶解丝胶的电泳图谱：蛋白质相
　　　　　对分子质量 marker(M)[16]

0APh-sericin(lane 0 mg)；2.5APh-sericin(lane 2.5
mg)；5APh-sericin (lane 5 mg)；7.5APh-sericin (lane
7.5 mg)；10APh-sericin(lane 10 mg)

10.4.2.4　酶用量对复合吸水材料接枝率和接枝效率的影响

表 10-4 是酶用量对复合吸水材料接枝率和接枝效率的影响。从表 10-4 可知，碱性蛋白酶的用量为 5 mg 时，材料的接枝率和接枝效率最高。当碱性蛋白酶用量低于一定量(5 mg)时，丝胶自由基的数量随着酶量的增多而增多，因此接枝率和接枝效率逐渐升高；当碱性蛋白酶用量超过 5 mg 时，较低的相对分子质量引起了丝胶较高的自由基清除能力，接枝率和接枝效率会随着酶量的增多而降低。

表 10-4　酶用量对复合吸水材料接枝率和接枝效率的影响[16]

AP 的使用量/mg	接枝率/%	接枝效率/%	AP 的使用量/mg	接枝率/%	接枝效率/%
0	115.2±6.3	57.6±3.2	7.5	121.3±7.5	60.7±3.7
2.5	1210.5±6.8	64.8±3.1	10.0	102.7±5.4	51.4±2.7
5.0	140.1±8.9	70.1±4.5			

10.4.2.5　酶用量对复合吸水材料吸水倍率的影响

其他条件不变，考察酶用量对复合吸水材料吸水倍率(吸收去离子水倍率)的影响。由实验结果知，当碱性蛋白酶的用量低于一定量(5 mg)时，复合吸水材料的吸水倍率随着酶用量的增加而降低，这是因为复合吸水材料的吸水倍率和材料网络的延展性密切相关，延展性好，吸水倍率往往较高。没有经过碱性蛋白酶酶解的丝胶具有较高的相对分子质量，其长链结构对材料的延展性有一定的阻碍，所以吸水倍率会随着酶用量的增加而升高。当碱性蛋白酶的用量超过一定量(5 mg)时，交联点间的距离随着酶用量的增加而变短，因此吸水倍率会随着酶用量的增加而降低。当碱性蛋白酶的用量为 5 mg 时，酶解改性丝胶复合吸水材料吸收去离子水的倍率最大，达到 627 g/g。这一结果与前述第 10.3 节中制备的丝胶复合吸水材料吸收去离子水倍率 483 g/g 相比较，其吸水性能已有明显提高。

10.4.3　酶解复合吸水材料的结构及性能

10.4.3.1　复合吸水材料的吸水倍率

图 10-14 为 PAA-AM，0APh-sericin/PAA-AM，5APh-sericin/PAA-AM 三种吸水材料的吸水倍

率。一般地,吸水材料的吸水过程按吸水原理的不同分为两个阶段。第一个阶段通过毛细管作用和亲水基团的化学吸附。这个阶段吸收的水分量不多,但是有着重要的意义。这些水分进入材料内部后,与材料分子链上的离子型亲水基团作用电离出大量离子,此时进入吸水第二阶段。离子的作用使材料网络结构内外形成一定的渗透压差,材料吸收大量水分以达到平衡。随着吸水的进行,材料内部的阳离子浓度降低,材料内外的渗透压越来越小,所以吸水后期,吸水越来越慢。由图 10-14 可知,吸水倍率最快的是 PAA-AM 吸水材料,0APh-sericin/PAA-AM 和 5APh-sericin/PAA-AM 复合吸水材料的吸水倍率没有明显差异。材料在 4 min 时的吸水量就达到了饱和吸水量的一半左右,最大吸水倍率出现在吸水前期。随着吸水的进行,吸水倍率呈下降趋势,这是因为吸水前期材料通过化学键吸附使离子型亲水基团离解形成渗透压。随着吸水的进行,网络结构内外离子的渗透压差逐渐减小,吸水倍率逐渐下降。

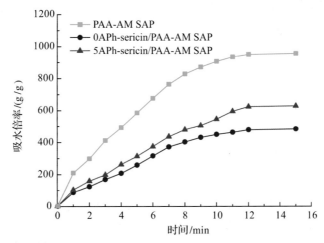

图 10-14　PAA-AM,0APh-sericin/PAA-AM,5APh-sericin/PAA-AM 的吸水倍率[16]

10.4.3.2　复合吸水材料的热重分析结果

热重分析是在一定温度范围内测定待测样品的质量与温度变化关系的一种热分析手段,用来研究材料的热稳定性和组分。用热重分析表征高吸水材料的结构,可以测定其热稳定性。

图 10-15 是 PAA-AM,0APh-sericin/PAA-AM,5APh-sericin/PAA-AM 复合吸水材料和丝胶的热重分析结果。从图 10-15 可以看出,温度上升至 600 ℃,热失重率从高到低依次为丝胶,5APh-sericin/PAA-AM 吸水材料,0APh-sericin/PAA-AM 吸水材料和 PAA-AM 吸水材料。由于丝胶是天然蛋白

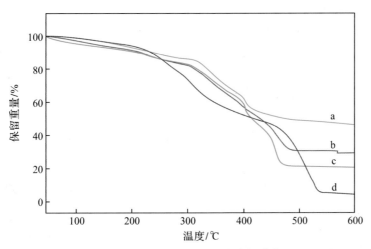

图 10-15　复合吸水材料热重曲线[16]

(a)PAA-AM 吸水材料;(b)0APh-sericin/PAA-AM 吸水材料;(c)5APh-sericin/PAA-AM 吸水材料;(d)丝胶

质,不难理解丝胶的失重率最高,在 600 ℃时,其失重率超过 90%。因为天然高分子丝胶具有降解性,含有丝胶的 5APh-sericin/PAA-AM 和 0APh-sericin/PAA-AM 复合吸水材料的失重率明显要高于不含丝胶的 PAA-AM 吸水材料。5APh-sericin 的相对分子质量要低于 0APh-sericin,与 AA、AM 接枝后形成的 5APh-sericin/PAA-AM 复合吸水材料分子链要比 0APh-sericin/PAA-AM 复合吸水材料分子链短。由于相对分子质量越高,吸水材料的降解速率越慢,则 0APh-sericin/PAA-AM 复合吸水材料的热失重率要低于 5APh-sericin/PAA-AM 复合吸水材料。

10.4.3.3 复合吸水材料的红外光谱分析

图 10-16 是 PAA-AM,0APh-sericin/PAA-AM,5APh-sericin/PAA-AM 复合吸水材料和酶解丝胶的红外光谱分析结果。从图中可以看出,纯丝胶(曲线 d)的酰胺Ⅰ和酰胺Ⅱ的特征吸收峰分别位于 1658 cm^{-1} 和 1535 cm^{-1} 处,而当形成 Sericin/PAA-AM 复合吸水材料(曲线 a,b)后,酰胺Ⅰ和酰胺Ⅱ的吸收峰分别变为 1571 cm^{-1} 和 1173 cm^{-1},与 PAA-AM 的特征峰位点一致。以上结果表明,Sericin/PAA-AM 复合吸水材料中,丝胶分子与 PAA-AM 分子间发生了接枝共聚。

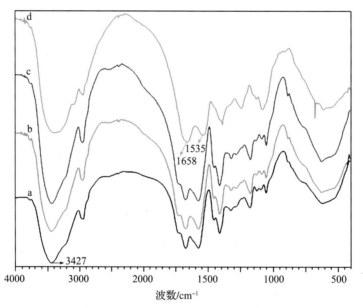

图 10-16 复合吸水材料红外图谱[16]

(a)PAA-AM 吸水材料;(b)0APh-sericin/PAA-AM 吸水材料;(c)5APh-sericin/PAA-AM 吸水材料;(d)酶解丝胶

10.4.3.4 复合吸水材料的表面形貌分析

图 10-17 是 PAA-AM,0APh-sericin/PAA-AM,5APh-sericin/PAA-AM 复合吸水材料的扫描电镜图。

鼓风干燥是传统的干燥方法,通过加热管进行箱内空气的加热,并利用风机循环热空气,引入外部干燥空气,同时排出湿空气。加热由外至内,主要靠热传导,温度上升较慢。材料干燥由外向内,易形成硬壳结节,从而阻碍水分的继续外移。扫描电镜照片显示了其表面孔隙结构形貌,如图 10-17 中(a)、(b)、(c)所示。

冷冻干燥又可称作升华干燥,是将含水物料冷冻到冰点以下,使水转化成冰,然后在真空状态下将冰转变成蒸汽而除去。基于冷冻干燥原理,能较好地保持材料的多孔结构,如图 10-17 中(d)、(e)、(f)所示。

10.4.3.5 复合吸水材料采用不同干燥方法在不同溶液中的吸水倍率

从图 10-18 中可以看出,由冷冻干燥法制成的复合吸水材料的吸水倍率明显高于鼓风干燥法制成的复合吸水材料。通过冷冻干燥法制成的 5APh-sericin/PAA-AM 复合吸水材料吸收去离子水倍率达

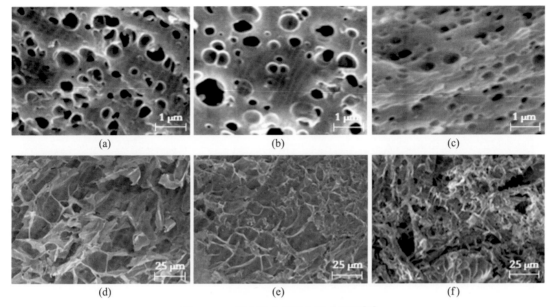

图 10-17 复合吸水材料扫描电镜图[16]

鼓风干燥法：(a)5APh-sericin/PAA-AM 复合吸水材料；(b)0APh-sericin/PAA-AM 复合吸水材料；(c)PAA-AM 吸水材料。冷冻干燥法：(d)5APh-sericin/PAA-AM 复合吸水材料；(e)0APh-sericin/PAA-AM 复合吸水材料；(f)PAA-AM 吸水材料

到 896 g/g，吸收自来水倍率为 424 g/g，吸收 0.9% NaCl 溶液倍率为 83 g/g。这从电镜图（图 10-17）可以看出，冷冻干燥法制备的材料形成了互穿的网络结构，所以吸水倍率会比较高。另外，PAA-AM 吸水材料的吸水倍率要高于 5APh-sericin/PAA-AM 和 0APh-sericin/PAA-AM 吸水材料，这是因为 PAA-AM 吸水材料的孔隙密度大于 5APh-sericin/PAA-AM 和 0APh-sericin/PAA-AM 吸水材料。

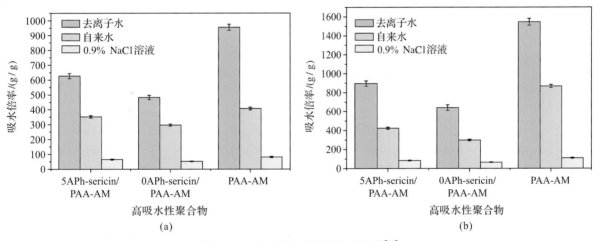

图 10-18 复合吸水材料的吸水倍率[16]

（a）鼓风干燥法制得（分别吸收去离子水、自来水、0.9% NaCl 溶液）；（b）冷冻干燥法制得（分别吸收去离子水、自来水、0.9% NaCl 溶液）

10.4.3.6 保水率测定

图 10-19 显示了复合吸水材料的保水率随时间变化的关系。从图 10-19 可知，温度在 25 ℃和 60 ℃条件下，保水率大小顺序都是 5APh-sericin/PAA-AM SAP＞0APh-sericin/PAA-AM SAP＞PAA-AM SAP。

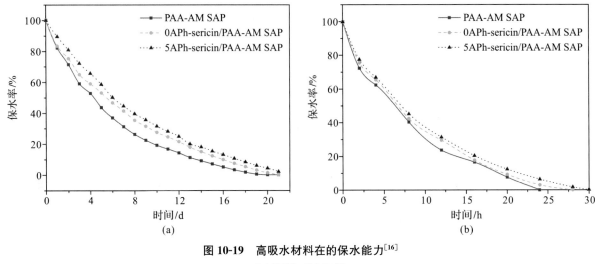

图 10-19 高吸水材料在的保水能力[16]
(a)25 ℃；(b)60 ℃

10.5 展 望

为了应对环境污染和土壤沙化,建设绿色生态家园,生物降解性吸水材料的研发已成为国际化潮流。将蚕丝蛋白应用于复合吸水材料,有利于吸水材料的生物降解,也拓展了蚕丝蛋白资源的用途。提高蚕丝蛋白基吸水材料的吸水率,提升吸水材料的性能,是一项具有较高社会经济效益的课题。

(邓连霞、胡佳琦、朱良均)

参考文献

［1］ Zohuriaan-Mehr M J, Pourjavadi A, Salimi H, et al. Protein-and homo poly(amino acid)-based hydrogels with super-swelling properties[J]. Polym Advan Technol,2009,20(8):655-671.

［2］ Prudnikova K, Utz M. Electromechanical equilibrium properties of poly(acrylic acid/acrylamide) hydrogels[J]. Macromolecules,2012,45(2):1041-1045.

［3］ Parvathy P C, Jyothi A N. Synthesis, characterization and swelling behaviour of superabsorbent polymers from cassava starch-graft-poly(acrylamide)[J]. Starch-St? rke,2012,64(3):207-218.

［4］ Deng L X, Zhu L J, Yang M Y, et al. Preparation and water absorbency performance of silk sericin/acrylic acid/acrylamide composite absorbent material[J]. Polym Mater Sci Engineer,2011,27(12):127-130.

［5］ Deng L X, Zhang H P, Yang M Y, et al. Improving Properties of Superabsorbent Composite Induced by Using Alkaline Protease Hydrolyzed-sericin (APh-sericin)[J]. Polym composite,2014,35(3):509-515.

［6］ Deng L X, Zhang H P, Yang M Y, et al. Synthesis and Characterization of Silk Sericin / Acrylic Acid / Acrylamide Superabsorbent Polymer[J]. J Fib Bioeng Inform,2011,4(4):321-328.

［7］ 汪琦翀,朱良均,闵思佳,等. 丝素蛋白/丙烯酸/丙烯酰胺复合吸水材料的制备和表征[J]. 高分子材料科学与工程,2009,26(9):128-131.

［8］ 汪琦翀,朱良均,闵思佳,等. 丝素蛋白/丙烯酸/丙烯酰胺复合吸水材料的吸水与保水性能检测[J]. 蚕业科学,2009,35(3):661-665.

［9］ 李建颖. 高吸水与高吸油性树脂[M]. 北京:化学工业出版社,2005.

［10］ Sabokabar A, Pandey R. Hydroxyapatile particles are capable ofo inducing osteoclast formation[J]. J Mater Sci-mater M,2001,12(8):659-664.

［11］ 吴季怀,林建明,魏月琳,等. 高吸水保水材料[M]. 北京:化学工业出版社,2005.

［12］ 黄美玉,吴如,蒋利人. 超高吸水性聚丙烯酸钠的制备[J]. 高分子通讯,1984,2(2):129-134.

［13］ Zhang Y Q, Chen Z M, Zhang Y D. Structure and extraction conditions of sericin protein[J]. J Clinical Rehab Tissue

Engineer Res,2011,15(3):568-472.

[14] Zhang Y Q. Applications of natural silk protein sericin in biomaterials[J]. Biotech Adv,2002,20(2):91-100.

[15] 汪琦翀. 丝素蛋白/丙烯酸/丙烯酰胺吸水材料的制备和性能表征[D]. 杭州:浙江大学,2009.

[16] 邓连霞. 丝胶蛋白复合吸水材料的研制及结构性能表征[D]. 杭州:浙江大学,2013.

[17] 迟洪涛,杨佳霖,李嘉琪. 浅谈蚕丝蛋白生物高分子材料的应用[J]. 广东蚕业,2017,51(4):1.

[18] 周步光,张宇慧,王平,等. 丝素/丙烯酰胺/丙烯酸吸水复合材料的紫外光辐照法制备[J]. 纺织学报,2017,38(5):25-30.

[19] 杨梅蓉. 基于丝胶蛋白的抗菌材料及 dsRNA 递送载体的研究[D]. 重庆:西南大学,2019.

[20] 方艳,徐水,吴婷芳,等. 丝胶蛋白/羟基磷灰石/聚己内酯复合支架材料的制备及表征[J]. 材料导报,2019,33(专辑34):533-537.

[21] Zhang H P，Yang M Y，Min S J，et al. Preparation and characterization of a novel spongy hydrogel from aqueous Bombyx mori sericin[J]. e-Polymers,2008,8(1):1-10.

[22] 周步光,刘月鸣,王平,等. 丙烯酸接枝对酶法制备丝素基吸水材料的影响[J]. 生物学杂志,2018,35(4):11-15.

第 11 章　蚕丝蛋白生物涂层材料

摘要：本章介绍了蚕丝蛋白在生物涂层材料上的应用，阐述了生物涂层材料的制备方法，包括丝蛋白溶液的制备、涂层性质的控制、添加剂的种类以及成型后加工，介绍了近年来蚕丝蛋白涂层材料在生物医学及光电方面的应用，展望了蚕丝蛋白涂层材料的应用前景。

11.1　概　述

涂层是涂料通过施涂于金属或织物等基体上得到的固态连续膜，起到防护、绝缘等作用。生物涂层是指将具有生物活性的物质覆于基体表面形成的涂层。在当今生物材料领域，从简单的隔离涂层到通过纳米技术精心制作的复合涂层，生物活性涂层正发挥着越来越多样化的作用，具体体现在为其附着基体提供一个具有生物活性功能的外壳。在生物材料领域，涂层具有以下特征：耐磨、较高的机械强度、防腐蚀、能够增强材料的生物相容性、导电性、可调控的表面化学特性，可进行属性转变的智能涂层材料甚至具有其中的多项特性[1]。因此，合成方法简单、具有良好生物相容性的涂层材料在生物学上能够起到非常重要的作用。蚕丝由一系列高度重复的特殊氨基酸序列构成，使得蚕丝蛋白具有良好的生物相容性、生物降解性，以及低免疫原性和变应原性，所以在生物材料涂层上发挥着越来越广泛的作用[2]。

11.2　蚕丝蛋白生物涂层材料制备

蚕丝蛋白生物涂层材料的制备步骤主要有丝蛋白溶液制备、涂层性质的控制、涂层成型后加工。

11.2.1　丝蛋白溶液制备

首先，将丝蛋白溶解于变性介质中得到可加工的丝蛋白溶液。变性介质一般为高离液盐，如 LiBr、LiSCN、GdmSCN、GdmHCl，也可用氟化有机溶剂，如 HFIP、HFA、FA 等。高离子液盐能够破坏大分子的三维结构，又能通过透析完全除去。离子液，如 BMIM Cl（1-丁基-3-甲基咪唑氯化物）、EMIM Cl（1-乙基-3-甲基咪唑氯化物）、DMBIM Cl（1-丁基-2,3-二甲基咪唑鎓氯化物）也可作为变性介质[3,4]。蚕丝丝素蛋白通常使用 LiBr 溶液以及 $CaCl_2$ 体系溶液进行溶解。

11.2.2　涂层性质的控制

在获得了丝蛋白溶液之后，额外的物质如增塑剂（甘油）、多聚物或蛋白能在丝蛋白加工前或加工过程中被添加。目前已经有很多关于丝蛋白复合材料的报道，包括合成聚合物、生物大分子、无机材料等[5-8]，见表 11-1。

表 11-1　可用于制作丝蛋白复合材料的合成聚合物、生物大分子、无机材料[7]

合成聚合物		生物大分子		无机材料	
非生物降解	可生物降解	蛋白质类	多糖	颗粒	生物矿物
碳纳米管	聚天冬氨酸	胶原	海藻酸盐	纳米银颗粒	碳酸钙

续表

合成聚合物		生物大分子		无机材料	
非生物降解	可生物降解	蛋白质类	多糖	颗粒	生物矿物
尼龙 66	聚 ε-己内酯	酶	纤维素	纳米金颗粒	磷酸钙
聚丙烯酰胺	ε-己内酯-D,L-丙交酯共聚物	明胶	纤维胶	过渡金属氧化物及硫化物	二氧化硅
聚丙烯腈	碳酸盐尿烷共聚物	绿色荧光蛋白	几丁质		
聚丙烯胺	乳酸乙醇酸共聚物	生长因子	壳聚糖		
聚环氧化物	聚乳酸	角蛋白	透明质酸		
聚乙二醇	聚氨酯	丝素蛋白			
聚吡咯		丝胶蛋白			
聚苯乙烯					
聚乙烯醇					

详细的丝复合材料特征见参考文献[7]

11.2.3　涂层成型后加工

通过不同加工方法获得的膜和涂层具有不同的形态学特征。膜能够通过 2D 或 3D 打印技术制成具有各向同性或各向异性的微米或纳米级图案[9]。薄涂层能够通过浸渍或自旋涂层技术生成。通过自旋涂层,丝蛋白能够依靠剪切力进行自组装。其他一些制作薄丝素膜的方法还有 Langmuir-Blodgett技术(LB)和逐层自组装技术。非纺织垫代表了一种完全不同类型的丝蛋白涂层[10,11],将不同的溶液通过电纺丝仪,丝蛋白溶液或者混合材料溶液从注射器中被喷出,位于注射器和收集器之间的电场能加速溶液和溶剂的蒸发,得到的纤维能够直接储存于任何材质的收集装置中[12,13]。除了单一材质的膜和涂层,在生物系统中具有渐变性质的材料如(贻贝足丝)也具有多种应用[14]。丝素、明胶混合物依靠不同的比例显示了较广的杨氏模量。梯度渐变膜用甘油增塑明胶和 0~40% 的重构丝素溶液成型,得到的梯度材料具有一个厘米范围内的高再生性,机械强度梯度模量可从 160 MPa 到 550 MPa[15]。

11.2.4　溶剂和后处理对丝素膜性质的影响

不同的溶剂如水缓冲液、有机溶剂或离子溶液[图 11-1(Ⅲ,i)],通过简单的蒸发处理就可以得到丝蛋白膜。膜中丝蛋白的二级结构决定于起始的溶剂,因此可以人为控制,如氟化物溶剂能诱导丝素蛋白的 α-螺旋结构,六氟异丙醇溶解后的丝素膜存在大量的 α-螺旋结构[16],而用甲酸和水溶解的膜显示了较高的 β-折叠含量[17]。因此,从一些溶剂中获得的膜需要进行后处理才能得到更稳定的结构。此外,涂层的表面疏水性能够通过成型条件来控制。Lawrence 等证明了加工过程对重构丝素膜的水合作用性质的影响[18]。乙醇处理的重构丝素膜相对于水处理得到的膜显示了更大的无序二级结构;乙醇处理的膜具有更高的吸水能力,并能达到更高的氧气透过率。

对丝素膜的处理主要分为以下三类:

(1)获得不同表面活性的加工工艺

通过微米或纳米成型技术可以在丝蛋白膜表面制造结构化的微米或纳米图案。例如,重构丝素膜微米图案能够通过快速的微缩成像和干法蚀刻获得[19],重构丝素制作的微缩像膜能够通过聚二甲基硅氧烷(PDMS)模具印刷得到。将丝素溶液通过毛细管作用浸入 PDMS 模具,蒸发溶剂后移除模具,也能得到具有微缩像的丝素膜[20,21]。

(2)化学修饰对丝素膜的改性

根据丝素膜氨基酸的成分(数量和功能基团的类型),多种偶联反应能够对其进行化学修饰。家蚕

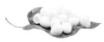
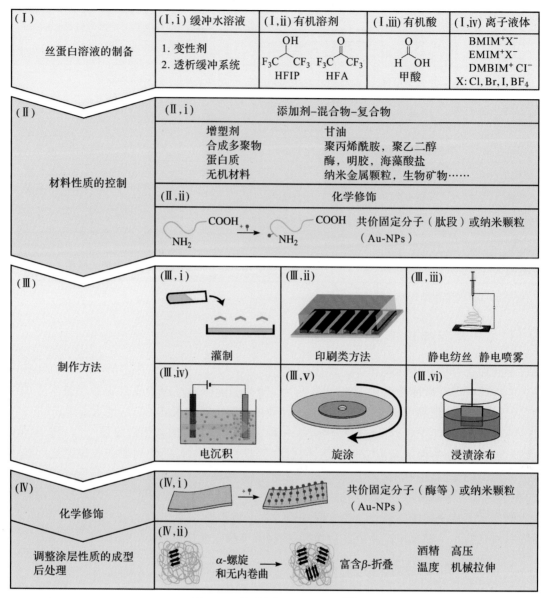

图 11-1　丝蛋白加工原理概述[9]

丝素重链中含有的最丰富的活性氨基酸是苏氨酸、丝氨酸、酪氨酸、天冬氨酸、谷氨酸。一般用于这些氨基酸化学修饰的偶联反应是三聚氰胺激活偶联、碳化二亚胺偶联、戊二醛反应，并且，氨基酸能够通过精氨酸屏蔽来修饰，Murphy 和 Kaplan 对这些化学修饰进行了详细的阐述[22]。

马来亚酰胺荧光素、马来亚酰胺生物素、RGD 序列、β-牛乳糖苷酶等都能够成功地偶联到丝素膜表面。也能够通过重氮偶联共价连接磺酸基团到 RGD 序列的赖氨酸上。带负电荷的亲水的磺酸基团能够选择性地促进吡咯吸附到磺酸基团修饰的重构丝素膜上，将酸性硫酸修饰的丝素作为墨水，将其打印或冲印到丝素膜上，能够在丝素膜表面制作具有导电性的聚吡咯图案，这是因为聚吡咯能够选择性吸附到酸修饰的丝素上，并通过聚合作用建立导电结构[23]。

（3）丝素成膜后的处理加工

对成型后的丝素蛋白进行处理能够增加丝材料中 β-折叠的程度，从而获得更稳定的、不溶于水的蛋白材料。蛋白从 α-螺旋和随机自由卷曲到 β-折叠的转变能够通过温度、醇（甲醇、乙醇、异丙醇）、湿度、水蒸气、高压、机械拉伸等方法来实现[24,25]。各向异性材料能够通过后处理使其基本结构被校准，物理和化学两种类型的加工过程都会影响最终材料的机械性能[26]。

11.3　蚕丝蛋白涂层的应用

11.3.1　骨整形材料：金属支架的表面涂布

众多的金属正在被广泛地用于硬组织的替换和损伤修复,如牙齿种植、人工骨(如人工髋关节)等。尽管已经有很多成功的关于金属移植修复的案例,但仍然存在很多问题。很多时候,由于骨质、骨量的个体差异会导致移植的失败,而具有骨质疏松、糖尿病等症状的患者移植失败率更高[27,28]。在通常情况下,可以用表面镀层来调整金属移植物的表面特性,提高移植成功率。

钛及其合金作为骨修复中的关键材料常被用于生物医学的研究。钛移植物具有优良的机械性能和良好的骨修复性且无毒。同时,其在体内具有抗腐蚀性和生物惰性[29]。但是,基于钛合成的整形移植物对细胞的吸附较弱,且容易被细菌感染,由此会导致一些并发症[30]。移植物表面需能够支持骨整合和骨传导,以利于骨修复和骨重构。骨整合特性允许根据骨组织和移植物的表面特征直接固定移植物;而骨传导特性则能够让骨细胞在移植物的表面生长[31]。然而纯钛移植物的骨传导和骨整合能力都很弱。影响移植物与其周围组织细胞相互作用的一个重要因素是移植物的表面物理化学特性[32]。一些机械的或化学的处理,如等离子喷涂[33]、碱处理[34]、酸蚀刻[35]、羟基磷灰石镀层[36]等,都可用于钛移植物的表面修饰以提高其与骨的相互作用。然而,增强移植物与骨相互作用的最佳策略是在其表面固定生物大分子。细胞与表面或其他细胞的相互作用主要由整合蛋白调控。整合素的连接、识别、修饰等都在胞外基质发生。因此,通过修饰表面来调控胞外基质蛋白与材料表面的相互作用具有重要意义[37]。生物化学修饰能够为细胞的生长和分化提供信号,并为基质蛋白的吸附提供条件,促进胞外基质的相互作用。

丝胶作为良好的生物学材料,在体内不具有免疫原性,同时能增强细胞的生长和吸附,常被用于生物医学领域[38,39]。Nayak 等[40]用柞蚕丝胶/RGD 肽段对 Ti 基质表面进行功能化。实验观察发现,含有丝胶/RGD 肽段的 Ti 表面能有效增强 MG-63 成骨类细胞的吸附、增殖和转移,代谢活性和生存死亡分析表明在丝胶/RGD 钛移植物上的细胞代谢活性约是纯钛表面的 2 倍。对 MG-63 细胞进行 RT-PCR 分析,发现编码与骨转导相关蛋白的基因(骨唾液蛋白基因、骨钙蛋白基因、碱性磷酸酶基因)都出现了上调。将鼠巨噬细胞 RAW264.7 和成骨巨噬细胞在含有涂层的钛基质上培养,用于评估在不同钛基质上巨噬细胞的活性以及炎症因子 IL-1β、TNF-α、NO 的分泌情况。结果发现,生长于纯钛表面的巨噬细胞 IL-1β 和 TNF-α 分泌量比细胞培养板上的大,而丝胶/RGD 涂层的钛基质上的巨噬细胞则分泌较少的 IL-1β 和 TNF-α,表明丝胶/RGD 涂层能够有效降低钛移植物的炎症反应。

丝素也显示了良好的生物相容性和生物降解性,并且纯丝素材料基本不会引起过敏反应。由于加工方式的不同,丝素膜的性质也会有很大的差异,会对细胞的组织、吸附和增殖产生影响。Elia 等[39]开发了一种新的方法来获得丝素蛋白镀层的钛牙齿移植物,他们将 5% 或 10% 的丝素溶液置于铂金网上形成凝胶,然后通电融化,获得电融凝胶,之后将其涂布于钛垫片、钛螺栓及钛移植物上,获得涂层材料。通过该技术,涂层厚度可保持为 35~1654 μm。植入测试结果表明,涂层的吸附强度能够抵挡移植物插入模型牙槽中时产生的分层。机械性能测试显示,电凝胶涂层的吸附强度为 0.369 MPa 左右,超过胶原、羟基磷灰石等材料涂层的黏附强度。这种新的方法进一步提高了安全、稳定的钛牙齿移植物的移植成功率。

Zhang 等[41]则通过低温电泳技术使几丁质-丝素复合物在钛移植物表面形成多孔涂层,涂层的孔径为 100~300 μm。通过提高丝素在凝胶中的浓度,可以提高其在涂层中的含量。丝素含量的提高,能够增加涂层的抗剪切力和抗张强度。体外生物学实验显示(图 11-2),在 4 ℃ 条件下形成的蛋白涂层,稳定性优良,并且更有利于细胞生长,而几丁质-丝素复合涂层相比于纯几丁质涂层对细胞更有亲和效应。对成骨类细胞 MG-63 进行培养,2 d 后,发现纯几丁质涂层上的细胞呈球形,平均直径为 10~

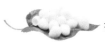

15 μm,而几丁质-丝素复合涂层上的细胞呈扁平状,且随着丝素浓度的增加,呈现更加明显的多边形和更多的板状伪足、丝状伪足。随着培养日数的增加,高浓度的丝素复合涂层上含有数量更多的细胞,并且细胞间形成了相互作用的桥结构,用于细胞之间的信息传递。

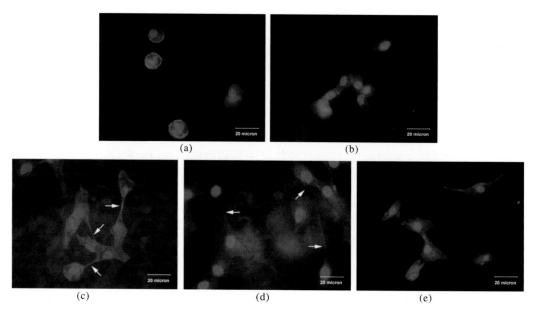

图 11-2 成骨类细胞在纯几丁质(a)和几丁质-丝素复合膜(b,c,d)和纯钛(e)上培养两天后的生长荧光图[41]

Miroiu 等[42]依靠矩阵辅助脉冲激光在医用移植物上制备了羟基磷灰石复合丝素涂层。用常规方法获得的羟基磷灰石丝素混合溶液即可用于实验操作。在进行矩阵辅助脉冲激光蒸发前,用液氮冰冻溶液,获得固体丝素羟基磷灰石复合物,用 KrF 来源的激光进行溶剂蒸发,激光的 $\lambda = 248$ nm,$\tau_{FWHM} = 25$ ns,脉冲频率 $10 \sim 15$ Hz,真空室内的压强为 7 Pa,获得的涂层厚度为 900 nm 左右。扫描电镜观察发现,混合涂层具有不平整的表面,含有较多的凹凸点,表明其有利于细胞的吸附和扩增。体外生存能力测试发现,骨细胞能够很好地在复合涂层上生长,表现出正常细胞的生长速率和扩增。骨细胞培养结果显示,细胞能够很好地黏附在涂层表面,并且肌动蛋白和粘连蛋白的含量与正常的细胞相近。良好的生物相容性有望使其用于临床试验。

Ni 等[43]则发现,用丝素对兔气管修复支架进行涂层处理,能够促进气管的修复,降低病变概率(图 11-3)。实验表明,在具有有孔丝素涂层和无孔丝素涂层的兔气管修复支架上,分别形成了厚度为 (240.4 ± 9.9) μm、(302.3 ± 10.5) μm 的成纤维细胞层。植入丝素涂层支架后,气管在愈合过程中不会产生水肿、血肿、肉芽肿等情况,也没有巨噬细胞渗透现象。该研究表明,丝素涂布的支架能够较好地引导黏膜生长,增加气管修复的成功率。

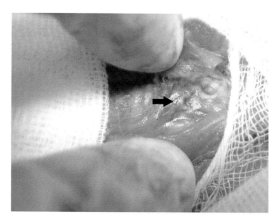

图 11-3 丝素涂层支架修复兔气管图[43]

第 8 周时兔气管修复良好,未出现肉芽、水肿等不良反应

除了丝素膜的特性,细胞在膜上的吸附性对细胞生长也非常重要。不牢固的细胞吸附在丝素膜上能够被检测出来,如成骨类细胞 SaOs-2 在重构丝素膜上的生长,呈圆形,并形成细胞群落;随后 SaOs-2 细胞上调胞外基质蛋白的分泌。不牢固的细胞吸附可以认为是缺少细胞识别吸附位点。并且,在细胞培养条件下重构丝素膜含有带负电的蛋白,而细胞表面也带负电,不利于吸附的形成[44]。

一种改变丝素膜表面特征的方法是制作非纺织网片作为基质涂层。血管细胞系 HAECs 或

HCASMCs 以及动脉血管内皮细胞在非纺织重构丝素网(纤维直径约为 1016 nm 或 377 nm)上生长得比平滑的重构丝素膜要好。细胞吸附率和增值率随着丝素纤维直径的增加而增加,可能与纤维网中细胞支架和空间有关。不同宽度和厚度的重构丝素膜也用于培养间充质干细胞,比较其对骨重构的影响,一种规格的重构丝素膜(宽 3500 nm、厚 500 nm)能诱发成骨细胞的分化,形成类似于活体中致密骨的稳定细胞排列和胞外基质合成。

由此可见,对移植物进行丝素丝胶的表面涂层与涂层表面修饰,能够有效增强移植过程中的组织修复能力。

11.3.2　药物缓释

开发简单而有效的方法合成具有生物相容性的涂层,在体外或体内细胞和组织实验上具有重要的意义。大量用于修饰材料表面的方法被提出,如化学连接功能性基团、物理吸附特殊分子。但是这些方法都只能满足一些特殊的需求,并且在复杂的加工过程中,生物大分子的活性会受到一定的影响。Wang 等[45]首次开发了逐层自组装方法(LBL)用于合成具有生物学功能的丝素表面涂层,并将其用于控制药物释放和调控细胞反应。

传统的逐层自组装技术的原理[46,47]是:带相反电荷的聚合电解质交替沉积,形成相互穿插的聚合盐层。LBL 的驱动力主要是静电相互作用,同时涉及电荷转移、范德华力、氢键和小范围的疏水相互作用。这种过程成本低廉,条件温和,方便通用,基本上能够用于任何形状、任何大小、任何基质的表面,并且不需要额外的化学反应。因此,这种方法能够将具有特定生物学功能的材料整合到涂层中,包括药物、生长因子、信号蛋白等。这些物质可以包埋在层与层之间,也可以作为一个单独的层。对 LBL 涂层的功能性和应用性研究主要包括制作用于促进或抑制细胞吸附的膜,固定活细胞,固定活性酶,持续释放功能性 DNA。

Wang 等[48]在完全的水环境中合成纳米级薄丝素涂层,整个过程通过紫外分光光度计和石英晶体微量天平进行检测。吸光度和膜的厚度都与丝素沉积层的数量呈线性关系,与传统的聚电解质组装成的多层材料相似。整个合成过程稳定,可重复,通过控制丝素浓度、盐浓度、冲洗方法就能控制单层的厚度在几纳米到十几纳米之间。驱动丝素纤维沉积到固体表面的主要是疏水相互作用以及静电相互作用。丝素膜在干燥过程中形成的 β-折叠结构与乙醇处理变性后的相同。合成的膜在物理条件下非常稳定,还支持人骨髓干细胞的吸附、生长和分化。

随后的试验中,Wang 等[49]在多层丝素涂层中分别添加肝素、紫杉醇、氯吡格雷三种药物,研究其对血管细胞的生长影响。结果表明,丝素涂层系统是一种有效的药物缓释系统,可用于血管支架的涂层。将人大动脉内皮细胞和人冠状动脉平滑肌细胞培养于含药的丝素涂层上,发现紫杉醇和氯吡格雷能够抑制平滑肌细胞的增殖,延缓内皮细胞的扩增。通过免疫化学分析,发现培养在含有肝素的多层丝素涂层上的细胞相对于无药物的丝素蛋白涂层上的细胞能分泌出更多的内皮生长分化标记物,如 CD-31、CD-146、vWF 和 VE-钙粘连蛋白,表明其能够促进大动脉内皮细胞的增殖,而冠状动脉平滑肌细胞的相关生长标记物则出现降低,表明平滑肌细胞的生长分化被抑制,这个发现有望被用于冠状动脉手术后抑制血管再狭窄。猪的体内主动脉实验发现[50],含有肝素丝素涂层的移植物能够在猪体内保持完整,并有效降低了血小板在血管壁上的黏附。

相信不久之后会有更多关于含有丝素涂层材料的体内体外实验研究,用于评估其长期的载药效果。

11.3.3　丝素的光感应器和生物感应器

丝素膜和涂层能够用于光学元件或生物感应器的制作(图 11-4),目前使用的主要是桑蚕丝素蛋白。重构丝素膜(RSF)的氧透过率与用于隐形眼镜的水凝胶膜的透过率相似[51]。由于其良好的生物相容性、光学性质(高透明度)及氧透过率,重构丝素膜也用作隐形眼镜材料[52]。丝素材料也能通过纳米打印、喷涂、铸模加工成型用于光学、光电学等领域。丝素膜还可用于纳米、微米级平面成像以及 3D

成像[52]。作为感应疾病的生物传感器也可以固定到 RSF 上。肽段 NS5A-1 从丙型肝炎病毒上获得，通过碳丝网印刷电极逐层自组装固定于丝素膜涂层上。丝素-NS5A-1 逐层沉降膜显示了显著的检测 HCV 能力（1 μg/mL），因此建立了一个高度敏感的免疫感受器。

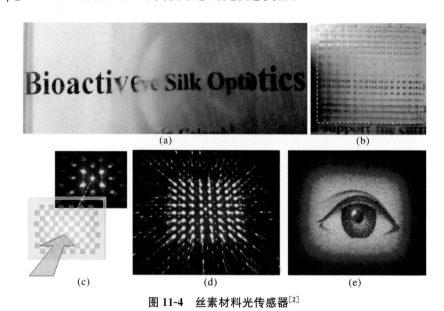

图 11-4 丝素材料光传感器[2]

(a)丝透镜；(b)12×12 丝透镜阵列；(c)生成图像的方案；(d,e)不同的丝光学元件在白光下通过 2D,64 相衍射模型投影出来的图像

11.3.3.1 生物传感器——食品变质程度检测传感器

食物的安全性越来越受到厂家和消费者的重视，食物的颜色、质感、气味、质地等标准常常用于判定农产品和生物类产品的质量好坏。早期的食物质量安全控制通常是将待检测的食物取样，分离成分进行分析，随后出现了气相色谱、质谱、电子鼻、电子狗等非破坏性的检测手段。尽管这些检测手段目前在生产中得到广泛的使用，但是其实行过程需要复杂的仪器，烦琐的过程，需要花费大量的时间，不适合于日常使用。

Tao 等[53]开发了一种具有吸附性的传感器，用于检测食物的变质程度（图 11-5、图 11-6、图 11-7）。在丝素膜基质上制作无线天线用于反射不同频率的电磁波，由此来判断食物的变质程度。这种传感器能够很好地与不规则物体表面进行贴合，通过反映食物变质过程中共振波频率的变化来检测变质的程度。实验验证方法：将无线射频识别类丝素传感器紧密贴合在水果表面检测水果的成熟过程，与奶制品接触（固体奶制品，如奶酪）或浸入其中（液体奶制品，如牛奶）检测变质程度。丝素基质上的感应装置由次微米级的金制成，相当于食用级金箔或用于蛋糕和巧克力装饰的薄片，与食物接触不会造成污染。尽管目前存在各种各样化学的、物理的传感器，但都是以硬薄片类物质为基底，且使用后不能随意处理。同时，传统的传感器在对不规则物体的检测上有局限性，如有机体（组织）、环境基质（植物根茎）、食物（水果、蔬菜）。食物传感器的一个重要问题是：它们需要在各种不同的条件和环境下检测食物的安全性，由于食物的储存和运输条件变化多样（温度的变化、运输时的抖动、碰撞），所以用于实时检测的食物传感器需要很高的稳定性。

在图 11-7 中，三种实验材料在变质过程中共振波的变化明显，可用于食物变质程度的检测。(a,b)将丝素声波共振传感器贴到香蕉表皮，发射不同频率的声波，发现香蕉与传感器能够发生共振，反射特定频率的波，且随着香蕉在 9 d 中的成熟，反射波的频率会出现明显的变化，由此可判断香蕉的成熟程度；(c)将丝素声波共振传感器贴到奶酪表面，可检测到新鲜奶酪和被细菌污染的奶酪具有明显不同频率的反射波；(d)将丝素声波共振传感器放入牛奶中，随着牛奶在空气中暴露时间的延长，发射波的频率会降低，强度也慢慢减弱。

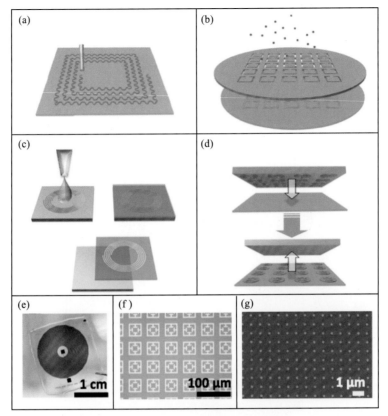

图 11-5　无源丝素传感器制作过程[53]

（a）直接通过喷墨印刷技术将功能性材料打印到丝素基质膜上；（b）荫罩转移；（c）原件转移：将功能性材料在硅烷化的硅板上进行装配，然后直接覆盖丝素溶液，在一般环境下干燥，干燥完成后功能性材料即转移到丝素膜上；（d）直接转移：将丝素膜覆盖于含有功能性材料的基质表面，通过加热和加压使其转移到丝素基质表面；（e）用蚕丝微图案转印工艺（STAMP）焊接的方法制作的丝素表面 GHz 共振线圈；（f）用荫罩沉积获得的 THz 共振丝素超材料阵列；（g）通过直接转移获得的丝素金纳米颗粒阵列

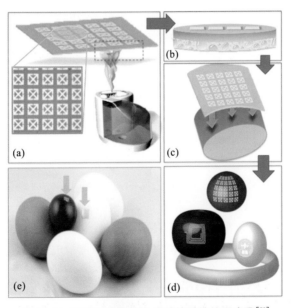

图 11-6　丝素传感器贴附曲面基质的使用步骤[53]

（a）用水蒸气处理非晶体功能性丝素膜；（b）功能膜的背面部分被融化；（c）将丝素传感器融化的一面贴附于被检测物体表面；（d）在各种表面的应用（鸡蛋、鸭蛋、圣女果）

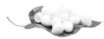

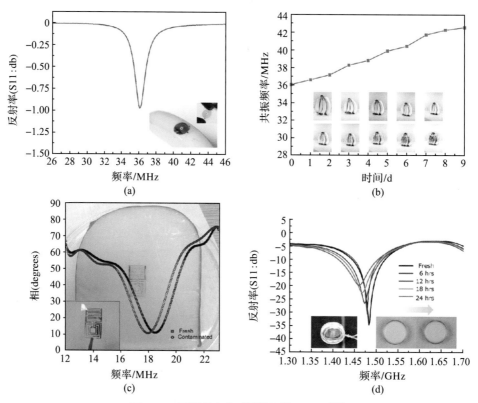

图 11-7　无源丝素传感器检测结果展示[53]

11.3.3.2　光学传感器

在众多可能的材料形态中,丝素膜由于其优良的透光度和独特的表面平整性,在光学和光电方面具有更大的应用潜力。丝素膜是通过丝素水溶液在容器中干燥形成,膜的厚度能够控制在几微米至几百微米[48]。目前已实现的自支撑膜最大有 40 cm²,这些厚度在 40～100 μm 的膜的光学评估显示其具有近乎完美的透过率,可见光范围的透过率达到了 92%[18]。如果对这些膜的干燥过程进行控制,则其表面粗糙度均方根都在几纳米之间,具有高度相似性。

同时,光学界面和传感器在生物医学领域的需求剧增,导致了大量探索具有生物相容性光学元件的研究的开展。具有生物相容性的光学元件能够提供一个光和生物世界的无缝衔接。丝素作为一种天然蛋白纤维,由于其优良的机械性能、光学性质、生物相容性、生物可降解性和被植入能力,被认为在光学方面具有很大的潜力。

通过与软印法相似的一种方法,将丝素溶液倒入具有图纹的基底上,能够完全复制基底的功能到几十微米的表面。这种特性在光学应用上极其重要,这样在材料上就能制造沿着入射光方向具有一定周期性和特定大小的结构。

由此,通过尺寸结构为每毫米 600～3600 个凹槽的复制全息光栅可制造丝衍射光栅[18]。这种丝衍射光栅具有与传统光栅相媲美的光学功能。相似的,光聚合原件,如透镜、微透镜阵列、二维衍射光学元件,都已研制成功。所有这些设备都展示了丝素在亚微米结构上的独特光学特性。

一个在未来可能出现的振奋人心的应用是在有机基质中加载光电晶体类设备。目前,具有亚波长特性的纳米图案丝素膜已研制成功。

尽管开发了大量的丝素光学元件,但是其最关键的优势是生物相容性,特别是结构化的丝素膜能够提供一个生物支持的微环境,能够添加生物活性物质来获得特定的功能。

丝纤维被证明是一种有效的酶固定材料,适合用于葡萄糖和过氧化氢检测生物感应器的制作。同时,固定的酶的活性能够在其中保持超过 2 年。近年的研究表明,血红素蛋白,如血红蛋白、肌蛋白,可能可以嵌入丝素基质并保持活性。

　　近年来,关于固定有蛋白、酶、小分子有机物的结构化丝素光学元件的报道越来越多,制造方法一般是:混合有机指示剂(苯酚肽)、酶(山葵过氧化酶),或者小分子蛋白(血红蛋白)与丝素水溶液,然后将混合溶液注入全息衍射光栅原模获得免支撑丝素光栅,光栅距为每毫米 600 个凹槽[54](图 11-8、图 11-9)。

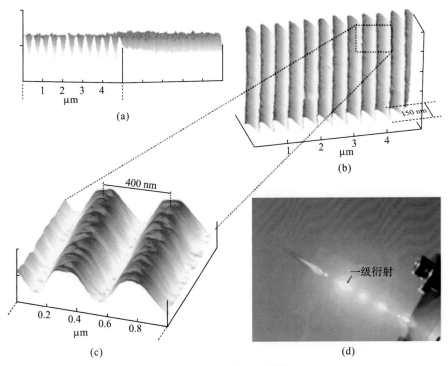

图 11-8　丝衍射光栅[54]

　　(a,b,c)为原子力显微镜图像,样本为 2 cm×2 cm 丝素纤维膜,每毫米含有 2400 个凹槽;(d)为白光通过丝光栅时发生的衍射现象

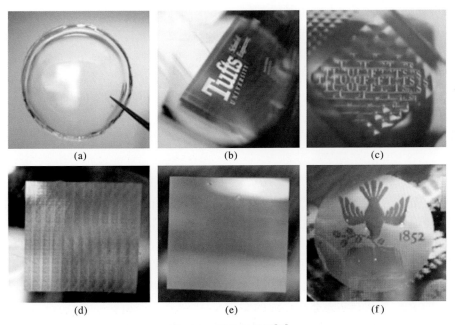

图 11-9　丝光学元件[54]

　　(a)直径为 1 cm 的透明膜;(b)通过焦距为 60 mm 的丝透镜看到的图像;(c)6×6 的微透镜阵列;(d)二维衍射光学元件;(e)每毫米有 600 凹槽的衍射光栅;(f)在丝素膜上实现的白光全息图像

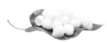

在这些例子中,光学元件同时作为光传感器和样品,因此形成一种以简单的具有生物活性的光栅为基础的分光光度仪,用于监控嵌入式生化复合物的光谱反应。无支撑光学元件能够制作用于检测包含多种复合物,如小分子有机物、复合蛋白等。通过这种方式,能够制作具有生物活性的微米或纳米级光学元件,为监控生物活动提供了新的途径[18](图 11-10)。

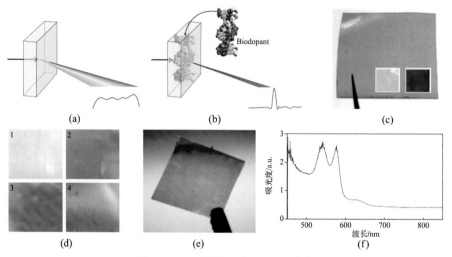

图 11-10 活化的丝素光学元件[18]

(a,b)展示了活化的丝素光学元件的设计原理:a 表示纯丝光学元件的光谱反应,b 表示含有生物活性内容物后光谱特征的变化;(c)含有酚红的丝全息光栅,这种光栅在酸或盐基质上会发生颜色的变化;(d)固定有辣根过氧化物酶的丝素膜,暴露在联苯胺中时由于酶数量的减少而发生的颜色变化;(e)含有血红蛋白的丝素光栅;(f)e图光栅中血红蛋白的特征吸收峰,表明氧合血红蛋白在成型的丝素膜中能够保持活性

这种丝素光学元件具有完全的生物降解和生物相容性,能够为制造隐秘监控自然环境或人体的新设备提供可能。例如,体内移植不需要在后期将移植设备或系统取出,通过对丝素的后处理,这些设备的降解时间能够被控制。这种可控的并且具有生物相容性的丝素光学设备能够以一种安全的方式散布到环境中,为散布式感应和侦测系统提供了新的途径。

丝素光学元件能够在水溶液环境和常规 pH、常温下制作并优化是其能够替代化学合成材料的关键原因。化学后加工以及高温高压必将破坏生物学功能,无法制成具有生物功能的光学元件[54]。

总之,无支撑生物学基质能够在具有材料使用韧性的同时展现良好的光学特性和生物相容性,这是独一无二的性能。通过丝素连接光学世界和生物学世界将为生物光学仪器(如生物活性光过滤器、光学晶体、生物感应器、导波管、生物探测器等)的研发拓展新的领域。

11.4 展望

蚕丝作为一种蛋白材料,在人类的生存历史上发挥了重要的作用。近些年,蚕丝蛋白的结构和组成被完全解析,丝蛋白产量通过生物技术手段被提高。蚕丝蛋白具有良好的生物相容性和生物降解特性,又不具有免疫原性,且无毒,可通过多种加工方法制成各种结构的生物学材料。不同的加工方法又可以适当地改变丝材料的稳定性、表面疏水性、氧通透性、光学特性,从而使不同形态的材料具备独特的应用特性。因此,探明蛋白结构和功能之间的关系,就可设计具有更加复杂结构和特异性功能的丝材料,如光电纳米结构、丝反式蛋白石、LBL 膜、光电传感器、生物传感器等,从而扩大丝蛋白的应用领域,提高丝蛋白的价值,推动国内丝蛋白产业的发展。

（胡泽云、朱良均）

参考文献

［ 1 ］ Smith J R, Lamprou D A. Polymer coatings for biomedical applications: a review[J]. Transactions of the IMF, 2014,92(1):9-19.

［ 2 ］ Borkner C B, Elsner M B, Scheibel T. Coatings and films made of silk proteins[J]. Acs Appl Mater Inter,2014,6 (18):15611-15625.

［ 3 ］ Gupta M K, Khokhar S K, Phillips D M, et al. Patterned silk films cast from ionic liquid solubilized fibroin as scaffolds for cell growth[J]. Langmuir,2007,23(3):1315-1319.

［ 4 ］ Phillips D M, Drummy L F, Conrady D G, et al. Dissolution and regeneration of *Bombyx mori* silk fibroin using i-onic liquids[J]. J Am Chem Soc,2004,126(44):14350-14351.

［ 5 ］ Dai L X, Li J, Yamada E. Effect of glycerin on structure transition of PVA/SF blends[J]. J Appl Polym Sci,2002, 86(9):2342-2347.

［ 6 ］ Lu S Z, Wang X Q, Lu Q, et al. Insoluble and flexible silk films containing glycerol[J]. Biomacromolecules,2010, 11(1):143-150.

［ 7 ］ Hardy J G,Scheibel T R. Composite materials based on silk proteins[J]. Prog Polym Sci,2010,35(9):1093-1115.

［ 8 ］ Kawahara Y, Furukawa K, Yamamoto T. Self-expansion behavior of silk fibroin film[J]. Macromol Mater Eng, 2006,291(5):458-462.

［ 9 ］ Del Campo A,Arzt E. Fabrication approaches for generating complex micro-and nanopatterns on polymeric surfaces [J]. Chem Rev,2008,108(3):911-945.

［10］ Tawfick S, De Volder M, Copic D, et al. Engineering of micro-and nanostructured surfaces with anisotropic geom-etries and properties[J]. Adv Mater,2012,24(13):1628-1674.

［11］ Greiner A,Wendorff J H. Electrospinning: a fascinating method for the preparation of ultrathin fibers[J]. Angew Chem Int Edit,2007,46(30):5670-5703.

［12］ Maniglio D, Bonani W, Bortoluzzi G, et al. Electrodeposition of silk fibroin on metal substrates[J]. J Bioact Com-pat Pol,2010,25(5):441-454.

［13］ Boccaccini A R, Keim S, Ma R, et al. Electrophoretic deposition of biomaterials[J]. J R Soc Interface,2010,7 (Suppl_5): S581-S613.

［14］ Claussen K U, Giesa R, Scheibel T, et al. Learning from nature: synthesis and characterization of longitudinal pol-ymer gradient materials inspired by mussel byssus threads[J]. Macromol Rapid Comm,2012,33(3):206-211.

［15］ Claussen K U, Lintz E S, Giesa R, et al. Protein gradient films of fibroin and gelatin[J]. Macromol Biosci,2013,13 (10):1396-1403.

［16］ Zhao C H, Yao J M, Masuda H, et al. Structural characterization and artificial fiber formation of Bombyx mori silk fibroin in hexafluoro-iso-propanol solvent system[J]. Biopolymers,2003,69(2):253-259.

［17］ Ha S W, Tonelli A E,Hudson S M. Structural studies of Bombyxmori silk fibroin during regeneration from solu-tions and wet fiber spinning[J]. Biomacromolecules,2005,6(3):1722-1731.

［18］ Lawrence B D, Cronin-Golomb M, Georgakoudi I, et al. Bioactive silk protein biomaterial systems for optical de-vices[J]. Biomacromolecules,2008,9(4):1214-1220.

［19］ Tsioris K, Tao H, Liu M K, et al. Rapid transfer-based micropatterning and dry etching of silk microstructures [J]. Adv Mater,2011,23(17):2015-2019.

［20］ Gil E S, Park S, Marchant J, et al. Response of human corneal fibroblasts on silk film surface patterns[J]. Macro-mol Biosci,2010,10(6):664-673.

［21］ Tien L W, Gil E S, Park S, et al. Patterned silk film scaffolds for aligned lamellar bone tissue engineering[J]. Macromol Biosci,2012,12(12):1671-1679.

［22］ Murphy A R,Kaplan D L. Biomedical applications of chemically-modified silk fibroin[J]. J Mater Chem,2009,19 (36):6443-6450.

［23］ Romero I S, Schurr M L, Lally J V, et al. Enhancing the interface in silk-polypyrrolecomposites through chemical modification of silk fibroin[J]. Acs Appl Mater Inter,2013,5(3):553-564.

［24］ Zhang X H, Reagan M R,Kaplan D L. Electrospun silk biomaterial scaffolds for regenerative medicine[J]. Adv

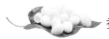

Drug Deliver Rev,2009,61(12):988-1006.

[25] Metwalli E, Slotta U, Darko C, et al. Structural changes of thin films from recombinant spider silk proteins upon post-treatment[J]. Appl Phys A-Mater,2007,89(3):655-661.

[26] Hardy J G, Römer L M, Scheibel T R. Polymeric materials based on silk proteins[J]. Polymer,2008,49(20):4309-4327.

[27] Anil S, Anand P S, Alghamdi H, et al. Dental implant surface enhancement and osseointegration[M]// Turkyilmaz I. Implant Dentistry: A Rapidly Evolving Practice. Rijeka: InTech Europe,2011:83-108.

[28] Persson L G, Ericsson I, Berglundh T, et al. Osseintegration following treatment of peri-implantitis and replacement of implant components. An experimental study in the dog[J]. J Clin Periodontol,2001,28(3):258-63.

[29] Elias C N, Lima J H C, Valiev R. Biomedical applications of titanium and its alloys[J]. JOM[H. W. Wilson-AST], 2008,60(3):46-49.

[30] Beutner R, Michael J, Schwenzer B, et al. Biological nano-functionalization of titanium-based biomaterial surfaces: a flexible toolbox[J]. J R Soc Interface,2009,7(Suppl_1): S93-S105.

[31] Tsiourvas D, Tsetsekou A, Arkas M, et al. Covalent attachment of a bioactive hyperbranched polymeric layer to titanium surface for the biomimetic growth of calcium phosphates[J]. J Mater Sci-Mater M,2011,22(1):85-96.

[32] Schwartz Z, Kieswetter K, Dean D D, et al. Underlying mechanisms at the bone-surface interface during regeneration[J]. J Periodontal Res,1997,32(1 Pt 2):166-171.

[33] Krupa D, Baszkiewicz J, Kozubowski J A, et al. Corrosion resistance and bioactivity of titanium after surface treatment by three different methods: ion implantation, alkaline treatment and anodic oxidation[J]. Anal Bioanal Chem, 2005,381(3):617-625.

[34] Rupp F, Scheideler L, Olshanska N, et al. Enhancing surface free energy and hydrophilicity through chemical modification of microstructured titanium implant surfaces[J]. J Biomed Mater Res A,2006,76(2):323-334.

[35] Borsari V, Fini M, Giavaresi G, et al. Comparative in vivo evaluation of porous and dense duplex titanium and hydroxyapatite coating with high roughnesses in different implantation environments[J]. J Biomed Mater Res A, 2009,89(2):550-560.

[36] Meinel L, Hofmann S, Karageorgiou V, et al. The inflammatory responses to silk films in vitro and in vivo[J]. Biomaterials,2005,26(2):147-155.

[37] Aramwit P, Siritientong T, Srichana T. Potential applications of silk sericin, a natural protein from textile industry by-products[J]. Waste Manage Res,2012,30(3):217-224.

[38] Kundu S C, Dash B C, Dash R, et al. Natural protective glue protein, sericin bioengineered by silkworms: Potential for biomedical and biotechnological applications[J]. Prog Polym Sci,2008,33(10):998-1012.

[39] Elia R, Michelson C D, Perera A L, et al. Silk electrogel coatings for titanium dental implants[J]. J Biomater Appl,2015,29(9):1247-1255.

[40] Nayak S, Dey T, Naskar D, et al. The promotion of osseointegration of titanium surfaces by coating with silk protein sericin[J]. Biomaterials,2013,34(12):2855-2864.

[41] Zhang Z, Jiang T, Ma K N, et al. Low temperature electrophoretic deposition of porous chitosan/silk fibroin composite coating for titanium biofunctionalization[J]. J Mater Chem,2011,21(21):7705-7713.

[42] Miroiu F M, Socol G, Visan A, et al. Composite biocompatible hydroxyapatite-silk fibroin coatings for medical implants obtained by Matrix Assisted Pulsed Laser Evaporation[J]. Mat Sci Eng B-Adv,2010,169(1-3):151-158.

[43] Ni Y S, Zhao X, Zhou L, et al. Radiologic and histologic characterization of silk fibroin as scaffold coating for rabbit tracheal defect repair[J]. Otolaryng Head Neck,2008,139(2):256-261.

[44] Gomes S, Gallego-Llamas J, Leonor I B, et al. In vivo biological responses to silk proteins functionalized with bone sialoprotein[J]. Macromol Biosci,2013,13(4):444-454.

[45] Wang X Y, Kim H J, Xu P, et al. Biomaterial coatings by stepwise deposition of silk fibroin[J]. Langmuir,2005, 21(24):11335-11341.

[46] Decher G, Hong J D, Schmitt J. Buildup of ultrathin multilayer films by a self-assembly process: Ⅲ. Consecutively alternating adsorption of anionic and cationic polyelectrolytes on charged surfaces[J]. Thin Solid Films,1992,210/211:831-835.

[47] Decher G. Fuzzy Nanoassemblies：toward layered polymeric multicomposites[J]. Science，1997，29（277）：1232-1237.

[48] Wang X Y，Hu X，Daley A，et al. Nanolayer biomaterial coatings of silk fibroin for controlled release[J]. J Control Release，2007，121(3)：190-199.

[49] Wang X Y，Zhang X H，Castellot J，et al. Controlled release from multilayer silk biomaterial coatings to modulate vascular cell responses[J]. Biomaterials，2008，29(7)：894-903.

[50] Mori H，Tsukada M. New silk protein：modification of silk protein by gene engineering for production of biomaterials[J]. J Biotechnol，2000，74(2)：95-103.

[51] Tao H，Kaplan D L，Omenetto F G. Silk materials-aroad to sustainable high technology[J]. Adv Mater，2012，24(21)：2824-2837.

[52] Perry H，Gopinath A，Kaplan D L，et al. Nano-and micropatterning of optically transparent, mechanically robust, biocompatible silk fibroin films[J]. Adv Mater，2008，20(16)：3070-3072.

[53] Tao H，Brenckle M A，Yang M M，et al. Silk-based conformal，adhesive，edible food sensors[J]. Adv Mater，2012，24(8)：1067-1072.

[54] Omenetto F G，Kaplan D L. A new route for silk[J]. Nat Photonics，2008，2(11)：641-643.

第 12 章　蚕丝蛋白抗菌与抗氧化材料

摘要：蚕丝蛋白有许多优良的性能，其中抗菌和抗氧化特性的利用由来已久。早期，用蚕丝作为手术缝合线进行伤口的缝合能预防感染，如今，蚕丝蛋白被广泛应用于化妆品、食品等多个领域，起到美白保湿、延缓衰老的功效。蚕丝蛋白含有多种氨基酸，通过水解或酶解的方法能获得不同相对分子质量的丝蛋白多肽，这些氨基酸和多肽发挥功能，赋予蚕丝蛋白抗菌和抗氧化特性。蚕丝蛋白能以可塑性材料形式对抗菌剂和抗氧化剂进行装载，保护并稳定抗菌剂和抗氧化剂，更好地促进其功能利用。本章主要介绍丝素蛋白和丝胶蛋白的抗菌和抗氧化特性，阐述其作用形式和作用机理，并概述其最新研究进展。

12.1　蚕丝蛋白抗菌材料概述

蚕丝作为手术缝合线，进行术后伤口的缝合和恢复由来已久。蚕丝的高强度、良好的生物相容性、促细胞生长、可体内降解等特性使其能够很好地成为手术缝合线的替代品。此外，手术后伤口的细菌感染往往会给患者和医生带来一定的困扰，而此时蚕丝缝合线的抗菌性能在一定程度上抑制伤口的感染。不像脊椎动物，无脊椎动物并不具备抗体-抗原调节的免疫系统，因此在特定阶段，无脊椎动物很容易感染细菌，导致个体的死亡[1]。昆虫依靠血淋巴中某些应激蛋白来防御和杀死细菌，据报道，家蚕机体能产生多种抗菌肽[2]，此类抗菌肽大多在其丝腺中产生，由此可预见家蚕所吐蚕丝具备抗菌性能。家蚕在蛹期已经停止进食桑叶，依靠蚕茧来保护机体，隔绝外界各种微生物感染，这也印证了蚕茧具备一定的抗菌功能。本章将结合抗菌基本知识，简要介绍家蚕丝蛋白的抗菌机理、抗菌性能以及抗菌应用，进一步提升人们对蚕丝蛋白抗菌材料的认识。

人类的生活环境中存在着大量肉眼看不见的微生物，包括各种各样的细菌、真菌和病毒，这些微生物在空气、水与固体材料表面生存和繁殖，在适宜的温度、湿度以及充足的养分条件下，就会呈几何级数地迅速繁殖起来，表现为物品的腐败、变质、发霉和伤口的感染化脓等现象，对社会造成了很大危害。

抗菌剂是指能够在一定时间内使某些微生物（细菌、真菌、酵母菌、藻类及病毒等）的生长或繁殖保持在必要水平下的化学物质[4]。古埃及金字塔中包裹木乃伊的布可能就是人类有意识地使用的最早的抗菌物品，浸泡尸体防止其腐败的浸渍液也就成了人类最早使用的抗菌剂。在我国古代，宫廷皇室吃饭时使用的金银器皿的抗菌作用也被当时的人们所认识。1935 年，德国人 Domark 采用季铵盐处理军服以防止伤口感染，从此揭开了现代抗菌剂研究的序幕。目前，随着科技的发展和人们生活水平的提高，抗菌剂的应用也逐渐广泛，已经从军用品运用到医疗、农业生产等各个领域。进入 21 世纪，纳米技术的突破，使抗菌技术迎来了新的革命，高效、持久、无副作用的纳米级抗菌剂和抗菌材料成为抗菌领域的新趋势。

抗菌剂的研究、开发始于 20 世纪 80 年代初，目前，抗菌剂主要分为 3 类：无机抗菌剂、有机抗菌剂和天然抗菌剂[5]。

12.1.1　无机抗菌剂

无机抗菌剂是利用银、铜、锌、钛等金属及其离子的杀菌或抑菌能力制得的一类抗菌剂[3]。无机抗菌剂是 20 世纪 80 年代中期发展起来的一类抗菌材料,具有安全性高、耐热性好、无挥发性、不产生耐药性和抗菌失效等优点。无机抗菌剂主要分为两种,一种为溶出抗菌,将抗菌性离子(银、铜、锌等离子)通过物理吸附或化学反应的方法装载到不同的载体,通过缓释和完全接触使微生物蛋白质结构遭到破坏,造成微生物死亡或使其产生功能障碍;另一种为光触媒抗菌,它是以 TiO_2 为代表的光催化类抗菌剂,此类抗菌剂耐热性较一般无机抗菌剂高,但必须有紫外线照射,并且有氧气或水的存在才能起到杀菌作用[6,7]。

溶出型无机抗菌剂的载体众多,如活性炭。活性炭具有大的比表面积和表面活性,并为多孔类物质,因此其具有很好的吸附性能。在无菌抗菌剂研究早期,为了克服银化合物不易在材料中分散、光敏活性高等缺点,人们将活性炭分散在银离子溶液(如 $AgNO_3$ 溶液)中,然后逐渐加入盐酸、氢溴酸等能将银离子沉淀出来的物质将银离子从溶液中沉淀出来,通过物理吸附作用将银化合物(如 $AgCl$、$AgBr$、Ag_2CO_3 等)微小颗粒吸附在活性炭表面制备成抗菌剂[8]。

无机金属离子以其离子形式起抗菌作用,目前主要流行两种机理来解释金属离子的抗菌作用。一种是接触反应机理。金属离子接触微生物,使微生物的蛋白质结构被破坏,造成微生物死亡或产生功能障碍。通常,微生物的细胞膜带负电荷,当加入金属离子后,两者之间由于静电引力作用相互吸引,牢固结合。然后金属离子穿过细胞膜,进入微生物内部,与微生物体内蛋白质上的巯基发生反应,使蛋白质凝固,破坏微生物合成酶的活性,并干扰微生物 DNA 的合成,造成微生物丧失分裂增殖能力而死亡。同时,金属离子和蛋白质的结合还破坏了微生物的电子传输系统、呼吸系统和物质传输系统。另一种反应机理为活性氧机理。加入抗菌剂后,材料表面分布的微量的金属元素能起到催化活性中心的作用,该活性中心能吸收环境的能量,激活吸附在材料表面的空气或水中的氧,产生羟自由基和活性氧离子,它们具有很强的氧化还原能力,能破坏细菌细胞的增殖能力,抑制或杀灭细菌,产生抗菌性能[3,9,10]。

12.1.2 有机抗菌剂

有机抗菌剂应用历史最广,与无机抗菌剂相比,在某些领域具有不可替代的作用,如有机抗菌剂的抗菌作用速度要比无菌抗菌剂快得多,对微生物的抑制作用也往往具有一定的特异性。

有机抗菌剂品种很多[11],常用的就有卤化物、有机锡、吡啶金属盐、醛类化合物、季铵盐等许多类。由于种类繁多,有机抗菌剂的作用机理也具有差异,一般有如下几种:①降低或消除微生物细胞内各种代谢酶的活性,阻碍微生物的呼吸作用;②抑制孢子发芽时孢子的膨润,阻碍核糖核酸的合成,破坏孢子的发芽;③加速磷酸体系氧化,破坏细胞的正常生理功能;④阻碍微生物的生物合成,干扰微生物生长和维持生命所需物质的产生过程;⑤破坏细胞壁的合成;⑥阻碍类脂的合成[3,12]。

12.1.3 天然抗菌剂

天然抗菌剂主要来自天然植物的提取,如壳聚糖、山梨酸、芥末等[6,7]。目前,最常用的天然抗菌剂是壳聚糖。壳聚糖具有很强的广谱抗菌性能,其对灰曲霉的最低抑菌浓度为 10 mg/kg,对大肠杆菌、金黄色葡萄球菌的最低抑菌浓度为 20 mg/kg,对根头癌肿病菌的最低抑菌浓度为 100 mg/kg,对肺炎杆菌的最低抑菌浓度为 700 mg/kg[13]。关于壳聚糖的抗菌机理,一种认为壳聚糖分子带正电荷能被吸附到带负电荷的微生物细胞膜表面,阻碍细菌的活动,从而影响细菌的繁殖能力,另一种认为壳聚糖分子进入细胞破坏其 DNA 合成。壳聚糖除具有抗菌性能外,还具有好的生物相容性等性能[14-16]。现在研究者常常将壳聚糖进行修饰或与各种不同材料通过物理或化学的手段进行复合,然后制备成各种不同需求的抗菌材料,如 Ngan 等通过喷雾干燥的方法将壳聚糖制备成纳米颗粒进行抗菌,发现纳米颗粒状的壳聚糖的抗菌能力有了很大的提升。西南大学的李代明等将壳聚糖和纳米二氧化钛进行复合制备了一种新型的抗菌保鲜膜[17]。

12.1.4 抗菌材料

目前,狭义上的抗菌材料是指将某些抗菌剂与日常所用的不具备抗菌能力的材料进行复合、添加,制备出新型的功能材料,具有抗菌性能[3,18]。抗菌材料的应用已经遍及各个方面,包括服装、食品、家电、交通、室内装饰,尤其是医疗卫生领域对抗菌材料的要求更高。传统的抗菌材料主要有抗菌纤维、抗菌塑料、抗菌陶瓷、抗菌涂料等,而随着纳米技术的发展以及抗菌剂抗菌性能的提升,新一代抗菌材料除了在原来形式的材料上进行改良,还制备出一些新的产品,如抗菌分离膜、纳米复合抗菌支架、抗菌绷带等,逐渐受到了人们的重视。王淑花等[19]用离子交换法制备了具有多孔结构的纳米 SiO_x 抗菌剂,然后采用紫外光辐射方法制备抗菌羊毛,经过测试表明,这种羊毛纤维不仅具有良好的抗菌性能,还具有很好的力学性能。陈前林等[20]将用 $SiO_2Zr_3(PO_4)_4$ 改性的 TiO_2 粉体添加到陶瓷釉料中,制备了 TiO_2 光催化抗菌陶瓷。随着人们对抗菌材料研究开发的深入,抗菌材料一定会更好地造福人类。

12.2 丝胶蛋白抗菌材料

很早以前,人们就开始用蚕丝来生产衣服、方巾、手帕等各种生活用品,而"丝绸之路"最初便是以丝绸为主要产品,连接了中国和西方的贸易、文化。科学技术的进步使人们能够更好地了解和认识蚕丝,蚕丝的应用也不仅仅局限于服饰方面,医疗、卫生等各个领域都有蚕丝制品的涉及。蚕丝,通常由两部分组成,处于内部的丝素蛋白和包裹在外面的丝胶蛋白。但是,在实际的工业生产中,丝素蛋白常作为应用的主体被保留,而丝胶蛋白则作为废品被遗弃。近年来,随着研究的深入,人们发现丝胶蛋白不仅不是废品,反而是一种宝藏,蕴藏着许多优良的性能。研究人员发现,丝胶蛋白与人体皮肤角质层中的天然保湿因子结构类似,因此能保持皮肤水分,使皮肤光滑、柔软,具有弹性,目前市场上就有许多化妆品以丝胶蛋白为主或作为添加成分。除此之外,丝胶蛋白还被指具有抗氧化、抗肿瘤、降血糖、降胆固醇等药理作用。丝胶蛋白的抗菌作用,近年来逐渐成为研究热点,一方面丝胶蛋白的降解产物丝胶肽具备一定的抗菌性能,作为一种天然抗氧化剂,无副作用且容易制取;另一方面,丝胶蛋白能够跟各种有机、无机或其他天然抗菌剂进行复合,塑成各种不同的形态,满足医疗卫生应用的不同需求,极大地扩大了抗菌材料的应用范围。因此,本节将首先简单介绍一下丝胶蛋白的组成结构,然后结合结构对丝胶蛋白多肽的抗菌机理和应用进行描述,最后概括近年来有关丝胶蛋白和抗菌剂复合材料的应用。

12.2.1 丝胶蛋白的组成结构

丝胶蛋白在家蚕的中部丝腺产生,在蚕吐丝的过程中,丝胶蛋白包裹在丝素蛋白周围,将两根丝素蛋白纤维黏合在一起,成为一根完整的蚕丝。当蚕茧完成后,外层的丝胶蛋白约占茧层质量的 25%,对丝素蛋白起到保护和胶黏作用。

丝胶蛋白是一种球状蛋白,相对分子质量为 14000~314000,主要由 18 种氨基酸组成,其中丝氨酸、天冬氨酸和甘氨酸含量较高,分别占总质量的 33.43%、16.71% 和 13.49%,因此丝胶蛋白为一种水溶性蛋白,可通过水煮蚕茧的方法进行提取。丝胶蛋白的二级结构以无规则卷曲为主,并含有部分 β 构象,几乎不含 α-螺旋结构。内层丝胶中含 β 结构的比例相对外层丝胶更高,但外层丝胶在外界环境的影响下,一部分无规则卷曲能向 β-结构发生转化[21,22]。

对于丝胶蛋白的组成,根据不同的溶解提取和测试方法,得到的结果也不相同。金子英雄用盐析法提取丝胶制得两种丝胶蛋白,一种易溶于水,一种难溶于水。清水正德将茧层加水煮沸,再控制煮沸时间,分离出了三种溶解性不同的丝胶。而在 1975 年,小松计一在清水正德工作的基础上,采用紫外吸收分光光度法测定随着水煮时间增加丝胶溶解量的变化,作出溶解曲线,发现曲线上存在三个转折点,因此认为存在四种丝胶[21,23]。目前,这一结果已为众多学者所认可。

12.2.2　丝胶蛋白多肽的抗菌应用

由上所述,根据在水中的不同溶解性,可以产生不同种的丝胶蛋白。随后研究者又尝试了其他的方法,如碱解、酶解、有机溶剂溶解等,获得了不同大小片段的丝胶蛋白多肽,并发现了不同的多肽具有各自的不同功能。

12.2.2.1　丝胶蛋白多肽的制备

丝胶蛋白具有蛋白质的主要性质,如两性性质、等电点、胶体性质、变形、结晶性等,通过水解、加热、光(紫外光、辐射等)处理,可以使丝胶蛋白二硫键断裂,肽链截断,最后成为不同相对分子质量的多肽[24]。这里简单介绍丝胶蛋白多肽制备时所采用的酸解法、碱解法、有机溶剂溶解法和酶解法。

(1)酸解法

对于一般蛋白质,浓酸均可以破坏其结构和成分,使蛋白肽链断裂甚至分解。丝胶蛋白作为一种大分子蛋白质,利用酸来进行提取制备丝胶蛋白多肽已有很多报道。如黄自然、朱祥瑞等,通过酸和活性炭吸附重结晶的方法就制备了丝胶蛋白多肽。先通过水煮的方法得到丝胶蛋白溶液,然后向溶液中加入浓硫酸,保持一定温度,使蛋白肽链断裂。待水解完成后,用碱将浓硫酸中和,沉淀,得到的上清液过滤,并用活性炭吸附脱色澄清,最后通过减压浓缩的方法结晶析出。江南大学的吴金鸿[25]等则是通过酸析法在丝绸的废水溶液中提取了丝胶蛋白多肽。他们先将丝绸水溶液在一定的温度、真空度下进行真空浓缩,浓缩液再进行喷雾干燥,制成固体粉末。粉末再用盐酸进行溶解,冷冻干燥得到粗蛋白提取物。最后用乙醇进行不同时间段的提取离心,冷冻干燥后得到较纯的丝胶蛋白多肽。用酸解法,蛋白提取率高,但容易破坏丝胶蛋白中的氨基酸,得到的丝胶蛋白多肽丧失许多功能,而且酸也不容易除尽。因此,现在用酸解法制备丝胶蛋白多肽并不多。

(2)碱解法

目前,最常用的蚕茧脱胶方法是用 Na_2CO_3 进行脱胶处理,将洗净、处理好的茧壳在 0.5% 的 Na_2CO_3 溶液中煮沸溶解半小时,经过两次相同的处理后,能将丝胶基本除尽。与此类似,坪内弘三将 Na_2CO_3 的浓度降低为 0.05%,煮沸不同时间后,将溶液进行浓缩后透析,最后得到了不同相对分子质量的丝胶蛋白多肽,结果见表 12-1[26]。

表 12-1　丝胶蛋白多肽相对分子质量随煮沸时间延长而变化[26]

煮沸时间/min	0	2	5	10	30
相对分子质量	319000	233000	178000	55000	42000

从表 12-1 中可以看出,随着处理时间的延长,得到的丝胶蛋白多肽的相对分子质量越来越低。因此,可以通过控制煮沸碱液的时间制备不同相对分子质量的丝胶蛋白多肽。相入丽、张雨青等[27]通过多次高温高压碱性水处理的方法得到不同相对分子质量的丝胶蛋白多肽,多次较长时间的高温高压处理后,最终能得到相对分子质量较低的丝胶蛋白多肽。

(3)有机溶剂溶解法

有机溶剂能够破坏蛋白质的水化膜,切断二硫键,改变蛋白质的二级结构,而一些高浓度的有机溶剂能够直接将蛋白质肽链切断,分解成不同大小的肽段。在通常情况下,丝胶蛋白的二级结构为无规则卷曲,经过乙醇和甲醇处理后,二级结构会从无规则卷曲向 β-折叠转变。除此之外,六氟异丙醇、甲酸等有机溶剂能将丝胶蛋白直接溶解,获得不同的丝胶蛋白多肽。蚕茧茧壳用清水洗净后利用高温高压或水煮的方法获得丝胶蛋白水溶液,将水溶液冷冻干燥后制成丝胶蛋白粉,再利用不同浓度的有机溶剂进行溶解,可获得不同大小的丝胶蛋白多肽。

(4)酶解法

利用蛋白酶来水解蛋白质是一种较为温和的提取方法,不同的蛋白酶可以针对蛋白质不同的酶切

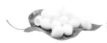

位点进行作用,将蛋白质分解成各种长度的片段。蛋白酶分布广泛,在动物、植物以及细菌中都存在,因此可以根据不同的需求进行筛选。另外,蛋白酶水解蛋白质的反应迅速,反应效率高,因此在很多领域都得到广泛的应用。在丝胶蛋白的水解和制备的过程中,利用蛋白酶溶解丝胶蛋白制备丝胶蛋白多肽的实例较多。目前,已有很多蛋白酶被报道可用来水解丝胶蛋白,如木瓜蛋白酶、胰蛋白酶、胃蛋白酶、丝氨酸蛋白酶等,不同酶的丝胶蛋白多肽的提取效率以及提取种类均有所不同。范金波等[28]分别研究了6种蛋白酶(碱性蛋白酶、风味蛋白酶、木瓜蛋白酶、中性蛋白酶、菠萝蛋白酶、胰蛋白酶)对丝胶蛋白水解程度的影响,最后结合其他实验条件进行正交试验,筛选出碱性蛋白酶在最佳条件下能够最大程度地水解丝胶蛋白。姚炎庆等[29]用高效能水解胰蛋白酶详细研究了影响丝胶蛋白水解的因素,研究发现酶的浓度和水解时间对丝胶肽相对分子质量具有明显的影响(图 12-1 和图 12-2)。当酶浓度小于 0.07% 时,丝胶肽相对分子质量随酶浓度的提高急剧减小,而当酶浓度大于 0.07% 时,相对分子质量随酶浓度的增加变化不大。而当酶浓度为 0.07% 时,水解时间小于 30 min 时,丝胶肽相对分子质量随水解时间的增加迅速减小,当水解时间过长时,由于胰蛋白酶活性降低,其水解效率也大幅下降。与酸解法、碱解法等相比,酶解法制取丝胶蛋白多肽,水解位点专一,所制得的丝胶蛋白多肽相对分子质量均匀,反应条件温和、容易控制。因此,利用蛋白酶来制备丝胶蛋白多肽,是目前最实用、有效的方法。

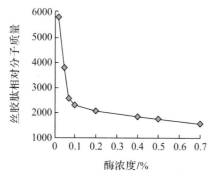

图 12-1　丝胶肽相对分子质量与酶浓度的关系[29]

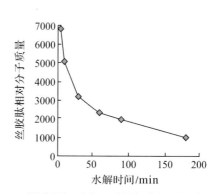

图 12-2　丝胶肽相对分子质量与水解时间的关系[29]

12.2.2.2　丝胶蛋白多肽的抗菌机理

目前,还没有明确的关于丝胶蛋白多肽的抗菌机理研究,而考虑到抗菌多肽的相似性,在本节将主要介绍广谱抗菌肽的抗菌机理[30],进而可以延伸应用到丝胶蛋白多肽类似的抗菌机理。

大多数抗菌肽的等电点大于7,表现出较强的阳离子特性,在微生物菌群环境下趋向于接近并黏附在表面带负电荷的微生物细胞膜表面,进行定位融合。许多研究发现,抗菌肽在结合到微生物细胞膜的表面后,除了进入细胞质外,还能够破坏细胞膜,破坏其细胞的完整性,导致微生物细胞的死亡。目前,存在3种主要的模型来解释抗菌肽插入和渗透细胞膜的行为机制。一种模型为"桶-板模型"。在这个模型中,抗菌肽的 α-螺旋区在细胞膜内形成了一个带内腔的捆束,类似一个中空的管道。抗菌肽的疏水区域与磷脂双分子层的脂质中心结合,亲水区域则形成了内部的孔道。抗菌肽以这种方式进入细胞膜,破坏膜的完整性,杀死微生物细胞[31,32]。另一种模型为"毯式模型"。在该模型中,多肽通过静电引力被吸附到细胞膜的磷脂头部,与磷脂层在不同的位点结合,平行覆盖在细胞膜的表面,最后以类似去污剂的模式将双分子层破坏降解,从而杀死细胞[33]。还有一种模型为"曲面-孔模型"。在此模型中,抗菌肽的 α-螺旋区插入细胞膜,引导细胞膜本身的脂质层持续弯曲,通过中间的孔,最后导致中间的水核被插入的多肽和磷脂头部基团平行排列充满[34]。这3种模型都是抗菌肽穿过细胞膜,破坏膜的完整性,从而杀死细菌细胞,达到抗菌的效果。

离子通道、跨膜核孔以及大范围的膜裂解的形成,最终都导致了微生物细胞的死亡,但是仍然有一些推测认为,这些影响不仅仅是杀死微生物的仅有机制。因此,对于无细胞膜微生物或细胞膜完整性较强的微生物,在其细胞质内部一定存在某些特异的位点,能够被一些抗菌肽所定位,从而破坏细胞内部的结构,阻止细胞生长和繁殖,导致微生物菌群的死亡。研究发现,一些多肽具有绑定 DNA、RNA 的能力,它们通过细胞的内吞作用进入细胞质,又由于其组成中带有较多的精氨酸,因此能定位到细胞核,从而进入核内,从而绑定 DNA 或者 RNA 抑制核酸的形成。而某些不进入细胞核的多肽,则能够在细胞质中抑制细胞壁的形成,最终都导致细胞不能完整地分裂而死亡。

综上,无论是破坏细胞膜还是破坏细胞器,抗菌肽最终都达到了杀死微生物细胞的目的,起到了抗菌的效果。由此推测,丝胶蛋白多肽在产生抗菌效果时,将具有相同的杀菌机理,起到较好的杀菌效果。

12.2.2.3　丝胶蛋白多肽的抗菌性能

丝胶蛋白多肽的抗菌性能具有一定的广谱性,并没有单独针对某一类或某种微生物产生强致死效果,其研究多集中在丝胶蛋白多肽的抑菌致死浓度以及不同相对分子质量的多肽所具有的差异性抑菌效果。2009 年,Senakoon 等[35]利用滤纸平板稀释法和临界点-稀释微量法对丝胶蛋白的抗菌性能进行了评估。他们分别用饱和 Na_2CO_3 溶液(90 min)提取法和水煮法(60 min)制备了两种不同的丝胶蛋白多肽。分析结果显示,对于革兰阴性埃希杆菌属,用 Na_2CO_3 法提取的丝胶其抑菌有效剂量是 30 $\mu g/mL$,用水煮法提取的丝胶的抑菌剂量则需 40 $\mu g/mL$。而革兰阳性葡萄球菌在水煮法提取的丝胶处理下,受到了很强的抑制。陈忠敏等[36]则评估了不同相对分子质量的丝胶蛋白多肽的抑菌效果。他们分别用水煮法和酶解法获得了 3 种丝胶蛋白肽 S1、S2、S3,通过 SDS-PAGE 法分别测定了 3 种多肽的相对分子质量,测定结果显示水煮法获得的 2 种丝胶蛋白多肽具有较高的相对分子质量(S1:66200～130000,S2:43000～130000),而酶解法获得的丝胶蛋白多肽的相对分子质量则在 3000 以下。最后的抑菌实验表明,当实验中丝胶蛋白的质量浓度为 10 mg/mL 时,对金黄色葡萄球菌的抑制作用由强到弱顺序依次为 S3、S1、S2,对大肠杆菌抑制作用由强到弱顺序依次为 S2、S3、S1,相对分子质量大小对其抗菌效果并未显示出一定的规律性,因此推测,不同制备条件下的丝胶其分子构象不同,这种不同将有可能导致其抗菌性能存在差异。

12.2.3　丝胶蛋白复合材料的抗菌应用

丝胶蛋白除具有一定的抗菌性能外,还具有许多其他的优良性能。丝胶蛋白及其水解物是一种天然的抗氧化剂,其抑制脂肪过氧化能力可与维生素 C 相媲美,当丝胶蛋白浓度大于 0.5% 时就具备抑制酪氨酸酶活性的作用。由于存在比例较高的水溶性氨基酸,特定相对分子质量的丝胶蛋白溶液对某些皮肤病有明显的疗效,如接触性皮炎和阿的平皮炎患者,在皮肤表面涂布 0.5% 丝胶蛋白水溶液后,其皮炎症状会有明显的减轻。此外,研究还发现,丝胶蛋白在医学上的应用更为广泛,丝胶蛋白中高含量的甘氨酸和丝氨酸能有效降低血液中胆固醇含量,排泄人体内的有害物,具有解毒功效。将丝胶蛋白与降血糖中药混合制剂,其降血糖能力明显提高。一些动物实验证实,丝胶蛋白多肽对某些肿瘤具有明显的抑制作用,有望成为一种新型的抗癌药物。

在丝胶蛋白的氨基酸组成中,极性氨基酸占 74.61%,因此丝胶蛋白表现出良好的水溶性和吸水性。无论是蚕茧中的丝胶蛋白还是人工制备的丝胶蛋白粉末都能在水中进行溶解和提取,为其利用提供了方便。溶于水中的丝胶蛋白,在自然条件下放置,可以得到可逆性的丝胶蛋白凝胶,该凝胶具有高的吸水性,可用来制备护肤化妆品。丝胶蛋白溶液在自然条件下风干,可以得到不同厚度的膜,可装载药物和酶并可控释放。此外,丝胶支架、丝胶纳米纤维等都是丝胶蛋白的不同成型模式。由此可见,丝胶蛋白能以不同的材料形式得到应用,大大扩展了其应用的范围。

基于丝胶蛋白的众多优良性能以及良好的可塑性,将现代抗菌材料与丝胶蛋白复合,一方面能使获得的复合材料的抗菌性能更优化,另一方面也拓宽了抗菌材料的应用领域,使抗菌材料的应用形式更多样化。因此,本节主要介绍丝胶蛋白与其他抗菌剂(有机、无机)复合成抗菌材料的应用。

12.2.3.1　丝胶蛋白/壳聚糖复合材料的抗菌性能

壳聚糖又称脱乙酰甲壳素,是由几丁质经过脱乙酰作用得到的高分子聚合物,在医药、食品、化工

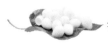

等领域均有广泛的应用。研究表明，低相对分子质量壳聚糖可透过细胞膜，结合胞内蛋白质和核酸，阻碍微生物的正常生理功能，高相对分子质量壳聚糖依靠正电荷与带负电荷的细胞膜相互作用，改变微生物细胞膜的通透性，引起微生物死亡。因此，壳聚糖被认为具有较强的抑菌性能。与此同时，壳聚糖还具有良好的生物相容性，能促进表皮细胞生长并调节免疫功能[37]。

壳聚糖多以添加剂的形式应用于不同的行业。而丝胶蛋白作为另一种天然的高分子材料，具有良好的可塑性与优异的力学性能，完美地弥补了壳聚糖应用性能上的不足。将丝胶蛋白与壳聚糖进行结合，可获得一系列性能优异的抗菌材料。邢铁玲等[38]采用谷氨酰胺转氨酶（TG 酶）催化丝胶、壳聚糖和羊毛的接枝反应，对羊毛织物进行整理，获得了具有抗菌能力的纺织品。整理后羊毛织物对金黄色葡萄球菌和大肠杆菌的抑菌率都大于 99％，经 20 次水洗后，对金黄色葡萄球菌和大肠杆菌的抑菌率仍能分别保持 86.8％和 83.9％，为新型抗菌服饰的研发提供了良好的基础。壳聚糖与丝胶蛋白均能有效促进皮肤细胞的增殖，利用此优势，丝胶蛋白/壳聚糖抗菌材料在皮肤创伤的修复和愈合领域具有良好的应用。由于丝胶蛋白具有优良可塑性，有研究将丝胶蛋白/壳聚糖抗菌材料以凝胶、敷料、支架、纳米纤维等多种不同形式应用于皮肤修复。姚菊明等[39]将壳聚糖和丝胶蛋白进行复合，制备了一种黄褐色半透明、半流动的材料，该材料能形成柔软透明的薄膜，具有较高的抗菌性能，起到防感染的天然屏障作用。通过改变壳聚糖和丝胶蛋白的混合比例，该种膜材料对大肠杆菌和金黄色葡萄球菌的抗菌性能相应发生变化。壳聚糖与丝胶蛋白不同配比制备膜材料的抑菌效果如图 12-3 所示，Ⅰ为大肠杆菌实验组，Ⅱ为金黄色葡萄球菌实验组，图 a,b,c,d 中膜材料的壳聚糖和丝胶蛋白的比例分别为 1∶0、1∶0.2、1∶0.4 和 1∶0.6。抑菌实验结果表明，4 种配比壳聚糖/丝胶流体膜材料对大肠杆菌的抑制率分别为 72.44％±1.00％、66.38％±1.09％、55.84％±3.47％、40.40％±2.94％；对金黄色葡萄球菌的抑制率则分别为 92.86％±0.66％、88.43％±0.96％、84.92％±0.20％、83.02％±0.81％。数据说明这种复合膜材料很好地保持了壳聚糖的天然抗菌性，而随着丝胶蛋白的添加，该复合膜材料的吸水性也有大幅度的提高，有利于创面敷料保持湿度、促进皮肤的愈合。

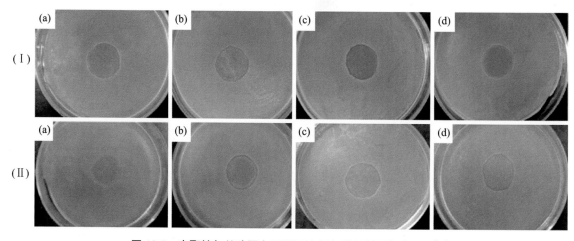

图 12-3　壳聚糖与丝胶蛋白不同配比制备膜材料的抑菌效果[39]

除了流体的膜材料，印度研究者[40]还通过静电纺丝的形式将壳聚糖/丝胶蛋白/聚丙烯醇进行复合，制备了纳米纤维薄膜，并通过添加一定比例的 $AgNO_3$，获得了更好的抗菌能力。由于壳聚糖、丝胶蛋白和聚丙烯醇均具有一定的还原性，因此在混合溶液中，银离子可以分别被这三种物质还原成 Ag 纳米粒子，最终通过静电纺丝技术能够将 Ag 纳米粒子均匀分散在制备的纳米纤维膜上，并提供高的抗菌性能。图 12-4 为复合纳米纤维的电镜图，a 图未添加 $AgNO_3$，而 b 图为添加 $AgNO_3$ 后的纳米纤维。从图 12-4 中可以看出，添加 $AgNO_3$ 后的纳米纤维直径更小，接近 100 nm。银离子的引入，增加了电纺液的电荷密度，从而增强了拉伸力，导致形成更细的纳米纤维。抗菌性能方面，$AgNO_3$ 的引入使得复合纳米纤维膜的抗大肠杆菌能力达到了 100％（图 12-5）。

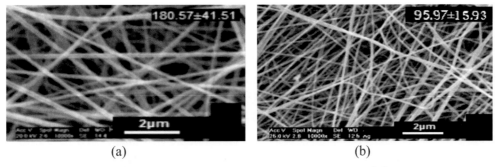

(a)　　　　　　　　　　　　　(b)

图 12-4　壳聚糖/丝胶蛋白/聚乙烯醇复合纳米纤维[40]

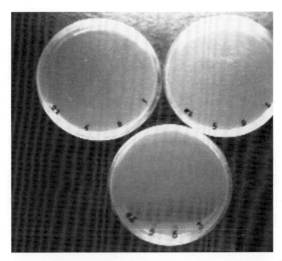

图 12-5　壳聚糖/丝胶蛋白/聚乙烯醇/AgNO$_3$ 的抗菌性能[40]

12.2.3.2　丝胶蛋白/二氧化钛复合材料的抗菌性能

二氧化钛(TiO$_2$)是目前最常见的光催化型抗菌剂,该材料化学毒性低,对人体安全,对皮肤无刺激。二氧化钛抗菌能力强,抗菌谱广,具有即效抗菌效果,与银系抗菌剂相比,TiO$_2$ 抗菌剂抗菌作用发挥时间短,抗菌效能持久,在日常的纺织品、化妆品等方面都具有广泛的应用。有研究者将丝胶蛋白与二氧化钛共混成复合纳米材料,利用丝胶蛋白的水溶性和黏滞性,将这一复合纳米材料涂布到棉织物上,获得了良好的抗菌效果[41]。研究发现,将二氧化钛和丝胶蛋白单独覆盖在织物表面,抗菌效果受到很大影响。而将二氧化钛和丝胶蛋白通过聚羟酸交联反应生成纳米复合材料,然后再对织物进行涂布,其对金黄色葡萄球菌和大肠杆菌的抑制效果显著提高。研究者还发现,单独的 TiO$_2$ 以及交联剂聚羟酸对织物进行处理后,其拉伸强度均有明显的下降,主要归因于活性氧的产生和 pH 的降低,一定程度破坏了织物纤维,降低其强度。而丝胶蛋白的加入,延缓了活性氧的破坏作用,并提高了 pH,具备抗菌能力的同时也维持了织物的拉伸强度。

此外,丝胶蛋白和二氧化钛作为添加剂是化妆品应用领域的常客。世界知名化妆品公司迪奥曾将丝胶蛋白和二氧化钛共同添加到研发的粉底产品中,提高了产品的抗菌性能。与此同时,丝胶蛋白还起到抗静电效果,二氧化钛则赋予产品防晒的特性。

丝胶蛋白与抗菌剂的复合形式多样,制备的材料不仅仅局限于抗菌性能的利用,根据丝胶蛋白的性能和材料的应用需求,研究者开发出多功能的复合抗菌材料,用于生产实践。最新研究表明,以丝胶蛋白为载体,对抗菌药物进行装载,电纺制备的伤口敷料具有更强的抗菌和皮肤修复特性。抗菌药的缓慢释放保证了敷料的长效抗菌机制,有效地预防了伤口的感染[42]。

12.3　丝素蛋白抗菌材料

丝素蛋白为蚕丝中提取的高分子蛋白,占蚕丝总量的 $70\%\sim80\%$,与丝胶蛋白相比,丝素蛋白具有更高的相对分子质量和更多的结晶区,作为天然的生物材料具有更高的机械强度。此外,丝素蛋白还具有优异的生物相容性、可生物降解性和透气透氧性等,目前被广泛应用于酶固定化材料、氧气通透膜、组织工程、药物缓释以及化妆品材料等方面。采用传统方法所制得的丝素蛋白并不具有抗菌活性,但基于丝素蛋白的众多优良性能,丝素蛋白被制成各种不同形式的生物材料满足众多领域的需求,因此,有相关研究将抗菌剂和丝素蛋白进行混合,获得不同形式的复合材料,除具备优异的抗菌性能外还具有缓释、抗凝等功能。丝素蛋白具有较长的肽链结构,空间构象为规整的 β-结构,因此,丝素蛋白与抗菌剂之间除了简单的物理共混作用外,丝素蛋白的肽链结构能够用不同类型的抗菌剂进行化学修饰,增强和拓宽了丝素蛋白/抗菌剂复合材料的抗菌功效。本节主要针对丝素蛋白与不同类型的抗菌剂(有机抗菌剂、无机抗菌剂、天然抗菌剂)复合制备抗菌材料进行阐述,另外,据报道经过不同降解方法制备而成的丝素蛋白纳米颗粒也具有一定的抗菌性,而抗菌肽的加入则使丝素蛋白抗菌材料的应用更加广泛和高效。

12.3.1　丝素蛋白/无机抗菌剂复合材料

无机抗菌剂是指利用银、铜、锌、钛等金属及其离子的杀菌或抑菌能力制得的一类抗菌剂。通常,银离子具有较高的杀菌、抑菌活性,因此被广泛地应用到各种杀菌材料中。Ag 除以单独的离子形式与丝素蛋白进行交联复合外,纳米尺寸的 Ag 颗粒还能被丝素蛋白所包被、装载从而达到缓释抗菌、长效抗菌的目的。近年来,光催化型抗菌剂纳米 TiO_2 逐渐受到人们的重视,由于其化学性质稳定、无二次污染、对人体无毒、成本低而广泛应用于污水治理、空气净化等不同领域。丝素蛋白与 TiO_2 复合更好地扩大了两种材料的性能优势。

12.3.1.1　丝素蛋白/银抗菌材料

研究表明,银作为传统的抗菌剂,具有广谱而持久的抗菌活性、无耐药性、良好的生物安全性等优点。银系抗菌剂的种类有三种:纳米金属银、载银抗菌材料、银与催化活性无机物的复配。陈忠敏等[43]将丝素与银离子以及聚氨酯进行复合,通过相转化法制备了一种复合材料膜,以期获得一种综合性能优异的抗菌生物医用材料,应用于抗菌医用导管或医疗器械的抗菌涂层。聚氨酯(PU)为一种多链段的极性高聚物,具有优异的力学性能,易成型加工,因此聚氨酯的添加进一步增加了复合材料的可实用性,更好地应用于医疗抗菌。陈忠敏等首先通过酶解和冷冻干燥的方法获得纳米尺寸的丝素蛋白粉末(SFP),然后以 N,N-二甲基甲酰胺为溶剂将丝蛋白粉末和聚氨酯进行充分溶解,随后逐滴加入硝酸银溶液,利用丝素蛋白特殊的氨基酸组成和结构,将硝酸银还原为银纳米粒子,赋予复合材料抗菌性能,最后通过有机溶剂挥发成膜。图 12-6 为不同重量配比的丝素蛋白/聚氨酯/硝酸银所制备得到的膜成品,当硝酸银的质量固定后,膜的颜色随着丝素蛋白粉末含量的增加而加深。用不同配比的膜分别对大肠杆菌、金黄色葡萄球菌和绿脓杆菌进行抑菌实验,分析发现,当硝酸银含量固定后,复合膜的抗菌性能随丝素蛋白含量的增加而提高,这一定程度说明了丝素蛋白的添加有助于提高抗菌材料的抗菌性,图 12-7 为不同膜材料的抗菌性定量分析。聚氨酯的添加有效增加了膜的力学性能,所以聚氨酯含量高的复合膜的力学性能要明显高于其他的膜,在实际应用中可根据不同的需求来获得膜的力学性能和抗菌性之间的最优效果。

随着银纳米颗粒合成技术的成熟,目前,更多的研究直接以银纳米颗粒作为抗菌材料的添加剂。Kafil 等首先合成了银纳米颗粒,随后将银颗粒与丝素蛋白以及几丁质进行物理混匀,通过冷冻干燥技术制备得到了复合型多孔支架(图 12-8)[44]。该支架具有良好的抑菌特性,并且还具备优异的凝血、溶胀和透气性能等,因此,可用作止血和伤口修复的抗菌绷带。

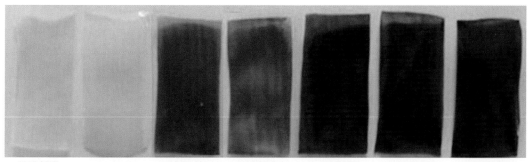

| 纯聚氨酯 | 丝素/聚氨酯 (30/70) | 丝素/聚氨酯/银 (10/90/1) | 丝素/聚氨酯/银 (20/80/1) | 丝素/聚氨酯/银 (30/70/1) | 丝素/聚氨酯/银 (40/60/1) | 丝素/聚氨酯/银 (50/50/1) |

图 12-6 不同复合材料膜的外观形貌[43]

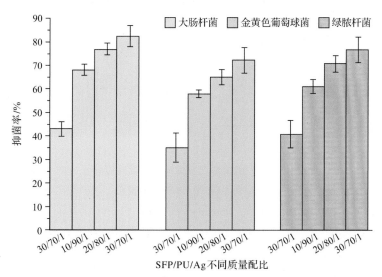

图 12-7 不同配比的复合膜材料对大肠杆菌、金黄色葡萄球菌、绿脓杆菌的抑菌率[43]

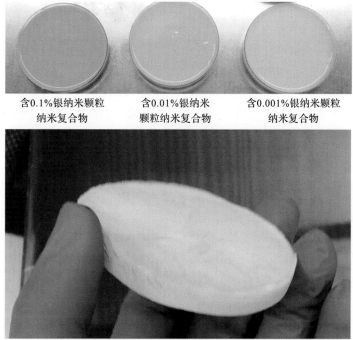

| 含0.1%银纳米颗粒 纳米复合物 | 含0.01%银纳米 颗粒纳米复合物 | 含0.001%银纳米颗粒 纳米复合物 |

3D纳米复合支架用于伤口敷料绷带

图 12-8 用于伤口修复绷带的复合型支架[44]

静电纺丝是一种利用聚合物溶液或熔体在强电场作用下形成喷射流进行纺丝加工的工艺。近年来,静电纺丝技术被广泛应用于丝素蛋白,用以制备纳米尺寸的丝素纤维,进而获得纳米丝素纤维薄膜和敷料。银是一种导电性良好的金属材料,因此,有许多研究将金属银与丝素蛋白进行复合,通过静电纺丝技术制备载银的丝素纳米纤维,并保证银在丝素纤维中具有很好的分散性。Calamak 等[45]将再生丝素蛋白溶液与硝酸银进行不同比例的混合,进行静电纺,初步获得银离子和丝素蛋白共混的纳米纤维膜,随后通过紫外光照处理将银离子还原成 Ag 纳米颗粒,最后用甲醇和戊二醛进行后处理改变丝蛋白的晶体结构使其获得更好的力学性能。其中,电纺条件为 17 kV 电压,电纺头和收集器之间的距离为 13 cm,流速为 0.1 mL/min。电镜观察可以发现银纳米粒子在丝素纳米纤维表面形成了均匀的包被(图 12-9),抑菌实验也显示了这种银/丝素纳米纤维复合电纺膜具有良好的抑菌性能。

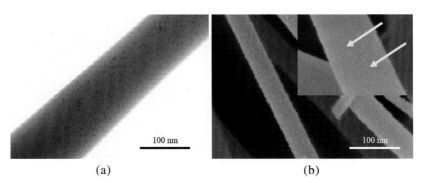

图 12-9　银/丝素蛋白复合纳米纤维电镜图[45]
(a)透射电镜图;(b)扫描电镜图

用丝素蛋白制成的敷料具有良好的透气性和吸湿性,敷料内部为多孔状结构,因此可以用来装载其他修饰材料而起到缓慢释放的效果。闵思佳等将纳米银装载到丝素蛋白敷料中,合成了一种可以缓释银纳米粒子的复合材料。合成的这种复合材料同时具备了抗菌性、缓释性以及生物相容性,应用于医用敷料伤口的包扎具有更好、更优的疗效。

12.3.1.2　丝素蛋白/TiO₂ 抗菌材料

二氧化钛纳米粒子是一种新型的无毒、长效、廉价的抗菌催化材料,在紫外光照条件下,二氧化钛能显示出很强的抗菌性能和光催化性能,尤其是对埃希杆菌属,光照条件下 TiO₂ 对其有特异的杀菌功效。近年来,很多聚合物材料通过与 TiO₂ 复合制备成纳米纤维,包括聚乙烯醇、聚醋酸乙烯酯、聚乙烯基吡咯烷酮等,从而获得催化、抗菌、热绝缘等一系列性能。Yao 等[46]将丝素蛋白溶液与 TiO₂ 混合后利用静电纺丝技术制备了复合纳米纤维膜。他们首先将 TiO₂ 纳米粒子分散在甲酸溶液中,然后向此溶剂添加再生丝素蛋白粉末和聚环氧乙烯,其中聚环氧乙烯起到稳定的作用。随后将此混合溶液进行静电纺,电纺参数为电压 15 kV,流速 0.1 mL/h,获得了纳米纤维薄膜。经过测试证明,该复合纳米纤维膜具有良好的水蒸气透过性,对革兰阴性大肠杆菌具有抑制作用,在紫外光照条件下,复合膜中的TiO₂ 发挥催化作用将亚甲蓝有效地进行降解。这种丝素蛋白/TiO₂ 复合抗菌纳米纤维膜能有效地进行伤口修复。此外,Kim 等[47]通过溶胶-凝胶法制备得到 TiO₂ 纳米颗粒,将 TiO₂ 与丝素蛋白进行复合,通过盐制孔工艺获得了多孔性复合支架。性能测试表明,该复合支架具有优良的抗菌特性,并且能够有效促进成纤维细胞的黏附与增殖,进行骨缺损部位的修复,防止感染,更好地应用于骨组织工程。

12.3.1.3　丝素蛋白/锌抗菌材料

与银离子类似,锌离子也具有一定的抗菌性能,但其抗菌性能较弱,因此常常与其他材料复合抗菌。有研究将锌离子与丝素蛋白肽、聚丙烯腈相互混合,制成复合薄膜。这种复合膜除具备良好的抗菌性能外还具有除臭性,因此在纺织工业中具有巨大的应用前景。林红课题组制备氧化锌纳米颗粒,采用浸渍法对真丝织物进行改性处理[48]。研究发现,经过锌纳米粒子处理后的蚕丝织物具备了抗菌特性,对金黄色葡萄球菌和大肠杆菌均具有显著的抑制效果。紫外线照射测试也证明了蚕丝/锌复合织物具有优良的紫外线防护性能和抗黄变性能。Xu 等[49]通过生物矿化方法在丝素蛋白纤维表面均匀沉积了花朵状氧化锌纳米颗粒,并发现通过此种方法获得的蚕丝蛋白/锌复合纤维同样具有防紫外线和抗菌的特性,在生物分子检测、抗菌剂和抗紫外线纤维等领域具有巨大的应用前景。

12.3.2　丝素蛋白/有机抗菌剂复合材料

与无机抗菌剂相比,有机抗菌剂的开发应用历史更悠久,生产技术和生产工艺也更加成熟。在某些领域中有机抗菌剂有着不可替代的作用,例如,就抗菌速度而言有机抗菌剂要比无机抗菌剂作用更快,抗菌能力也比无机抗菌剂更强,对微生物的抑制作用往往具有特异性。有机抗菌剂也存在一定的缺陷,杀死微生物的同时有可能对体内环境中的其他物质产生一定的影响或副作用,因此需要谨慎、针对性地使用有机抗菌剂。有机抗菌剂品种很多,常用的有卤化物、有机锡、异噻唑、吡啶金属盐、涕必灵、咪唑酮、醛类化合物、季铵盐等。不同种类的有机抗菌剂,其组成成分的基团表面所带的电荷等都有所不同,因此可以与丝素蛋白通过不同的作用力进行交联复合(如亲疏水作用力、静电吸引、氢键等),获得功能较优的抗菌材料。

12.3.2.1　丝素蛋白/阳离子抗菌材料

季铵盐类抗菌剂是一类阳离子活性杀菌剂,广泛应用于外科手术和医疗器械的消毒,通过吸附于细菌表面,穿透细胞壁,导致菌体团聚和分裂,从而达到较好的杀菌效果。吴锡龙等[50]等将季铵盐类抗菌剂与丝素蛋白进行复合制备了一种具有良好抗菌性能的水凝胶敷料。丝素蛋白的等电点在 pH4 左右,因此在一般的中性 pH 水溶液中,丝素蛋白表面均带负电荷,而季铵盐类抗菌剂为阳离子有机物,与丝素蛋白依靠静电引力相互吸引,从而改变丝素蛋白的构象,使其内部相互交联形成水凝胶。因此在整个反应过程中,季铵盐除了作为抗菌剂,还作为凝胶促进剂加速丝素蛋白凝胶。图 12-10 为丝素蛋白/季铵盐水凝胶冷冻干燥后的截面图,其中丝素蛋白和水凝胶的比例为 95∶5,丝素蛋白溶液的浓度为 4%。抑菌实验显示丝素蛋白/季铵盐水凝胶对金黄色葡萄球菌具有显著的抑菌效果,而对大肠杆菌的抑菌性则并不显著,这可能跟季铵盐类抗菌剂的抗菌特异性相关联。

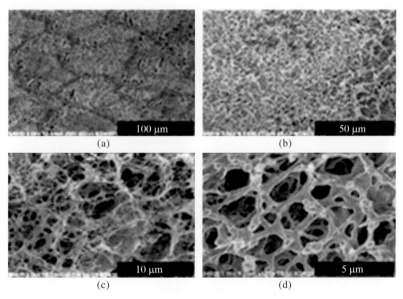

图 12-10　丝素蛋白/季铵盐(95∶5)冻干水凝胶的截面形貌[50]

聚乙烯亚胺(PEI)是另一种阳离子聚合物,能与负电荷的细胞有效结合,进入细胞,促进细胞生长和增殖,并且有高效的抗菌性能。质粒的转载和基因表达常用聚乙烯亚胺作为修饰剂,提高转载和进入细胞的效率[51]。Calamak 等[52]通过将抗菌聚乙烯亚胺(PEI)与丝素蛋白共混经静电纺丝制备出生

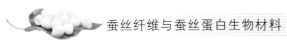

物纳米材料,该材料不仅具有优异的生物相容性,还对金黄色葡萄球菌和铜绿假单胞菌具有较强的抗菌作用。

12.3.2.2 丝素蛋白/抗生素抗菌材料

抗生素(antibiotics)是由微生物(包括细菌、真菌、放线菌属)或高等动植物在生活过程中产生的具有抗病原体或其他活性的一类次级代谢产物,能干扰其他生活细胞发育功能的化学物质。抗生素不仅能杀灭细菌,而且对霉菌、支原体、衣原体、螺旋体、立克次体等其他致病微生物也有良好的抑制和杀灭作用,因此从某种意义上来说是一种具有广谱性的抗菌剂。四环素为抗生素中的一种,是从放线菌金色链丝菌的培养液等分离出来的抗菌物质,其抑菌作用机制是与核蛋白体的 30S 亚单位结合,从而阻止氨酰基-tRNA 进入 A 位,从而阻止核糖体蛋白的合成。Zhang 等[53]通过电泳沉积的方法将丝素蛋白/四环素的混合溶液通过电场作用沉积到金属钛表面,用于骨组织的移植修复。电泳沉积是指在稳定的悬浮液中通过直流电场的作用,胶体粒子沉积成材料的过程,通过对电泳涂料施加直流电压,带电荷的涂料粒子移动到阴极,与阴极表面所产生的碱性作用形成不溶解物而沉积于工作表面。钛金属作为一种骨替代材料,常被用来进行骨组织修复,但由于其金属特性,免疫反应的产生往往不可避免,因此需要对其表面进行修饰改善其生物相容性。丝素蛋白作为一种天然高分子材料具有良好的生物相容性,将丝素蛋白修饰到钛金属表面正好有效地解决了这个问题。丝素蛋白表面带负电荷,电泳沉积必须改变其电荷性状,所以 Zhang 等人引进了四环素来赋予丝素蛋白正电荷,此外,四环素作为抗菌剂,最后所合成的材料还具备了良好的抗菌性能。由于四环素特殊的组成结构,与丝素蛋白之间可通过氢键相互交联,使丝素蛋白带上正电荷,在电场的作用下沉积到阴极的钛表面。图 12-11(a)(b)分别为电泳沉积的原理示意图和丝素蛋白/四环素沉积到金属钛表面的扫描电镜图片。细胞实验显示通过丝素蛋白的修饰肽表面的细胞相容性有明显的提高,细胞的生长也更加舒展。此外,四环素的添加使钛金属获得了抑菌特性,如图 12-12 所示。

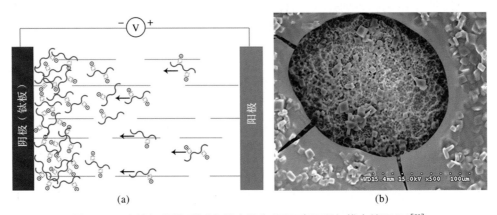

(a) (b)

图 12-11 电泳沉积原理(a)和丝素蛋白/四环素沉积扫描电镜图(b)[53]

Kundu 等[54]将庆大霉素与丝素蛋白结合制成纳米颗粒,并将复合纳米颗粒有效沉积在钛板表面,实现对抗菌剂的有效装载和缓慢释放。研究结果显示,庆大霉素能在丝素蛋白纳米颗粒表面有效装载,并展示了长效释放的特性。基于此特性,钛板具备了很强的抗菌能力,还能有效促进细胞的黏附、增殖和分化,因此更有利于其作为体内植入物对人体骨缺损部位进行有效修复。

12.3.3 丝素蛋白/天然抗菌剂复合材料

天然抗菌剂是人类最早使用的抗菌剂,目前使用最多的天然抗菌剂是壳聚糖。壳聚糖是从虾、螃蟹等节肢动物的外壳和真菌及一些藻类植物的细胞壁中所提取,为一种天然的可再生材料。1979 年,Allan 首次发现壳聚糖具有广谱抗菌性,壳聚糖的抗菌作用逐渐被人们所重视。除此之外,壳聚糖还具有良好的生物相容性、生物降解性、无毒副作用、制取简单、价格低廉等性能,因此在食品、医药、化工等

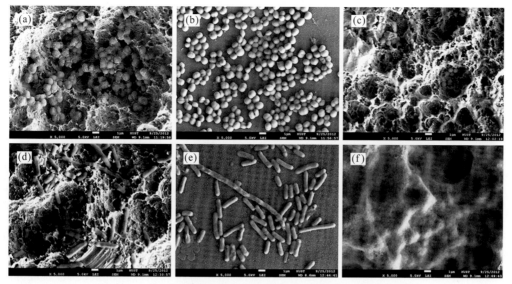

图 12-12　金黄色葡萄球菌和大肠杆菌在不同基底上的生长繁殖

(a)钛金属基底；(b)丝素蛋白修饰的钛基底；(c)丝素蛋白/四环素修饰的钛基底。上排为金黄色葡萄球菌；
下排为大肠杆菌[53]

领域具有广泛的应用前景。壳聚糖的抗菌机理目前有两种解释，一种认为壳聚糖在微生物细胞上的作用靶位是细胞膜，壳聚糖分子带正电荷，与负电荷的微生物细胞膜通过静电引力相互吸附，阻碍了微生物的活动，影响其繁殖。另一种认为壳聚糖分子能进入细菌内，与微生物内的核糖体亚单元 30S 分子片段相互作用，破坏细菌体内从 DNA 到 RNA 的转录，阻碍 mRNA 的密码子和 tRNA 的反密码子的相互作用，导致细菌繁殖终止，达到抗菌的目的。但壳聚糖也具备一定的缺陷，如降解过快、机械性能较差等，使其应用范围受到了限制。家蚕丝素蛋白作为另一种生物高分子材料有优良的力学性能，容易加工，良好的生物相容性，正好弥补了壳聚糖性能的不足。因此，目前将壳聚糖和丝素蛋白进行结合制备不同形式的生物复合材料得到了广泛的研究，制备的复合材料除具有抗菌性外，其他各种性质也得到了很好的应用。

　　由于壳聚糖和丝素蛋白都易加工成形，所以壳聚糖和丝素蛋白交联制备的复合材料形式多样，功能也更加广泛。将壳聚糖溶于低浓度的乙酸配制成壳聚糖溶液后，与丝素蛋白溶液相互混合，采用延流法铺膜，室温干燥后就可以得到壳聚糖/丝素蛋白复合膜。该复合膜与单纯的壳聚糖膜相比力学性能明显提高，具备良好的透气性，而且还具备药物缓释的功能，当然其抗菌性能也十分显著。丝素蛋白和壳聚糖混合后通过冷冻干燥法制成具有多孔状结构的三维支架，具有合适的降解率，良好的力学性能，促骨细胞生长，能很好地应用于骨组织修复工程。根据丝素蛋白的特殊结构，与壳聚糖混合后经过乙醇和冷冻处理后可以直接获得壳聚糖/丝素蛋白微球，具有很好的缓释效果[55,56]。此外，壳聚糖/丝素蛋白进行静电纺丝也有报道，可以说壳聚糖和丝素蛋白这两种天然的高分子材料的复合为生物材料开拓了一个新的领域。

12.3.4　丝素蛋白/抗菌肽复合材料

　　抗菌肽最初为昆虫体内经诱导而产生的一类具有抗菌活性的碱性多肽类物质。该多肽类物质具有广谱高效杀菌活性，对正常细胞无毒副作用，并具有热稳定性和良好的水溶性，成为国内外研究和开发的热点，尤其在医药方面，抗菌肽的开发和利用更显重要。目前，随着分子生物技术的迅猛发展，研究者可以根据抗菌肽氨基酸序列快速高效地合成抗菌肽，使抗菌肽的利用更加普遍。丝素蛋白为一高分子蛋白质，表面存在大量可活化功能基团，因此可与抗菌肽结合，制成复合抗菌材料，达到长效抗菌的目的。姚菊明等[57]将天蚕素抗菌肽 CecropinB 有效地接枝到丝素蛋白膜上，获得了丝素蛋白/抗菌

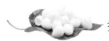

肽复合抗菌材料。他们先将高浓度丝素溶液倒置在培养皿上风干成膜,然后用双功能交联剂EDC/NHS浸泡丝素膜,使丝素蛋白上的氨基活化,随后加入抗菌肽,活化后的氨基与羧基反应形成酰胺键有效地结合。抗菌实验表面,抗菌肽接枝的丝素蛋白对大肠杆菌和金黄色葡萄球菌均有抑制作用,并且在磷酸盐缓冲液(PBS)中浸泡1周后能表现出高抑菌性,说明了该丝素蛋白/抗菌肽复合材料具有持久和稳定的抗菌活性。

12.3.5 丝素蛋白抗菌

作为抗菌材料,丝素蛋白常常以载体的形式装载复合其他抗菌剂来达到抗菌目的。有研究表明,丝素蛋白本身也具备抗菌能力。丝素蛋白溶液或者降解得到的丝素蛋白肽都显示出一定的抗菌性,丝素蛋白被用作抗菌添加剂与其他材料复合发挥抗菌能力。陈忠敏等[58]用不同的溶剂对丝素蛋白进行溶解,制备得到了丝素蛋白粉末。他们先用 $LiBr/CH_3OH/H_2O$ 对丝素进行初步溶解,然后用 α-糜蛋白酶再进一步酶解,获得纳米级丝素蛋白肽颗粒。抗菌实验显示,丝素蛋白肽对金黄色葡萄球菌和大肠杆菌都有抑菌能力,对金黄色葡萄球菌的抑制能力更强,并且纳米级丝素颗粒的抑菌能力要强于微米级丝素颗粒(表 12-2)。詹豪强等[59]尝试用 85% 的磷酸水解丝素制取丝素蛋白肽,通过抑菌实验也证实了丝素蛋白肽对大肠杆菌和金黄色葡萄球菌的生长有抑制作用,且抑菌性随着丝素蛋白浓度的升高而增强。陈鹰等则直接将丝素蛋白溶液与天然橡胶的胶乳溶液进行复合制膜,丝素蛋白则发挥抗菌剂的作用,通过抑菌实验发现这一橡胶/丝素蛋白复合膜对革兰阴性菌种的抗菌性能强于革兰阳性菌种,并且丝素蛋白的加入量为 0.5%~1% 时,复合材料的抑菌能力最强。目前,对于丝素蛋白的杀菌机理并没有明确的解释,有研究推测可能是由于其具有微调节周围环境的功能,从而抑制了细菌繁殖条件所致,并且颗粒越小,其微调节功能就越强。

表 12-2 丝素蛋白肽颗粒抗菌性实验结果[58]

颗粒	质量/g	金黄色葡萄球菌抑菌圈面积/cm²			大肠杆菌抑菌圈面积/cm²		
		1	2	3	1	2	3
微米级丝素颗粒	0.05	12.09	10.12	9.85	6.04	5.09	4.52
纳米级丝素颗粒	0.05	16.32	15.10	15.06	7.15	7.86	6.88

总之,无论是丝素蛋白还是丝胶蛋白都能独立或者复合其他抗菌剂进行有效抗菌。而丝蛋白材料本身具备众多的优良性能,以丝蛋白为基底的抗菌材料在抗菌的同时往往具备其他功能,并且丝蛋白的材料成形形式多样,这也拓宽了抗菌材料的应用范围。综上所述,丝蛋白抗菌材料具有广阔的应用前景。

12.4 蚕丝蛋白抗氧化材料概述

生物体的新陈代谢除了需要充足的营养,还需要靠氧气分解物质来获得能量。氧气参与体内某些反应时,往往会不可避免地产生一些被称为自由基的不稳定物质。自由基在较低浓度时有助于消灭入侵体内的微生物,并容易被生物体内自身的抗氧化系统除去,而在高浓度时,自由基则会攻击正常细胞,已有研究表明癌症、糖尿病、高血压等疾病的产生都与自由基有关。通常,把能够消除自由基、阻碍自由基产生的物质都称作抗氧化物质,如生物类黄酮、维生素C、虾青素等[60-62]都具有较强的抗氧化能力。此外,有研究证实蛋白质的分解产物,如短肽、氨基酸等,对活性氧自由基也具有一定的清除作用。蚕丝蛋白作为一种高相对分子质量的天然蛋白,其蛋白成分丝胶蛋白和丝素蛋白在组织工程、化妆品、食品等各个领域得到了广泛的应用。在 1998 年,山田英幸等就报道过丝胶蛋白具有抑制脂质过氧化和酪氨酸酶活性的作用[63],丝素蛋白经酶解后形成的多肽也被证实具有抗氧化能力。因此,本节主要对丝素蛋白和丝胶蛋白的抗氧化性能、抗氧化形式以及抗氧化机理做简单介绍,使读者对蚕丝蛋白的抗氧化特性有更深入的了解。

抗氧化是抗氧化自由基的简称,因此评价某物质的抗氧化特性通常以清除生物体内自由基的能力强弱为标准。自由基也叫游离基,通常定义为在原子或分子轨道上含有一个或一个以上未配对电子的分子、原子或原子团,是由化合物中共价键的均裂所致。自由基通常有四种类别:一是活性氧及氧自由基,二是脂类自由基及其过氧化物,三是半醌类自由基,四是氮氧自由基[64-66]。当生物体内自由基的量累积到一定程度超过机体的清除能力时,多余的自由基就会对体内细胞及一些生物大分子进行攻击,破坏机体成分,从而诱发各种病变、疾病[67]。

目前,抗氧化剂的种类众多,根据其来源、抗氧化机理等不同分类方式也存在巨大差异。从来源分,主要是天然抗氧化剂和合成抗氧化剂两大类。维生素类、多酚类、黄酮类、类胡萝卜素类等都属于抗氧化性能较好的天然抗氧化剂,而一些苯酚和脂类物质大多是合成抗氧化剂[68-71]。根据氧化剂的组成成分可分为酶类抗氧化剂和非酶类抗氧化剂等。

一般的抗氧化剂,尤其是合成抗氧化剂,尽管抗氧化能力很强,然而其本身具有毒性,对机体产生副作用,因此常常被限制限量使用。于是研究人员开始将方向转向动物及植物组织,提取特定片段的蛋白多肽,从而获得较强抗氧化能力的多肽物质。人们将这类具有抑制脂质过氧化和清除自由基、维持机体自由基平衡和提高机体抗衰老、抗疾病功能的生物活性肽,统称为抗氧化肽[72]。抗氧化肽除具有抗氧化特性外,还具有一些营养价值和其他功能特性。抗氧化肽的来源广泛,动物、植物和微生物中都存在大量的抗氧化肽。蚕丝蛋白作为一种天然的高分子蛋白质,经分解提取后存在不同大小的肽段,已有研究证实这些肽段具有抗氧化能力[1]。

12.5　丝胶蛋白抗氧化特性

丝胶蛋白作为蚕丝蛋白的一部分,主要分布在蚕丝纤维外部,将内部的丝素蛋白包裹黏合,对丝素起保护作用。由于缫丝和提取工艺的不同,可获得不同成分的丝胶蛋白,除了相对分子质量上有明显不同外,氨基酸组成上基本相同。丝胶蛋白中含大量的丝氨酸,此外,一些亲水性氨基酸,如天冬氨酸、谷氨酸也占很大比例,特殊的氨基酸组成赋予丝胶蛋白很多特性。目前,研究发现丝胶蛋白具有良好的水溶性和吸水性,可用于化妆品行业,此外,丝胶蛋白还被发现具有抗菌性和抗氧化活性等,在材料、食品等领域都得到广泛的应用。本节主要就丝胶蛋白的抗氧化形式、抗氧化机理和抗氧化应用方面进行简单描述。

12.5.1　丝胶蛋白抗氧化形式

提取丝胶蛋白的方法众多,如水煮法、碱解法、高温高压法等,提取方法不同所获得的丝胶蛋白的相对分子质量也各有差异,其抗氧化性能根据提取方法的不同也发生变化。丝胶蛋白的抗氧化应用和抗氧化性能检测主要以丝胶水溶性、丝胶蛋白酶解多肽以及丝胶蛋白粉的方式进行研究。赵林等[73]用高温高压法制备丝胶水溶液,通过调整脱胶时间和温度获得了不同的丝胶蛋白溶液,并对各种丝胶蛋白溶液测定清除自由基能力,研究结果发现,当脱胶条件为100 ℃,60 min 时,所制取的丝胶蛋白溶液的自由基清除能力最强,达到 60.24%,并且随脱胶时间的延长,自由基清除能力也有所提高,这可能是因为在该条件下获得的丝胶蛋白溶液中丝胶蛋白的含量最高。近年来,丝胶蛋白多肽的抗氧化能力获得的关注逐渐增多,酸、碱、蛋白酶等溶剂均可将丝胶蛋白降解成不同的肽段,然后对其抗氧化性能进行分析。相入丽等[28]分别采用高温高压水脱胶处理、高温高压碱性水脱胶处理和中性蛋白酶水解处理,制成了 6 种不同相对分子质量范围的丝胶肽,随后测量其对黑色素形成的抑制率,结果表明单纯的高温高压水处理的丝胶蛋白其对黑色素形成的抑制率最高,抗氧化作用最强,而经过酶解后获得的小分子肽段其抗氧化能力则最弱,这很可能是因为酶解处理将丝胶蛋白的抗氧化成分肽段进行了破坏,减弱了其总体的抗氧化性能。与此结果相反,浙江大学朱良均课题组研究发现,丝胶蛋白经过胰蛋白酶酶解获得的小分子多肽,其清除对二苯代苦味酰基(DPPH)氧自由基的能力随多肽相对分子质量减小而加强[74]。DPPH 自由基的清除能力与其氢原子给予能力有关,DPPH 自由基能够接受电子或者氢离子形成稳定的反磁性分子,相对分子质量小的丝胶蛋白酶解产物要比相对分子质量大的酶解产物具有更强的电子给予能力,其分子内具有更多接受质子氢的基团,所以清除 DPPH 自由基的能力相对较强。丝胶蛋白粉末常直接作为添加剂用于化妆品生产,其抗氧化能力是其应用的基本指标。1998 年,山田英幸等将丝胶蛋白通过喷雾干燥的方法制成粉末进行抗氧化测定,发现其具有抑制脂质过氧化和酪氨酸酶活性的作用[64]。

近年来,随着对丝胶蛋白需求量的增大,研究人员通过转基因和育种技术能够获得完全由丝胶蛋白组成的高丝胶茧品种,通过导入 β-胡萝卜素等色素基因序列,还能进一步获得彩色丝胶蛋白茧壳。王永强等[75]比较了不同颜色的茧丝胶蛋白的抗氧化能力,并且将其与市售的丝胶蛋白粉进行比较。研究发现,绿色茧丝胶蛋白抗氧化能力最高,在 5,10,20 mg/mL 三种不同浓度的丝胶溶液中,其抗氧化能力分别是白色茧丝胶蛋白的 1.91,1.72,1.63 倍,是对照市售丝胶蛋白粉的 2.93,3.93,5.01 倍。由此为多色、高丝胶茧蛋白的应用提供了良好的基础,也为化妆品、医药、食品和纤维改性材料等领域的开发利用提供了高品质的原料。

12.5.2　丝胶蛋白抗氧化机理

目前,对丝胶蛋白的抗氧化机理并没有明确的研究结论,因此,我们只能借鉴一些抗氧化肽的作用机理结合丝胶蛋白的结构组成和构象对其抗氧化机理做大概的推测。通常,主要是从氨基酸组成、结构构象、对环境 pH 的影响等方面探讨抗氧化肽的抗氧化机理。王嘉榕等[76]报道三类氨基酸(即疏水性氨基酸、抗氧化性氨基酸和酸性氨基酸)与多肽的抗氧化活性密切相关,疏水性丙氨酸、缬氨酸、亮氨酸的非极性脂肪烃侧链能够加强抗氧化肽与疏水性多不饱和脂肪酸互作,含疏水性氨基酸肽通过与氧结合或抑制脂质中氢的释放,延缓脂质过氧化链反应,从而保护脂质体系、膜质完整性,起到抗氧化作用。酸性氨基酸一部分能够螯合过渡金属离子,起抗氧化作用,另一部分如色氨酸和酪氨酸能提供质子,从而减慢或终止自由基链式反应。酸性氨基酸侧链羧基与金属离子互作钝化金属离子的氧化作用,减弱自由基链反应,达到抗氧化效果。我们知道多肽的功能大多与其构象相关,因此抗氧化肽的抗氧化能力与其构象也存在很大的关系。例如,组氨酸具有提供质子的能力,其在肽链中的位置对多肽的抗氧化能力往往会产生很大的影响。与蛋白酶类似,多肽构象的改变其抗氧化活力也会有所变化。此外,据报道某些多肽如肌肽,具有缓冲生理 pH 的能力,可减少因体系 pH 的变化而产生的脂过氧化[77]。

丝胶蛋白中含大量的羟基氨基酸,如丝氨酸、苏氨酸,因此有研究人员推测其羧基基团能够螯合过渡态的金属元素铜、铁等,从而抑制羟基自由基的产生,起到抗氧化作用。另外,丝胶中的半胱氨酸、酪氨酸和组氨酸能提供质子,从而清除 DPPH 自由基,达到抗氧化的目的。

12.5.3　丝胶蛋白抗氧化应用

丝胶蛋白的抗氧化应用广泛,尤其是化妆品行业,以丝胶蛋白为原料或以丝胶多肽为功能性辅料制得的面膜、护肤霜等化妆品,一方面利用了丝胶蛋白良好的吸水保湿性能,另一方面其抗氧化性能赋予产品抗衰老、抗肿瘤等功效。除此之外,在生物医学、组织工程以及食品领域,丝胶蛋白的抗氧化特性也得到了很好的利用。Kundu 等[78]研究证实,随着丝胶蛋白的加入,皮肤成纤维细胞在过氧化氢的氧化刺激下也能很好地生长和繁殖,丝胶作为抗氧化剂对皮肤成纤维细胞起到了很好的保护作用。随后 Kundu 等[79]又以戊二醛为交联剂,将丝胶蛋白进行交联制备了二维的丝胶膜,进而可用于皮肤创伤的修复。而丝胶作为食品添加剂也有报道,Yukio 等[80]将丝胶作为沙拉酱调料的原料,使沙拉酱保存时间更长,起到抗氧化的作用。山崎昌良等比较研究了几种抗氧化物质对亚油酸(十八碳-9,12-二烯酸)的过氧化抑制效果,结果表明,丝胶抑制过氧化效果远高于白蛋白,并且随着丝胶蛋白浓度的提高其抗氧化效果更佳。

12.6 丝素蛋白抗氧化特性

丝素蛋白作为蚕丝的主要成分,其研究和应用相对于丝胶蛋白更加深入。丝素蛋白良好的力学性能、优异的生物相容性、可降解性、可塑性好等使其在生物、医学以及工程材料等方面都得到了很好的应用。与丝胶蛋白类似,丝素蛋白也含有大量的丝氨酸,并且含有一些能提供质子的氨基酸,如酪氨酸和组氨酸等,因此,很多研究证实了丝素蛋白及其酶解产物也具有抗氧化特性。除此之外,丝素蛋白好的可塑性使其能以不同的材料形式得到应用,因此有研究者将其他抗氧化剂装载在丝素蛋白中成形,作用于生物体内起到持续有效的抗氧化作用。丝素蛋白的抗氧化机理与丝胶蛋白以及抗氧化肽类似,不再叙述,本节主要就丝素蛋白的抗氧化性能和丝素蛋白/抗氧化剂材料的复合应用作简单介绍。

12.6.1 丝素蛋白抗氧化性能

丝蛋白脱胶以后,经过溴化锂或氯化钙等溶剂溶解,然后经过透析获得丝素蛋白水溶液。通常单纯的丝素蛋白水溶液很少用来做抗氧化研究,大多用各种蛋白酶将其水解成肽段测其抗氧化性能。例如,蓝建京用碱性蛋白酶水解丝素蛋白溶液,通过控制酶解时间的长短获得不同相对分子质量的肽段,然后测其抗氧化性能,结果显示,丝素蛋白溶液在酶解 3.5 h,对二苯代苦味酰基(DPPH—)和羟基自由基($\cdot$OH)的清除率达最佳,分别为 35.24% 和 60.59%;对超氧自由基(O_2^-)的清除率在 4 h 达到最佳,为 25.37%,证实了丝素蛋白的酶解产物具有良好的抗氧化活性[81]。黄慧明通过对过氧化损伤模型小鼠注射丝素蛋白肽,来检测丝蛋白肽的抗氧化性能,结果发现,注射丝素蛋白的小鼠其抗氧化酶(超氧化物歧化酶和谷胱甘肽过氧化物酶)活力明显提高,脂质过氧化物丙二醛的含量明显降低,起到了很好的抗氧化效果[82]。朱震比较研究了不同酶水解获得的丝素蛋白抗氧化特性。采用木瓜蛋白酶、胰酶、胃蛋白酶、胰蛋白酶、中性蛋白酶五种酶水解丝素蛋白,比较不同水解丝素蛋白对 O_2^- 自由基的清除能力。研究结果表明,胰蛋白酶水解得到的丝素蛋白对 O_2^- 清除率最高,抗氧化能力最强。相对分子质量测定发现,胰酶水解获得的丝素多肽相对分子质量在 10000 以下,小分子肽段抗氧化残基更易暴露,更容易进入细胞发挥作用。随后的体外细胞实验也证实了对高氧导致的细胞损伤有明显的修复作用,可作为优异的抗氧化剂[83]。

12.6.2 丝素蛋白/抗氧化剂复合应用

丝素蛋白具有良好的可塑性,常以各种材料形式如二维膜、三维支架等应用在不同领域,达到装载、缓释等目的。一般的抗氧化剂尽管抗氧化能力较强,但其在应用和保存过程中易被氧化失活,限制了其优良性能的发挥。此外,普通抗氧化剂的抗氧化时效以及使用方式也会受到限制,通常需要其他的溶剂或材料混合应用。丝素蛋白除自身具备抗氧化特性外,还有许多其他优良的性能,能够为抗氧化剂提供良好的稳定体系,因此研究者就尝试以丝素蛋白为载体复合抗氧化剂来更好地利用其抗氧化性能。Li 等以丝素蛋白为材料制成凝胶,装载修饰天然抗氧化剂姜黄素,他们发现复合材料具有很好的抗氧化性,而且还能诱导骨髓间充质干细胞向脂肪组织分化[84]。随后,Kasoju 等将丝素蛋白和姜黄素混合制备支架,姜黄素能够成功装载在丝素蛋白支架中,并且在特定条件下能够从丝蛋白支架中缓慢释放出来,抗氧化性能测试结果表明丝素和姜黄素的混合仍然具有很好的抗氧化性能,图 12-13 为混合支架实物图和扫描电镜图[85]。王晓沁等将不同抗氧化剂与丝素蛋白溶液混合制膜,探究天然抗氧化剂在丝素蛋白材料中的稳定性。图 12-14 显示混合天然抗氧化剂后丝素蛋白仍然能形成完整的复合膜,性能测试表明丝素蛋白膜对抗氧化剂的活性和稳定性均有显著的提高[86]。

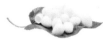

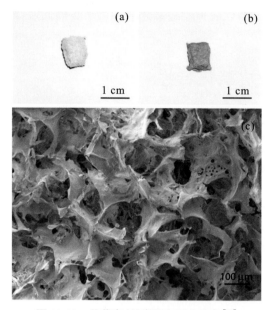

图12-13 姜黄素/丝素蛋白混合支架[85]

(a)丝素蛋白支架；(b)姜黄素/丝素混合支架；(c)姜黄素/丝素混合支架扫描电镜图

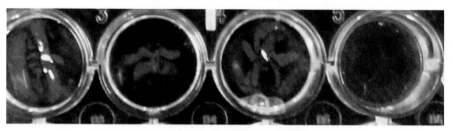

图12-14 丝素蛋白/抗氧化剂共混膜照片[86]

从左至右依次为丝素蛋白膜、丝素蛋白/维生素C膜、丝素蛋白/没食子酸酯膜、丝素蛋白/姜黄色膜

丝素蛋白和丝胶蛋白都具有很高的抗氧化能力，如清除氧自由基、抗脂质过氧化、降低酪氨酸酶活性等都得到了证实。丝蛋白制取简单，来源广泛，作为一种天然的多肽类抗氧化物质具有很大的应用优势，此外，丝蛋白经再生后形式多样，可以装载其他抗氧化剂起到复合抗氧化作用，因此，以丝蛋白来进行抗氧化将具有很大的应用前景。

12.7 展 望

蚕丝蛋白的抗菌和抗氧化性能已经在很多研究中得到了证实，但是我们发现，以蚕丝蛋白作为单独的抗菌剂或抗氧化剂产品进行应用并不广泛。一方面，与普遍使用的抗菌剂相比，蚕丝蛋白的抗菌性能并不显著，抗菌性不具备针对性，抗菌效率相对较低；另一方面，其蛋白质的本质往往对其使用环境有一定的限制，在高温高压或者长时间放置后蛋白质的变性降解不可避免，此时的抗菌和抗氧化性能也将减弱乃至消失。

然而，蚕丝蛋白在具有抗菌和抗氧化两种性能的同时，其他的生物相容性优、力学性能好和可塑性强等是普通的抗菌和抗氧化材料所不具备的。目前，就已经有基于这两种性能而生产的丝蛋白面膜、敷料等产品出现。正如文中所列举的，将蚕丝蛋白与某些传统的抗菌剂和抗氧化剂复合后，其性能往往能得到加成的效果。因此，我们可以设想将蚕丝蛋白与其他有机、无机材料进行复合，实现性能之间的互补，能够获得新型的绿色、环保、天然的抗菌和抗氧化材料。

（王 捷、杨明英）

参考文献

[1] Kaur J, Rajkhowa R, Afrin T, et al. Facts and myths of antibacterial properties of silk[J]. Biopolymers, 2014, 101 (3):237-245.

[2] Hara S, Yamakawa M, Moricin, a novel type of antibacterial peptide isolated from the silkworm, *Bombyx-Mori* [J]. J Biol Chem, 1995, 270(50):29923-29927.

[3] 季君晖, 史维明. 抗菌材料[M]. 北京: 化学工业出版社, 2003.

[4] 丁浩, 童忠良, 杜高翔. 纳米抗菌技术[M]. 北京: 化学工业出版社, 2007.

[5] 郝喜海, 孙淼, 邓靖. 抗菌材料的研究进展[J]. 化工技术与开发, 2011, 9(40):21-24.

[6] 张昌辉, 谢瑜, 徐璇. 抗菌剂的研究进展[J]. 化工进展, 2007, 26(9):1237-1241.

[7] 吉向飞, 李玉平, 杨柳青, 等. 抗菌剂及抗菌材料的发展和应用[J]. 太原理工大学学报, 2003, 34(1):11-15.

[8] 西野敦. 抗菌剤の科学[M]. 東京: 工业调查会, 1996.

[9] 夏金兰, 王春, 刘新星. 抗菌剂及其抗菌机理[J]. 中南大学学报, 2004, 35(1):31-38.

[10] 黄黎中, 王瑛. 银杀菌材料及其应用[J]. 化学世界, 1996(11):566-568.

[11] 肖丽平, 李临生. 抗菌防腐剂的历史、定义与分类[J]. 日用化学工业, 2001, 31(5):55-57.

[12] 曾冬冬, 孙春宝, 丁浩. 无机抗菌剂及其加工品抗菌效力评价[J]. 化工新型材料, 2001, 29(2):17-20.

[13] Entsar I R, Mohamed E T B, Christian V S, et al. Chitosan as antimicrobial agent: applications and mode of action [J]. Biomacromolecules, 2003, 4(6):1457-1466.

[14] 郑连英, 朱江峰, 孙昆山. 壳聚糖的抗菌性能研究[J]. 材料科学与工程, 2000, 18(2):22-24.

[15] Issam S, Adele M G, Adele C P, et al. Chitosan polymer as bioactive coating and film against aspergillus nigercontamination[J]. J Food Sci, 2005, 70(2):100-104.

[16] Coma V, Deschamps A, Martialgros A. Bioactive packaging materials from edible chitosanpolymer-antimicrobial activity assessment on dairy-related contaminants[J]. J Food Sci, 2003, 68(9):2788-2792.

[17] 杨远谊, 李代明. 抗菌保鲜膜研究及进展[J]. 包装工程, 2007, 28(6):201-203.

[18] 李毕忠, 张迎增, 李泽国, 等. 抗菌功能复合材料及其节能减排作用[C]. 第九届中国抗菌产业发展大会论文集. 泰安, 2013:3-9.

[19] 牛梅, 魏丽乔, 王淑花, 等. 纳米抗菌剂/羊毛纤维复合新方法[J]. 复合材料学报, 2006, 23(1):124-128.

[20] 陈前林, 吴建青, 王龙现. TiO_2 光催化抗菌陶瓷的制备[J]. 功能材料, 2009, 7(40):1166-1171.

[21] 小松計一. セリシンの溶解性ならびに构造特性に关する研究[J]. 蚕系试场报告, 1975, 26(3):135-256.

[22] Zhu L J, Arai M I, Hirabayashi K. Relationship between adhesive properties and structure of sericin in cocoon filaments[J]. J Seric SciJpn, 1995, 64(5):420-426.

[23] 盛家镛. 蚕丝蛋白质的分子量与亚单位结构[J]. 丝绸, 1988(9):43-45.

[24] 李庆春, 余宁, 邹君, 等. 丝胶蛋白多肽的制备方法[J]. 纺织科技进展, 2009(1):7-9.

[25] 吴金鸿, 王璋, 许时婴. 丝绸废水中丝胶提取方法的研究[J]. 食品与发酵工业, 2007, 33(6):136-140.

[26] 坪内弘三. 来自丝蛋白的功能性多肽的生产及其用途: CN1570128A[P]. 2005-1-26.

[27] 相入丽, 张雨青, 阎海波. 蚕丝丝胶蛋白的抗氧化作用[J]. 丝绸, 2008(5):23-27.

[28] 范金波, 任发政, 孙雁, 等. 丝胶蛋白抗氧化肽的酶法制备及功能评价[J]. 农业工程学报, 2008, 24(11):279-283.

[29] 姚炎庆, 隋秀芝, 陈文兴, 等. 丝胶肽水解分子量与护发效果关系的研究[J]. 纺织学报, 2004, 25(2):14-16.

[30] Brogden K A. Antimicrobial peptides: pore formers or metabolic inhibitors in bacteria? [J]. Nat Rev Microbiol, 2005, 3(3):238-250.

[31] Yang L, Harroun T A, Weiss T M, et al. Barrel-stave model or toroidal model? A case study on melittin pores[J]. Biophys J, 2001, 81(3):1475-1485.

[32] Ehrenstein G, Lecar H. Electrically gated ionic channels in lipid bilayers[J]. Q Rev Biophys, 1977, 10(1):1-34.

[33] Pouny Y, Rapaport D, Mor A, et al. Interaction of antimicrobial dermaseptin and its fluorescently labeled analogs with phospholipid-membranes[J]. Biochemistry, 1992, 31(49):12416-12423.

[34] Matsuzaki K, Murase O, Fujii N, et al. An antimicrobial peptide, magainin 2, induced rapid flip-flop of phospholipids coupled with pore formation and peptide translocation[J]. Biochemistry, 1996, 35(35):11361-11368.

[35] Senakoon W, Nuchadomrong S, Sirimungkararat S, et al. Antibacterial action of eri (samiaricini) sericin against

escherichia coli and staphylococcus aureus[J]. As J Food Ag-Ind,2009,2(special issue):S222-S228.

[36] 陈忠敏,罗琴,张瑶琴,等.丝胶蛋白的细胞相容性和抗菌性能研究[J].丝绸,2012,49(11):1-5.

[37] 吴小勇,曾庆孝,阮征,等.壳聚糖的抑菌机理及抑菌特性研究进展[J].中国食品添加剂,2004(6):46-49,68.

[38] 刘作平,陈国强,邢铁玲.TG 酶催化丝胶和壳聚糖对羊毛织物的抗菌整理[J].毛纺科技,2015,43(6):34-37.

[39] 严晨峰,刘琳,姚菊明.壳聚糖/丝胶蛋白生物流体材料的制备及性能测试[J].蚕业科学,2013,39(3):593-598.

[40] Hadipour-Goudarzi E, Montazer M,Latifi M,et al. Electrospinning of Chitosan/sericin/PVA nanofibers incorporat-ed with in situ synthesis of nano silver[J]. Carbohyd Polym,2014,113:231-239.

[41] Doakhan S. Influence of sericin/TiO₂ nanocomposite on cotton fabric: part 1. enhanced antibacterial effect[J]. Car-bohyd Polym,2013,94(2):737-748.

[42] Chao S, Li Y M, Zhao R, et al. Synthesis and characterization of tigecycline-loaded sericin/poly(vinyl alcohol) composite fibers via electrospinning as antibacterial wound dressings[J]. J Drug Deliv Sci Tec,2018,44:440-447.

[43] 罗琴.载银丝素/聚氨酯抗菌复合材料的制备及性能研究[D].重庆:重庆理工大学,2013.

[44] Mehrabani M G, Karimian R, Mehramouz B, et al. Preparation of biocompatible and biodegradable silk fibroin/ chitin/silver nanoparticles 3D scaffolds as a bandage for antimicrobial wound sressing[J]. Int J Biol Macromol,2018 (114):961-971.

[45] Calamak S, Aksoy E A, Erdogdu C,et al. Silver nanoparticle containing silk fibroin bionanotextiles[J]. J Nanopart Res,2015,17(2):1-7.

[46] Jao WC, Jao W C,Lin C H,et al. Fabrication and characterization of electrospun silk fibroin/TiO2nanofibrous mats for wounddressings[J]. Polym Advan Technol,2012,23(7):1066-1076.

[47] Kim J H, Sheikh F A, Ju H W, et al. 3D silk fibroin scaffold incorporating titanium dioxide (TiO₂) nanoparticle (NPs) for tissue engineering[J]. Int J Biol Macromol,2014,68:158-168.

[48] 王炳硕:纳米氧化锌的制备及对真丝织物抗紫外和抗黄变整理[D].苏州:苏州大学,2017.

[49] Xu J, Su H L, Han J, et al. In situ deposition of flower-like ZnO on silk fibroin fibers[J]. Appl Phys A,2012,108: 235-238.

[50] 吴锡龙,沈旖云,孙姗,等.抗菌丝素蛋白水凝胶敷料的制备[J].材料科学,2012,2(3):133-138.

[51] Atar-Froyman L, Sharon A, Weiss E I, et al. Anti-biofilm properties of wound dressing incorporating nonrelease polycationic antimicrobials[J]. Biomaterials,2015,46:141-148.

[52] Calamak S, Erdogdu C, Ozalp M, et al. Silk fibroin based antibacterial bionanotextiles as wound dressing materials [J]. Mat Sci Eng C-Mater,2014,43:11-20.

[53] Zhang Z, Qu Y Y, Li X S, et al. Electrophoretic deposition of tetracycline modified silk fibroin coatings for func-tionlization of titanium surfaces[J]. Appl Surf Sci,2014,303:255-262.

[54] Sharma S, Bano S, Ghosh A S, et al. Silk fibroin nanoparticles support in vitro sustained antibiotic release and os-teogenesis on titanium surface[J]. Nanomedicine,2016,12(5):1193-1204.

[55] 薛豪杰,刘琳,姚菊明,等.低溶胀壳聚糖/丝素蛋白复合膜的制备及性能测试[J].蚕业科学,2011,37(6): 1073-1078.

[56] Wang J L, Hu W, Liu Q, et al. Dual-functional composite with anticoagulant and antibacterial properties based on heparinized silk fibroin and chitosan[J]. Colloid Surface B,2011,85(2):241-247.

[57] 白丽强,马廷方,姚菊明.Cecropin B 抗菌肽接枝丝素蛋白膜的制备和表征[J].高等学校化学学报,2007,28(8): 1593-1597.

[58] 陈忠敏,郝雪菲,吴大洋,等.再生蚕丝丝素蛋白纳米颗粒的制备及抗菌性[J].纺织学报,2008,29(7):17-20.

[59] 张亚丽,李林辉,詹豪强.酸解家蚕丝的光谱性质及其抑菌试验初步探究[J].应用化工,2012,41(11):1908-1911.

[60] 胡芳,赵智慧,刘孟军.金丝小枣类黄酮提取最佳条件及抗氧化研究[J].中国食品学报,2012,12(4):77-83.

[61] 熊正英,张全江.维生素 C 抗氧化作用及其在运动中的应用[J].陕西师范大学学报,1998,26(4):109-112.

[62] 陈晋明,王世平,马俪珍,等.虾青素抗氧化活性研究[J].营养学报,2007,29(2):163-169.

[63] Kato N, Sato S, Yamanaka A, et al. Silk protein,sericin,in-hibitslipid peroxidation and tyrosinase activity[J]. Bio-sci Biotech Biochem,1998,62(1):145-147.

[64] Halliwell B, Gutteridge J M C. Free radicals in biology and medicine[M]. 2ed. Oxford:Oxford University Press, 1989.

［65］ 胡大林,廖建坤,吴校连,等. 自由基与 DNA 的氧化损伤［J］. 国外医学(卫生学分册),2002,29(5):261-263.

［66］ 赵晶,白云. 自由基相关疾病研究进展［J］. 生物学教学,2003,28(4):6-9.

［67］ Wang J, Sun B G, Cao Y P, et al. Protection of wheat bran feruloyl oligosaccharides against free radical-induced oxidative damage in normal human erythrocytes［J］. Food Chem Toxicol,2009,47(7):1591-1599.

［68］ Traber M G,Stevens J F. Vitamins C and E: beneficial effects from a mechanistic perspective［J］. Free Radical Biol Med,2011,51(5):1000-1013.

［69］ Galano A, Alvarez-Idaboy J R, Francisco-Márquez M. Physicochemical insights on the free radical scavenging activity of sesamol: importance of the acid/base equilibrium［J］. J Phys Chem B,2011,115(44):13101-13109.

［70］ Skibsted L H. Carotenoids in antioxidant networks. colorants or radical scavengers［J］. J Agric Food Chem,2012,60 (10):2409-2417.

［71］ Robak J, Gryglewski R J. Flavonoids are scavengers of superoxide anions［J］. Biochem Pharmacol,1988,37(5): 837-841.

［72］ 王瑞雪,孙洋,钱方. 抗氧化肽及其研究进展［J］. 食品科技,2011,36(5):83-86.

［73］ 赵林,朱义旺,谢艳招,等. 蚕丝丝胶蛋白及其水解产物的抗氧化性能研究［J］. 江西化工,2014(1):108-111.

［74］ 靳春平. 丝胶蛋白及其酶解产物的保湿、美白和抗氧化性能的研究［D］. 杭州:浙江大学,2014.

［75］ 何秀玲,胡桂燕,钟石,等. 不同高丝胶茧蚕品种的丝胶蛋白抗氧化能力分析初报［J］. 中国蚕业,2010,31(3): 17-19.

［76］ 王嘉榕,滕达,田子罡,等. 功能性抗氧化肽制备与机制研究进展［J］. 天然产物研究与开发,2008,20(2):371-375.

［77］ 郭爽,杨国宇,韩立强. 肌肽的抗氧化特性及其作用机理［J］. 动物科学与动物医学,2004,21(4):21-23.

［78］ Rupesh D, Chitrangada A, Kundu S C, et al. Antioxidant potential of silk protein sericinagainst hydrogen peroxide-induced oxidative stress in skin fibroblasts［J］. BMP Reports,2008,41(3):236-241.

［79］ Nayak S, Talukdar S, Kunda S C, et al. Potential of 2D crosslinked sericin membranes with improved biostability for skin tissue engineering［J］. Cell Tissue Res,2012,347(3):783-794.

［80］ Tayori T, Zen-ichiro M, Yukio S. Use of sericin as an ingredient of salad dressing［J］. Food Sci Technol Res,2011, 17(6):493-497.

［81］ 蓝建京. 丝素蛋白酶解多肽的抗氧化性研究［J］. 广东化工,2013,40(24):38-40.

［82］ 黄慧明. 蚕丝蛋白抗肿瘤与抗氧化作用研究［D］. 泰安:山东农业大学,2012.

［83］ 朱震. 抗氧化性丝素蛋白的水解工艺优化及其体外研究［D］. 苏州:苏州大学,2016.

［84］ Li C M, Luo T T, Zheng Z Z, et al. Curcumin-functionalized silk materials for enhancing adipoengicdifferentiation of bone marrow-derived human mesenchymal stem cells［J］. Acta Biomater,2015,11:222-232.

［85］ Kasoju N, Bora U. Fabrication and characterization of curcumin-releasing silk fibroin scaffold［J］. J Biomed Mater Res B,2012,100(7):1854-1866.

［86］ 罗婷婷. 天然抗氧化剂在丝素蛋白材料中的稳定性研究［D］. 苏州:苏州大学,2015.

第 13 章　蚕丝蛋白化妆护肤材料

摘要：蚕丝蛋白在化妆品领域得到了广泛的研究与应用。蚕丝蛋白具有良好的保湿性能，与人体皮肤角质层的天然保湿因子相类似；蚕丝蛋白中的某些成分或其衍生物不仅能阻挡和吸收紫外线，还具有一定的抗氧化性，在美白防晒方面的功效突出；蚕丝蛋白具有营养抗衰老功能，不但能为细胞提供充足的营养，促进细胞的增殖，减少皱纹，还能抑制细胞的衰老和凋亡；蚕丝蛋白还具有表面活性剂、抗菌等功能。随着天然、绿色概念的普及，蚕丝蛋白在化妆品领域的应用具有广阔的前景。

13.1　概　述

随着科学技术的发展和人们生活水平的提高，化妆品行业发展突飞猛进，各种功能的化妆品相继问世，尤其是一些绿色、环保、无添加、效果好、针对性强的化妆品在市场上更是供不应求。蚕丝蛋白是人类最早利用的天然蛋白质之一，是一种具有良好透气与透湿性、无毒、无刺激且与人体相容性良好的生物材料。传统的应用方式是把蚕丝加工成丝织品，蚕丝丝织品质感柔软，触感舒适，同时对人体有良好的保健功能，深受大众的喜爱[1]。现如今蚕丝蛋白开发利用的研究领域不断拓宽，逐渐延伸到食品、保健品、生物制药、临床诊断治疗、环境保护、能源利用、仿生材料及化妆品等领域。

现代试验证明，蚕丝蛋白具有三大优良的生物学特性，即可生物降解性、优良的细胞相容性、卓越的生物安全性，也正是这三大特性，奠定了蚕丝蛋白作为化妆品添加剂的良好基础。随着对蚕丝结构的了解，蚕丝蛋白在化妆品领域的研发应用不断深入，现在已有很多进入实用阶段。蚕丝蛋白化妆品受到了人们的广泛追捧。蚕丝蛋白化妆品种类繁多，涉及粉底霜、防晒霜、美白霜、祛斑霜、眼霜、面膜、沐浴乳和护发剂等多个品种，市场占有率逐年提高，发展前景良好，呈现出欣欣向荣的发展趋势[2]。从蚕丝蛋白的性质可知，蚕丝的结构单元是氨基酸，具有明显的亲水性，它易溶于水相或分散到水相而难溶于油脂，比较适合配制水包油(O/W)型化妆品，这样蚕丝蛋白分子可以均匀地分布在乳化体的外相，更易于肌肤的吸收[3]。

蚕丝中蛋白含量高达 98％以上，主要是由丝素(SF)和丝胶(SS)两部分组成。丝素经常被用作纺织行业。现在丝素是生物材料的新宠儿，被用于制备手术缝合线、人工皮肤、骨组织工程材料等；丝胶可任意形成凝胶，与其他物质结合还可以应用于制药领域。丝胶在化妆品领域的应用更是得到了广泛的研究[4]。丝蛋白与人体皮肤有很好的亲和性，素有"第二肌肤"的美誉，同时，丝蛋白纳米纤维应用于皮肤组织工程中可以结合人角质形成细胞构建组织工程皮肤。

13.2　化妆品用蚕丝蛋白的制备

13.2.1　丝胶的提取

丝胶的提取方法主要有以下几种：①可以利用丝织、纺织工业的废水提取丝胶。这些工业废水中通常含有大量因蚕丝加工而脱下来的丝胶，若直接排放，不但造成丝蛋白资源的大量浪费，还会给环境造成巨大负担。通过采用不同分子膜对废水进行超滤处理的方法，可以回收其中 90％以上的丝胶[5]。

②可将工业上难以利用的下茧、废丝作为原材料,除去杂质后,高温水浴可得到丝胶溶液,干燥后可制得丝胶粉末;若将除杂后的原材料用纯碱溶液脱胶,提纯后亦可得到易溶性丝胶液[6]。

13.2.2　丝素的提取

化妆品工业上应用的丝素主要有以下几种:丝素粉、丝肽、单个氨基酸[7]。

13.2.2.1　丝素粉

丝素粉是由蚕丝精加工而得到的大相对分子质量产物,呈白色粉末状。其加工工艺路线由以下几个步骤组成:丝边角料→筛选→脱色→脱胶→水解→分离→真空干燥→研磨→过筛→灭菌→成品。

13.2.2.2　丝肽

丝肽是将丝素水解后得到相对分子质量为 500~2000 的多肽水溶液。其水解工艺主要有碱解、酸解和酶解三种,通过控制不同的水解工艺参数,得到相对分子质量不同的丝肽溶液,也正因为相对分子质量的差异,这些丝肽也具有不同功用。丝肽的主要生产工艺流程如下:蚕丝边角料→脱色→脱胶→水洗→水解→中和过滤→除盐→精制→灭菌→丝肽液。若将丝肽液进行喷雾干燥,就可得到丝肽粉。

13.2.2.3　单个氨基酸

单个氨基酸是由丝肽经过特殊的化学处理后提炼得到的,由于其相对分子质量小,纯度较高,功用明确,在医药等领域具有非常广阔的应用前景,但其生产工艺要求高,在国内鲜见。工艺过程如下:丝肽→水解→电渗析→分离→精制(结晶)→真空干燥→灭菌→成品。

13.3　蚕丝蛋白的化妆护肤功能

13.3.1　蚕丝蛋白的保湿作用

保湿是化妆品一直以来的追求,特别是在干燥的季节,保湿成为化妆品的一个最大的卖点。丝蛋白的保湿作用十分显著,丝胶和丝素都有保湿功能,特别是丝胶,富含极性氨基酸,含有许多的亲水基团,保湿性能卓越。

13.3.1.1　丝素的保湿作用

丝素美容在我国有着悠久的历史,据《本草纲目》记载,天然原蚕丝素可使皮肤健美,消除黑斑,还有治疗化脓性皮肤病的作用[8]。蚕丝纤维经水解、提纯、粉碎、烘干,能制成一种白色或淡黄色的粉状高分子蛋白。丝素是蚕丝的主要成分,丝素水解后的氨基酸组成见表 13-1。

表 13-1　丝素中的氨基酸[8]

氨基酸	质量/g	氨基酸	质量/g	氨基酸	质量/g
甘氨酸	42.8	缬氨酸	3.03	精氨酸	0.91
丙氨酸	32.4	蛋氨酸	0.10	天冬氨酸	1.72
亮氨酸	0.87	脯氨酸	0.62	谷氨酸	1.74
异亮氨酸	0.68	苏氨酸	1.15	组氨酸	0.32
苯丙氨酸	1.15	丝氨酸	14.7		
半胱氨酸	0.03	赖氨酸	0.45		

注:表中数字是每 100 g 样品中所含氨基酸质量(g),计算时未考虑水解肽键失去的一个水分子,故总和大于 100 g。

丝素内含十几种氨基酸,具有良好的吸湿性和保湿性,且透气性好,附着力强,能随温度和湿度的

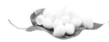

变化吸收或释放水分,能保持亲水-亲油的平衡,对保护皮肤,防止皮肤干燥有特殊功效。经常使用添加丝素粉的化妆品可使人的肌肤保持滋润、嫩白、富有弹性,增添自然色彩[9]。丝素所含的氨基酸和微量元素,与人体皮肤的亲和性好,很容易被人体肌肤吸收。现代生化技术和纳米技术的诞生,进一步提高了肌肤对丝素及其他微量元素的吸收。

Daithankar 等[10]对丝素的保湿功能进行了研究,将丝素用 LiBr 溶解,制成质量分数为 1％～5％ 的溶液。经表面水分损失(TEWL)体外试验表明,添加丝素组的皮肤相比于干燥及正常皮肤更加柔软有弹性,这是由于皮肤水分充足会提高羟脯氨酸的含量,增加皮肤角质层的亲水性。其中亲水性是指蛋白质水解物与皮肤形成离子键或氢键的能力。而皮肤阻抗与皮肤含水量是成反比的,这反过来又能显著降低皮肤的阻抗作用。因此,丝素也能够提高角质层的水合水平,具有良好保湿作用。

13.3.1.2 丝胶的保湿作用

表 13-2 为丝胶的氨基酸组成。丝胶含有许多极性氨基酸,如甘氨酸、丝氨酸、天冬氨酸等,富含 —COOH、—OH、—NH₂ 等亲水基团。且丝胶分子以无规卷曲为主要构象,具有相对松散无序的空间结构,这种松散无序的结构使得丝胶蛋白链的多肽链表面暴露出许多的具有较长侧链的氨基酸和极性亲水基团。这些亲水基团具有特殊的功能,可以将水分从体内传递至皮肤的角质层,并使其与角质层结合,从而让皮肤保持 10％～20％ 的水分含量,皮肤柔软光滑,富有弹性[1,11]。

表 13-2　丝胶中的氨基酸[1,12]

氨基酸	质量/g	氨基酸	质量/g	氨基酸	质量/g
甘氨酸	8.80	缬氨酸	3.10	精氨酸	4.20
丙氨酸	4.00	蛋氨酸	0.10	天冬氨酸	16.8
亮氨酸	0.90	脯氨酸	0.50	谷氨酸	10.1
异亮氨酸	0.60	苏氨酸	0.50	组氨酸	1.40
苯丙氨酸	0.60	丝氨酸	30.1		
半胱氨酸	0.30	赖氨酸	5.50		

注:表中数字是每 100 g 样品中所含氨基酸质量(g),计算时未考虑水解肽键失去的一个水分子,故总和大于 100 g。

皮肤角质层在保持 10％～20％ 的水分时可使皮肤丰满并富于弹性,当皮肤角质层水分低于 10％ 时皮肤即呈干燥甚至开裂。皮肤角质层中之所以含有一定的水分,一方面由于皮脂膜可防止水分蒸发,另一方面角质层中含有天然保湿因子(natural moisturizing factor,NMF),对皮肤保湿起着重要的作用,能使皮肤中水分含量保持适量,从而使皮肤富有弹性、光滑和柔软,然而由于外界环境改变,仅靠皮肤所含 NMF 无法起到对肌肤调湿、保湿作用时,必须从外界不断补充皮肤角质层中的 NMF[12]。丝胶粉、丝素粉和骨胶中氨基酸组成与人体肌肤 NMF 的比较见表 13-3。

表 13-3　丝胶粉、丝素粉和骨胶与人体肌肤 NMF 的比较[12]

	w/%					
	丝氨酸	甘氨酸	丙氨酸	苏氨酸	天冬氨酸	合计
NMF	30.0	18.0	9.00	7.00	5.00	69.0
丝胶粉	29.3	9.00	3.90	7.10	18.7	68.0
丝素粉	14.7	42.8	32.4	1.20	1.70	92.0
骨胶	3.00	32.0	11.0	4.00	5.00	55.0

丝胶具有较大的相对分子质量、分子体积和多孔性的结构特性,在改变溶液的浓度、pH 值、温度下

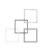

可以水解为相对分子质量较小的蛋白质。在水溶液中其分子高度伸展并相互缠绕连接形成连续的网状结构,而水分子则在此网络内通过极性键和氢键与丝胶蛋白质分子相互结合,使得丝胶蛋白质就像"分子海绵"一样能吸收和保持其自身质量上千倍的水分。当这种饱含水分的"分子海绵"涂布于皮肤表面后,则能形成一层水化膜,对角质层保持保湿作用、防止皮肤干燥产生护肤作用[12]。

靳春平等[13]将取自家蚕茧的丝胶蛋白进行酶解,并对其不同浓度的酶解产物的保湿性能进行测定。0~14 h 内,样品溶液溶度较低时,甘油的保湿性能不如丝胶蛋白酶解产物,尤其以丝胶蛋白酶解产物1(相对分子质量为 6500~26600)的保湿性能最好,可能的原因是,在低浓度溶液中,丝胶蛋白酶解产物分子所含有的亲水基团数量远多于甘油分子的 3 个。但在高浓度溶液中,丝胶蛋白酶解产物的保湿性能却不如甘油,这是由于甘油分子能将水分子包裹其中,而丝胶蛋白酶解产物的分子不具备这样的功能,且疏水性基团也较多。因此在高浓度条件下,甘油的保湿性能下降最慢。另外,此研究还表明,在 0~12 h 内,样品浓度越大,其保湿性能越好。因为酶解产物分子的外侧有大量易与水形成氢键的亲水基团羧基和羟基,样品浓度越大,亲水基团越多,保湿性能越好。选择合适相对分子质量大小的酶解产物,且其溶液浓度恰当,丝胶蛋白不但能代替甘油作为保湿剂,效果更佳,还符合环保原则。

Padamwar 等[14]为了研究丝胶的保湿效果,将普朗尼克(PL)和羧乙烯聚合物(CB)作为稳定剂,制成了丝胶凝胶,并将凝胶作用于正常健康的成年志愿者皮肤,研究其效果。羟基脯氨酸含量的测试结果显示,相比于干燥皮肤、正常皮肤和水处理的皮肤,经丝胶(SS)和羧乙烯聚合物(CB)处理的皮肤的羟脯氨酸含量均明显高于前三组,表明丝胶和羧乙烯聚合物能帮助氨基酸恢复,增加皮肤角质层的亲水性。试验结果显示,经丝胶处理过的皮肤阻抗明显小于正常皮肤,这可能要归功于上层皮肤的水合作用。而 PL 和 CB 的存在对皮肤阻抗的影响不明显,经水处理的皮肤阻抗先会有一个缓慢的下降,随后又恢复原值。经丝胶处理后的皮肤相比于正常皮肤,其表皮水分损失值(TEWL)也明显减小。因此,丝胶具有良好的保湿效果,它不但能减少皮肤阻抗,还能恢复氨基酸以增加羟脯氨酸水平,能吸引皮肤深层水分并将其保留在角质层,达到水化表皮细胞的效果。另外,TEWL 的降低可能是由于皮肤的闭塞作用,以防止水分从上层皮肤损失,而皮肤表面形貌再次证明了保湿作用的效果,皮肤光滑紧致,富有弹性。

单纯的丝胶蛋白保湿性能优良,丝胶蛋白与其他物质混合,还能制备许多效果更好的产品。例如,丝胶蛋白与天然纤维(羊毛、亚麻、棉等)和再生纤维混合,均能制得具备吸脂、吸汗、防老化功效的化妆品;木质葡聚糖和黏多糖等与丝胶蛋白一起能制得与甘油的吸湿效果相当的产品;丝胶蛋白还能与米糠抽提物制备具有保湿功能的产品[2]。

13.3.2　蚕丝蛋白的美白防晒功能

美白,归根结底是要抑制黑色素的形成。人体皮肤的基底层中存在着一种黑素细胞,是产生黑色素的元凶,黑素细胞内存在着一种酶,即酪氨酸酶。皮肤中的酪氨酸经酪氨酸酶作用,首先被氧化成多巴,再经氧化成为灰黑色的多巴醌,再反应生成-5,6-二羟基吲哚及吲哚-5,6-醌,最终聚合,黑色素就此形成。在该一系列过程中,阳光中的紫外线充当了酪氨酸酶活化剂的作用,可以激活酪氨酸酶的活性,加速氧化过程,加快黑色素的形成,而这也就是夏天人长期在日光下容易晒黑的根本原因。因此,美白可以通过以下几条途径实现:第一,阻挡紫外线,防止紫外线到达皮肤深层;第二,抑制酪氨酸酶的活性,减缓氧化过程[1,11]。

13.3.2.1　丝素蛋白的抗紫外线功能

将经过脱胶处理的丝素蛋白干燥粉碎,可制得丝素粉。丝素粉保持了蚕丝蛋白的原始结构和化学组成,仍然具有蚕丝蛋白特有的柔和光泽和吸收紫外线抵御日光辐射的作用。丝素中的甘氨酸含量高达 36.8%,它在生物体内所起的作用极大。用于化妆品中,甘氨酸与缬氨酸(丝素中占 4.08%)可以抗辐射与防止白细胞下降。丝素水解而成的小分子物质为丝素肽,丝素肽能够有效地抑制黑色素的生成,这是其他化妆品添加剂不能比拟的。

13.3.2.2 丝胶蛋白的抗紫外线功能

丝胶蛋白中富含酪氨酸、色氨酸、甘氨酸、苯丙氨酸等氨基酸,实验证明,这些氨基酸均有吸收紫外线的功效。李志林等[15]对其制备的不溶性超细丝胶粉进行表征时发现,该丝胶粉在波长 200~320 nm 区间内能有效地吸收紫外线,尤其在 210 nm 处出现了一个吸光度高达 1.178 的强吸收峰。另外,利用硫酸法制备的丝胶粉对紫外线的吸收效率比用其他制备方法得到的丝胶粉更高。

陈复生等[16]比较研究了三种不同蚕品种的丝胶蛋白的紫外吸收能力,其中"绿 S"和"白 S"是全天然丝胶茧品种,而"菁松×皓月"则是普通蚕品种。结果显示,三个品种的丝胶蛋白在 190~252 nm 的区间内均有较强的紫外线吸收能力,且"绿 S"的效果优于"菁松×皓月"。丝胶蛋白在 220~252 nm 区间内紫外线吸收能力逐渐下降,且浓度越小,下降越快。相同来源的一定范围内的丝胶蛋白浓度越高,其紫外线吸收能力越强。

Masayoshi 等[17]报道,绿色蚕茧中有许多黄酮素,这些黄酮素不但本身具有吸收紫外线的能力,而且还能通过与丝胶蛋白结合的方式,增强绿色丝胶蛋白对紫外线的吸收能力,因此,丝胶蛋白的紫外线吸收功能与丝胶的颜色息息相关。

Kaur 等[18]比较系统地研究了一个蚕茧中丝素、丝胶和嵌入式晶体分别在蚕茧防护紫外线中的作用。试验测定漫反射和紫外线吸光度,其中光致化学发光(photoinduced chemiluminescence, PICL)可以定量检测由紫外线辐射所产生的自由基数量。该试验确定了蚕丝材料既有 UV-A 辐射反应,又有 UV-B 辐射反应,而丝胶蛋白主要负责 UV-A 的吸收。当丝胶被脱去后,光致化学发光显著增强,表明无丝胶茧发生了较高的 UV-A 诱导反应。因此,外层茧层的丝胶含量增加,有利于更有效地保护蛹免受紫外线的辐射,外层丝胶还能减少纤维的光降解,从而减少光降解产生的自由基,表现出抗氧化作用。

13.3.2.3 丝胶蛋白的抗氧化作用

广泛存在于环境及人体内的自由基均易引发氧化作用,对人体产生不良影响。在体内,它能引起身体功能变化,与癌症、动脉硬化、糖尿病等严重影响人类健康的疾病密切相关;在体外,它能引起皮肤皱纹增加,生斑老化,严重的还能引起皮肤癌的发生[19]。因此,清除自由基,减少自由基的危害非常重要。

丝胶中含有许多羟基氨基酸,这些氨基酸能与铜、铁等微量元素螯合,影响酪氨酸酶的正常功用,因此,丝胶被赋予了抑制酪氨酸酶活性的作用。丝胶蛋白是一种很好的外源性抗氧化剂,适合用于化妆品领域。Manosroi 等[20]对丝胶的抗氧化作用进行了研究,发现经一般水解方法提取后高温灭菌处理的丝胶具有清除自由基的能力,但其功效低于标准的抗氧化剂,如维生素 C、维生素 E 等。丝胶也具有抑制酪氨酸酶活性,IC_{50} 值(半抑制浓度)为 1.2~18.76 mg/mL。周丽霞等[21]对品种不同的 5 种丝胶样品的自由基清除能力进行测定,试验表明,经分离纯化后的丝胶蛋白依然具有较强的清除自由基的活性,且与蚕茧品种无关。结果还显示,虽然丝胶蛋白的抗氧化能力具有一定的剂量依赖性,但两者并不是线性关系,随着样品浓度的增加,抗氧化能力相对提高,但提高的速度会越来越缓。

靳春平等[13]研究表明,丝胶蛋白及其酶解产物均能抑制酪氨酸酶的活性。浓度相同时,水解产物的分子肽段越短,暴露的羟基氨基酸就越多,络合概率就越大,抑制作用自然也就越强。实验结果还表明,丝胶蛋白对酪氨酸酶活性的抑制作用会随着样品浓度的升高而增强。

相入丽等[22]对丝胶蛋白抗氧化作用的处理工艺进行了研究,结果显示,经高温高压水处理得到的丝胶蛋白抗氧化作用最强,在弱碱性水条件下高温高压二次处理所得到的不同相对分子质量的丝胶肽的抗氧化能力次之,水煮后经中性蛋白酶处理得到的丝胶肽的抗氧化能力最差。因此,高温高压水或碱性水高温高压处理工艺更适合化妆品领域生产丝胶。Aramwit 等[23]对用不同提取方法获得的丝胶的抗酪氨酸酶活性进行了研究,发现不同提取方法对所得到的丝胶的氨基酸组成有显著影响。结果显示,用尿素提取的丝胶表现出最高的抗酪氨酸酶活性。他们还发现丝胶中存在的主要色素黄酮和胡萝卜素能提高丝胶抑制酪氨酸酶的作用。

Kato 等[24]的研究也发现,丝胶蛋白不但具有抑制酪氨酸酶活性的作用,还具有体外抑制类脂物过氧化的功能,丝胶蛋白拥有类似维生素 C 的抗氧化功能,能保护皮肤不受外界紫外线、微波、化学物质、大气污染等的伤害。

13.3.3　蚕丝蛋白的营养、延缓衰老功能

对于广大女性朋友来说,延缓衰老,保持皮肤弹性、紧绷是选择化妆品的一大标准。

13.3.3.1　丝素蛋白的营养、延缓衰老功能

采用现代技术,将丝素蛋白水解、提纯、精制而成的天然蚕丝复合氨基酸与二肽、三肽的混合物,称为丝精。丝精含有多种人体必需氨基酸,且相对分子质量小,易溶于水,易被人体吸收。丝精也具有与两性表面活性剂和多种油脂类物质相容的特性,非常适合添加到化妆品中。丝精低聚肽可以快速被皮肤同化、吸收,通过皮肤渗透到角质层,参与酶的活动,起到护肤、养肤的作用[1]。杨丹[25]对 420 例自愿受试者进行了丝素膏美容保健作用的临床试验,其中试验组使用含丝肽的丝素膏,对照组使用的膏霜除不含丝肽外,其余物质与丝素膏完全相同。受试者每天早晚各涂一次,每周进行一次皮肤情况检查,试验总共持续 8 周。试验结果显示,使用含有丝肽的丝素膏的试用者的皮肤状况均有明显变化,皱纹减少,皮肤变得光滑、水润、有弹性,对部分皮肤疾病也有一定的治疗及缓解效果。

Yamada 等[26]已经证明家蚕丝素具有促进人体皮肤成纤维细胞的增殖作用。他们还对经过糜蛋白酶处理后的丝素肽进行了分级分离和生物活性研究。试验证实具有原纤蛋白活性的部分主要存在于无定形区,其中两个多肽被分离鉴定为 VITTDSDGNE 和 NINDFDED,这两个序列均是在丝素蛋白多肽链的 N-末端区域发现的,并被认为是促进成纤维细胞生长的活性成分。

13.3.3.2　丝胶蛋白的营养、延缓衰老功能

丝胶蛋白具有优良的保湿性能的同时,也具有良好的营养护肤功能。丝胶蛋白令皮肤的水分保持在最适范围内,同时也优化了皮肤细胞的生理条件,因此,能有效维护真皮胶原蛋白和弹性纤维的合成,较好地维持了皮肤的营养供给。丝胶蛋白还能形成用于填充皮下骨胶纤维的黏弹液,抑制骨胶原的溶解,与蛋白质形成复合物后更利于保湿作用。随着年龄的增长,皮肤老化速度会越来越快,为皮肤补充适量的丝胶蛋白能直接促进皮肤组织的增生与修复,同时利用其抗氧化功能,清除自由基,使得皮肤恢复弹性,皱纹减少,产生延缓衰老的功效[27]。Tsubouchi 等[28]做了丝胶对人体皮肤成纤维细胞增殖作用的研究,结果显示,细胞培养 72 h 后,含丝胶组的活细胞数量是对照组的 250%,其原因是丝胶加速了活细胞的原始附着作用。他们还发现,相对分子质量约为 400000 的丝胶的富丝氨酸重复领域是主要的活性成分。Dash 等[29]研究了丝胶对细胞的抗凋亡作用,以 UV-B(30 mJ/cm^2)照射人角质细胞,诱导其凋亡。流式细胞仪分析显示,经丝胶预处理能有效抑制 UV-B 诱导的细胞凋亡。丝胶预处理能抑制 bax 的表达,上调 $bcl-2$ 的表达,抑制 caspase-3(一种细胞凋亡酶)和 ADP-ribose(一种聚合酶)的同时激活。他们还认为,UV-B 处理的人角质细胞内的过氧化氢产生也是通过丝胶预处理而得到抑制,因此,推测丝胶可能抑制线粒体损伤。Kitisin 等[30]等对丝胶的抗衰老功能进行了研究,结果表明丝胶对成纤维细胞没有毒性作用,还有助于促进成纤维细胞的增殖。试验发现,丝胶能促进胶原 I 型产生,抑制能引起氧化应激的亚硝酸盐的调节,能上调 b 细胞淋巴瘤 2 的表达来抑制细胞凋亡,又能保证不改变成纤维细胞的增殖动力学和细胞的超微结构。

13.3.4　蚕丝蛋白的其他功能

蚕丝蛋白除了有以上功能之外还有一些别的功能使蚕丝蛋白能够成为优质的化妆品原料,蚕丝蛋白对温度稳定性强,可以做表面活性剂,蚕丝蛋白化妆品还有抗菌和遮瑕作用。

13.3.4.1　表面活性剂

丝胶水解物作为一种新型非离子表面活性剂,具有化学惰性、pH 稳定、易于与其他材料混合成形、

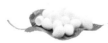

有效去油污、对皮肤无刺激等特性[31]。已有研究证明,丝胶的乳浊度和乳化稳定性均高于常用的乳化剂,如酪蛋白、牛血清蛋白等。0.1%的丝胶水解液的起泡能力已经达到其他高泡表面活性剂的水平。以丝胶蛋白作为表面活性剂,不但安全有效,可生物降解,还具有一定的保湿美白抗氧化功效。另外,该表面活性剂也对温度稳定,低温时不会产生功能性恶化,高温时也不会结块变质。

13.3.4.2　抗菌作用

大分子丝胶蛋白发挥其保湿功能,其水溶液易在皮肤表面形成水化膜,该水化膜除了能保持适宜水分外,还是皮肤与外界细菌之间的天然屏障,阻隔了细菌的侵入。而小分子丝胶蛋白本身就能够抑制病菌生长繁殖,具有抗菌消炎功能。另外,存在于细胞间隙的丝胶蛋白复合物能形成凝胶,保护细胞免受侵害,保证细胞正常代谢功能[26]。陈忠敏等[32]将家蚕丝素蛋白用特定溶剂溶解后,再经 α-糜蛋白酶酶解,得到了纳米级丝素蛋白肽颗粒。进一步试验表明,所制得的丝素蛋白肽对金黄色葡萄球菌和大肠杆菌均具有一定的抗菌作用,且经 α-糜蛋白酶酶解得到的纳米级丝素蛋白肽颗粒比未经 α-糜蛋白酶酶解的微米级丝素蛋白肽颗粒具有更好的抗菌效果。

13.3.4.3　遮瑕

丝胶粉末还可作为基料添加于化妆品中,这种丝胶粉末透明,光泽好,有良好的视觉效果,能遮盖粗大毛孔、皱纹等,涂抹后皮肤光滑有弹性,不会引起过敏等不良反应,是良好的遮瑕用品[2]。另外,丝素粉颗粒小,细腻均匀,有良好的透气性和附着力,添加于粉饼中,不但遮瑕效果好,还兼具保湿美白功能[33]。

13.4　柞蚕丝蛋白在化妆品中的应用

柞蚕是天然野蚕,柞蚕丝肽是从天然野蚕丝中提取的生物多肽,具有独特的生物活性及保湿、美白、滋润、嫩肤、延缓衰老性能。柞蚕丝素肽、丝素氨基酸为水溶性物质,添加到化妆品中,丰富的营养素透过表皮细胞的间隙和腺体而被吸收,由内而外改善肌肤营养,为皮肤细胞的新陈代谢提供足够的养分。胶原蛋白是组成人体真皮组织的重要蛋白质,柞蚕丝蛋白氨基酸含量丰富,包含组成胶原蛋白的氨基酸(表 13-4、表 13-5)。

表 13-4　胶原蛋白中的氨基酸含量

氨基酸	甘氨酸	脯氨酸	丙氨酸	谷氨酸	精氨酸	天冬氨酸	丝氨酸	其他
含量/ (g/100g)	30.8	22.5	11.0	7.23	5.16	4.80	4.01	14.5

注:表中数据是每 100 g 样品中所含氨基酸质量(g)。

表 13-5　柞蚕丝蛋白中的氨基酸

氨基酸	质量/g	氨基酸	质量/g	氨基酸	质量/g
甘氨酸	27.7	缬氨酸	4.21	精氨酸	4.40
丙氨酸	17.4	蛋氨酸	0.49	天冬氨酸	8.08
亮氨酸	0.86	脯氨酸	0.00	谷氨酸	1.87
异亮氨酸	1.43	苏氨酸	0.58	组氨酸	0.99
苯丙氨酸	1.74	丝氨酸	11.2		
半胱氨酸	0.00	赖氨酸	0.00		

注:表中数据是每 100 g 样品中所含氨基酸质量(g)。

由表 13-4 和表 13-5 对比可见,柞蚕丝蛋白包含了胶原蛋白的所有氨基酸,所以柞蚕丝蛋白与皮肤有很好的亲和性,可以提供皮肤所需的氨基酸,为皮肤代谢提供养分。柞蚕的丝蛋白侧链有很多亲水性基团,具有良好的吸湿保湿性,防止皮肤缺水干裂。

目前市场上防晒化妆品的种类很多,绝大多数添加了通过化学合成的紫外线吸收剂,添加量越多,防晒效果也越好,但同时对皮肤的刺激也愈重[34]。而柞蚕丝蛋白具有良好的抗紫外线效果,柞蚕丝蛋白抗紫外线能力优于家蚕丝蛋白,是优良的天然抗紫外线蛋白质,既有很好的吸收紫外线作用,又具有极佳的滋养保湿作用,与肌肤又有天然的相宜性、亲和性,这一特性对化学防晒剂来说,是远远比不上的。付田霞等[35]对添加了柞蚕丝素粉的化妆品的抑菌效果进行了研究,试验选用金黄色葡萄球菌作为试验菌种。试验结果表明,无论水解时间的长短,柞蚕丝素粉均能抑制金黄色葡萄球菌的生长繁殖,具有一定抑菌效果。丝素粉浓度一定时,水解时间较长的丝素粉抑菌能力更强。

柞蚕丝蛋白氨基酸含量丰富,极易被头发吸附,为头发提供营养,能够滋润发根,特别是在受损头发的修复方面效果显著,研究表明,染烫损伤的头发在用低相对分子质量的柞蚕丝蛋白护理之后,干枯、分叉、无光泽等现象得到明显改善。洗发水中加入丝蛋白效果不如护发素中加入丝蛋白,护发素与头发作用的时间更长,增加了丝蛋白的作用效果,特别是在染烫剂中加入柞蚕丝蛋白能够有效减轻对头发的损伤。

13.5　展　望

综上所述,蚕丝蛋白在化妆品中的应用形式多样,从小相对分子质量的丝肽到大相对分子质量的丝蛋白都有应用;蚕丝蛋白化妆品种类丰富,包括我们熟知的美白保湿产品,如蚕丝面膜、护手霜、洗面奶等,也包括我们不太熟悉的洗发水、护发素、BB 霜等,蚕丝蛋白在化妆品领域的应用已经十分广泛。作为一种功能独特、应用广泛的化妆品原料,蚕丝蛋白已引起国内外化妆品界的普遍关注。以蚕丝蛋白为功能性成分的新型特殊用途化妆品已成为目前国际日化界的主流产品,其应用发展前景广阔。

国内新型化妆品的研究开发也是日新月异,市场竞争非常激烈,化妆品原料的发展趋势是多功能的天然产品。蚕丝蛋白的功能齐全,保湿、抗氧化、美白、抗菌等是消费者追求的,其中具有防紫外线性能的护肤产品是目前个人护理品工业中发展最快的产品,天然环保型化妆品添加剂已成为当今主要研究方向。蚕丝蛋白是天然蛋白质,非常符合现代化妆品行业的发展趋势。

(胡彬慧、冯美林、闵思佳)

参考文献

［1］ 胡梅,彭巍,李海军. 蚕丝蛋白及其衍生物在化妆品中的应用[J]. 日用化学品科学,2011,34(6):34-39.

［2］ 赵琳,谢艳招,郑毅德,等. 蚕丝蛋白在化妆品中的应用研究进展[J]. 日用化学工业,2012,42(6):452-456.

［3］ 王方林,韩艳霞,陈伟. 蚕丝蛋白水解工艺及作为化妆品添加剂的应用研究[J]. 化学世界,2006(9):541-546.

［4］ 胡桂燕,王永强,李有贵,等. 丝胶蛋白性能及美白防晒乳的研制[J]. 丝绸,2010(4):27-30.

［5］ Fabiani C, Pizzichini M, Spadoni M, et al. Treatment of waste water from silk degumming progress for protein recovery and water reuse[J]. Desalination,1996,105(1):1-9.

［6］ 盛家镛,林红,王磊,等. 易溶性丝胶粉的微细结构及理化性能研究[J]. 丝绸,2000(6):6-9.

［7］ 郭家兴,张旦萍. 蚕丝边角料在化妆品上的开发应用[J]. 江苏化工,1996,24(2):37-38,55.

［8］ 贾艳梅. 天然丝素在化妆品中的应用[J]. 精细与专用化品,1999(14):13-14.

［9］ Sheng J Y, Xu J, Zhuang Y B, et al. Study on the application of sericin in cosmetics[J]. Adv Mater Res,2013,796:416-423.

［10］ Daithankar A V, Padanwar M N, Pisal S S, et al. Moisturizing efficiency of silk protein hydrolysate: Silk fibroin[J]. Indian J Biotechnol,2005,4(1):115-121.

［11］ 靳春平,邓连霞,朱良均. 蚕丝丝胶蛋白——一种功能性化妆品原料[J]. 蚕桑通报,2013,44(2):13-15.

［12］ 孙道权,庄愉,盛家镛,等. 可用于化妆品中水溶性丝胶粉的性能研究[J]. 日用化学工业,2014,44(12):683-687.

［13］ 靳春平,张海萍,杨明英,等. 丝胶蛋白及其酶解产物的保湿与抗氧化和抑制酪氨酸酶活性分析[J]. 蚕业科学,2013,39(6):1166-1171.

[14] Padamwar M N, Pawar A P, Daithankar A V, et al. Silk sericin as a moisturizer: an *in vivo* study[J]. J Cosmet-Dermatol-Us,2005,4(4):250-257.

[15] 李志林,袁慧勇.不溶性超细丝胶粉的制备和表征[J].广东化工,2010,37(6):34-36.

[16] 陈复生,叶崇军,魏兆军.蚕丝天然丝胶蛋白的紫外吸收能力研究[J].天然产物研究与开发,2013,25(3):388-390.

[17] Masayoshi Y, Akira K. Study oil the distribution of flavonols in the yellow green Irodori Cocoon[J]. Silk Sci Tech Jpn,2010,18:27-31.

[18] Kaur J, Rajkhowa R, Tsuzuki T, et al. Photoprotection by silk cocoons[J]. Biomacromolecules,2013,14(10):3660-3667.

[19] 陈复生.全丝胶蚕品种丝胶蛋白酶的抗氧化能力[J].中国化妆品(行业),2010(2):36-41.

[20] Manosroi A, Boonpisuttinant K, Winitchai S, et al. Free radical scavenging and tyrosinase inhibition activity of oils and sericin extracted from Thai native silkworms (Bombyx mori)[J]. Pharm Biol,2010,48(8):855-860.

[21] 周丽霞,张雨青,周珍祯,等.蚕丝丝胶蛋白的纯化及其体外活性[J].丝绸,2010(5):18-22.

[22] 相入丽,张雨青,阎海波.蚕丝丝胶蛋白的抗氧化作用[J].丝绸,2008(5):23-27.

[23] Aramwit P, Damrongsakkul S, Kanokpanont S, et al. Properties and antityrosinase activity of sericin from various extraction methods[J]. Biotechnol Appl Biochem,2010,55(2):91-98.

[24] Kato N, Sato S, Yamanaka A, et al. Silk protein,sericin,inhibits lipid peroxidation and tyrosinase activity[J]. Biosci Biotech Bioch,1998,62(1):145-147.

[25] 杨丹.丝素裂解物——丝肽[J].江苏丝绸,2001(3):44-45.

[26] Yamada H, Igarashi Y, Takasu Y et al. Identification of fibroin-derived peptides enhancing the proliferation of cultured human skin fibroblasts[J]. Biomaterials,2004,25(3):467-472.

[27] 陈复生,徐凤梅,陈远平,等.一种功能性化妆品原料——全天然纯丝胶蛋白质[J].中国化妆品(行业),2009(6):24-29.

[28] Tsubouchi K, Igarashi I, Takasu Y, et al. Sericin enhances attachment of cultured human skin fibroblasts[J]. Biosci Biotechnol Biochem,2005,69(2):403-405.

[29] Dash R, Mandal M, Ghosh S K, et al. Silk sericin protein of tropical tasar silkworm inhibits UVB-induced apoptosis in human skin keratinocytes[J]. Mol Cell biochem,2008,311(1-2):111-119.

[30] Kitisin T, Maneekan P, Luplertlop N. In-vitro characterization of silk sericin as an anti-aging agent[J]. J Agr Sci,2013,5(3):54-62.

[31] 张雨青.丝胶蛋白的护肤、美容、营养与保健功能[J].纺织学报,2002,23(2):150-152.

[32] 陈忠敏,郝雪菲,吴大洋,等.再生蚕丝丝素蛋白纳米颗粒的制备及抗菌性[J].纺织学报,2008,29(7):17-20.

[33] 汝玲,黄毅萍,陈萍,等.蚕丝素蛋白最新研究进展[J].化学推进剂与高分子材料,2007,5(4):26-29.

[34] 刘爱莲.浅析柞蚕丝素蛋白的营养护肤功效[J].辽宁丝绸,2003,32(1):23-26.

[35] 付田霞,苏瑛.化妆品添加柞蚕丝素粉后的抑菌能力[J].安徽农业科学,2006,34(8):1670-1671.

第 14 章 蚕丝蛋白食用保健材料

摘要：蚕丝是一种纯天然优质蛋白质，具有无毒、无污染、可生物降解的特性，含有 8 种人体必需氨基酸。虽然蚕丝本身不容易被人体消化吸收，但其降解物氨基酸和低聚肽都极易被人体吸收且具有良好的营养作用及保健功能。在国外，带有蚕丝成分的水果糖、巧克力、饼干、糕点等食物早已商品化生产。现如今，含丝素的酸奶及乳制品、保健饮料、酱油、果冻等越来越多的产品应运而生。国内外众多学者致力于蚕丝蛋白在抗癌药物、降脂药、降压药、降糖药等医药领域的研究。蚕丝蛋白中丰富的氨基酸及低聚肽对人体具有特殊的营养保健功能，是人类保健食品的重要补充。

14.1 蚕丝蛋白食用功能

14.1.1 蚕丝蛋白的食用安全性

蚕丝蛋白是以废蚕茧丝作为原料获取的，不含生理活性成分，且不含对人体可能产生危害的重金属，通常附着在丝胶中。通过脱胶处理后的蚕丝蛋白，对人体几乎没有影响。蚕丝蛋白的食品毒理试验结果表明，按食品安全性毒理学评价程序，急性毒性分级标准，蚕丝蛋白属无毒级。由此可以证明，蚕丝蛋白在食品方面使用是安全的，无毒的。但蚕丝蛋白的安全食用量也应有所考虑。戴圻霏等[1]用柞蚕丝素蛋白饲料喂养 SD 大鼠的实验表明，过高的柞蚕丝素蛋白摄入（20％蛋白含量）存在肝损伤风险。

14.1.2 蚕丝蛋白的消化吸收

蚕丝蛋白作为保健食品添加剂时，能否被人体有效吸收是关键问题之一。人们使用的动物性蛋白是被体内的酶和微生物等分解成低聚肽和氨基酸而被小肠吸收的，但不同的动物性蛋白其消化率有一定的差异。

丝素蛋白是一种来源于蚕丝的蛋白，由 18 种氨基酸组成，其中 7％左右为人体必需的 8 种必需氨基酸，但因其不溶于水，即使人们长有坚硬的牙齿也不能咬碎食用。如研磨成粉末，经喂食大鼠试验表明，只有近 27.6％的丝蛋白被消化，制成丝素溶液获得冻胶后，消化率可为 47.4％，说明冻胶丝素分子仍由数个氨基酸连接而成的较大相对分子质量的物质，不易被肠壁吸收，如果再进一步将其分解成为低聚肽和氨基酸，则吸收率可提高到 90％以上。

用柞蚕丝素蛋白饲料喂养 SD 大鼠后发现，柞蚕丝素蛋白在大鼠体内吸收率较低，但生物价基本高于 95，说明机体对吸收的柞蚕丝素蛋白具有较高的利用率，且喂食后大鼠的进食量和体重增加较正常饮食有所降低[1]。

14.1.3 蚕丝低聚肽的裂解

把蚕丝裂解成低聚肽、氨基酸的方法通常有酸解、碱解和酶解等。传统酸解和碱解得到的蚕丝低聚肽，其必需氨基酸和部分功能性氨基酸如酪氨酸等被脱除消失，且后续的酸液和碱液不够环保。近年来，将磷酸作为水解溶剂，水解后加入氢氧化钙生成磷酸钙而得到蚕丝低聚肽的方法，丝肽提取率可

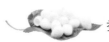

以达到75%,不仅绿色环保,所得丝肽也可保留蚕丝的各种优良性能。另一种制备无色无味可食用低聚肽的常用方法是盐解-酶解法,即用中性盐分解丝素,制成蚕丝溶液,经透析脱盐后加入能分解丝蛋白的酶,可将丝素降解成无色无味的氨基酸和低聚肽,此方法得到的低聚肽功能较裂解前无显著变化,但成本相对较高[2]。

14.2　蚕丝蛋白保健功能

14.2.1　丝素蛋白降血糖功能

目前,糖尿病患病率在我国及世界范围内呈上升趋势,成为继心脑血管疾病、肿瘤之后严重危害大众健康的慢性非传染性疾病。虽然现在已有众多的治疗药物,如磺胺类、双胍类、噻唑烷二酮等,但这些药品毒副作用大,不宜长期服用。以有效、无毒副作用的天然药品或食品代替西药是治疗糖尿病这种慢性疾病的首选手段。利用蚕丝水解物治疗糖尿病,早在《本草纲目》中就有缫丝汤治消渴的记载[3]。

14.2.1.1　丝素蛋白降血糖功效成分

（1）氨基酸

家蚕丝素是家蚕蚕丝的主要组成部分,它由重链(Swiss-Prot 蛋白数据库登录号:P05790)、轻链(Swiss-Prot 蛋白数据库登录号:P21828)和 P25(Swiss-Prot 蛋白数据库登录号:P04148)3 种分子以摩尔比 6∶6∶1 组成。这 3 种分子都含有 20 种氨基酸,其中甘氨酸、丙氨酸、丝氨酸、酪氨酸含量较多,分别占丝素氨基酸总量的 42%,27%,12%和 6%,甘氨酸、丙氨酸对治疗糖尿病有功效。另外,对治疗糖尿病有功效的精氨酸、谷氨酸、亮氨酸分别占家蚕丝素氨基酸总量的 1.8%,1.3%,0.3%。家蚕丝素经水解后可获得 18 种氨基酸,其中天冬酰胺和谷氨酰胺分别转变为天冬氨酸和谷氨酸。有时只能获得 17 种氨基酸,如酸水解时色氨酸容易被破坏[4]。

多种氨基酸对治疗糖尿病有功效。Cruz 等[5]研究发现,甘氨酸不仅能够显著降低 2 型糖尿病患者糖基化血红蛋白和炎性细胞因子的含量,而且提高了干扰素 γ 的含量。这表明甘氨酸有助于调节先天和获得性免疫反应,并有助于防止 2 型糖尿病患者由于慢性炎症而导致的组织损伤。Brennan 等[6]发现,丙氨酸能够促进胰岛素分泌。浸入胰岛素 B 细胞线粒体内的丙氨酸能够促进一些包括 ATP 在内的关键代谢产物的形成,从而促进了胰岛素分泌。以胰岛 B 细胞系 BRN-BD11 作为体外试验细胞,在添加丙氨酸之后,发现细胞内谷氨酸和天冬氨酸的含量增加,且可以检测到葡萄糖被细胞显著消化并伴随胰岛素分泌。用寡霉素可以抑制丙氨酸的促胰岛素分泌效应。另外有研究表明,精氨酸、谷氨酸、亮氨酸对治疗糖尿病有功效。

（2）多肽

家蚕丝素是一种含大分子长链的蛋白纤维,不溶于水,不易被人体肠胃直接吸收,只有家蚕丝素分子被降解成氨基酸或者降低相对分子质量多肽后,才能被人体肠胃消化吸收。丝素重链是构成丝素的主要蛋白分子,含 5263 个氨基酸残基,包含 12 个低复杂度的“结晶”子域,在子域中,大部分氨基酸以 Gly-X(X 为 A 或 S)二肽重复单元构成[7]。因此,丝素经降解后形成的多肽混合物中也含有大量由 Gly-X 二肽重复单元构成的多肽。Kim 等[8]根据丝素重链氨基酸序列的特点,分析了一系列来源于丝素重链的多肽,包括三肽 AGA、GAG、AGY,四肽 GAGS、GAGA、GYGA、GAGY,五肽 AGAGS、GAGAG、AGYGA、AGAGY,六肽 YGAGAG、GAGAGY 等,发现末端带有酪氨酸残基的四肽、五肽、六肽能够显著提高胰岛素抵抗 3T3-L1 模型细胞的葡萄糖转运率和葡萄糖吸收量,并且认为,GAGAGY 可以作为新的胰岛素增敏剂用于治疗糖尿病。Han 等[9]研究发现,来源于丝肽的三肽 GEY、GYG 对链脲佐菌素诱导的糖尿病小鼠有降血糖作用,结果表明,浓度为 500 μmol/L GEY 和 GYG 可以显著增加 4 型葡萄糖转运蛋白的表达,分别为 157%和 239%;浓度为 250 μmol/L GEY 和

GYG 可以有效抑制 3T3-L1 细胞分化为脂肪细胞,分别为 72% 和 75%,其机制主要是通过诱导 GLUT 和 GLUT 的表达来刺激脂肪细胞中的葡萄糖转运,增加链脲佐菌素诱导的糖尿病小鼠 4 型葡萄糖转运蛋白的表达。

目前治疗糖尿病的家蚕丝素主要是指家蚕丝素经水解后获得的氨基酸和丝素多肽的混合物。2000 年,高建梅等[10]用含有氨基酸和多肽的蚕丝水解物喂饲 2 型糖尿病模型大鼠,发现家蚕丝素水解物能显著改善糖尿病大鼠的糖耐量。2004 年,Hyun 等[11]采用盐酸水解家蚕丝素,获得相对分子质量小于 5000 的可溶性丝素蛋白。他将水解获得的可溶解丝素蛋白处理 3T3-L1 脂肪细胞,发现可溶性丝素蛋白能够提高 3T3-L1 脂肪细胞的糖代谢和糖原转换。2005 年,Park 等[12]采用 $CaCl_2$ 盐溶水解法制备家蚕丝素水解物,发现胰岛素抵抗的 Hirc-B 细胞用家蚕丝素水解培养液培养 16 h 后,细胞 DNA 的合成显著增加。2007 年,迟俊等[13]研究了富含氨基酸和多肽的家蚕丝素粉对糖尿病模型小鼠的预防作用和对正常小鼠血糖及葡萄糖的耐受作用。结果表明,家蚕丝素粉 1000 mg/kg 和 3000 mg/kg 剂量下,糖尿病模型小鼠的空腹血糖值明显低于模型组 23.38% 和 38.22%,达到了显著水平。2015 年,米锐等[14]研究了柞蚕丝肽对糖尿病小鼠的降糖作用。结果表明,柞蚕丝肽能显著降低糖尿病模型小鼠的空腹血糖和甘油三酯,且可以有效降低过氧化作用,降低糖代谢相关的肝葡萄糖-6-磷酸酶(G6Pase)在肝脏中的表达,保护肝脏。

14.2.1.2　丝素蛋白治疗糖尿病的作用机理

(1)促进机体分泌胰岛素

胰岛素是由胰腺中兰氏岛(Yangerhans)B 细胞分泌的激素,具有调节机体的血糖稳定、促进同化代谢、调节细胞的分裂分化和生长发育的功能。胰岛 B 细胞的胰岛素分泌受到营养物质、神经递质和激素的精确调控。丝素水解物中的氨基酸(如丙氨酸、亮氨酸、精氨酸、谷氨酸等)能够参与胰岛 B 细胞线粒体内的三羧酸循环,提高细胞内的 ATP 含量,从而促进胰岛 B 细胞分泌胰岛素。另外,精氨酸在中性 pH 值条件下带正电荷,被细胞吸收时能够直接去极化 B 细胞质膜,使胰岛 B 细胞内电压门控 L-型 Ca^{2+} 通道打开,促进胰岛 B 细胞分泌胰岛素。丙氨酸在被胰岛 B 细胞吸收时促进了 Na^+ 的转运,使胰岛 B 细胞去极化并促进 Ca^+ 流入细胞中,促进胰岛 B 细胞分泌胰岛素[6]。Do 等[15]以 C57BL/KsJ-db/db(db/db)小鼠为研究对象,研究了丝素水解物的降血糖作用,结果表明,丝素水解物可以通过增加非胰岛素依赖型糖尿病模型小鼠的胰岛 B 细胞质量,促进胰岛 B 细胞分泌胰岛素,发挥降血糖作用。

(2)增强机体细胞对胰岛素的敏感性

胰岛素要发挥其生理作用首先要与靶细胞膜表面的特异受体相结合,再通过跨膜的信号转导及一系列生化反应,产生最终的生物效应。胰岛素通过调节大多数组织细胞(主要是肌细胞和脂肪细胞)从血液中吸收葡萄糖作为其能量,或者转化成其他人体所需分子,或者储存起来,使体内血液中的葡萄糖浓度降低。高建梅等[10]发现,糖尿病大鼠在喂食丝素水解物之后,其骨骼肌细胞对葡萄糖的摄取量显著增加,其自由摄食状态下的肝糖原、骨骼肌糖原的含量显著增加,糖尿病大鼠部分血脂紊乱得以改善。Park 等[12]研究发现,可溶性丝素蛋白可以通过降低 JNK 脱磷酸化来增加胰岛素抵抗的大鼠 Hirc-B 成纤维细胞对胰岛素的敏感性。

(3)加快细胞代谢和糖原的转换速度

在机体进食过多超过需要时,机体细胞可以通过糖代谢将血液中的葡萄糖转换成其他形式在体内储存起来。加快机体细胞糖代谢和糖原转换的速度可以迅速降低血糖浓度。Hyun 等[11]发现,在体外试验中可溶性丝素蛋白提高了葡萄糖转运子 1(glucose transporter 1,GLUT1)的蛋白表达和葡萄糖转运子 4(glucose transporter 4,GLUT4)的转位活动,从而提高了细胞的糖代谢和糖原转换水平。

(4)减轻糖尿病并发症

糖尿病并发症是由于糖尿病而继发的急性或慢性疾病以及临床症状。糖尿病并发症是影响患者预后的主要因素。家蚕丝素水解物中有些功效成分能够减轻糖尿病并发症。Cruz 等[5]在研究中将 74

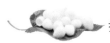

个 2 型糖尿病患者分成 2 组,其中 1 组口服 5 g/d 甘氨酸 3 次/d,另外一组服用 5 g/d 安慰剂,3 个月后发现服用甘氨酸的糖尿病患者糖基化血红蛋白和肿瘤坏死因子受体Ⅰ显著降低,干扰素 γ 的含量升高了 43%,而服用安慰剂的患者干扰素 γ 的含量降低了 38%。这表明甘氨酸可以提高机体的免疫力以及抗感染能力,防止糖尿病患者由于慢性炎症而导致的组织损伤。古东海等[16]研究发现,精氨酸能够促进糖尿病足溃疡创面愈合,改善足部血液循环,应用精氨酸局部治疗可以提高对糖尿病足的疗效。

14.2.2 丝胶蛋白降血糖功能

除丝素蛋白外,近年来研究发现,丝胶蛋白同样具有降低血糖的功能。付文亮等[17]以大鼠作为试验动物,用腹腔注射链脲佐菌素的方法建立 2 型糖尿病大鼠模型,对比研究了丝胶和二甲双胍对 2 型糖尿病大鼠模型胆固醇和甘油三酯的含量的调节作用。研究发现,丝胶治疗组大鼠的胆固醇和甘油三酯含量与糖尿病模型组相比明显降低,且与二甲双胍组相比差异无统计学意义,表明丝胶可明显改善糖尿病脂质代谢,从而减轻相关病症。付秀美等[18]也做了类似研究,发现丝胶不但可以使得 2 型糖尿病大鼠的 BG(血糖)、TG(血甘油三酯)、TC(总胆固醇)、LDL-C(低密度脂蛋白)的含量明显降低,而且还能提高 HDL-C(高密度脂蛋白)的含量。丝胶治疗组与糖尿病模型组的对比差异显著;而丝胶治疗组与二甲双胍治疗组相比差异不明显,该结果说明丝胶具有与二甲双胍相当的作用,可明显降低糖尿病大鼠的 BG,改善脂质代谢。研究还发现,丝胶预防组与糖尿病模型组相比较,大鼠的 BG、TG、TC、LDL-C 的含量明显降低,HDL-C 的含量明显升高。因此,丝胶能较好地预防糖尿病的 BG 升高和脂代谢紊乱。Dong[19]等将水解丝胶蛋白以 0.8% 的含量添加到 2 型糖尿病模型小鼠的饮食中,发现能显著降低糖尿病小鼠的空腹血糖、空腹血浆胰岛素和糖基化血清蛋白水平。研究表明,丝胶蛋白增强了胰岛素受体、胰岛素受体底物、PI3K、磷酸化 akt、肝激酶、GLUT4、糖原合成酶、GSK3β、GLK、PFK1、PKM2、AMPKα 等与胰岛素代谢和糖酵解相关的关键蛋白和酶的表达,降低了与肝脏糖异生和脂质代谢相关的 G6Pase、磷酸烯醇式丙酮酸羧激酶(phosphoenolpyruvate carboxykinase,PCK)和氨基环丙烷羧酸(1-aminocyclopropane-1-carboxylic acid,ACC)的表达,并降低与炎症相关的肿瘤坏死因子 α (TNF-α)、白细胞介素 6(IL-6)、核因子 κB 蛋白(P65)和抑制因子激酶(IKKβ)的表达,通过抗氧化和抗炎作用降低 2 型糖尿病小鼠血糖水平。Park[20]等通过对部分胰腺切除的大鼠模型添食丝素水解物,研究了酸水解得到的丝素肽降血糖作用的机制。研究发现,0.1～0.5 g/kg 的丝肽可以通过增加胰岛素的分泌和胰岛素敏感性、防止肠道微生物失调来改善血糖。Zhao[21]等探讨了丝胶乙醇提取物对 2 型糖尿病小鼠的治疗作用及其降糖机制。结果表明,口服 350 mg/kg 丝胶乙醇提取物可以通过减少炎症反应、增加葡萄糖代谢、增强抗氧化能力和胰岛素敏感性、调节糖酵解和糖质新生之间的平衡,治疗 2 型糖尿病。

14.2.3 丝素蛋白解酒保肝功能

近年来随着我国经济的发展,酒消费群体日益庞大,急性酒精中毒的发病率呈上升趋势,过度饮酒已成为损害健康的重要因素之一。因此对解酒保肝制品的开发受到广泛关注,包括主要针对急性酒精中毒的醒酒防醉制品和主要针对慢性酒精损害的保肝制品等。开发能有效防醉酒及醒酒的药物和保健食品受到医药食品行业的普遍重视,其中,对天然解酒生物活性物质的研究越来越受到重视。研究表明,蚕丝具有一定的解酒护肝作用,可以作为一种有潜力的天然解酒保肝功能食品。

14.2.3.1 酒精中毒机制

酒的主要成分是乙醇,乙醇在体内氧化和代谢缓慢,主要依靠肝脏代谢。酒醉是由血液中乙醇浓度过高所致的中枢神经系统传递障碍的一种现象。当醉酒时,体内乙醇含量较高,此时乙醇代谢主要通过胃和肝脏的乙醇脱氢酶及其辅酶等非氧化代谢途径,产生大量乙醛,乙醛再经氧化代谢成乙酸。乙酸有较强的毒性,在体内蓄积过多可造成中枢神经系统、消化系统、造血系统、心血管系统和泌尿系统功能失调。

14.2.3.2　丝素蛋白解酒保肝机制

丝素蛋白由 18 种氨基酸组成,以甘氨酸、丙氨酸、丝氨酸和酪氨酸为主。丝素蛋白根据分解条件可得到各种不同相对分子质量多肽和氨基酸,对人体有一定的解毒作用和营养护理作用[22]。甘氨酸可通过结合反应改变毒物分子的理化性质,增强水溶性,有利于毒物排出体外;丙氨酸能激活肝脏内(乙醇、乙醛)脱氢酶的辅酶 NADH 的活性[23]。但日本学者平林洁等用蚕丝水解物为材料进行了动物体内酒精代谢的研究,发现蚕丝水解物可促进动物体内酒精代谢,且其作用明显强于丙氨酸,并推论蚕丝蛋白水解物中的丙氨酸在与其他氨基酸共存的情况下有协同促进作用。

14.2.3.3　丝素蛋白解酒保肝研究进展

为了探明柞蚕丝素解酒保肝功能食品的使用安全性,韩建华等[24]以小鼠为实验对象,灌服柞蚕素纳米粉产品,观察小鼠的毒性反应症状和死亡情况,连续观察 14 d,结果显示,按 12 g/kg(0.3 g/mL)最大给药剂量,24 h 内灌胃给予空腹小鼠柞蚕丝素解酒保肝功能食品 3 次,终剂量为 36 g/kg,相当于临床成人每日用量的 216 倍(成人人均体重为 60 kg),连续给药 14 d,小鼠体重无明显影响,机体反应一切正常,表明柞蚕丝素解酒保肝功能食品对小鼠未产生急性毒性反应。

为了研究丝素活性肽对急性酒精中毒小鼠的防治作用,周凤娟等[25]做了以下解酒实验:80 只小鼠随机分成 4 组,各组均按 7.56 mL/(kg bw)的纯乙醇剂量灌胃 56°白酒,0.5 h 后,对照组灌胃生理盐水,实验组分别灌胃剂量为 0.1,0.5,2.5 g/(kg bw)丝素肽溶液,测定小鼠醉倒率和醒酒时间。另有 72 只小鼠随机分为 4 组,各组均灌胃 6.16 mL/(kg bw)白酒,0.5 h 后,对照组与实验组分别灌胃同上生理盐水与丝素肽溶液,在灌胃 1,2,4 h 后测定小鼠血清中乙醇含量。防醉实验为先给药,0.5 h 后再给酒。实验结果显示,灌胃 0.5,2.5 g/(kg bw)丝素肽溶液两组的醒酒时间和乙醇含量均显著低于生理盐水组($P<0.05$)。结果表明,丝素肽具有显著的解酒和防醉作用。

祝永强等[26]以小鼠为实验动物检验丝素水解物的酒精代谢能力,通过观察小鼠翻正反射消失和恢复的情况,比较丝素水解物及其不同组方在解酒、抗醉方面的效果,以期筛选出一个抗醉酒效果最好的组方。实验结果显示,丝素水解物在抗醉酒上有一定效果,表明蚕丝水解物能促进动物体内酒精的代谢作用。但其中以丝素水解物、维生素 C 和中药提取物的组方效果为最好,这说明蚕丝水解物与维生素 C、中药提取物的复合,增强了动物体内酒精的代谢作用,也可能与所选用的中药都是常用解酒中药以及维生素 C 是强还原剂,能清除氧自由基,保护细胞膜免遭氧化性损伤有关。

为了探讨柞蚕丝素解酒保肝功能食品对小鼠酒精性肝损伤的防治作用,杨淑芳等[27]将 90 只小鼠随机分成空白组、模型组、阳性药组、柞蚕丝素解酒保肝功能食品高、中、低剂量组,连续灌胃 30 d,测定肝脏丙二醛(MDA)、谷胱甘肽(GSH)、甘油三酯(TG)含量,在光镜下观察肝组织形态学变化。结果显示,与模型组相比,高、中剂量组可明显降低肝匀浆丙二醛含量,阳性药组和中、低剂量组可明显降低肝匀浆 TG 含量,阳性药组和高剂量组可明显升高肝匀浆 GSH 含量。结果表明,柞蚕丝素解酒保肝功能食品对小鼠酒精性肝损伤具有一定的防治作用。

Yang[28]等探讨了丝素蛋白水解物对大鼠酒精代谢的影响,结果表明,丝素蛋白水解物可以通过增加肝脏超氧化物歧化酶(SOD)和谷胱甘肽过氧化物酶(GSH-Px)活性减少脂质过氧化物,并且能减少 TNF-α,IL-6 等促炎因子的分泌,降低血清酒精浓度,减轻急性酒精引起的宿醉和肝脑损伤。

14.2.4　丝素蛋白降胆固醇功能

14.2.4.1　高胆固醇血症的危害

胆固醇是环戊烷多氢菲的衍生物,以游离形式存在于一切动物组织中,植物组织中无胆固醇。胆固醇过高或过低都将影响细胞的功能。胆固醇的吸收、合成、运输、清除等过程涉及多种生物大分子的协同作用,使胆固醇代谢受到多因素、多途径的严格调控而处于相对平衡。载脂蛋白在脂蛋白的装配、运输、卸载以及细胞对脂蛋白的摄取和利用等过程中发挥着重要的作用。当血液中的胆固醇浓度过高

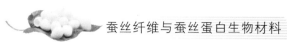

时,载脂蛋白相对不足,进而导致胆固醇析出。析出的胆固醇通过增加血管内膜平滑肌细胞的通透性,导致内膜细胞损伤,损伤一旦发生,析出的胆固醇便会通过损伤的内皮逐渐沉积在血管内壁上,形成动脉硬化斑块。高胆固醇血症导致的动脉硬化是人体诸多疾病的基础,也是冠心病的多发因素之一,与动脉粥样硬化密切相关,所以胆固醇的升高是导致心脑血管疾病的重要因素,被称为健康的"隐形杀手"[29]。目前,心脑血管疾病已成为许多国家居民的首要死因,而引发心脑血管疾病的重要原因之一就是高胆固醇血症[30]。临床治疗高胆固醇血症的主要方法是药物治疗,但这些药物存在一定的副作用,所以有待寻找一种天然、无副作用的产品进行治疗。

14.2.4.2　丝素蛋白降胆固醇的研究进展

天然降血脂生物活性物质的研究越来越受到研究人员的重视[31,32],虽然已有研究表明丝素蛋白具有降胆固醇和降血脂的作用[33,34],但对丝素降低胆固醇作用机制的研究较少,对于丝素发挥生物活性作用的机制及能起作用的成分尚不清楚。有学者认为丝素具有降低胆固醇的作用主要是由于其含量丰富的甘氨酸和丙氨酸协同作用的结果[35]。周凤娟等[36]研究了丝素活性肽对高胆固醇模型小鼠血清胆固醇含量的影响,得到的结论是丝素活性肽可降低高胆固醇模型小鼠血清中胆固醇的含量,这种作用随剂量的增大和时间的延长而增强,但对 TG 水平无影响。

周菊香等[37]研究了丝素多肽的营养价值及其生物保健功能。通过喂养动物进行试验,观察丝素多肽对小鼠生长的影响,并检测小鼠血清内胆固醇、MDA 及 SOD 酶活力等生化指标的变化情况,结果表明,多肽加高胆固醇组与高胆固醇组比较,其血清胆固醇水平存在显著差异;而与空白组比较,MDA 水平具有降低的迹象,SOD 酶活力明显升高,表明丝素多肽具有降低血胆固醇和抗氧化的作用。Seo 等[38]研究了不同比例混合的丝素/丝胶混合物对饮食肥胖小鼠体重和脂质代谢的影响。实验动物小鼠分成 5 组,分别为正常小鼠对照组、肥胖小鼠组、肥胖小鼠喂食纯丝素组、肥胖小鼠喂食 81∶19 丝素/丝胶组、肥胖小鼠喂食 50∶50 丝素/丝胶组。实验结果表明,喂食了丝素蛋白的肥胖小鼠相比肥胖小鼠组,体重显著减少,血脂含量增加。随着丝胶含量的增多,小鼠脂肪含量、甘油三酯水平、血浆总胆固醇水平、粥样硬化指数和游离脂肪酸水平都有所降低,而脂蛋白胆固醇水平却有所增加。它的这种降脂类效果部分是因为增强了粪脂类的排泄,增强了脂肪酸的形成,同时影响脂肪因子的生成。Lee[39,40]等研究了酸水解丝肽对高脂饮食小鼠肥胖、高血糖和骨骼肌再生的影响。结果表明,丝肽可以抑制高脂饮食小鼠的体重增加和内脏脂肪组织中成脂转录因子的表达,机制研究还表明,丝肽可以通过上调 AMP 活化蛋白激酶(AMPK)磷酸化和解偶联蛋白 1(UCP1)表达在白色脂肪组织(WAT)中具有褐变作用,且能抑制脂肪生成并促进酸性氧化。因此,丝肽可用于治疗肥胖引起的高血糖和肥胖相关的骨骼肌减少症。

14.2.5　蚕丝蛋白的其他功能

由家蚕丝素的氨基酸组成可知,丝素中含有酪氨酸。酪氨酸经过一定的处理能转化成多巴胺,多巴胺可以抑制中枢神经系统的神经信号转导,多巴胺的不足会引起帕金森病。对于帕金森病患者,食用丝素粉可以补充酪氨酸,有效地防治帕金森病[41]。

李亚洁等[42]对柞蚕和家蚕丝肽的抗菌作用做了研究,结果表明,丝肽和丝氨基酸均有一定的抗菌效果,且柞蚕丝肽优于家蚕丝肽,在液体培养基中,丝氨基酸抗菌效果优于丝肽,在固体培养基中,丝肽的抗菌效果比丝氨基酸更好。

程霜等[43]对丝胶磷酸肽进行了研究,结果表明,丝胶磷酸肽(SPP)不但能使蛋白质溶液的等电点降低,能使蛋白质的溶解度和乳化性及乳化稳定性提高,还能使蛋白质溶液对钙的耐受性明显增强,显著提高钙在蛋白质溶液中的溶解度。SPP 可由丝纺工业的副产物制备,生产成本远远低于以酪蛋白为原料制备的酪蛋白磷酸肽(CPP),SPP 的功能却不亚于 CPP,因此丝胶磷酸肽(SPP)代替酪蛋白磷酸肽(CPP)具有可行性。

李学军等[44]对柞蚕丝肽的抗疲劳作用进行了研究,灌胃柞蚕丝肽后进行负重游泳试验,发现小鼠的负重游泳时间显著延长,小鼠血清中尿素氮水平显著下降,肝糖原含量有所升高,表明柞蚕丝肽能增强小鼠抗疲劳能力。

14.3　展　望

蚕丝在食品、药品、保健品等领域具有广阔的应用前景。目前,蚕丝功能性食品在人体内发挥生理功效的机理、蚕丝食品的食用安全性、蚕丝蛋白水解产物分离和提纯等问题还尚待解决,研发还任重道远。蚕丝蛋白资源的进一步开发利用,不仅对解决蛋白质资源匮乏有重要的参考价值,而且能积极推进食品工业以及蚕丝业的发展。

(潘彩霞、杨　梅、朱良均)

参考文献

[1] 戴圻霏,韩建华,孙旸,等.柞蚕丝素蛋白对大鼠体内消化指标的影响[J].食品研究与开发,2021,42(6):22-27.

[2] 冀瑞琴,王学英,石生林,等.磷酸催化水解柞蚕丝制取复合氨基酸的研究[J].沈阳农业大学学报,2002,33(3):200-201.

[3] 李时珍.本草纲目[M].北京:人民卫生出版社,1985:276.

[4] 封平.蚕丝蛋白的结构及食用性研究[J].食品研究与开发,2004,25(6):51-54.

[5] Cruz M,Maldonado B C,Mondragón G R,et al. Glycine treatment decreases proinflammatory cytolines and increases Interferon-γ in patients with type 2 diabetes[J]. J Endocrinol Invest,2008,31(8):694-699.

[6] Brennan L,Shine A,Hewage C,et al. A nuclear magnetic resonance based demonstration of substantial oxidative L-alanine metabolism and L-alanine-enhanced glucose metabolism in aclonal pancreatic beta-cell line metabolism of L-alamine is important to the regulation ofinsulin secretion[J]. Diabetes,2002,51(6):1714-1721.

[7] 卢神州,李明忠.家蚕丝素蛋白重链的结构[J].国外丝绸,2004(4):1-4,17.

[8] Kim E D,Bayaraa T,Shine E J. Fibroin-derived peptides stimulate glucose transport in normaland insulin-resistant 3T3-L1 adipocytes[J]. Biol Pham Bull,2009,32(3):427-433.

[9] Han B K,Lee H J,Jung H,et al. Hypoglycaemic effects of functional tri-peptides from silk in differentiated adipocytes and streptozotocin-induced diabetic mice[J]. J Sci Food Agric,2015,96(1):116-121.

[10] 高建梅,白锦,满青青,等.家蚕水解物对实验性糖尿病大鼠血糖调节作用的机制研究[J].卫生研究,2000,29(6):379-381.

[11] Hyun C K,Kmi I Y,Forst S C. Soluble fibroin enhances insulin sensitivity and glucosemetabolism in 3T3-L1 adipocytes[J]. J Nutr,2004,134(12):3257-3263.

[12] Park K,Shine E J,Kim S H,et al. Insulin sensitization of MAP kinase signaling by fibroin ininsulin-resistant Hirc-B cells[J]. Pharmacol Res,2005,52(4):346-352.

[13] 迟俊,董文娟,李敏,等.家蚕丝素粉对糖尿病预防作用的研究[J].食品研究与开发,2007,28(5):15-17.

[14] 米锐.柞蚕丝肽的制备及降糖作用研究[D].大连:大连理工大学,2015.

[15] Do S G,Park J H,Nam H,et al. Silk fibroin hydrolysate exerts an anti-diabetic effect by increasing pancreatic β cell mass in C57BL/KsJ-db/db mice[J]. J Vete Sci,2012,13(4):339-344.

[16] 古东海,蔡淑芬,罗宁.精氨酸局部治疗糖尿病足疗效观察[J].河北医学,2005,11(11):1002-1004.

[17] 付文亮,张艳,陈志宏.丝胶对糖尿病大鼠胆固醇和甘油三酯的调节作用[J].承德医学院学报,2013,30(3):183-185.

[18] 付秀美,钟美蓉,付文亮,等.丝胶对 2 型糖尿病大鼠血糖和血脂的影响[J].中国老年学杂志,2011,31(1):103-105.

[19] Dong X,Zhao S X,Yin X L,et al. Silk sericin has significantly hypoglycaemic effect in type 2 diabetic mice via anti-oxidation and anti-inflammation[J]. Int J Biol Macromol,2020,150:1061-1071.

[20] Park S,Zhang T,Qiu J Y,et al. Acid hydrolyzed silk peptide consumption improves anti-diabetic symptoms by potentiating insulin secretion and preventing gut microbiome dysbiosis in non-obese type 2 diabetic animals[J]. Nutrients,2020,12(2):311.

[21] Zhao J G, Wang H Y, Wei Z G, et al. Therapeutic effects of ethanolic extract from the green cocoon shell of silk-worm *Bombyx mori* on type 2 diabetic mice and its hypoglycaemic mechanism[J]. Toxicol Res,2019,8(3):407-420.

[22] 朱良均,姚菊明,李幼禄. 蚕丝蛋白的氨基酸组成及其对人体的生理功能[J]. 中国蚕业,1997,1:42-44.

[23] 曲美. 氨基酸可治疗醉酒[J]. 实用中西医结合杂志,1998,11(12):1135.

[24] 韩建华,杨淑芳,孙继红. 柞蚕丝素解酒保肝功能食品急性毒性评价实验[J]. 北方蚕业,2013,34(2):17-22.

[25] 周凤娟,许时婴,杨瑞金,等. 丝素活性肽对小鼠急性酒精中毒的防治作用研究[J]. 营养学报,2007,29(5):473-475.

[26] 祝永强,魏克民,朱良均. 丝素水解物及不同组方抗醉酒的动物比较研究[J]. 蚕桑通报,2008,39(3):16-18.

[27] 杨淑芳,韩建华. 柞蚕丝素解酒保肝功能食品对小鼠酒精性肝损伤的防治作用研究[J]. 北方蚕业,2014,35(3):13-15.

[28] Yang H J, Kim M J, Kang E S, et al. Red mulberry fruit aqueous extract and silk proteins accelerate acute ethanol metabolism and promote the antioxidant enzyme systems in rats[J]. Mol Med Rep,2018,18(1):1197-1205.

[29] Ross R. The pathogenesis of atherosclerosis:a perspective for the 1990s[J]. Nature,1993,362(6423):801-809.

[30] Mcmahan C A, Gidding S S, Jr McGill J H C. Coronary heart disease risk factors and atherosclerosis in young people[J]. J Clin Lipidol,2008,2(3):118-126.

[31] 赵秀娟,贾莉,赵云财. 大豆活性肽对大鼠体内高胆固醇代谢的影响[J]. 中国公共卫生,2004,20(9):1094-1096.

[32] 蒲首丞,王金水. 酶解蛋白制备生物活性肽进展[J]. 粮食与油脂,2005(3):16-17.

[33] Seo C W, Um I C, Rico C W, et al. Antihyperlipidemic and body fat-lowering effects of silk proteins with different fibroin/sericin compositions in mice fed with high fat diet[J]. J Agr Food Chem,2011,59(8):4192-4197.

[34] 蓝建京. 废蚕丝中主要成份提纯及丝素降胆固醇肽的酶法制备研究[D]. 南宁:广西大学,2013.

[35] Yin M, Ikejima K, Arteel G E,et al. Glycine accelerate recovery from alcohol-induced liver injury[J]. J Pharmacol Exp Ther,1998,286(2):1014-1019.

[36] 周凤娟,许时婴,杨瑞金,等. 丝素活性肽对高胆固醇血症小鼠的影响[J]. 丝绸,2007(8):30-32.

[37] Lee K, Jin H, Chei S, et al. Effect of dietary silk peptide on obesity, hyperglycemia, and skeletal muscle regeneration in high-fat diet-fed mice[J]. Cells,2020,9(2):377.

[38] Lee K, Jin H, Chei S, et al. Dietary silk peptide prevents high-fat diet-induced obesity and promotes adipose browning by activating AMP-activated protein kinase in mice[J]. Nutrients,2020,12(1):201.

[39] 杨淑芳,韩建华,黄玉波. 丝素粉的保健功能及其在食品中的开发[J]. 食品研究与开发,2006,27(9):154-156.

[40] 李亚洁,石理鑫,王林华,等. 柞蚕与家蚕丝肽抗菌作用的研究[J]. 辽宁丝绸,2005(3):7-9.

[41] 程霜,杜凌云,沈蓓英. 蚕丝的食用研究[J]. 聊城师院学报,1998,11(2):50-52,63.

[42] 李学军,米锐,都兴范,等. 柞蚕丝肽的制备及对小鼠抗疲劳作用的研究[J]. 蚕业科学,2017,43(6):998-1003.